Isaak Babel ERSTE HILFE

DIE ANDERE BIBLIOTHEK

Herausgegeben

von

Hans Magnus Enzensberger

Isaak Babel

ERSTE HILFE

Sämtliche Erzählungen

Verlegt bei Franz Greno

Nördlingen 1987

FRÜHE ERZÄHLUNGEN

Der alte Schloime

Unser Städtchen ist zwar nicht groß, sämtliche Einwohner lassen sich herzählen, und der alte Schloime hat hier sechzig Jahre lang ununterbrochen gelebt, aber dennoch würde Ihnen nicht jeder sagen können, wer Schloime ist und was er vorstellt. Das kommt, weil man ihn einfach vergessen hat, wie man einen unnützen Gegenstand vergißt, der einem selten ins Auge fällt. So ein Gegenstand war auch der alte Schloime. Sechsundachtzig Jahre war er alt. Seine Augen tränten, um sein Gesicht, ein kleines, schmutziges, runzliges Gesicht, wucherten ein niemals gekämmter gelblicher Bart und dichte, wirre Haarbüschel. Schloime wusch sich fast nie, wechselte selten die Sachen und roch schlecht; sein Sohn und die Schwiegertochter, bei denen er wohnte, zuckten die Achseln, versteckten ihn in einem warmen Winkel und vergaßen seiner. Der warme Winkel und Essen, das war Schloime geblieben, und damit schien er zufrieden. Die alten, kaputten Knochen wärmen, ein gutes Stück fettes, saftiges Fleisch essen – das war sein größter Genuß. Zu Tisch kam er als erster; seine starren Augen tränten gierig, mit langen knochigen Fingern stopfte er die Speisen in den Mund und aß, aß, aß, bis man sich weigerte, ihm mehr zu geben, und sei's ein winziges Stückchen. Schloime war widerlich anzusehen, wenn er aß: Seine dürre Gestalt zitterte, die Finger trieften von Fett, und er blickte kläglich, erfüllt von der seltsamen Furcht, man könnte ihn kränken, ihn vergessen. Manchmal machte sich die Schwiegertochter bei Tisch einen Spaß mit ihm: wie zufällig ließ sie ihn aus; dann erregte sich der Greis, äugte hilflos umher, zwang seinem schiefen, zahnlosen Mund ein Lächeln ab; er wollte zeigen, daß für ihn das Essen nicht wichtig sei, daß er darauf verzichten könne, doch in der Tiefe seiner Augen, in den Mundfalten, in den bittend ausgestreckten Händen war ein solches Flehen, das so mühsam hingezerrte Lächeln war so kläglich, daß der Spaß vergessen wurde und der alte Schloime seine Portion bekam.

So lebte er in seinem Winkel, aß und schlief, und sommers wärmte er sich in der lieben Sonne. Begreifen konnte er offenbar schon lange nichts mehr. Die Angelegenheiten des Sohnes, die häuslichen Ereignisse interessierten ihn nicht. Teilnahmslos sah er allem Geschehen zu und sorgte sich nur, der Enkel könnte herausfinden, daß er ein vertrocknetes Stück Lebkuchen unterm Kissen verbarg. Niemand sprach mit ihm, niemand beriet sich mit ihm, niemand bat ihn um Hilfe. Und Schloime war sehr zufrieden, als einmal nach dem Abendbrot der Sohn zu ihm kam und ihm ins Ohr schrie: »Papa, wir werden hier ausgesiedelt, hören Sie, ausgesiedelt, weggejagt!« Die Stimme des Sohnes zitterte, sein Gesicht war schmerzhaft verzerrt. Schloime hob langsam die fahlen Augen, sah sich um, begriff mühsam, raffte den speckigen Gehrock um sich, gab keine Antwort und trottete schlafen.

Von diesem Tag an nahm Schloime wahr, daß im Hause etwas Übles geschah. Der Sohn war verstört, vernachlässigte seine Geschäfte, weinte manchmal und blickte verstohlen auf den kauenden Vater. Der Enkel ging nicht mehr ins Gymnasium. Die Schwiegertochter schrie mit schriller Stimme, rang die Hände, drückte ihren Jungen an sich und weinte bitterlich, hysterisch.

Schloime hatte jetzt eine Beschäftigung – er beobachtete und suchte zu begreifen. Trübe Gedanken regten sich in seinem Gehirn, das lange nicht gearbeitet hatte: Man jagt sie hier weg! Schloime wußte, weswegen man sie wegjagte. Aber er kann doch nicht wegfahren! Er ist sechsundachtzig, er will sich wärmen. Draußen ist's kalt, feucht . . . Nein, Schloime geht nirgendwohin. Er hat keine Bleibe sonst, gar keine. Schloime verkroch sich in seinen Winkel, am liebsten hätte er das wacklige Holzbett umarmt und den Ofen gestreichelt, den lieben, warmen Ofen, der ebenso alt war wie er. Hier ist er aufgewachsen, hier hat er sein armes, freudloses Leben verbracht, und hier sollen seine alten Knochen auf dem kleinen Heimatfriedhof ruhen. Wenn Schloime solche Gedanken hatte, wurde er unnatürlich lebhaft, ging zum Sohn, wollte lange und hitzig mit ihm reden, ihm Ratschläge geben, aber . . . er hatte so lange mit niemand geredet, niemand Ratschläge gegeben. Und die Worte erkalteten im zahnlosen Mund, die erhobene Hand sank kraftlos herab. Schloime krümmte sich zusammen, als schäme er sich seiner Aufwallung, ging finster zurück in seinen Winkel und horchte auf das, was Sohn und Schwiegertochter beredeten. Er hörte schlecht, spürte aber etwas, spürte es angstvoll, mit Entsetzen. In solchen Momenten fühlte der Sohn den schweren, irren Blick des schwachsinnigen Greises, und die kleinen Augen mit der bohrenden Frage darin suchten unablässig etwas zu erraten, etwas zu ergründen. Einmal wurde ein Wort zu laut gesprochen: Die Schwiegertochter hatte vergessen, daß Schloime noch am Leben war. Auf dieses Wort hin erfolgte ein leises, gleichsam ersticktes Heulen. Es kam vom alten Schloime. Wankend, schmutzig und zerzaust, kroch er langsam zum Sohn, ergriff seine Hände, streichelte sie, küßte sie ein paarmal, ohne den flackernden Blick vom Sohn zu wenden, schüttelte den Kopf, und zum erstenmal seit vielen, vielen Jahren rollte ihm eine Träne aus den Augen. Er sagte nichts. Mühselig erhob er sich von den Knien, wischte mit knochiger Hand die Träne weg, klopfte aus unerfindlichen Gründen den Staub vom Rock und trottete zurück in seinen Winkel, zum warmen Ofen. Schloime wollte sich wärmen. Ihm war kalt.

Seitdem dachte Schloime an nichts anderes mehr. Er wußte eines: Sein Sohn wollte weggehen von seinem Volk, zu einem neuen Gott. Der alte, vergessene Glaube wallte auf in Schloime. Er war nie religiös gewesen, hatte selten gebetet und früher für gottlos gegolten. Aber wie man weggehen konnte, ganz, für immer weggehen konnte von seinem Gott, dem Gott des gedemütigten und leidenden Volkes – das verstand er nicht. Schwer wälzten sich die Gedanken in seinem Kopf, er suchte qualvoll zu begreifen, aber die Worte blieben dieselben, standen hart, drohend vor ihm. »Das darf nicht sein, das darf nicht!« Und als Schloime begriff, daß das Unheil nicht abzuwenden war, daß sein Sohn nicht standhalten würde, da fragte er sich: Schloime, alter Schloime, was kannst du tun? Hilflos schaute der alte Mann um sich, verzog kläglich wie ein Kind den Mund und wollte weinen, bittere Greisentränen. Er hatte sie nicht, die erleichternden Tränen. Und in diesem Moment, als ihm das Herz zu schmerzen begann, als sein Verstand das Ausmaß des Unglücks begriff, da warf er zum letztenmal einen liebevollen Blick auf seinen Winkel und entschied, daß man ihn nie von hier verjagen würde, niemals. Sie wollen nicht, daß der alte Schloime sein vertrocknetes Stück Lebkuchen ißt, das er unterm Kopfkissen liegen hat. Na was! Schloime wird Gott erzählen, wie man ihn gekränkt hat. Schließlich lebt Gott und wird ihn aufnehmen. Dessen war Schloime gewiß.

Nachts erhob er sich, zitternd vor Kälte, von seinem Bett, leise, um niemand zu wecken, und zündete das Petroleumlämpchen an. Langsam, greisenhaft ächzend und schauernd, zwängte er sich in seinen schmutzigen Rock. Dann nahm er einen Schemel und die Leine, die er am Abend bereitgelegt hatte, und ging, vor Schwäche taumelnd und sich an der Wand festhaltend, hinaus auf die Straße. Sogleich wurde ihm noch kälter. Er zitterte am ganzen Leibe. Schnell befestigte er die Leine am Haken, stellte sich vor die Tür, schob den Schemel zurecht, stieg hinauf, wickelte die Leine um den mageren, bebenden Hals, stieß mit einer letzten Anstrengung den Schemel weg, konnte noch einen letzten trüben Blick auf das Städtchen werfen, in dem er ununterbrochen sechzig Jahre lang gelebt hatte, und hing . . .

Ein starker Wind wehte, und bald schaukelte der schmächtige Körper des alten Schloime vor der Tür des Hauses, in dem er den warmen Ofen zurückgelassen hatte und die speckige väterliche Thora.

Übersetzt von Thomas Reschke

Kindheit. Bei der Großmutter

Sonnabends kehrte ich spät aus der Schule zurück, nach sechs Stunden Unterricht. Die Straße entlangzutrotten erschien mir nicht als müßige Beschäftigung. Im Gehen ließ es sich erstaunlich gut träumen, und alles, alles war vertraut. Ich kannte die Theaterplakate und Ladenschilder, die Steine der Häuser, die Auslagen der Geschäfte. Ich kannte sie auf eigene, auf meine Art, und ich war felsenfest davon überzeugt, in ihnen das Wichtigste, das Verborgene zu sehen, das, was wir Erwachsenen das Wesen der Dinge nennen. Alles prägte sich meinem Herzen unauslöschlich ein. Kam in meiner Gegenwart die Rede auf einen Laden, so erinnerte ich mich des Schildes mit den verwitterten Goldlettern und dem Kratzer links in der Ecke, der Kassiererin, eines Fräuleins mit hoher Frisur, und des Geruchs vor dem Laden, der nur dort und nirgendwo sonst nistete. Und aus Läden, Menschen, Gerüchen, Theaterplakaten baute ich mir meine Heimatstadt. Bis heute sehe, spüre und liebe ich sie; ich spüre sie, wie wir das Fluidum der Mutter, das Fluidum der Zärtlichkeit, der Worte und des Lächelns spüren; ich liebe sie, weil ich in ihr aufwuchs, in ihr glücklich und traurig war, weil ich in ihr träumte, leidenschaftlich träumte.

Stets nahm ich meinen Weg durch die Hauptstraße, dort waren die meisten Menschen.

Der Sonnabend, von dem ich erzählen möchte, fiel in den Frühlingsanfang. In dieser Jahreszeit füllt unsere Luft nicht die stille Zärtlichkeit, wie sie in Mittelrußland weich über friedlichen kleinen Flüssen und schlichten Tälern liegt. Unsere Luft ist durchtränkt von funkelnder, leichter Kühle, von flüchtiger, frostatmender Leidenschaft. Ich war damals noch blutjung und verstand nichts, aber den Frühling spürte ich, und von der Kälte blühte ich auf und bekam rote Wangen.

Für den Heimweg brauchte ich viel Zeit. Ich pflegte lange die Brillanten im Juwelierschaufenster zu betrachten und studierte von A bis Z die Theaterplakate. Einmal sah ich mir in der Auslage der Madame Rosalie hellrosa Korsetts mit langen, welligen Schnüren an. Als ich mich zum Weitergehen wandte, stieß ich auf einen hochgewachsenen Studenten mit großem, schwarzem Schnurrbart. Lächelnd fragte er mich: »Studieren Sie's?« Ich errötete. Da klopfte er mir überlegen auf die Schulter und sagte gönnerhaft: »Fahren Sie fort in diesem Sinne, Herr Kollege. Meine Anerkennung. Alles Gute!« Lachte laut, drehte sich um und ging. Völlig verwirrt, zockelte ich nach Hause. Die Auslagen der Madame Rosalie habe ich nie mehr betrachtet.

Diesen Sonnabend sollte ich bei Großmutter verbringen. Sie hatte ein separates Zimmer am Ende des Korridors, hinter der Küche. In einer Ecke des Zimmers stand der Ofen: Großmutter fror ständig. Das Zimmer war stickig heiß, und mich befiel stets Wehmut, der Wunsch wegzulaufen, hinaus ins Freie.

Ich trug meine Sachen hinüber zu Großmutter: Bücher, Notenständer und Geige. Der Tisch war bereits für mich gedeckt. Großmutter setzte sich in die Ecke. Ich aß. Wir schwiegen. Die Tür war geschlossen. Wir waren allein. Zu Mittag gab es gefüllten kalten Fisch mit Meerrettich (ein Gericht, wofür es lohnt, zum Judentum überzutreten), fette, schmackhafte Suppe, Bratfleisch mit Zwiebeln, Salat, Kompott, Kaffee, Kuchen und Äpfel. Ich aß alles auf. Ich war ein Träumer, das stimmt, aber ein Träumer mit gewaltigem Appetit. Großmutter räumte das Geschirr ab. Im

Zimmer wurde es wieder sauber. Auf dem Fenster standen sieche Blumen. Von allem Lebendigen liebte Großmutter nur den Sohn, den Enkel, die Hündin Mimka und Blumen. Mimka kam, rollte sich auf dem Diwan zusammen und schlief augenblicks ein. Sie war ein entsetzlich verschlafenes Tier, aber ein Prachtexemplar von Hund, gutmütig, klug, klein und schön. Mimka war ein Mops mit hellem Fell. Auch im hohen Alter wurde sie nicht dick, sondern blieb wohlgestalt und schlank. Sie verbrachte in unserem Haus ihr ganzes fünfzehnjähriges Hundeleben, von der Geburt bis zum Tode, und sie liebte uns — das ist verständlich —, am meisten die strenge und unnachsichtige Großmutter. Was sie einander für Freunde waren, schweigsam und verschlossen, erzähle ich ein andermal. Es ist eine sehr schöne, rührend zarte Geschichte.

Wir waren also zu dritt: Großmutter, ich und Mimka. Mimka schlief. Großmutter saß in der Ecke, gütig, im sonntäglichen Seidenkleid; ich meinerseits hatte zu lernen. Es war ein schwerer Tag für mich. Im Gymnasium hatte ich sechs Fächer gehabt, nun sollten noch Herr Sor(okin), der Musiklehrer, und Herr L., der Hebräischlehrer, kommen, um versäumte Stunden nachzugeben, vielleicht kam auch Monsieur Peysson, der Französischlehrer — und obendrein mußte ich Schularbeiten machen. Mit L. würde ich schon ins reine kommen, wir waren alte Bekannte, aber die Musik, die Tonleitern — ein Elend! Zunächst machte ich mich an die Schularbeiten. Ich legte die Hefte zurecht und löste sorgfältig die Aufgaben. Großmutter unterbrach mich nicht, Gott bewahre! Vor Anspannung und Respekt, den sie meiner Arbeit zollte, bekam ihr Gesicht einen stumpfsinnigen Ausdruck. Ihre Augen, rund, gelb und durchsichtig, hingen an mir. Ich schlug eine Seite um — langsam folgten sie meiner Handbewegung. Einem anderen wäre der unablässig beobachtende, hartnäckige Blick sehr lästig gefallen, aber ich war es gewohnt.

Dann hörte mich Großmutter ab. Russisch sprach sie, offen gestanden, erbärmlich, die Worte radebrechte sie auf ihre Weise, es war ein Kauderwelsch von Russisch, Polnisch und Jiddisch. Selbstverständlich konnte sie russisch weder lesen noch schreiben, und das Buch hielt sie verkehrt rum. Doch das hinderte mich nicht daran, ihr die Lektion von Anfang bis Ende vorzutragen. Großmutter hörte zu, sie verstand nichts, aber die Musik der Worte war ihr süß, sie erstarb in Ehrfurcht vor der Wissenschaft, glaubte mir — glaubte mir und wünschte, daß ich dereinst ein Recke* werde, wie sie die reichen Leute zu nennen pflegte. Nach den Schularbeiten nahm ich mir ein Buch vor; ich las damals Turgenjews »Erste Liebe«. Alles darin gefiel mir, die klaren Worte, die Beschreibungen, die Gespräche; doch in inneres Beben versetzte mich die Szene, wo Wladimirs Vater Sinaida mit der Peitsche auf die Wange schlägt. Ich hörte den Riemen pfeifen, der biegsame Lederkörper schnellte jäh, scharf und schmerzhaft gegen meinen Leib. Eine unerklärliche Erregung überkam mich. An dieser Stelle mußte ich die Lektüre unterbrechen und mir Bewegung im Zimmer verschaffen. Großmutter saß indessen unbeweglich, selbst die heiße, betäubende Luft regte sich nicht, als wollte sie mich beim Lernen nicht stören. Im Zimmer wurde es immer heißer. Mimka schnarchte. Bislang war Stille im Raum gewesen, gespenstische Stille, von keinem Laut unterbrochen. Alles dünkte mich ungewöhnlich in diesem Augenblick, und alles weckte in mir das Verlangen, davonzulaufen und zugleich ewig zu bleiben. Das dämmrige Zimmer, Großmutters gelbe Augen, ihre kleine, in den Schal gehüllte, schweigsam hingeduckte Gestalt in der Ecke, die heiße Luft, die geschlossene Tür und der Peitschenhieb, dieses durchdringende Pfeifen — erst heute verstehe ich, wie seltsam das war, wieviel es für mich bedeutet hatte. Die Klingel riß mich aus dieser Stimmung. Sor(okin) kam. In dieser Minute haßte ich ihn, haßte die Tonleitern, die unverständliche, überflüssige Quäkmusik. Ich muß bekennen, dieser Sor(okin) war ein sympathischer

* im Russischen Gleichklang: Recke — богатырь (bogatyr); reich, der Reiche — богатый (bogaty).

Mensch, er trug das schwarze Haar kurzgeschoren, hatte große rote Hände und schöne volle Lippen. An diesem Tag sollte er unter Großmutters Blick eine ganze Stunde, ja noch länger arbeiten und sich aus Leibeskräften mühen. Nichts von alledem fand Anerkennung. Großmutters Augen folgten seinen Bewegungen kalt und beharrlich, blieben unbeteiligt und fremd. Großmutter interessierte sich nicht für andere Leute. Sie verlangte von ihnen, daß sie ihren Verpflichtungen uns gegenüber nachkamen, und damit hatte es sich. Der Unterricht begann. Gewiß, ich brauchte Großmutter nicht zu fürchten, aber eine geschlagene Stunde mußte ich den unbändigen Eifer meines armen Sorokin erdulden. Er fühlte sich sehr unbehaglich in dem abgelegenen Zimmer, vor dem friedlich schlafenden Hund und der feindselig kalt blickenden Greisin. Endlich verabschiedete er sich. Großmutter gab ihm gleichgültig die verarbeitete große Hand und bewegte sich nicht einmal. Beim Hinausgehen blieb er an einem Stuhl hängen.

Ich überstand auch die folgende Stunde, den Unterricht von Herrn L., erlebte die Minute, in der sich hinter ihm die Tür schloß.

Es war Abend geworden. Am Himmel erglommen ferne Goldpunkte. Unser Hof, der tiefe Käfig, lag mondübergossen. Nebenan sang eine Frauenstimme die Romanze »Warum muß wahnsinnig ich lieben«. Die Meinen waren ins Theater gegangen. Mich befiel Wehmut. Ich war müde. Ich hatte so viel gelesen, so viel gelernt, so viel gesehen. Großmutter zündete die Lampe an. Gleich wurde ihr Zimmer still, die dunklen, schweren Möbel schimmerten sanft auf. Mimka erwachte, spazierte durch die Zimmer, kehrte wieder zu uns zurück und wartete auf das Abendbrot. Das Dienstmädchen brachte den Samowar. Großmutter hatte eine Schwäche für Tee. Meiner harrte ein Lebkuchen. Wir tranken beachtlich. In Großmutters tiefgekerbten Runzeln glitzerten Schweißtropfen. »Möchtest du schlafen?« fragte sie. Ich antwortete: »Nein.« Wir kamen ins Sprechen. Und wieder hörte ich Großmutters Geschichten.

Vor langer Zeit, vor vielen Jahren, unterhielt ein Jude eine Schenke. Er war arm, verheiratet, mit Kindern geschlagen, handelte mit unversteuertem Schnaps. Ein Kommissar kam angereist und rückte ihm auf den Leib. Das Leben wurde ihm schwer. Er ging zum Zaddik und sagte: »Rabbi, der Kommissar quält mich zu Tode. Bitten Sie für mich bei Gott.« — »Geh in Frieden«, sagte der Zaddik, »der Kommissar wird Ruhe geben.« Der Jude ging. Vor seiner Schenke fand er den Kommissar. Er lag tot da mit aufgedunsenem, purpurnem Gesicht.

Großmutter versank in Schweigen. Der Samowar summte. Noch immer sang die Nachbarin. Noch immer übergoß der Mond den Hof. Mimka wedelte mit dem Schwanz. Sie war hungrig.

»Früher, da glaubten die Menschen an Gott«, fing Großmutter wieder an. »Da war das Leben leichter auf dieser Welt. Als ich noch ein junges Mädchen war, putschten die Polen. In unserer Nähe lag das Landgut eines Grafen. Zu ihm zu Besuch kam sogar der Zar höchstpersönlich. Sieben Tage wurde dort manchmal hintereinanderweg gefeiert. Ich lief nachts zum gräflichen Schloß und guckte durch die erleuchteten Fenster. Der Graf hatte eine Tochter und die schönsten Perlen der Welt. Dann war der Aufstand. Soldaten kamen und zerrten ihn auf den Platz. Wir standen alle ringsum und weinten. Die Soldaten schaufelten eine Grube. Sie wollten dem Alten die Augen verbinden. Er sagte: ›Nicht nötig!‹ stellte sich vor die Soldaten und befahl: ›Feuer frei!‹ Der Graf war groß. Als man ihn ein-einbuddelte, kam ein Reiter angaloppiert. Er brachte vom Zaren die Begnadigung.«

Der Samowar verlosch. Großmutter trank das letzte, schon kalte Glas Tee, lutschte in ihrem zahnlosen Mund ein Stückchen Zucker.

»Dein Großvater«, sprach sie, »kannte viele Geschichten, aber er glaubte an nichts, er glaubte nur an die Menschen. Er gab all sein Geld den Freunden, aber als er zu ihnen kam, da warfen sie ihn die Treppe hinunter, und er verlor den

Verstand.« Und Großmutter erzählte mir von meinem Großvater, wie er war, hochgewachsen, spottsüchtig, leidenschaftlich und despotisch. Er spielte Geige, verfaßte nachts Schriften und kannte alle Sprachen. Ein unstillbarer Wissens- und Lebensdurst beherrschte ihn. In den ältesten Sohn der Großeltern verliebte sich eine Generalstochter, er trieb sich in der Welt herum, spielte Karten und starb in Kanada siebenunddreißigjährig. Der Großmutter waren nur noch ein Sohn geblieben und ich. Sonst niemand. Der Tag neigt sich dem Abend zu, langsam naht der Tod. Großmutter verstummt, senkt den Kopf und weint. »Lerne«, sagt sie plötzlich kraftvoll, »lerne, und du erringst alles: Reichtum und Ruhm. Du mußt alles wissen. Alle werden sich vor dir beugen und erniedrigen. Alle sollen dich beneiden. Glaub nicht an die Menschen. Hüte dich vor Freunden. Gib ihnen kein Geld. Gib ihnen nicht dein Herz.«

Großmutter schweigt. Es ist still. Großmutter sinnt den vergangenen Jahren und Leiden, sinnt meiner Zukunft nach – und schwer legt sich ihr strenges Vermächtnis auf meine noch schwachen Kindesschultern. Der eiserne Ofen in der dunklen Zimmerecke speit Hitze. Mir ist zum Ersticken heiß, ich möchte hinauslaufen an die frische Luft, aber ich komme nicht an gegen die Müdigkeit.

In der Küche klirrt Geschirr. Großmutter geht hin. Es ist Abendbrotzeit. Bald höre ich ihre metallische Zornesstimme. Sie schreit das Dienstmädchen an. Mir ist das unerklärlich, mich schmerzt das, wo eben noch alles an ihr Frieden und Kummer war. Das Dienstmädchen antwortet grob. »Mach, daß du fortkommst, du Magd!« schrillt die unerträglich hohe Stimme in unbezähmbarer Wut. »Hier bin ich die Hausfrau. Du kannst nur fremdes Gut zerschlagen. Raus!« Mir ist das ohrenbetäubende metallische Geschrei unerträglich. Durch die angelehnte Tür sehe ich Großmutter. Ihr Gesicht ist verzerrt, die Lippe zittert leise und grimmig. Der Hals ist angeschwollen, wie aufgeblasen. Das Dienstmädchen widerspricht. »Geh mir aus den Augen!« sagt Großmutter. Es wird still. Geduckt und unhörbar, als fürchte sie, die Stille zu beleidigen, schleicht sich das Dienstmädchen aus dem Zimmer.

Wir essen schweigend, essen nahrhaft, ausgiebig, lange. Großmutters durchsichtige Augen blicken starr — wohin sie blicken, weiß ich nicht. Nach dem Abendbrot . . .

Weiter sehe ich nichts. Ich schlafe fest, schlafe wie ein Murmeltier in Großmutters heißem Zimmer.

Übersetzt von Werner Rode

Elia Isaakowitsch und Margarita Prokofjewna

Herschkowitsch verließ den Reviervorsteher schweren Herzens. Ihm war eröffnet worden, daß er, falls er Orjol nicht mit dem nächsten Zug verließe, etappenweise abgeschoben werde. Wegfahren aber bedeutete geschäftliche Einbuße.

Die Aktentasche in der Hand, hager und ohne Eile, ging er durch die dunkle Straße. An der Ecke sprach ihn eine große Frauensperson an.

»Kommst du mit, Süßer?«

Herschkowitsch hob den Kopf, betrachtete sie durch die aufblitzenden Brillengläser, überlegte und antwortete zurückhaltend: »Ich komme.«

Die Frau hakte sich bei ihm ein. Sie bogen um die Ecke.

»Wohin? Ins Hotel?«

»Mir geht's um die ganze Nacht«, antwortete Herschkowitsch. »Zu dir.«

»Drei Rubel macht das, Alterchen.«

»Zwei«, sagte Herschkowitsch.

»Da komm ich nicht auf meine Kosten.«

Sie einigten sich auf zwei Rubel fünfzig und gingen weiter.

Das Zimmer der Prostituierten mit verschlissener Gardine und rosa Lampe war klein und sauber.

Angekommen, legte die Frau den Mantel ab, knöpfte die Bluse auf und zwinkerte ihm zu.

»Eh!« Herschkowitsch verzog das Gesicht. »So 'n Quatsch!«

»Du bist böse, Alterchen.«

Sie setzte sich ihm auf den Schoß.

»Oho, meine Liebe!« sagte Herschkowitsch. »Ihre fünf Pud haben Sie doch gewiß?«

»Vier dreißig.«

Sie saugte sich an seiner ergrauten Wange fest.

»Eh!« Herschkowitsch verzog wieder das Gesicht. »Ich bin müde und möchte schlafen.«

Die Hure stand auf. Ihr Gesicht hatte sich verzerrt.

»Bist du Jude?«

Er sah sie über die Brille hinweg an.

»Nein.«

»Alter«, sagte die Hure langsam. »Das wird zehn Rubel kosten.«

Er erhob sich und ging zur Tür.

»Fünf«, sagte die Frau.

Herschkowitsch kehrte zurück.

»Mach mir das Bett zurecht«, sagte der Jude müde, nahm die Jacke ab und sah sich nach einem Platz um, wo er sie aufhängen konnte. »Wie heißt du?«

»Margarita.«

»Wechsle das Laken, Margarita.«

Das Bett war breit, die Unterlage weich. Herschkowitsch entledigte sich langsam seiner Sachen, zog die weißen Socken aus, bewegte die schweißfeuchten Zehen, schloß die Tür ab, verstaute den Schlüssel unterm Kissen und legte sich hin. Margarita gähnte, entkleidete sich ohne Hast, drückte mit schielendem Blick einen Pickel auf der Schulter aus und flocht ein dünnes Zöpfchen für die Nacht.

»Wie heißt du, Alterchen?«

»Eli, Elia Isaakowitsch.«

»Händler?«

»Unser Handel . . .«, antwortete Herschkowitsch unbestimmt.

Margarita löschte das Nachtlicht und legte sich nieder.

»Oho, meine Liebe!« sagte Herschkowitsch. »Bist ganz schön bei Leibe.«

Bald schliefen sie ein. Heller Sonnenschein füllte am anderen Morgen das Zimmer. Herschkowitsch wachte auf, kleidete sich an und trat ans Fenster.

»Wir haben das Meer, und ihr habt das Feld«, sagte er. »Schön.«

»Wo bist du her?« fragte Margarita.

»Aus Odessa«, antwortete Herschkowitsch. »Eine erstklassige Stadt, eine gute Stadt.« Er schmunzelte.

»Dir geht's überall gut, wie ich sehe«, sagte Margarita.

»Das stimmt«, antwortete Herschkowitsch. »Überall, wo Menschen sind, ist's gut.«

»Was bist du für 'n Dummkopf!« entfuhr es Margarita, und sie richtete sich im Bett auf. »Die Menschen sind böse.«

»Nein«, sagte Herschkowitsch, »die Menschen sind gut. Man hat ihnen nur eingeredet, daß sie böse sind, und nun glauben sie es.«

Margarita überlegte, dann lächelte sie.

»Du bist spaßig«, sagte sie gedehnt und sah ihn aufmerksam an. »Dreh dich um. Ich will mich anziehen.«

Dann frühstückten sie. Sie tranken Tee und aßen Kringel dazu. Herschkowitsch brachte Margarita bei, Brot mit Butter zu schmieren und auf eigne Weise mit Wurst zu belegen.

»Probieren Sie's! Für mich ist es übrigens Zeit, zu gehen.«

Im Weggehen sagte Herschkowitsch: »Hier haben Sie drei Rubel, Margarita. Glauben Sie mir, nirgendwo ist eine Kopeke zu verdienen.«

Margarita lächelte.

»Du bist ein Geizhals. Gib schon deine drei. Kommst du heute abend?«

»Ja, ich komme.«

Am Abend brachte Herschkowitsch das Essen mit: einen Hering, eine Flasche Bier, Wurst und Äpfel. Margarita trug ein dunkles, hochgeschlossenes Kleid. Bei Tisch kamen sie ins Gespräch.

»Mit fünfzig Rubel im Monat komme ich nicht aus«, sagte Margarita. »Meine Beschäftigung ist derart, daß ich, wenn ich mich billig kleide, nicht mal genug für eine Kohlsuppe verdiene. Das Zimmer kostet mich fünfzehn, rechne dir aus . . .«

»Bei uns in Odessa«, antwortete Herschkowitsch nach einiger Überlegung, während er den Hering angestrengt in zwei gleiche Teile teilte, »könnten Sie für zehn Rubel in der Moldawanka ein fürstliches Zimmer haben.«

»Bedenke, bei mir verkehrt allerlei Volk, vor Betrunkenen ist man auch nicht sicher . . .«

»Jeder hat so seine Unannehmlichkeiten«, sagte Herschkowitsch und erzählte von seiner Familie, von den unsicher gewordenen Geschäften, vom Sohn, der zum Militärdienst einberufen wurde.

Margarita hörte zu, den Kopf auf den Arm gestützt, und ihr Gesicht war aufmerksam, still und nachdenklich.

Nach dem Abendbrot zog er die Jacke aus, putzte mit einem Läppchen sorgfältig seine Brille, setzte sich an den Tisch, rückte die Lampe näher und schrieb Geschäftsbriefe. Margarita wusch sich den Kopf.

Herschkowitsch schrieb bedächtig, gesammelt, mit hochgezogenen Augenbrauen, zuweilen sinnend, und vergaß nie, die überflüssige Tinte von der Feder abzuschütteln, wenn er sie eingetaucht hatte.

Als er mit Schreiben fertig war, setzte er Margarita auf das Kopialbuch.

»Sie, meine Liebe, sind eine Dame mit Gewicht. Bleiben Sie ein Weilchen sitzen, Margarita Prokofjewna, seien Sie so nett.«

Herschkowitsch schmunzelte, seine Brille funkelte, und die Augen, klein und lachend jetzt, blitzten auf.

Am anderen Tag fuhr Herschkowitsch weg. Als er auf dem Bahnsteig hin und her promenierte, sah er wenige Minuten vor Abfahrt des Zuges Margarita mit einem kleinen Päckchen in der Hand schnell auf sich zukommen. In dem Päckchen waren Pasteten, und Fettflecke traten davon durch das Papier.

Margaritas Gesicht, rot, erhitzt, wirkte kläglich, ihre Brust wogte vom schnellen Gehen.

»Grüßen Sie in Odessa«, sagte sie, »grüßen Sie . . .«

»Danke«, antwortete Herschkowitsch, nahm die Pasteten, zog die Brauen hoch, sann kurz einem Gedanken nach und buckelte den Rücken.

Der dritte Glockenschlag ertönte. Sie reichten sich die Hände.

»Auf Wiedersehen, Margarita Prokofjewna.«

»Auf Wiedersehen, Elia Isaakowitsch.«

Herschkowitsch stieg ein. Der Zug setzte sich in Bewegung.

Übersetzt von Larissa Robiné

Mama, Rimma und Alla

Vom frühen Morgen an war es ein aufregender Tag.

Am Abend vorher war das Dienstmädchen plötzlich aufsässig geworden und gegangen. Warwara Stepanowna mußte alles selber tun. Zweitens kam schon in aller Frühe die Stromrechnung. Drittens machten zwei Untermieter, die Brüder Rastochin, zwei Studenten, unversehens Stunk. Sie hätten in der Nacht ein Telegramm aus Kaluga erhalten, wonach ihr Vater erkrankt sei und sie zu ihm fahren müßten. Darum gäben sie das Zimmer auf und bäten Warwara Stepanowna, ihnen die geliehenen sechzig Rubel zurückzuzahlen.

Darauf antwortete Warwara Stepanowna, es sei doch ungewöhnlich, ein Zimmer im April aufzugeben, wo sich

kein neuer Mieter finde, und das Geld zurückzuzahlen bringe sie in Schwierigkeit, denn sie habe es nicht leihweise erhalten, sondern als Mietzins, wenn auch im voraus.

Die Brüder Rastochin waren anderer Meinung als Warwara Stepanowna. Das Gespräch dehnte sich zu einem häßlichen Palaver. Die Studenten waren starrköpfige Tölpel in sauberen, langschößigen Gehröcken. Sie glaubten schon, ihr Geld wäre hin. Schließlich schlug der ältere vor, Warwara Stepanowna solle ihnen die Anrichte aus dem Eßzimmer und den großen Spiegel verpfänden.

Warwara Stepanowna, puterrot, entgegnete, sie dulde nicht, daß man in solchem Ton mit ihr rede, und der Rastochinsche Vorschlag sei kompletter Unsinn, sie kenne die Gesetze, ihr Mann sei Mitglied des Kreisgerichts auf Kamtschatka und so weiter. Der jüngere Rastochin antwortete aufgebracht, es sei ihm scheißegal, daß ihr Mann Mitglied des Kreisgerichts auf Kamtschatka sei, und wenn sie einmal eine Kopeke an sich gebracht habe, sei ihr die selbst mit Krallen nicht mehr zu entreißen, und ihre Logiszeit bei Warwara Stepanowna — nichts als Schlamperei, Schmutz und Durcheinander — werde ihnen unvergeßlich bleiben, und das Kreisgericht auf Kamtschatka sei weit, der Friedensrichter in Moskau aber nahe . . .

So endete die Plauderei. Die Rastochins zogen ab, bitterböse und verbohrt trotzig, und Warwara Stepanowna begab sich in die Küche, um ihrem anderen Untermieter, dem Studenten Stanislaw Marchocki, Kaffee zu kochen. Aus seinem Zimmer hatte es schon minutenlang scharf und andauernd geschellt.

Warwara Stepanowna stand in der Küche vor dem Spirituskocher, auf der dicken Nase den altersschwachen Nickelkneifer, das angegraute Haar zerzaust, die rosa Morgenjacke voller Flecke. Sie brühte Kaffee auf und überlegte, daß diese Schnösel nie in solchem Ton mit ihr reden würden, wenn sie nicht ewig diesen Geldkalamitäten und dem unseligen Zwang ausgesetzt wäre, zu pumpen, zu lavieren und Verstecken zu spielen.

Als Kaffee und Rühreier für Marchocki fertig waren, brachte sie ihm das Frühstück ins Zimmer.

Marchocki war Pole, groß, knochig, hellblond, hatte gepflegte Fingernägel und lange Beine. An diesem Morgen trug er eine stutzerhafte graue Hausjoppe mit Schnüren.

Warwara Stepanowna wurde unfreundlich aufgenommen.

»Ich hab's satt«, sagte er. »Nie ist das Dienstmädchen da, ich muß stundenlang klingeln und komm zu spät zu den Vorlesungen.«

Das Dienstmädchen war tatsächlich selten da, und Marchocki mußte oft lange läuten, aber diesmal hatte sein Mißmut einen anderen Grund.

Gestern abend hatte er mit Rimma, Warwara Stepanownas ältester Tochter, im Salon auf dem Sofa gesessen. Warwara Stepanowna hatte gesehen, wie sie sich dreimal küßten und im Dunkeln umarmten. Bis elf hatten sie dort gesessen, sogar bis zwölf, dann hatte Stanislaw den Kopf auf Rimmas Brust gebettet und war entschlummert. Wer hat in seiner Jugend nicht in einer Sofaecke an der Brust einer kleinen Gymnasiastin geschlummert, die ihm zufällig auf seinem Lebensweg begegnet ist? Es ist ja nichts besonders Schlimmes dabei, auch Folgen hat es oftmals keine, doch man sollte trotzdem auf seine Umwelt Rücksicht nehmen, darauf, daß ein junges Mädchen vielleicht am nächsten Morgen ins Gymnasium muß.

Erst um halb zwei hatte Warwara Stepanowna ziemlich sauer erklärt, es sei nun langsam genug. Marchocki, von polnischem Dünkel besessen, verkniff die Lippen und war beleidigt, Rimma warf der Mutter einen entrüsteten Blick zu. Dabei blieb's. Aber Stanislaw hatte es wohl noch nicht vergessen. Warwara Stepanowna servierte ihm sein Frühstück, salzte ihm das Rührei und ging hinaus.

Es war elf Uhr vormittags. Warwara Stepanowna schlug im Zimmer ihrer Töchter die Vorhänge zurück. Die leichten, funkelnden Strahlen der lauen Sonne legten sich auf den schmuddligen Fußboden, auf die überall verstreuten Kleidungsstücke und das staubige Regal.

Die Mädel waren schon wach. Rimma, die ältere, war klein, mager, flinkäugig und schwarzhaarig. Alla, ein Jahr jünger, siebzehn erst, war kräftiger als ihre Schwester, weißhäutig, langsam in den Bewegungen, mit zarter, ein wenig schlaffer Haut und schwärmerisch verträumtem Ausdruck in den blauen Augen.

Nachdem die Mutter hinausgegangen war, begann sie zu sprechen. Ihr nackter, voller Arm lag auf dem Deckbett, ihre weißen Fingerchen regten sich kaum.

»Ich hab geträumt, Rimma«, sagte sie. »Stell dir vor: ein altes Städtchen, klein, russisch, rätselhaft . . . Der hellgraue Himmel hängt sehr niedrig, und der Horizont ist ganz nah. Der Staub auf den Puppenstraßen ist auch grau, glatt und ruhig. Alles ist tot, Rimma. Von nirgends ein Laut, nirgends ein Mensch. Und dann ist mir, als ginge ich durch unbekannte Gäßchen, an kleinen, stillen Holzhäusern entlang. Mal bleibe ich in Sackgassen stecken, mal komme ich in eine Straße, in der ich nur zehn Schritt Weg sehe, und doch gehe ich endlos weiter. Vor mir in der Ferne wirbelt leichter Staub hoch. Ich gehe drauf zu und erblicke Hochzeitskutschen. In einer sitzt Michail mit seiner Braut. Ihr Gesicht unter dem Schleier strahlt. Ich gehe neben den Kutschen her, und mir ist, als ob ich alles überrage, und das Herz tut mir weh. Dann bemerkt man mich. Die Kutschen bleiben stehen. Michail kommt auf mich zu, nimmt mich bei der Hand und führt mich langsam in eine Seitengasse. ›Alla, meine Freundin‹, sagt er monoton, ›es ist alles so traurig, ich weiß. Da ist nichts zu machen, ich liebe Sie nun einmal nicht.‹ Ich gehe neben ihm, mein Herz zuckt immerzu, und neue graue Straßen öffnen sich vor uns.«

Alla verstummte.

»Scheußlicher Traum«, fügte sie hinzu. »Wer weiß? Vielleicht, gerade weil er so scheußlich ist, wird alles gut, und ich kriege einen Brief.«

»So siehst du aus!« antwortete Rimma. »Wärst du mal

vorher klüger gewesen und nicht dauernd zum Rendezvous gerannt. Weißt du, ich werd heute mit Mutter eine Unterredung haben«, setzte sie unvermittelt hinzu.

Rimma stand auf, zog sich an, trat zum Fenster.

Über Moskau war Frühling. In warmer Feuchtigkeit glänzte der lange, düstere Zaun, der sich auf der andern Straßenseite fast die ganze Gasse entlangzog.

Vor der Kirche, innerhalb der Umfriedung, war das Gras feucht und grün. Weich vergoldete die Sonne die trüb gewordene Metallverkleidung eines Heiligenbildes, blinkte auf dem dunklen Antlitz der Ikone, die an einem verbogenen Pfahl am Eingang der Kirchenumfriedung hing.

Die Mädchen begaben sich ins Eßzimmer. Hier saß Warwara Stepanowna und aß reichlich und gewissenhaft, wobei ihr Blick über den Kneifer hinweg sich abwechselnd in die Biskuits, den Kaffee und den Schinken bohrte. Den Kaffee trank sie in kurzen, geräuschvollen Schlucken, und die Biskuits verschlang sie hastig, gierig, gleichsam verstohlen.

»Mama«, sagte Rimma schroff und hob stolz ihr kleines Gesicht, »ich möchte mit dir sprechen. Du brauchst nicht aufzubrausen. Alles läßt sich ruhig und endgültig regeln. Ich kann nicht länger mit dir zusammen leben. Laß mich gehen.«

»Bitte«, antwortete Warwara Stepanowna gleichmütig und hob die farblosen Augen zu Rimma auf. »Wegen gestern?«

»Nein, das gestern ist nur der Anlaß. Ich ersticke hier.«

»Was wirst du tun?«

»Kurse besuchen, Stenografie lernen, so was wird jetzt gebraucht.«

»Stenotypistinnen gibt's in rauhen Mengen. Da wird man sich ausgerechnet nach dir reißen . . .«

»Ich werd dich schon nicht um Hilfe bitten, Mama«, stieß Rimma schrill hervor, »dich nicht. Gib mir die Freiheit!«

»Bitte«, sagte Warwara Stepanowna noch einmal, »ich halte dich nicht.«

»Gib mir auch meinen Paß.«

»Den Paß kriegst du nicht.«

Das Gespräch war unerwartet ruhig gewesen. Jetzt spürte Rimma, daß sie des Passes wegen losschreien könnte.

»Wunderbar«, sagte sie und lachte sarkastisch. »Wo soll ich mich ohne Paß anmelden?«

»Den Paß kriegst du nicht.«

»Dann laß ich mich eben aushalten!« schrie Rimma hysterisch. Dann muß ich eben mit dem Gendarmen schlafen . . .«

»Wer nimmt dich schon?« Warwara Stepanowna warf einen kritischen Blick auf das bebende Figürchen und das glühende Gesicht ihrer Tochter. »Als ob der Gendarm nicht was Besseres finden könnte!«

»Dann geh ich eben auf die Twerskaja!« kreischte Rimma. »Mit einem Alten laß ich mich ein! Ich will nicht mehr mit so einer dummen Pute leben, ja Pute, Pute!«

»So also redest du mit deiner Mutter!« Warwara Stepanowna erhob sich würdevoll. »Im Hause herrscht Not, nichts ist heil, überall fehlt's, ich wollte, ich könnte das alles mal vergessen, und du . . . Deinen Vater werd ich's wissen lassen.«

»Ich werd selber nach Kamtschatka schreiben!« schrie Rimma wie von Sinnen. »Von Papa werd ich den Paß schon kriegen.«

Warwara Stepanowna ging hinaus. Die kleine und zerzauste Rimma lief erregt durchs Zimmer. Wütende Sätze aus dem Brief, den sie dem Vater schreiben würde, jagten sich in ihrem Gehirn.

»Lieber Papa!« würde sie schreiben. »Du hast Deine eigenen Sorgen, ich weiß, aber ich muß Dir alles sagen . . . Mama hat sich die Behauptung aufs Gewissen geladen, Stassik hätte an meiner Brust geschlafen. Er hat auf dem gestickten kleinen Kissen geschlafen, aber darum geht es ja gar nicht. Mama ist Deine Frau, da wirst Du voreingenommen sein, aber ich kann nicht zu Hause bleiben, sie ist ein schwieriger Mensch . . . Wenn Du willst, komme ich zu Dir nach Kamtschatka, aber ich brauche meinen Paß, Papa . . .«

Rimma lief im Zimmer hin und her, Alla saß auf dem

Sofa und blickte die Schwester an. Stille, traurige Gedanken legten sich ihr auf die Seele.

Rimma findet keine Ruhe, dachte sie, und ich bin unglücklich. Alles ist so schwer und unbegreiflich ...

Sie ging in ihr Zimmer und legte sich hin. Warwara Stepanowna im Korsett schaute herein, dick und ungeschickt gepudert, rot im Gesicht, verwirrt und kläglich anzusehen.

»Mir fällt ein«, sagte sie, »die Rastochins ziehen heute aus. Ich muß ihnen sechzig Rubel geben. Sie drohen, mich zu verklagen. Auf dem Schränkchen liegen Eier. Koch dir eins. Ich geh ins Leihhaus.«

Als Marchocki abends um sechs von den Vorlesungen nach Hause kam, fand er in der Diele gepackte Koffer. Aus dem Zimmer der Rastochins drang Lärm, man schien sich zu krachen. Gleich hier in der Diele überrumpelte ihn Warwara Stepanowna und pumpte ihn mit verzweifelter Entschlossenheit um zehn Rubel an. Erst in seinem Zimmer ging ihm auf, daß er eine Dummheit gemacht hatte.

Marchockis Logis unterschied sich von den übrigen Räumen in Warwara Stepanownas Wohnung. Es war sauber aufgeräumt, mit Nippes vollgestellt, mit Teppichen ausgehängt. Auf den Tischen lagen wohlgeordnet Zeichenutensilien, Stutzerpfeifen, englischer Tabak und weißbeinerne Brieföffner.

Stanisław hatte noch nicht den Hausanzug anlegen können, als Rimma leise ins Zimmer trat. Sie wurde kühl empfangen.

»Bist du böse, Stassik?« fragte das Mädchen.

»Böse bin ich nicht«, antwortete der Pole, »ich würde Sie nur bitten, mich nicht unbedingt zum Zeugen der Exzesse Ihrer Mutter zu machen.«

»Damit ist bald Schluß«, sagte Rimma, »bald werde ich frei sein, Stassik.«

Sie setzte sich neben ihn auf das kleine Sofa und umarmte ihn.

»Ich bin ein Mann«, legte da Stassik los, »dieses platonische Vegetieren ist nichts für mich, ich habe eine Karriere vor mir ...«

Gereizt sagte er all die Worte, die man schließlich gewissen Frauen zu sagen pflegt. Für Gespräche sind sie keine Partner, das Getätschel mit ihnen hat man satt, und zum Wesentlichen übergehen wollen sie nicht.

Stassik sagte, Verlangen quäle ihn, das störe ihn bei der Arbeit, erfülle ihn mit Unruhe, damit müsse Schluß sein, so oder so: Wie der Entschluß ausfalle, sei ihm schon beinahe egal, Hauptsache, man entschließe sich.

»Weshalb redest du auf einmal so?« sprach Rimma nachdenklich. »Weshalb plötzlich Worte wie ›ich bin ein Mann‹ und ›damit muß Schluß sein‹, warum so ein böses und kaltes Gesicht? Können wir nicht von was anderm reden? So ist es doch furchtbar, Stassik. Draußen ist Frühling, es ist schön, und wir zanken uns ...«

Stassik gab keine Antwort. Beide schwiegen.

Am Horizont erlosch das flammende Abendrot, übergoß den fernen Himmel mit Purpurglanz. Auf der anderen Seite sank leichte, langsam sich verdichtende Finsternis nieder. Das letzte rosige Licht erhellte das Zimmer. Auf dem Sofa schmiegte sich Rimma immer zärtlicher an den Studenten. Es kam zu dem, was bei ihnen in dieser schönsten Tagesstunde meist geschah.

Stanisław küßte das Mädchen. Sie legte den Kopf aufs Kissen und schloß die Augen. Beide erglühten immer mehr. Schon sehr bald küßte er sie pausenlos, und in einem Sturm von wütender, ungestillter Leidenschaft trieb er ihren mageren, heißen Körper durchs Zimmer. Er zerriß ihr Bluse und Büstenhalter. Rimma, mit Schatten unter den Augen, bot die rissigen Lippen seinen Küssen und verteidigte mit leidverzerrtem Gesicht ihre Jungfernschaft. Mittendrin klopfte es. Rimma hastete durchs Zimmer, die flatternden Fetzen ihrer zerrissenen Bluse an die Brust gedrückt.

Erst nach geraumer Weile öffneten sie die Tür. Draußen

stand ein Kommilitone, der zu Stanisław wollte. Mit schlecht verhohlenem Spott blickte er der an ihm vorbeihuschenden Rimma nach. Sie stahl sich in ihr Zimmer, zog eine andere Bluse an und preßte das Gesicht ans kühle Fensterglas.

Im Leihhaus bekam Warwara Stepanowna für das Familiensilber nur vierzig Rubel. Zehn Rubel hatte sie von Marchocki geborgt, und um das restliche Geld zu beschaffen, lief sie zu Fuß vom Strastnoi-Boulevard zur Pokrowka, zu den Tichonows. Sie war so durcheinander, daß sie gar nicht daran dachte, mit der Straßenbahn zu fahren.

Zu Hause erwartete sie außer den tobenden Rastochins der Anwaltsgehilfe Mirliz, der in geschäftlicher Angelegenheit gekommen war. Er war ein hochgewachsener junger Mann mit fauligen Zahnstummeln und feuchten, dümmlich grauen Augen.

Vor einiger Zeit war Warwara Stepanowna aus Geldmangel auf die Idee gekommen, das Häuschen ihres Mannes in Kolomna zu beleihen. Jetzt brachte Mirliz den Text des Pfandbriefes. Warwara Stepanowna erschien die Sache nicht ganz einwandfrei, es wäre besser, jemand zu Rate zu ziehen, bevor sie sich festlegte, aber zu viel Sorgen lasteten auf ihr ... Zum Teufel mit all den Untermietern, den Töchtern, den Grobheiten.

Nach der geschäftlichen Unterredung entkorkte Mirliz eine mitgebrachte Flasche Krimwein »Muskat-Lunelle« — er kannte Warwara Stepanownas Schwäche. Sie leerten jeder ein Gläschen und schenkten nach. Ihre Stimmen tönten lauter, Warwara Stepanownas fleischige Nase lief rot an, die Fischbeinstäbe ihres Korsetts spießten hervor und waren zu zählen. Mirliz wartete mit einer spaßigen Geschichte auf und brach in Gelächter aus. Rimma saß, angetan mit der neuen Bluse, schweigsam im Winkel.

Nachdem der »Muskat-Lunelle« ausgetrunken war, brachen Warwara Stepanowna und Mirliz zu einem Spaziergang auf. Warwara Stepanowna spürte, daß sie einen kleinen Schwips hatte, und sie schämte sich dessen, obwohl ihr andrerseits alles egal war, denn das Leben brachte zuviel Plackerei, daß sie der Teufel hole.

Warwara Stepanowna kehrte früher heim, als sie angenommen hatte, denn sie hatte die Boikos, die sie besuchen wollte, nicht angetroffen. Als sie eintrat, befremdete sie die Stille in der Wohnung. Sonst um diese Zeit trieben die Mädchen Allotria mit den Studenten, lachten, rannten durch die Zimmer. Jetzt waren nur aus dem Bad Geräusche zu hören. Warwara Stepanowna ging in die Küche, wo sie durch ein kleines Fenster sehen konnte, was im Bad geschah.

Sie trat ans Fensterchen und gewahrte ein ungewöhnliches Bild. Sie gewahrte folgendes:

Der Badeofen war bis zur Rotglut erhitzt. In der Wanne dampfte kochendheißes Wasser. Vor dem Ofen kniete Rimma. In der Hand hielt sie eine Lockenschere. Im Feuer brachte sie sie zum Glühen. Neben der Wanne stand Alla, nackt. Ihre langen Zöpfe waren aufgelöst. Aus ihren Augen rollten Tränen.

»Komm her«, sagte sie zu Rimma. »Horch mal, vielleicht bewegt es sich schon.«

Rimma legte ihren Kopf an den kaum gewölbten zarten Bauch.

»Nein, es bewegt sich nicht«, antwortete sie. »Einerlei. Es ist ja kein Zweifel mehr.«

»Ich sterbe«, flüsterte Alla. »Ich werd mich verbrühen. Ich halt's nicht aus. Laß die Zange, du weißt nicht, wie das gemacht wird.«

»Alle machen's so«, versetzte Rimma. »Flenne nicht, Alla. Du kannst doch kein Kind kriegen.«

Alla wollte sich schon in die Wanne setzen, doch sie kam nicht mehr dazu, denn in diesem Moment erklang die unvergeßliche, leise, heisere Stimme der Mutter: »Was macht ihr da, Kinder?«

Zwei Stunden später lag Alla, eingewickelt, umhegt und beweint, in Warwara Stepanownas breitem Bett. Sie hatte alles erzählt. Jetzt fühlte sie sich erleichtert. Sie kam sich vor wie ein kleines Mädchen, das ein lächerliches kindliches Herzeleid hat.

Rimma bewegte sich geräuschlos und schweigend durchs Schlafzimmer, räumte auf, kochte der Mutter Tee, nötigte sie, Abendbrot zu essen, und sorgte dafür, daß das Zimmer sauber war. Sodann zündete sie das Ewige Lämpchen an, das schon zwei Wochen kein frisches Öl mehr bekommen hatte, zog sich aus, so leise es ging, und legte sich neben die Schwester.

Warwara Stepanowna saß am Tisch. Sie blickte auf die Ewige Lampe mit dem gleichmäßigen dunkelroten Flämmchen, das trübes Licht auf die Jungfrau Maria warf.

Seltsam und leicht spielte der Schwips in ihrem Kopf. Die Mädchen schliefen bald ein. Allas Gesicht war weiß, groß und ruhig. Rimma schmiegte sich an sie, seufzte im Schlaf und zuckte.

Um ein Uhr nachts zündete Warwara Stepanowna eine Kerze an, legte ein Blatt Papier vor sich hin und schrieb einen Brief an ihren Mann.

»Lieber Nikolai! Heute war Mirliz bei mir, ein sehr ordentlicher Jude, und morgen kommt der Herr, der mir das Geld für das Haus gibt. Ich denke, ich mache alles richtig, doch ich werde immer unruhiger, weil ich mich nicht auf mich selber verlassen kann.

Ich weiß, Du hast Deine eigenen Sorgen, den Dienst, und ich sollte Dir nicht von alldem schreiben, aber in unserm Haus, Nikolai, will es nicht so recht klappen. Die Kinder werden erwachsen, das Leben stellt heute hohe Anforderungen — Lehrgänge, Stenografie —, und die Mädchen wollen mehr Freiheit. Der Vater fehlt, der sie vielleicht zurechtstauchen könnte, und auf mich ist kein Verlaß. Ich glaube immer mehr, daß Deine Abreise nach Kamtschatka ein Fehler war. Wenn Du hier wärst, würden wir in die Starokolenny-Gasse ziehen, da ist eine sehr helle kleine Wohnung frei.

Rimma ist abgemagert und sieht schlecht aus. Einen ganzen Monat haben wir im Milchladen gegenüber Sahne geholt, das ist den Kindern gut bekommen, doch jetzt holen wir keine mehr. Meine Leber macht sich mal bemerkbar und mal nicht. Schreib öfter. Nach Deinen Briefen nehme ich mich in acht, esse keine Heringe, dann gibt die Leber Ruhe. Komm zu uns, Kolja, wir könnten aufatmen. Die Kinder lassen Dich grüßen. Ich küsse Dich herzlich. Deine Warja.«

Übersetzt von Thomas Reschke

Schabbes nachamu

Aus dem Buch »Herschele«

Da ward aus Abend und Morgen der fünfte Tag. Da ward aus Abend und Morgen der sechste Tag. Am sechsten Tag, am Freitagabend, wird gebetet, und hat man gebetet, ergeht man sich mit dem Schabbesdeckel im Städtchen und strebt heimwärts zum Abendbrot. Daheim trinkt der Jude einen Schnaps, und weder Herrgott noch Talmud verbieten ihm ihrer zwei, speist seinen gefüllten Fisch und seinen Rosinenkuchen. Nach dem Abendbrot ist ihm so recht wohl. Dann erzählt er seinem Weib lange Geschichten, macht ein Nickerchen, und Gapka in der Küche hört seine Musik — ihr dünkt, der blinde Geiger sei aus dem Städchen gekommen und fiedle vorm Fenster herum.

So hält das jeder Jude. Doch Herschele ist nicht jeder Jude. Nicht von ungefähr war sein Ruhm über Ostropol, Berditschew und Wiluisk hinausgedrungen.

Von sechs Sabbaten pflegte Herschele nur einen zu begehen. An den anderen hockte er mit seinen Nächsten in Finsternis und Kälte. Die Kinder plärrten. Das Weib bepflasterte ihn mit Vorwürfen, jeder steinschwer. Herschele antwortete in Reimen.

Einmal, so wird erzählt, wollte Herschele Vorsorge treffen. Er begab sich mittwochs auf den Markt, um sich einen

Sabbatgroschen zu verdienen. Wo Markt ist, ist auch ein Pan. Wo ein Pan ist, wimmelt ein Dutzend Juden.

Bei einem Dutzend Juden aber sind keine drei Groschen zu verdienen. Sie hörten sich Herscheles Witze an, doch als sie zahlen sollten, waren alle wie fortgeblasen.

Mit knurrendem Magen, dem reinsten Blasinstrument, trottete Herschele nach Hause.

»Was hast du verdient?« fragte ihn das Weib.

»Ein Leben im Jenseits«, antwortete er. »Reich und arm hat's mir versprochen.«

Herscheles Frau hatte bloß zehn Finger. Sie bog einen nach dem andern ein. Ihre Stimme dröhnte wie Donner in den Bergen.

»Jede Frau hat einen Mann, wie's sich gehört. Mein Mann aber versteht nur eins: die Frau mit leeren Worten abzuspeisen. Geb's Gott, daß ihm zu Neujahr Zunge, Arme und Füße abdorren.«

»Amen«, antwortete Herschele.

»In jedem Fenster brennen Kerzen, geradeso, als wären in den Häusern Eichen angezündet. Bloß meine Kerzen sind dünn wie Streichhölzer und qualmen, daß es gen Himmel rußt. Allerwege ist das Weißbrot schon ausgebacken, aber mein Mann bringt mir Holz, naß wie ein frischgewaschener Zopf.«

Herschele verkniff sich jedes Wort der Entgegnung. Erstens: Wozu Scheite ins Feuer werfen, wo's sowieso lichterloh brannte! Zweitens: Was ließ sich einer zänkischen Frau antworten, wenn sie recht hatte?

Bald hatte das Weib sich müde geschrien. Herschele ließ sie stehen, streckte sich aufs Bett und fiel in Brüten.

Soll ich zu Rabbi Boruchl fahren? fragte er sich. (Es war bekannt, daß Rabbi Boruchl an dunkler Melancholie litt und daß es für ihn keine bessere Arznei gab als Herscheles Worte.) Soll ich zu Rabbi Boruchl fahren? Die Diener des Zaddiks geben mir die Knochen und behalten sich das Fleisch. Freilich, Fleisch ist besser als Knochen, aber Knochen sind besser als Luft. Fahren wir zu Rabbi Boruchl.

Herschele stand auf und ging das Pferd einspannen. Das Pferd sah ihn ernst und traurig an.

Schön, Herschele, sagten seine Augen. Du hast mir gestern keinen Hafer gegeben, hast mir vorgestern keinen Hafer gegeben, und auch heute habe ich nichts gekriegt. Wenn du mir auch morgen keinen Hafer gibst, muß ich mir über mein Leben Gedanken machen.

Herschele wich dem forschenden Blick aus, schlug die Augen nieder, strich über die weichen Pferdelippen. Dann seufzte er so geräuschvoll, daß dem Pferd ein Licht aufging, und entschied:

Ich geh zu Fuß zu Rabbi Boruchl.

Als er losging, stand die Sonne hoch im Zenit. Der glühende Weg lief vor ihm hin. Weiße Ochsen zogen gemächlich Fuhren mit duftendem Heu. Hoch droben hockten beinebaumelnd die Bauern und schwenkten lange Peitschen. Der Himmel war blau, die Peitschen waren schwarz.

Nachdem Herschele gut fünf Werst ausgeschritten war, gelangte er an einen Wald. Die Sonne sank schon herab, am Himmel loderten blasse Brände auf. Barfüßige Mädchen trieben die Kühe von der Weide. Unter jeder Kuh schaukelte von Milch prall das rosa Euter.

Im Walde wurde Herschele von Kühle und stillem Dämmer umfangen. Das grüne Blattwerk neigte sich gegeneinander, koste sich mit flachen Händen, wisperte einander zu in der Höhe und bog sich wieder auswärts, raschelnd und zitternd.

Herschele hörte nicht das Gesäusel. In seinem Magen spielte ein so großes Orchester wie auf einem Ball des Grafen Potocki. Vor ihm lag ein langer Weg. Zu den Seiten sputete sich leichte Finsternis, schlug über Herscheles Kopf zusammen und wehte über die Erde. Unbewegte Laternen leuchteten auf am Himmel. Die Erde verstummte.

Es war Nacht, als Herschele an eine Schenke gelangte. In dem winzigen Fenster brannte Licht. Am Fenster, im warmen Zimmer, saß die Wirtin, Frau Selda, und säumte

Windeln. Ihr Bauch war so dick, als ob sie Drillinge gebären sollte. Herschele spähte nach dem roten blauäugigen Gesichtchen und grüßte.

»Darf ich ein bißchen ausruhn, Frau Wirtin?«

»Freilich.«

Herschele setzte sich. Seine Nasenflügel blähten sich wie Schmiedebälge. Helles Feuer flammte im Ofen. In einem großen Kessel kochte Wasser und umschäumte schneeweiße Quarktäschchen, in goldgelber Suppe schaukelte ein fettes Huhn, aus dem Backofen roch es nach Rosinenkuchen.

Herschele krümmte sich auf der Bank, wie eine Frau in den Wehen. In wenigen Augenblicken durchzuckten mehr Pläne seinen Kopf, als König Salomo Frauen hatte.

Im Zimmer war's still, das Wasser brodelte, auf den goldenen Wellen schaukelte das Huhn.

»Wo ist denn Ihr Mann, Frau Wirtin?« fragte Herschele.

»Mein Mann ist hin zum Pan, die Pacht zahlen.« Die Wirtin schwieg. Die kindlichen Augen traten ihr aus dem Kopf, und auf einmal sagte sie: »Ich sitz hier am Fenster und überleg. Und nun möcht ich Sie was fragen, Herr Jud. Sie kommen sicher viel herum in der Welt, haben beim Rebben gelernt und kennen unser Leben. Ich hab bei niemand gelernt. Sagen Sie, Herr Jud, ob denn nicht bald der Schabbes nachamu kommt?«

Schau an, dachte Herschele, die Frage ist nicht schlecht. Was in Gottes Garten nicht alles für Kartoffeln wachsen!

»Ich frag Sie nämlich, weil mein Mann gesagt hat, warten wir Schabbes nachamu ab, dann fahren wir Mutter besuchen, du bekommst dann ein Kleid und eine neue Perücke, und wir gehen Rabbi Motalemi bitten, daß uns ein Sohn und keine Tochter geboren wird. Warten wir aber erst Schabbes nachamu ab. Ich mein, das ist ein Mann aus dem Jenseits, wie?«

»Ganz recht, Frau Wirtin«, antwortete Herschele. »Der Herrgott selber hat Ihnen diese Worte in den Mund gegeben. Sie werden einen Sohn und keine Tochter haben. Schabbes nachamu — das bin ich, Frau Wirtin.«

Die Windeln rutschten von Seldas Schoß. Sie stand auf, und ihr kleiner Kopf prallte gegen die Deckenschwelle, denn Selda war groß und fett, rotbäckig und jung. Ihre hohe Brust glich zwei Säckchen, prall von Korn. Ihre blauen Augen wurden kugelrund wie die eines Kindes.

»Schabbes nachamu — das bin ich«, wiederholte Herschele. »Ich bin schon zwei Monate unterwegs, Frau Wirtin, ich will den Menschen helfen. Es ist ein langer Weg vom Himmel bis zur Erde. Meine Stiefel sind zerrissen. Darf ich Ihnen Grüße von den Ihrigen ausrichten?«

»Von Tante Pessja auch?« rief die Wirtin aus. »Auch vom Väterchen und von Tante Golda, kennen Sie sie?«

»Wer kennt sie nicht?« antwortete Herschele. »Ich rede mit ihnen sonst so wie jetzt mit Ihnen.«

»Wie geht's ihnen dort?« fragte die Wirtin und faltete die zitternden Finger überm Bauch.

»Gar nicht gut«, sagte Herschele betrübt. »Wie soll's Toten schon gut gehen? Bälle gibt man dort nicht.«

Die Augen der Wirtin füllten sich mit Tränen.

»Dort ist's kalt«, fuhr Herschele fort, »kalt, die Kost mager. Man ißt ja wie die Engel. Niemand darf im Jenseits mehr essen als die Engel. Und was braucht schon ein Engel? Ihm langt ein Schluck Wasser, satt ist er. Einen Wodka bekommt man da in hundert Jahren nicht zu sehen.«

»Armes Väterchen«, stieß die Wirtin bebend hervor.

»Zum Passahfest nimmt er sich Matze. Eine Scheibe reicht ihm am Tag.«

»Arme Tante Pessja!« Die Wirtin zitterte.

»Ich bin selber ausgehungert«, sagte Herschele, den Kopf zur Schulter geneigt, und eine Träne kullerte ihm die Nase entlang und verschwand im Bart. »Doch darf ich keinen Mucks sagen, ich zähl da ja zu ihrem Kreis . . .«

Herschele redete nicht zu Ende.

Die Wirtsfrau schleppte ihm behende Teller, Schüsseln, Gläser, Flaschen herzu, und die dicken Füße trampelten nur so hin und her.

Herschele begann zu tafeln, und alsbald war die Frau gewiß, daß er wirklich aus dem Jenseits kam.

Zunächst verspeiste Herschele Leberpastete, mit schimmerndem Fett übergossen und mit Hackzwiebeln. Dann kippte er einen fürstlichen Wodka (darin schwammen Apfelsinenschalen). Dann aß er Fisch, nachdem er die duftende Fischbrühe in die Salzkartoffeln gemengt und auf den Tellerrand ein halbes Glas roten Meerrettich gehäuft hatte — einen Meerrettich, bei dem fünf Pans in Kontuschen die Tränen gekommen wären.

Nach dem Fisch ließ er dem Huhn Gerechtigkeit widerfahren und löffelte die heiße Bouillon voller schwimmender Fettaugen. Die Quarktaschen, in ausgelassener Butter gewälzt, hüpften ihm in den Mund, wie Hasen vor dem Jäger davonspringen. Es erübrigt sich, davon zu reden, was mit dem Kuchen passierte — was konnte schon damit passieren, wo Herschele häufig ein Jahr lang keinen Kuchen zu Gesicht bekam?

Nach dem Abendbrot packte die Wirtsfrau zusammen, was sie Herschele ins Jenseits mitgeben wollte: für Väterchen, für Tante Golda und für Tante Pessja. Für den Vater legte sie einen neuen Tallit bei, eine Korbflasche Kirschschnaps, ein Glas Himbeerkonfitüre und einen Beutel Tabak. Für Tante Pessja kamen warme, graue Socken mit. Tante Golda waren die alte Perücke, ein großer Kamm und das Gebetbuch zugedacht. Obendrein wurde Herschele ausgerüstet mit Stiefeln, einem Brotlaib, Grieben und einer Silbermünze.

»Grüßen Sie, Herr Schabbes nachamu, grüßen Sie alle«, verabschiedete sie Herschele mit seinem schweren Bündel. »Oder warten Sie noch ein bißchen, bis mein Mann zurück ist.«

»Nein«, antwortete Herschele. »Ich muß eilen. Glauben Sie, daß Sie die einzige sind?«

Im dunklen Wald schliefen die Bäume, schliefen die Vögel, schliefen die grünen Blätter. Die verblassenden Sterne, unsere Hüter, dösten am Himmel.

Nachdem Herschele eine Werst gegangen war, kam er außer Atem, blieb stehen, schulterte das Bündel ab, hockte sich drauf und sinnierte vor sich hin.

Du mußt wissen, Herschele, sagte er zu sich, daß es auf der Welt viele Dummköpfe gibt. Die Schenkfrau war dumm. Ihr Mann dagegen kann ein gewitzter Kerl sein mit groben Fäusten, Speckbacken und langer Peitsche. Wenn er nach Hause kommt und dich im Wald erwischt, dann . . .

Herschele strengte den Kopf nicht lange an, was dann wäre. Flugs hatte er das Bündel in die Erde verbuddelt und den verheißenen Platz gezeichnet, um ihn leicht wiederzufinden.

Dann lief er ein Stück zurück, zog sich nackt aus, umarmte einen Baumstamm und wartete. Sein Warten währte nicht lange. Im Morgengrauen hörte Herschele Peitschenknall, das Schnalzen von Lippen und Hufschlag. Der Schenkwirt kam hinter dem Herrn Schabbes nachamu hergejagt.

Als er den nackten Herschele, den Baum im Arm, gewahrte, zügelte er das Pferd und machte ein so dummes Gesicht wie der Mönch, der dem Teufel begegnete.

»Was machen Sie denn da?« fragte er mit stockender Stimme.

»Ich bin nicht von dieser Welt«, antwortete Herschele traurig. »Man hat mich ausgeraubt, mir wichtige Papiere weggenommen, die ich zu Rabbi Boruchl bringen sollte.«

»Ich weiß, wer das war«, heulte der Schenkwirt. »Mit dem habe ich auch ein Hühnchen zu rupfen. Wo ist er hin?«

»Wo er hin ist, kann ich nicht sagen«, wisperte Herschele bitter. »Wenn Sie wollen, lassen Sie mir Ihr Pferd ab, ich hab ihn im Nu. Und Sie warten hier auf mich. Sie müssen sich aber ausziehen, hier an den Baum stellen und ihn festhalten, weichen Sie keinen Schritt, bis ich zurück bin. Dieser Baum ist heilig, vielen Dingen auf unserer Welt ist er ein Halt.«

Herschele hatte gleich gemerkt, wes Geistes Kind der Mann war. Auf den ersten Blick wußte er, daß Weib und Mann sich nicht viel nahmen.

Und wirklich. Der Schenkwirt zog sich nackt aus und stellte sich an den Baum. Herschele schwang sich in den Karren und jagte von dannen. Buddelte seine Sachen aus, lud sie auf und fuhr zum Waldessaum.

Dort schulterte er wieder sein Bündel, ließ den Karren stehn und marschierte geradenwegs zum Haus des heiligen Rabbi Boruchl.

Schon war's Morgen. Die Vögel zwitscherten, ohne die Augen noch aufzutun. Das Pferd des Schenkwirts zottelte verdrossen mit dem leeren Karren zurück zu seinem Herrn. Der wartete, an den Baumstamm gelehnt, nackt unter den Strahlen der aufgehenden Sonne. Den Schenkwirt fror. Er trat von einem Fuß auf den andern.

Übersetzt von Larissa Robiné und Harry Burck

MEINE ZETTEL

Die öffentliche Bibliothek

Hier herrscht das Buch, man spürt es sofort. Die Menschen, die in der Bibliothek walten, sind mit dem Buch, dem reflektierten Leben, in Berührung gekommen und selber gleichsam nur noch eine Spiegelung wirklicher, lebendiger Menschen.

Sogar die Bediensteten in der Garderobe sind rätselhaft still, von beschaulicher Ruhe erfüllt, nicht brünett und nicht blond, sondern irgendwas dazwischen.

Zu Hause am Sonntag trinken sie vielleicht Sprit und verprügeln ihre Frau, doch in der Bibliothek ist ihr Wesen geräuschlos, unauffällig und dämmerig-verschleiert.

Es gibt da auch einen Garderobier, der zeichnet. In seinen Augen ist zärtliche Trauer. Einmal in vierzehn Tagen, wenn er einem beleibten Herrn in schwarzem Jackett den Mantel abnimmt, sagt er leise: »Nikolai Sergejewitsch haben Gefallen an meinen Zeichnungen gefunden, und Konstantin Wassiljewitsch haben ebenfalls Gefallen daran gefunden; über die Anfangsgründe bin ich weg, aber wie es weitergehen soll, weiß ich nicht.«

Der beleibte Herr hört zu. Er ist Reporter, verheiratet, gefräßig und überarbeitet. Einmal in vierzehn Tagen geht er in die Bibliothek, um zu entspannen; da vertieft er sich in Kriminalprozesse, zeichnet sorgfältig einen Tatortplan aufs Papier, ist höchst zufrieden und vergißt, daß er verheiratet und abgearbeitet ist.

Der Reporter hört dem Garderobier bestürzt zu und denkt: Was macht man mit so einem Mann? Gibt man ihm beim Weggehen zehn Kopeken, so ist er vielleicht beleidigt, denn er ist Künstler; gibt man ihm nichts, so ist er vielleicht auch beleidigt, denn er ist schließlich Angestellter.

Im Lesesaal sitzen die höheren Angestellten, die Bibliothekare. Einige, die »markanten«, sind mit augenfälligen körperlichen Defekten behaftet: der eine hat verkrümmte Finger, der andere trägt den Kopf schief. Sie sind schlecht gekleidet und spindeldürr. Sie sehen aus, als beherrsche sie ein verzehrender Gedanke, von dem die Welt nichts weiß.

Gut hätte Gogol sie beschrieben!

Die »nicht markanten« Bibliothekare haben eine beginnende zarte Glatze, saubere graue Anzüge, korrekte Ansichten und peinlich langsame Bewegungen. Dauernd kauen sie und bewegen die Kiefer, obschon sie nichts im Munde haben, und gewohnheitsmäßig flüstern sie nur; überhaupt sind sie vom Buch verdorben, dadurch, daß sie nie von Herzen gähnen dürfen.

Das Publikum hat sich jetzt im Krieg verändert. Weniger Studenten. Ganz wenig Studenten. Alle Jubeljahre sieht man einen Studenten, der schmerzlos in einer Ecke verkümmert. Das ist ein »Wehruntauglicher«. Er trägt einen Hornzwicker oder hinkt taktvoll. Übrigens gibt es auch Staatsstipendiaten. Der Stipendiat ist ein Dickwanst mit Hängeschnurrbart, vom Leben ermüdet, sehr kontemplativ: er liest ein bißchen, grübelt ein bißchen, betrachtet die Lampenmuster und nickt überm Buch. Er muß die Universität beenden, muß unter die Soldaten, aber warum eilen? Er kommt schon noch zurecht.

Ein früherer Student ist in die Bibliothek zurückgekehrt — als verwundeter Offizier, mit schwarzer Binde. Seine Wunde verheilt. Er ist jung und rotwangig. Er hat ein wenig zu Mittag gegessen, ist den Newski entlanggeschlendert. Auf dem Newski brennen schon die Lampen. Er vollführt einen Siegeszug. Die Abendausgabe der »Börsennachrichten«. Bei Jelissejew sind Weintrauben in Hirse ausgestellt. Für Besuche ist es noch zu früh. Aus alter Erinnerung geht der Offizier in die Öffentliche, streckt unterm Tisch die langen Beine aus und liest den »Apollo«*. Er langweilt sich. Gegenüber sitzt eine Studentin. Sie studiert Anatomie und zeichnet einen Magen in ihr Heft ab. Sie könnte aus Kaluga stammen — breitgesichtig, starkknochig, rotbäckig, gewissenhaft und ausdauernd.

Neben ihr ein malerisches Tableau, unvermeidliches Zubehör jeder öffentlichen Bibliothek des Russischen Reiches — ein schlafender Jude. Er ist sterbensmüde. Seine Haare sind flammend schwarz. Eingefallene Wangen. Gebuckelte Stirn, der Mund halb offen. Er schnauft leise. Woher er stammt, weiß man nicht. Ob er eine Aufenthaltsgenehmigung hat, weiß man nicht. Er liest jeden Tag. Er schläft auch jeden Tag. Aus seinem Gesicht spricht unausrottbare, tödliche Müdigkeit, beinahe Wahnsinn. Ein Märtyrer des Buches, ein besonderer, jüdischer, unvergänglicher Märtyrer.

Unweit des Ausgabetisches hat sich eine große, breitbrüstige Frau in grauer Bluse festgelesen. Sie gehört zu denen, die in der Bibliothek plötzlich laut sprechen, in Rufe des Entzückens und Staunens über die Bücherweisheit ausbrechen und vor Begeisterung die Nachbarn anreden. Lesen tut sie, weil sie ein Verfahren zur häuslichen Seifebereitung sucht. Fünfundvierzig mag sie sein. Ob sie normal ist? Diese Frage stellen sich viele.

Und noch einen ständigen Besucher gibt es — einen schwächlichen Oberst in zu großem Uniformrock, weiten Hosen und sorgfältig geputzten Stiefeln. Die Füße sind klein. Sein Schnurrbart hat die Farbe von Zigarrenasche. Er pflegt ihn mit Pomade, wodurch eine Skala von dunkelgrauen Farbtönen zustande kommt. Er war so unbegabt, daß er's nur bis zum Oberst gebracht hatte und nicht als Generalmajor den Abschied nehmen konnte. In den Ruhestand versetzt, hing er Gärtner, Diener und Enkelsohn bald zum Halse heraus. Mit dreiundsiebzig Jahren verfiel er auf den Gedanken, die Geschichte seines Regiments zu schreiben.

Er schreibt. Um ihn liegen drei Pud Material. Die Bibliothekare lieben ihn. Er begrüßt sie mit ausgesuchter

* berühmte, 1909 gegründete literarische Zeitschrift

Höflichkeit. Nun hängt er den Seinen zu Hause nicht mehr zum Halse heraus. Mit Vergnügen wienert ihm der Diener die Stiefel auf Hochglanz.

Noch vielerlei Leute findet man in der öffentlichen Bibliothek. Sie lassen sich nicht alle beschreiben. Da ist beispielsweise ein derart verbrauchtes Subjekt, daß ihm die Urheberschaft einer umwerfenden Ballett-Monographie durchaus anstände. Seine Physiognomie stellt eine tragische Ausgabe des Gesichts von Hauptmann dar, sein Korpus ist unbedeutend.

Natürlich gibt es Beamte, die sich durch Stöße des »Russischen Invaliden« und des »Regierungsboten« hindurchwühlen. Und es gibt Provinzjünglinge, die beim Lesen entflammen.

Es ist Abend. Im Saal herrscht Halbdunkel. An den Tischen unbewegliche Gestalten — eine Versammlung von Müdigkeit, Wißbegier, Ehrgeiz . . .

Von den breiten Fenstern treibt weicher Schnee. In der Nähe — auf dem Newski — brodelt das Leben. In den fernen Karpaten fließt Blut.

Übersetzt von Thomas Reschke

Neun

Es sind ihrer neun. Sie warten, daß der Redakteur sie empfängt. Als erster tritt ein breitschultriger junger Mann ins Arbeitszimmer, er hat eine laute Stimme und eine grellbunte Krawatte. Er stellt sich vor. Sardarow. Von Beruf Coupletist. Seine Bitte — die Couplets herauszugeben. Es gebe ein Vorwort, von einem berühmten Dichter verfaßt. Falls nötig, könne auch ein Nachwort geliefert werden.

Der Redakteuer hört zu. Er ist ein bedächtiger, langsamer, erfahrener Mann. Nichts drängt ihn. Die laufende Nummer ist fertig. Er sieht die Couplets durch:

Ach, kläglich stöhnt der Franz —
Jo-hoseph dort in Wien —,
ach, ich kann es länger nicht
ertragen . . .

Der Redakteur antwortet, er bedaure und so weiter. Die Zeitschrift benötige Artikel über Kooperation, Auslandsberichte . . .

Sardarow wölbt die Brust, macht einen ungeheuer weltmännischen Kratzfuß und geht geräuschvoll ab.

Als zweite hat ein Fräulein ihren Auftritt, mager, schüchtern, sehr schön. Sie kommt schon zum drittenmal. Ihre Verse sind nichts für die Presse. Sie möchte erfahren — nur das möchte sie —, ob es Sinn hat, weiterzuschreiben. Der Redakteur spricht freundlich mit ihr. Er sieht sie manchmal auf dem Newski in Begleitung eines hochgewachsenen Herrn, der sehr umständlich ein halbes Dutzend Äpfel kauft. Diese Umständlichkeit ist gefährlich. Davon zeugen die Verse. Sie erzählen eine einfache Lebensgeschichte.

»Du willst den Körper«, schreibt das Mädchen, »so nimm ihn dir, mein Feind, mein Freund, doch wo findet die Seele ihren Traum?«

Der Redakteur denkt: Den Körper wird er bald genug nehmen. Das ist der Lauf der Welt. Sehr verwirrt, sehr schwach und schön sind deine Augen. Aber den Traum deiner Seele wirst du nicht so bald finden, später als Frau wirst du pikant sein.

Das Mädchen beschreibt das Leben in ihren Versen als »wahnsinnig abschreckend«, als »wahnsinnig schön«, verleiht ihm weitere kleine Unannehmlichkeiten und außerdem »Töne, Töne, Töne um mich her, berauschend, Töne ohne Ende . . .«

Man darf gewiß sein, daß nach geglücktem Vollzug des Aktes, den der umständliche Herr plant, das Mädchen aufhören wird zu dichten und anfangen wird, Hebammen zu besuchen.

Nach dem Mädchen tritt der Literat Lunew beim Redakteur ein, ein kleiner und nervöser Mann. Hier ist die Geschichte kompliziert. Lunew hat mal mit dem Redakteur Krach gehabt. Er ist ein Mann mit Familie, zerstreut, begabt und erfolglos. In seiner Nervosität, in seiner Jagd nach dem Rubel merkt er nicht so genau, mit wem man Krach haben darf und mit wem nicht. Erst hatte er geschimpft, dann hatte er, verwundert über das eigene Tun, Manuskripte gebracht, und dann war ihm bewußt geworden, daß das alles dumm war, daß das Leben auf Erden schwer war und daß er kein Glück hatte, ach, gar kein Glück. Im Wartezimmer hat er einiges Herzklopfen, im Arbeitszimmer erklärt man ihm, daß sein »Produkt« nicht übel sei, doch, au fond, keine Literatur, sondern ... Lunew stimmt fieberhaft zu, murmelt überraschend: »Sie, Alexander Stepanowitsch, sind ein guter Mensch, und ich war so häßlich zu Ihnen, das alles kann man verschieden verstehen, jawohl, das wollte ich ins rechte Licht setzen, aber die Dinge liegen tiefer, als ich imstande bin ...«

Eine lächerliche Röte tritt Lunew ins Gesicht, mit zitternden Fingern rafft er die Manuskriptblätter zusammen und will sich ruhig, vielleicht auch ironisch geben, im übrigen weiß Gott, was er will ...

Lunew wird abgelöst von zwei Personen, die in Redaktionen gewohnte Erscheinungen sind. Die erste ist eine Dame, eine rosige, lebensfrohe blonde Dame. Eine warme Parfümwelle geht von ihr aus. Ihre Augen sind hell und naiv. Sie hat ein Söhnchen, neun Jahre alt, und dieses Söhnchen, »wissen Sie, er schreibt den ganzen Tag, wir haben erst gar nicht darauf geachtet, aber alle unsere Bekannten sind begeistert, und selbst mein Mann, er arbeitet im Meliorationsamt und ist ein sehr gediegener Charakter, die ganze neue Literatur läßt er nicht gelten, weder Andrejew noch die Nagrodskaja, wissen Sie, aber selbst er hat herzlich gelacht, und da hab ich Ihnen drei Hefte gebracht ...«

Die andere Person ist Rychowski. Er kommt aus Simferopol. Ein prächtiger Mensch, lebensfroh. Mit Literatur befaßt er sich nicht, er hat eigentlich kein Anliegen an den Redakteur, zu erzählen hat er auch nichts, aber er ist Abonnent und kommt, um zu plaudern und seine Eindrücke mitzuteilen, weil es ihm nun mal ein Bedürfnis ist, ins Petrograder Leben einzudringen. Und er dringt ein. Der Redakteur nuschelt was daher, über Politik, über die Kadetten. Rychowski blüht auf und ist überzeugt, tätigen Anteil am gesellschaftlichen Leben des Landes zu nehmen.

Der traurigste Besucher ist Korb. Er ist Jude, ein wahrer Ahasver. In Litauen geboren, trug er bei einem Pogrom in einer südlichen Stadt eine Verletzung davon — seitdem leidet er an heftigen Kopfschmerzen. Dann war er in Amerika. Während des Krieges verschlug es ihn nach Antwerpen, und mit vierundvierzig Jahren trat er in die Fremdenlegion ein. Bei Maubeuge erlitt er eine Schädelprellung. Seitdem wackelt ihm der Kopf. Auf irgendwelchen Wegen wurde Korb nach Rußland evakuiert, nach Petrograd. Von irgendwem bekommt er eine Unterstützung, bewohnt in Peski einen stinkenden Kellerwinkel und schreibt ein Drama »Der König von Israel«. Der Kopf schmerzt ihm sehr, er kann nachts nicht schlafen, geht im Keller auf und ab und grübelt. Sein Wirt, ein wohlgenährter, nachsichtiger Herr, der schwarze Zigarren zu vier Kopeken das Stück raucht, war anfangs ärgerlich, dann aber, besiegt von der Demut und dem Fleiß Korbs, der Hunderte von Blättern vollgeschrieben hatte, gewann er ihn lieb. Korb trägt einen alten, verblichenen Antwerpener Gehrock. Sein Kinn ist unrasiert, in seinen Augen glüht Müdigkeit und fanatisches Streben. Der Kopf schmerzt ihm, doch er schreibt ein Drama, und dieses Drama beginnt mit den Worten: »Läute die Glocken, Judäa ist verloren . . .«

Nach Korb sind noch drei übrig. Der eine ist ein junger Mann aus der Provinz, ruhig, bedächtig, der es sich für lange im Sessel bequem macht. Seine etwas träge Aufmerksamkeit wird von den Bildern an den Wänden angezogen, von den Ausschnitten auf dem Tisch, von den Porträts der

Mitarbeiter. Was er eigentlich wolle? Er wolle eigentlich nichts. Habe bei der Presse gearbeitet. Bei welcher Presse? Bei der Provinzpresse. Übrigens interessiere ihn, wie hoch die Auflage der hiesigen Zeitschrift sei und wie die Arbeit bezahlt werde. Man erklärt dem jungen Mann, daß solche Fragen nicht immer beantwortet würden, und wenn er schreibe, bitte sehr, und wenn er nicht schreibe, dann ... Der junge Mann antwortet, er schreibe nicht und habe auch keinen Beruf, aber er könnte zum Beispiel als Redakteur anfangen.

Der »Redakteur« geht, und Smurski kommt herein. Auch er ein Mann mit Biographie. Im Kreis Kaschinsk, Gouvernement Twer, hat er als Agronom gearbeitet. Ein ruhiges Gouvernement. Aber es zog ihn nach Petrograd. Er bot seine Dienste als Agronom an und brachte außerdem zwanzig Manuskripte zu einer Redaktion. Davon wurden zwei angenommen. Smurski kam zu der Überzeugung, daß ihm in der Literatur das Glück lächle. Seine Dienste als Agronom bot er nicht mehr an. Heute spaziert er mit kurzem Einreiher und Aktentasche umher. Er schreibt täglich und viel. Gedruckt wird wenig.

Der neunte Besucher ist Stepan Drako, »Weltreisender auf Schusters Rappen, Lebenskönig und Lektor«.

Übersetzt von Thomas Reschke

Odessa

Odessa ist eine abscheuliche Stadt. Das weiß jedermann: Statt »das ist ein großer Unterschied« sagt man dort »das sind zwei große Unterschiede«, und auch sonst sagt man vieles anders. Ich glaube aber, man kann auch viel Gutes über diese bedeutende und bezaubernde Stadt des Russischen Reiches berichten. Wohlgemerkt, es ist eine Stadt, in der es sich leicht und hell leben läßt. Die Hälfte seiner Bewohner sind Juden, und die Juden sind ein Volk, das ein paar sehr einfache Dinge sehr schön geprägt hat. Sie heiraten, um nicht einsam zu sein, sie lieben, um die Jahrhunderte zu überleben, sie sparen Geld, um Häuser zu haben und ihren Frauen Persianerjacken zu schenken, sie sind liebevolle Väter, weil es sehr schön und sehr notwendig ist, daß man seine Kinder liebt. Gouverneure und Zirkulare schaffen den armen Juden aus Odessa viel Unannehmlichkeit, aber sie aus ihrer Position zu verdrängen ist nicht leicht, denn ihre Position ist uralt. Man verdrängt sie nicht und guckt ihnen vieles ab. Ihren Bemühungen ist es in bedeutendem Maße zu danken, daß um Odessa eine Atmosphäre von Helle und Leichtigkeit entstand.

Der Odessaer ist das genaue Gegenteil des Petrograders. Es ist eine Binsenweisheit, daß die Odessaer sich in Petrograd gut einrichten. Sie verdienen Geld. Da sie brünett sind, gewinnen sie die Liebe fülliger, blonder Damen. Der Odessaer hat in Petrograd die Neigung, sich am Steininsel-Prospekt anzusiedeln. Man wird sagen, dies rieche nach einem Witz. Dem ist nicht so. Die Dinge liegen tiefer. Diese brünetten Menschen bringen einfach ein wenig Sonne und Leichtigkeit mit.

Außer den Gentlemen, die ein wenig Sonne und viele Sardinen in Originalverpackung mitbringen, muß, glaube ich, bald auch der fruchtbare, lebensspendende Einfluß des russischen Südens, des russischen Odessa kommen, vielleicht (qui sait!) die einzige Stadt in Rußland, wo unser nationaler Maupassant geboren werden kann, den wir so notwendig brauchen. Ich sehe schon die kleinen prophetischen Schlangen, die von der Zukunft der Odessaer Sängerinnen künden (ich spreche von Isa Kramer), Sängerinnen mit kleiner Stimme, aber mit Freude, Leichtigkeit und zauberhaftem, bald traurigem, bald rührendem Lebensgefühl, das schön ist, ekelhaft, ungewöhnlich und — quand même et malgré tout — interessant.

Ich habe Utotschkin gesehen, einen Odessaer pur sang, sorglos und tiefgründig, furchtlos und bedächtig, elegant und langarmig, brillierend und stotternd. Kokain oder Morphium hatte ihn zerstört — zerstört, wie es heißt, nachdem er mit dem Flugzeug irgendwo über den Sümpfen des Gouvernements Nowgorod abgestürzt war. Der arme Utotschkin, er verlor den Verstand, aber mir ist dennoch klar, daß bald die Zeit anbricht, wo das Gouvernement Nowgorod zu Fuß nach Odessa kommt.

In dieser Stadt sind am ehesten die materiellen Voraussetzungen dafür gegeben, daß ein Talent wie Maupassant aufwächst. Zur Sommerszeit glänzen in ihren Badeanstalten sonnenhell die bronzebraunen muskulösen Gestalten sporttreibender Jünglinge, aber auch die gedrungenen Körper nicht Sport treibender Fischer, die fetten, dickbäuchigen und gutmütigen Leiber der Handelsherren, sind da picklige und magere Phantasten, Erfinder und Makler. In einiger Entfernung vom weiten Meer qualmen Fabrikschlote, tut Karl Marx sein Werk.

In Odessa gibt es ein sehr armes, übervölkertes und leidendes Judenghetto, eine sehr selbstzufriedene Bourgeoisie und eine sehr reaktionäre Stadtduma.

In Odessa gibt es süße und ermüdende Frühlingsabende, den starken Duft der Akazien und das gleichmäßig flutende, berückende Mondlicht überm dunklen Meer.

In Odessa liegen abends in den komischen Kleinbürgerdatschen unterm dunklen Samthimmel dicke und komische Bourgeois mit weißen Socken auf Sofas und verdauen das deftige Abendbrot. Hinter den Büschen werden ihre gepuderten, vom Nichtstun verfetteten, naiv geschnürten Frauen von temperamentvollen Medizin- und Jurastudenten hitzig abgedrückt.

In Odessa treiben sich »Luftmenschen« bei den Cafés herum, um einen Rubel zu verdienen und ihre Familie zu ernähren, aber es gibt nichts zu verdienen, und warum soll man auch einem nutzlosen Menschen, einem »Luftmenschen«, etwas zu verdienen geben?

In Odessa gibt es einen Hafen, und im Hafen liegen Dampfer aus Newcastle, Cardiff, Marseille und Port Said.

Neger, Engländer, Franzosen und Amerikaner. Odessa kannte Zeiten der Blüte, und es kennt Zeiten des Welkens, eines poetischen Vergehens, in dem ein Hauch Sorglosigkeit und sehr viel Hilflosigkeit liegen.

»Odessa«, mag der Leser sagen, »ist genau so eine Stadt wie alle andern auch, Sie sind nur zu sehr engagiert.«

Stimmt schon, daß ich engagiert bin, vielleicht bin ich's sogar gewollt, aber, parole d'honneur, die Stadt hat ein gewisses Etwas. Dieses Etwas spürt man als Mensch und wird sagen, das Leben dort sei traurig, eintönig — alles richtig —, aber dennoch, quand même et malgré tout, ungewöhnlich, ungewöhnlich interessant.

Von den Betrachtungen über Odessa wenden sich meine Gedanken tieferen Dingen zu. Wenn man's recht bedenkt, ist es nicht so, daß die russische Literatur noch keine wirklich freudige, klare Beschreibung der Sonne hat?

Turgenjew besingt den tauigen Morgen, den Frieden der Nacht. Bei Dostojewski spürt man das unebene, graue Pflaster, über das Karamasow zur Schenke geht, und den geheimnisvollen und schweren Nebel von Petersburg. Die grauen Straßen und die Nebelhülle bedrücken die Menschen, verunstalten sie auf groteske und entsetzliche Weise, erzeugen den Rausch und Ruch der Leidenschaften, entnerven sie in ganz gewöhnlicher menschlicher Alltagshast. Erinnern Sie sich an die fruchtspendende helle Sonne bei Gogol, dem Mann, der aus der Ukraine kam? Wenn es solche Beschreibungen bei ihm gibt, sind sie Episode. Nicht aber Episode sind »Die Nase«, »Der Mantel«, »Das Porträt« und die »Aufzeichnungen eines Wahnsinnigen«.

Petersburg hat Poltawa besiegt. Akaki Akakjewitsch hat still und bescheiden, doch mit erschreckender Gewalt Grizko verdrängt, und Vater Matwej vollendet das von Taras begonnene Werk. Der erste, der in einem russischen Buch von der Sonne spricht, der leidenschaftlich und begeistert von ihr spricht, ist Gorki. Aber gerade weil er leidenschaftlich und begeistert von ihr spricht, ist das noch nicht ganz das Richtige.

Gorki ist der Vorläufer und der Stärkste in unserer Zeit. Aber er ist kein Sänger der Sonne, sondern ein Herold der Wahrheit: Wenn sich etwas zu besingen lohnt, so wisset — es ist die Sonne. In Gorkis Liebe zur Sonne ist etwas, was vom Kopf herkommt; nur vermöge seines gewaltigen Talents überwindet er dieses Hindernis.

Er liebt die Sonne, weil in Rußland alles faulig und krumm ist, weil die Leute in Nishni und Pskow und Kasan mürbe und schwerfällig sind, zuweilen unbegreiflich, zuweilen rührend oder auch über die Maßen und bis zur Benommenheit langweilig. Gorki weiß, warum er die Sonne liebt, warum man sie lieben muß. Dieses sein Wissen ist der Grund dafür, daß er ein Vorläufer ist, großartig und überragend oft, aber ein Vorläufer.

Maupassant hingegen weiß vielleicht nichts, vielleicht alles; die Postkutsche rumpelt die glutschwelende Landstraße entlang, in der Postkutsche sitzt der dicke und verschmitzte Bursche Polyte mit der gesunden, drallen Bauerndirne Céleste. Was sie da machen und warum, das ist ihre Sache. Dem Himmel ist heiß, der Erde ist heiß. Polyte und das Mädchen sind schweißgebadet, und die Postkutsche rumpelt über die gluthelle Landstraße. Das ist alles.

In letzter Zeit wird gern darüber geschrieben, wie man im Gouvernement Olonez, Wologda oder meinethalben Archangelsk lebt, liebt, mordet und den Kreisvorsteher wählt. Das alles wird in sehr echter Sprache beschrieben, aufs Haar so, wie man im Gouvernement Olonez oder Wologda redet. Die Leute dort, so erfährt man, leben in Kälte und Barbarei. Die alte Geschichte. Bald wird man es satt haben, von dieser alten Geschichte zu lesen. Man hat es sogar jetzt schon satt. Ich denke mir: Die Russen wird es zum Süden, ans Meer und zur Sonne ziehen. Wird — das ist übrigens falsch. Es zieht sie schon jahrhundertelang dorthin. Im unausrottbaren Sehnen nach den Steppen, vielleicht sogar nach dem Kreuz auf der Sophienkathedrale, verbergen sich die wichtigsten Wege für Rußland.

Man spürt — das Blut muß aufgefrischt werden. Schwül wird's. Der literarische Messias, auf den man schon so lange und so fruchtlos wartet, wird von dort kommen — aus den sonnigen, meerumspülten Steppen.

Übersetzt von Thomas Reschke

Inspiration

Ich war müde und verärgert, als Mischka kam, um mir seine Erzählung vorzulesen.

»Schließ ab«, sagte er und holte aus der Tasche eine Flasche Wein. »Heute gehört der Abend mir. Ich hab die Erzählung fertig. Ich glaube, sie ist gelungen. Trinken wir, Freund!«

Mischkas Gesicht war bleich und verschwitzt.

»Nur Dummköpfe können sagen, daß es kein Glück auf Erden gibt«, sagte er. »Glück ist Inspiration. Ich habe gestern die ganze Nacht geschrieben und nicht gemerkt, daß es hell wurde. Dann bin ich durch die Stadt spaziert. Frühmorgens ist die Stadt wunderbar: Tau, Stille und kaum Menschen. Alles ist durchsichtig, und der Tag bricht an — blaukalt, gespenstisch und zart. Trinken wir, Freund! Ich fühl es ganz genau: Diese Erzählung ist ein Wendepunkt in meinem Leben.«

Mischka goß sich Wein ein und trank. Seine Finger zitterten. Er hatte erstaunlich schöne Hände — schmal, weiß und glatt, die Finger verjüngten sich an den Spitzen.

»Verstehst du, die Erzählung muß irgendwo untergebracht werden«, fuhr er fort. »Überall wird man sie nehmen. Jeder Dreck wird heutzutage gedruckt. Die Hauptsache ist Protektion. Man hat mir Versprechungen gemacht. Suchotin wird alles arrangieren.«

»Mischka«, sagte ich, »du solltest deine Erzählung durchsehen, du hast sie doch gar nicht überarbeitet.«

»Kleinigkeit, mach ich später. Zu Hause lachen sie, verstehst du. Rira bien qui rira le dernier. Ich schweige, verstehst du. In einem Jahr werden wir sehen. Dann kommen alle zu mir.«

Die Flasche ging zur Neige.

»Hör auf zu trinken, Mischka!«

»Ich brauche das zur Anregung«, antwortete er. »In der vergangenen Nacht habe ich vierzig Zigaretten geraucht.« Er holte ein Heft hervor. Es war dick, sehr dick. Ich überlegte, ob ich ihn bitten sollte, es dazulassen. Aber dann sah ich seine bleiche Stirn mit der geschwollenen Ader, den schief und kläglich baumelnden Schlips und sagte:

»Gut, ›Lew Nikolajewitsch‹, wenn du deine Autobiographie schreibst, vergiß nicht . . .«

Mischka lächelte.

»Schurke«, antwortete er, »du schätzt die Bekanntschaft mit mir überhaupt nicht.«

Ich setzte mich bequem hin. Mischka beugte sich über das Heft. Im Zimmer waren Stille und Dämmerung.

»Mit dieser Erzählung«, sagte Mischka, »wollte ich ein neues Werk schaffen, dem ein Hauch Träumerei anhaftet, Zärtlichkeit, Halbschatten und Doppelsinn . . . Mich widert die Grobheit unseres Lebens an, sie widert mich an.«

»Genug der Vorreden«, antwortete ich, »lies!« Er begann. Ich hörte aufmerksam zu. Das war nicht leicht. Die Erzählung war talentlos und langweilig. Ein Kontorist verliebt sich in eine Ballerina und promeniert unter ihren Fenstern. Die Ballerina verreist. Der Kontorist leidet, weil sein Liebestraum sich als Lug erwiesen hat.

Bald gab ich das Zuhören auf. Die Ausdrücke in dieser Erzählung waren banal, abgedroschen und glatt wie abgehobelte Leisten. Nichts wurde bildhaft: weder was er noch was sie für ein Mensch war. Ich sah Mischka an. Seine Augen leuchteten. Die Finger zerrieben die ausgegangenen Zigaretten. Das Gesicht, stumpf und schmal, wie von schwerer Dilettantenhand geformt, die hervorspießende dicke, gelbe Nase, die vollen, blaßroten Lippen — alles war hell geworden, hatte sich allmählich in sieghaft zuströmender Kraft mit schöpferischer und freudig zuversichtlicher Begeisterung gefüllt.

Mischka las ermüdend lange, steckte, als er zu Ende war, linkisch das Heft weg und sah mich an.

»Weißt du, Mischka«, sagte ich langsam, »weißt du, darüber muß man nachdenken. Die Idee ist sehr originell, man spürt Zartgefühl. Doch die Bearbeitung, weißt du . . . Es müßte noch daran gefeilt werden, verstehst du?«

»Ich habe diese Sache drei Jahre mit mir herumgetragen«, antwortete Mischka. »Natürlich gibt es Unebenheiten, aber das Wesentliche?«

Er ahnte etwas. Seine Lippe zuckte, sein Rücken krümmte sich, und er brauchte unendlich lange, um eine Zigarette anzurauchen.

»Mischka«, sagte ich da. »Du hast eine wundervolle Sache geschrieben. Dir fehlt's noch an Fertigkeit, doch ça viendra. Teufel, was alles in deinem Kopf drin ist!«

Mischka drehte sich um, sah mich an, und seine Augen waren wie die eines Kindes — zärtlich, strahlend und glücklich.

»Gehn wir auf die Straße«, sagte er, »gehn wir, ich krieg keine Luft.«

Die Straßen waren dunkel und still.

Mischka drückte fest meine Hand und redete.

»Ich spüre ganz genau, daß ich Talent habe. Vater will, daß ich eine Stellung annehme. Ich schweige. Im Herbst geh ich nach Petrograd. Suchotin wird alles arrangieren.« Er verstummte, zündete eine Zigarette an der anderen an und fuhr gedämpft fort:

»Manchmal überkommt mich eine Inspiration, die mir Qualen bereitet. Dann weiß ich, daß ich das, was ich tue, richtig tue. Ich schlafe schlecht — fortwährend Alpträume und Schwermut. Ich wälze mich drei Stunden herum, bis ich einschlafe. Morgens habe ich Kopfschmerzen und bin wie gerädert. Ich kann nur nachts schreiben, wenn ich allein bin, wenn es still ist, wenn die Seele brennt.

Dostojewski hat auch nur nachts geschrieben und dabei einen ganzen Samowar leer getrunken, ich rauch dafür Zigaretten. Weißt du, der Rauch steht bei mir unter der Zimmerdecke.«

Wir waren an Mischkas Haus angelangt. Die Laterne beleuchtete sein Gesicht. Ein überschwengliches, mageres, gelbes, glückliches Gesicht.

»Wir werden den Kampf aufnehmen, zum Teufel!« sagte er und drückte meine Hand noch fester. »In Petrograd machen alle Karriere.«

»Dennoch, Mischka«, sagte ich, »muß man arbeiten.«

»Sascha, Freund!« antwortete er und lächelte überlegen. »Ich bin gewitzt, was ich weiß, weiß ich, mach dir keine Sorgen, ich werd mich nicht auf den Lorbeeren ausruhen. Komm morgen. Wir sehen's dann noch mal an.«

»Gut«, sagte ich, »ich komme.«

Wir trennten uns. Ich ging nach Hause. Mir war sehr traurig zumute.

Übersetzt von Larissa Robiné

Das Fensterchen

Ich habe eine ehrenwerte Bekannte — Fanny Ossipowna Kebtschik. In ihrer Jugend war sie Prostituierte, aber sie versichert, unter fünf Rubeln habe sie es »nicht ums Verrecken« gemacht.

Heute hat sie ein Appartement und zwei Mädchen, Marussja und Tamara. Marussja ist sehr nett und sanft und von schwächlicher Statur. Sie wird oft genommen. Ein Fenster ihres Zimmers führt zur Straße, das andere, klein und dicht unter der Decke, zur Badestube. Das fiel mir auf, und ich schlug Fanny Ossipowna folgendes Geschäft vor: Für fünf Rubel sollte sie im Bad eine Leiter an das Fensterchen stellen, dort wollte ich hinaufklettern und ein oder zwei

Stunden oder so lange ich es für gut befand in Marussjas Zimmer äugen.

Fanny Ossipowna war zuerst verblüfft über meinen Vorschlag, doch dann sagte sie: »Oi, was für ein Genüßling« und willigte ein.

Die fünf Rubel bekam sie oft. Ich benutzte das Fensterchen natürlich nur, wenn Marussja Besuch hatte.

Es gibt für mich keinen größeren Genuß als den, leidenschaftslos das Spiel der Leidenschaft auf fremden Gesichtern zu beobachten.

Was waren das für faszinierende Minuten! Ich erinnere mich an einen dickschwammigen Greis, der leise weinend in einer Bettecke hockte, und an einen betrunkenen englischen Matrosen, der mit eiskalter Wut das Mädchen schlug. Es gab auch widerliche Typen. Ein waschlappiger Lyzeumsschüler mit pickligem Körper ist mir erinnerlich, der vor Ungeduld zitterte und wie in schlechten Romanen murmelte: »Oh, ich begehre dich, oh, schenk dich mir.«

Unlängst ist mir eine unangenehme Geschichte passiert. Ich stand auf der Leiter. Bei Marussja war ein Gast. Zum Glück hatten sie das Licht brennen lassen. (Oft knipsen sie's aus, und das ist mies.) Der Gast war ein sympathischer Schlaks, lustig, anspruchslos, mit einem harmlosen, langen Schnauzbart. Ich mußte lachen, wie betulich er sich auszog: nahm den Kragen ab, schaute in den Spiegel, entdeckte unterm Schnauz einen Pickel, trat näher heran, besichtigte ihn, quetschte ihn aus und schnitt vergnügt Gesichter. Er schlüpfte aus den Schuhen und lief wieder zum Spiegel, ob kein Makel mehr an ihm sei. Sie legten sich hin, küßten sich, kitzelten sich ein bißchen. Nichts Besonderes. Ich wollte schon hinuntersteigen. Doch da machte ich eine unachtsame Bewegung, die Leiter krachte runter, und ich blieb unter der Decke hängen.

In der Wohnung erhob sich Lärm, aus Marussjas Zimmer gellte ein hysterischer Schrei. Alles eilte herzu — Fanny Ossipowna, Tamara und irgend so ein Beamter in der Uniform des Volksbildungsministeriums.

Man half mir herunter. Meine Lage war fatal. Halb angezogen kam Marussja gelaufen, hinter ihr der Schlaks mit hastig zugeknöpften Gewändern. Marussja durchschaute die Sachlage und erstarrte. Lange sah sie mich an, dann sagte sie leise und verwundert:

»Dieses Miststück, ach, ist das ein Miststück!«

Sie verstummte, ließ langsam den Blick über die Anwesenden gleiten, trat dann zu dem Schlaks, küßte ihm, wer weiß, warum, die Hand und weinte leise.

Sie weinte, küßte und streichelte ihn und sagte:

»Liebster, ach mein Gott, Liebster . . .«

Der Schlaks stand wie verblödet.

Mir kehrte es die Seele um. Ich ging zu Fanny Ossipowna.

Eine halbe Stunde später kannte Marussja das Geheimnis. Alles war vergessen und vergeben. Ich grübelte: Warum hat Marussja den Schlaks geküßt?

»Fanny Ossipowna«, sagte ich, »ich gebe Ihnen zehn Rubel, wenn Sie mich noch einmal durchgucken lassen.«

Fanny Ossipowna versicherte, ich müsse den Verstand verloren haben, aber zehn Rubel . . . Wieder stehe ich auf der Leiter, schaue ins Zimmer und sehe:

Mit ihren dünnen weißen Armen umschlingt Marussja den Gast und bedeckt ihn inbrünstig mit langen Küssen.

Ihren Augen entströmen reichliche Tränen.

»Du mein Liebster«, flüsterte sie, »ach Gott, du mein Liebster . . .« Und gibt sich mit der Leidenschaft einer Geliebten hin.

Dabei macht sie ein Gesicht, als habe sie auf der Welt nur einen Beschützer — den Schlaks.

Der Schlaks widmet sich sachlich dem Genuß.

Übersetzt von Thomas Reschke

Doudou

Ich war damals Pfleger im N-sker Krankenhaus. Eines Morgens brachte General S., der Kurator der Anstalt, ein junges Mädchen mit und empfahl es uns als Barmherzige Schwester. Natürlich wurde sie genommen.

Die neue Schwester hieß la petite Doudou*, sie wurde vom General ausgehalten und tanzte abends im Café »Chantan«.

Sie hatte einen biegsamen, elastischen, harmonischen Gang, den bezaubernden, dabei jedoch leicht eckigen Gang einer Tänzerin. Um sie zu sehen, ging ich ins »Chantan«. Hinreißend tanzte sie den Tango acrobatique, ich würde sagen, mit einem Anflug von zärtlicher Leidenschaft und Keuschheit.

Im Krankenhaus himmelte sie die Soldaten an und umhegte sie wie eine Amme. Einmal sah der Oberarzt, er kam eben durchs Krankenzimmer, wie Doudou vor dem pockennarbigen, stumpfsinnigen Mannsbild Dyba kniete und sich abmühte, ihm die Unterhosen zuzubinden.

»Du solltest dich schämen, Dyba«, sagte der Oberarzt. »Hättest lieber einen Mann gebeten.«

Da hob Doudou ihr freundliches Gesicht und murmelte: »Oh, mon docteur, als hätt ich noch keine Männer in Unterhosen gesehen.«

Ich erinnere mich, am dritten Osterfeiertag wurde ein abgestürzter französischer Flieger gebracht, m-r Drouot. Beide Beine hatte der kräftige, schweigsame, schwarze Bretagner gebrochen. Seine straffen Wangen schimmerten bläulich. Er bot einen seltsamen Anblick — der wuchtige Körper, der markante, gerade Hals und die gebrochenen, hilflosen Beine.

Er wurde in ein Einzelzimmer gelegt. Stundenlang saß Doudou bei ihm. Sie unterhielten sich leise und angeregt. Drouot erzählte von seinen Flügen, davon, wie allein er war — ohne Angehörige — und wie traurig das alles sei. Er

* (franz.) Kätzchen

verliebte sich in sie (das war deutlich spürbar) und sah sie an, wie es sich gehörte: liebevoll, leidenschaftlich und nachdenklich. Doudou preßte die Hände an die Brust und sagte auf dem Korridor mit stiller Verwunderung zu Schwester Kirdezowa: »Il m'aime, ma sœur, il m'aime.«*

In der Nacht zum Sonnabend hatte Doudou Dienst. Ich hielt mich im Nebenzimmer auf und sah, wie sie zu Drouot ging. Bei ihrem Eintritt sagte er: »Doudou, ma bien aimée«**, beugte den Kopf zu ihrer Brust und küßte vorsichtig ihre dunkelblaue Seidenbluse. Doudou rührte sich nicht. Ihre Finger zitterten und nestelten an den Blusenknöpfen.

»Was wollen Sie?« fragte Doudou.

Er antwortete etwas.

Doudou betrachtete ihn nachdenklich und aufmerksam und öffnete dann bedächtig die Bluse. Ihre zarten weißen Brüste wurden sichtbar. Drouot seufzte auf, erbebte und preßte sich an sie. Vor Schmerz verengten sich Doudous Augen. Trotzdem merkte sie, daß es ihm unbequem war, und knöpfte auch noch das Mieder auf. Er drückte Doudou an sich, doch eine heftige Bewegung ließ ihn aufstöhnen.

»Haben Sie Schmerzen?« fragte Doudou. »Lassen wir das, Sie dürfen nicht ...«

»Doudou«, antwortete er, »ich sterbe, wenn Sie weggehen.«

Ich trat vom Fenster zurück. Gleichwohl sah ich noch Doudous klägliches, bleiches Gesicht, bemerkte, wie verstört sie sich bemühte, ihm nicht weh zu tun, hörte Stöhnen von Schmerz und Leidenschaft.

Die Geschichte wurde ruchbar. Doudou wurde entlassen, schlicht — rausgeworfen. Vor ihrem Fortgang stand sie in der Vorhalle und verabschiedete sich von mir. Aus ihren Augen kullerten dicke, helle Tränen, doch sie lächelte, um mich nicht zu verstimmen.

»Leben Sie wohl«, sagte Doudou und reichte mir ihre

---

* (franz.) Er liebt mich, Schwester, er liebt mich

** (franz.) Doudou, meine Liebste

schmale Hand im hellen Handschuh. »Adieu, mon ami.«* Dann verstummte sie und fügte schließlich mit festem Blick hinzu: »Il gèle, il meurt, il est seul, il me prie, dirai-je non?«**

Da humpelte Dyba, das mistige Mannsbild, hinten durch die Vorhalle. »Ich schwöre Ihnen«, flüsterte Doudou plötzlich mit zitternder Stimme, »ich schwöre Ihnen, hätt Dyba mich gebeten, ich hätt's auch getan.«

Übersetzt von Werner Rode

---

* (franz.) Adieu, mein Freund

** (franz.) Es schüttelt ihn, er stirbt, ist ganz allein; er bittet mich, kann man da nein sagen?

TAGEBUCH

Erste Hilfe

Jeden Tag stoßen sich Menschen gegenseitig ein Messer in den Leib, stürzen einander von den Brücken in die Newa oder verbluten an unglücklichen oder Fehlgeburten. So war es. So ist es.

Um die kleinen Leute, die das Pflaster der großen Stadt abtreten, zu retten, gibt es die Stationen der Schnellen Hilfe.

Ja, so wird sie genannt — Schnelle oder Erste Hilfe. Wenn Sie wissen möchten, wie in Petrograd geholfen wird, wie schnell in Petrograd geholfen wird, ich kann es Ihnen erzählen.

Im Büro der Station herrscht erhabenes Schweigen. Längliche Räume, blitzende Schreibmaschinen, Berge von Papieren, gekehrte Fußböden. Dazu ein erschrecktes Fräulein, das vor drei Jahren begonnen hat, Papierchen und Kladden vollzuschreiben, und das der Trägheitskraft zufolge nicht damit aufhören kann. Dabei wäre das keineswegs schädlich, denn die Papierchen und Kladden braucht schon längst keiner mehr. Außer dem Fräulein ist niemand da. Das Fräulein ist das ganze Personal. Man könnte sogar sagen — das überzählige Personal. Wenn es keine Pferde gibt, kein Benzin, keine Arbeit, keine Ärzte, keine Pfleger und keine Pflegebedürftigen — wozu dann Personal?

Alles das gibt es tatsächlich nicht. Früher gab es drei »Liegeautos«, wie die Angestellten sie nennen, und vier »Nichtliegeautos«. Sie sind noch da, fahren aber auf Notrufe hin nicht los, weil es an Benzin mangelt. Benzin fehlt schon lange. Neulich bekam jemand diesen Ruhezustand satt. Dieser Jemand steckte ein Abzeichen an seinen Rock und fuhr zum Smolny.

Die vorgesetzte Dienststelle antwortete: »Der Gesamtvorrat an Benzin, den die städtischen Niederlagen der Hauptstadt aufzuweisen haben, beträgt zweieinhalb Pud.« Die vorgesetzte Dienststelle hat sich vielleicht geirrt. Erwidern ließ sich darauf jedenfalls nichts. Außerdem stehen noch sechs Sanitätsfuhrwerke bei der Feuerwehr. Zur Zeit rasten sie. Die Feuerwehr rückt keine Pferde heraus — »die reichen nicht mal für uns«.

Bleibt also *ein* Fuhrwerk. Für dieses werden für monatlich tausend Rubel zwei Pferde bei einem Fuhrunternehmer gemietet.

Von den zahlreichen Anrufen wird täglich zwei oder drei Folge geleistet. Mehr ist nicht zu schaffen — die Entfernungen sind groß, die Pferde klapprig. Bis zum Unfallort, wenn er sich, sagen wir, auf der Wassiljew-Insel befindet, braucht man ein, zwei Stunden. Der Verunglückte ist bereits tot oder verschwunden. Ist er noch da, wird er in aller Gemächlichkeit ins Krankenhaus transportiert, und nach kurzer Verschnaufpause macht sich das Fuhrwerk wieder auf den Weg — auf einen Anruf hin, der vor fünf Stunden entgegengenommen wurde. Um die Tätigkeit der Einrichtung zu registrieren, existiert ein besonderes Buch — das Buch der Absagen. Darin werden die Fälle eingetragen, in denen keine Hilfe geleistet wurde. Ein dickes Buch, das wichtigste, das einzige Buch. Andere werden nicht gebraucht.

Das einzige bewegungsfähige Fuhrwerk bedienen zweiundzwanzig Leute, davon elf Feldschere und sieben Krankenwärter. Höchstwahrscheinlich werden sie alle entlohnt und sogar nach einem komplizierten Schema — mit Teuerungszuschlägen.

Der Station sind keine Institutionen angeschlossen, die ihre Tätigkeit illustrieren, keine Museen, keine Krankenhäuser. In Westeuropa, in vielen unserer Städte sind derartige Museen von außerordentlichem Interesse und stellen eine lebendige und traurige Chronik städtischen Lebens dar. Sie sammeln die Werkzeuge von Mord und Selbstmord, Briefe von Selbstmörderinnen — schweigende und beredte Zeugnisse von menschlicher Mühsal, dem verderblichen Einfluß von Stadt und Stein.

Bei uns gibt es so etwas nicht. Bei uns gibt es nichts — weder schnelle noch Hilfe. Was es bei uns gibt, ist eine in den Grundfesten ihres Seins ungestüm erschütterte, hungernde Dreimillionenstadt mit viel Blutvergießen auf der Straße und in den Häusern.

Die Station, die dem Roten Kreuz unterstellt war, ist jetzt an die Stadt übergegangen. Und die wird offenbar etwas unternehmen müssen.

Übersetzt von Günter Jäniche

Über Pferde

Das, was früher Petrograder Schlachthof genannt wurde, existiert nicht mehr. Kein einziger Ochse, kein einziges Kälbchen wird dem Viehhof geliefert. Ochsen gibt es nur am Eingang des seiner erhabenen und klaren Architektur wegen bemerkenswerten Hauptgebäudes — Bronzeochsen, Symbole von Kraft, Überfluß und Reichtum. Heute sind diese Symbole verwaist und leben ein isoliertes Einzeldasein.

Ich schlendere über den Viehhof. Er ist leblos leer, seltsam verödet. Der weiße Schnee glitzert in Petrograds heller, kalter Sonne. Schwach ausgetretene Pfade führen nach verschiedenen Seiten. Die gewaltigen niedrigen Gebäude sind sauber gefegt und schweigen. Weit und breit kein Mensch, keine Stimme, kein Grashälmchen auf dem Boden. Nur ein Krähenschwarm kreist krächzend über den Stellen, wo einstmals Blut dampfte und Innereien zuckten, die eben erst aufgehört hatten zu leben.

Ich suche das Pferdeschlachthaus, aber im Verlauf einer Viertelstunde finde ich auf den weitläufigen Höfen keine lebende Seele, die ich nach dem Weg fragen könnte. Endlich habe ich hingefunden. Das Bild hat sich gewandelt. Hier ist nichts verödet. Im Gegenteil. Dutzende, Hunderte Pferde stehen mit gesenktem Kopf in den Boxen. Sie dösen vor Ermattung, fressen ihren eigenen Kot und die Holzpfähle der Gatter. Die Gatter sind jetzt mit Eisenschienen beschlagen. Das ist geschehen, um die von den Pferden halbzerfressenen Pfähle vorm endgültigen Verfall zu bewahren.

Von hungernden Tieren halbzerfressenes Holz — das ist das heutige Symbol, im Gegensatz zum früheren — den Bronzeochsen, die vor straffem, rotem, fettem Fleisch strotzten.

Dutzende Tataren sind mit dem Schlachten der Pferde beschäftigt. Das ist eine rein tatarische Beschäftigung. Unsere Schlächter, die ohne Arbeit dasitzen, konnten sich bis jetzt nicht dazu entschließen. Sie bringen's nicht über sich, es drückt ihnen das Herz ab.

Das aber bringt Schaden. Die Tataren sind für ihr Handwerk überhaupt nicht ausgebildet. Nicht weniger als ein Viertel aller Häute müssen als unbrauchbar weggeworfen werden — die Tataren wissen nicht, wie man sie abzieht. Jetzt fehlen die alten Schlächter. Sie werden gleich erfahren, wieso.

Ich gehe mit dem Doktor an den Gebäuden vorbei, in denen die Pferde geschlachtet werden. Die Schlächter tragen die dampfenden, ausgeweideten Tiere vorüber, Pferde stürzen auf Steinfußböden und sterben ohne ein Stöhnen. Der Doktor spricht zu mir eintönige und gewohnheitsmäßige Worte darüber, daß bei uns in allem Chaos herrscht, daß auch hier in der Pferdeschlächterei Chaos herrsche, daß man dieses und jenes haben müßte und daß alle möglichen Maßnahmen geplant seien.

Ich lerne eine entsetzliche Statistik kennen. Im Gegensatz zu den dreißig bis vierzig Pferden, die früher zum Schlachten kamen, treffen jetzt tagtäglich fünfhundert bis sechshundert Pferde im Viehhof ein. Der Januar brachte fünftausend geschlachtete Pferde, der März würde zehntausend bringen. Der Grund — kein Futter. Die Tataren zahlen für ein ausgemergeltes Pferd bis zweitausend Rubel. Die Qualität der Schlachtpferde ist schrecklich gestiegen. Früher sah der Schlachthof nur alte, dem Verenden nahe Tiere. Jetzt kommen immer wieder treffliche Arbeitspferde ans Messer, Dreijährige, Vierjährige. Alle verkaufen — Droschkenkutscher, Fuhrleute, Privatbesitzer und die Bauern aus der Umgebung. Der Prozeß der »Entpferdung« vollzieht sich mit scheußlicher Schnelle, und das angesichts des Frühjahrs, vor der einsetzenden Arbeit. Die Dampftreibkraft verringert sich katastrophal. Mit der lebenden Kraft, die wir so nötig brauchen, geschieht das gleiche. Bleibt denn überhaupt noch was?

Man hat errechnet, daß seit Oktober (dem Monat, als das riesige Anwachsen der Schlachtungen einsetzte) eine Anzahl Pferde getötet wurde, die dem Schlachthof in normalen Zeiten Arbeit für zwölf bis fünfzehn Jahre gewährleistet hätte.

Ich verließ die Stätte der letzten Pferderuhe und begab mich in die Kneipe »Das Vorwerk«, die dem Schlachthof gegenüberliegt. Die Restauration war voll von Tataren — Schlächtern und Händlern. Sie verbreiteten den Geruch von Blut, Kraft und Wohlleben. Draußen schien die Sonne, schmolz den schmutzigen Schnee und spielte auf den trüben Fensterscheiben. Die Sonne ergoß ihre Strahlen über den ärmlichen Petrograder Markt — über gefrorene Fischchen, gefrorenes Kraut, die Papirossy Ju-ju und orientalisches Gusinaki*. An den Tischen schnatterten hochgewachsene Tataren in ihrer Sprache und verlangten zum Tee für zwei Rubel Konfitüre. Neben mir hatte sich ein kleines Mädchen niedergelassen. Augenblinzelnd berichtete es, gegenwärtig streiche jeder Tatare an die fünf- oder gar zehntausend im Monat ein. »Alle Pferde haben sie aufgekauft, reinweg alle.«

* Konfekt aus Honig und Nüssen

Später erfuhr ich, daß auch die Russen sich eines Besseren besonnen hatten. Sie sind auch in das Gewerbe eingestiegen. »Was soll man machen? Früher haben die Tataren Pferdefleisch gegessen, heute das ganze Volk und sogar die Herrschaften ...«

Die Sonne scheint. Ich habe einen sonderbaren Gedanken: Allen geht's schlecht, wir alle sind verarmt. Nur den Tataren geht's gut, den fröhlichen Totengräbern des Wohlstands. Dann schwindet der Gedanke. Was heißt hier Tataren? ... Alle sind Totengräber.

Übersetzt von Günter Jäniche

Frühgeburten

Zwischen den erwärmten weißen Wänden fließt gleichmäßiges Licht.

Die Fontanka, die als dürftiges Rinnsal in der zähklebrigen Tiefe dahinkriecht, ist nicht zu sehen. Nicht zu sehen ist auch das Gitterflechtwerk der Uferstraße, die von geschwollenen Haufen porösen, schwarzen Schneematschs überflutet ist.

Durch die hohen, warmen Zimmer huschen Frauen in grauen oder schwarzen Kleidern. Entlang der Wände liegen in tiefen Metallwannen mit offenen, ernsten Augen stille frühgeborene Kinder, kümmerliche Früchte ausgezehrter, fühlloser, kleiner Frauen, Frauen aus den nebelverhüllten hölzernen Vorstädten.

Die Frühchen haben, wenn sie geholt werden, ein Gewicht von vier- bis sechshundert Gramm. An jeder kleinen Wanne hängt eine Tafel, die Lebenskurve des Säuglings. Heutzutage ist das keine Kurve mehr. Die krumme Linie verwandelt sich in eine Gerade. Das Lebensflämmchen in den vierhundert Gramm leichten Körpern flackert trüb und lustlos.

Noch ein kaum merkliches Zeichen unserer Ohnmacht: Die Stillenden haben immer weniger Milch.

Es sind nicht viele. Fünf Ammen auf dreißig Säuglinge. Jede stillt vier fremde und einen eigenen. Im Heim sagt man in einem Atemzug: Vier-fremde-ein-eigner.

Gestillt werden muß alle drei Stunden. Feiertage gibt es nicht. Schlafen kann man höchstens zwei Stunden hintereinander.

Die Frauen, denen siebenmal am Tag fünf blaue, schmale Münder an die Brust gelegt werden, erhalten täglich drei Achtel Brot.

Vollbrüstig, aber dürr, stehen sie um mich herum, alle fünf, in ihren nonnenhaften Kleidern. Sie sagen:

»Die Ärztin meint: ›Ihr gebt wenig Milch, die Kinder nehmen nicht zu.‹ Heilfroh wären wir. Das Blut saugen sie uns aus, wir spüren's . . . Wenn man uns doch den Kutschern gleichstellen wollte . . . Aber in der Verwaltung heißt es: ›Ihr seid keine Arbeiter . . .‹ Heute sind wir zu zweit raus, zum Laden, wir gehen, die Knie schlottern uns, wir bleiben stehen, gucken uns an, haben Mühe, nicht zusammenzuklappen, und können nicht weiter.«

Sie bitten mich um Lebensmittelkarten, um Zuschüsse, sie flehen, sie stehen entlang der Wände, und ihre Gesichter röten sich, werden verkrampft und bedauernswert wie bei Bittstellerinnen in Behörden.

Ich gehe. Die Aufseherin folgt mir und flüstert:

»Sie sind alle mit den Nerven runter. Ein Wort nur, und sie weinen. Wir sagen schon nichts, nehmen alles hin. Ein Soldat kommt zu der einen – wir dulden's.«

Ich erfahre die Geschichte der Frau, zu der der Soldat kommt. Sie ist seit einem Jahr im Heim, eine rührige, kleine Frau. Das einzige, was sie besaß, war eine große, schwere Milchbrust. Sie hatte mehr Milch als alle andern Ammen im Heim. Ein Jahr verging: ein Jahr Lebensmittelkarten, Dörrfisch und immer mehr gekrümmte Körperchen, von unpersönlichen, fühllosen Petrograder Frauen nebenbei in die Welt gesetzt. Jetzt hat die rührige kleine Frau keine

Milch mehr. Sie weint, wenn man sie kränkt, stopft den Kindern grimmig die leere Brust in den Mund und wendet sich ab, wenn sie stillt.

Man sollte der kleinen Frau drei Achtel zusätzlich geben, sie den Kutschern gleichstellen, man sollte irgend etwas für sie tun. Denn man muß doch überlegen, die Kinder können einem leid tun, aus Kindern werden, wenn sie nicht sterben, junge Burschen und Mädchen, sie sollen das Leben gestalten. Und was wäre, wenn sie das Leben auch nur zu drei Achteln gestalteten? Ein gestutztes Leben käme heraus. Dieses gestutzte Leben aber haben wir reichlich satt.

Übersetzt von Marlene Milack

Die Gemetzelten

Es war vor einer Woche. Den ganzen Morgen strich ich durch Petrograd, die Stadt der Erstarrung und Armseligkeit. Feiner, alles durchdringender Nebel ballte sich über dem Dämmer der steinernen Straßen. Der schmutzige Schnee war zu mattglänzenden schwarzen Pfützen geworden.

Die Märkte – verödet. Weiber umringten Händler, die feilboten, was niemand brauchte. Die Händler haben immer pralle, rosige Wangen, starr wie erkaltetes Fett. Ihre Äuglein – blau und selbstgefällig — tasten die hilflose Menge ab, Frauen, Soldaten in Zivil und alte Männer in Ledergaloschen.

Fuhrleute rattern am Markt vorbei. Derb und grau die Gesichter; das Gezänk wie gewöhnlich fad und hitzig; die Pferde wuchtig, die Ladung besteht aus zerschlissenen Plüschsofas oder schwarzen Fässern. Die Pferde haben schwere, zottige Hufe, lange, dichte Mähnen. Aber ihre Flanken sind eingefallen, die Füße gleiten vor Schwäche aus, die verkrampften Mäuler sind gesenkt.

Ich gehe und lese von Erschießungen, davon, wie unsere Stadt noch eine ihrer Nächte zugebracht hat. Ich gehe dahin, wo jeden Tag Bilanz gezogen wird.

In der Kapelle, gleich neben der Leichenhalle, wird eine Totenmesse gelesen.

Für einen Soldaten.

Drei Angehörige sind dabei. Fabrikarbeiter, eine Frau. Platte Gesichter.

Das Gebet des Popen ist dürftig, ohne Beiwerk und ohne Trauer. Die Angehörigen fühlen das. Mit stumpfem, stierem Blick sehen sie den Popen an.

Ich komme mit dem Wächter ins Gespräch.

»Der wird wenigstens begraben«, sagt er.

»Da drüben haben wir noch an die dreißig Stück liegen, bis zu drei Wochen liegen sie da, jeden Tag werden welche abgeladen.«

Jeden Tag bringt man Erschossene und Ermordete in die Leichenhalle. Bringt sie auf Schlitten her, lädt sie am Tor ab und fährt weg.

Früher hat man gefragt — wer wurde ermordet, wann, von wem. Jetzt werden sie einfach hingeworfen. Man schreibt auf einen Zettel »Mann unbekannten Namens« und ab in die Leichenhalle.

Von Rotarmisten, Milizionären, von allen möglichen Leuten werden sie hergebracht.

Diese Visiten — morgens und abends — dauern bereits ein Jahr, ohne Unterbrechung, ohne Pause. In letzter Zeit ist die Anzahl der Leichen ins Unermeßliche gestiegen. Wenn jemand aus Langeweile fragt, antworten die Milizionäre: »Bei einem Raubüberfall getötet.«

In Begleitung des Wächters gehe ich in die Leichenhalle. Er hebt die Laken an und zeigt mir die schwarzfleckigen Gesichter von Leuten, die vor drei Wochen gestorben sind. Alle sind sie jung, von kräftigem Körperbau. Da ragen Füße in Stiefeln, in Fußlappen, nackte wächserne Füße. Gelbe Leiber sind zu sehen, blutverklebte Haare. Auf einem der Körper liegt ein Zettel: Fürst Constantin Eboli de Tricoli.

Der Wächter schlägt das Laken zurück. Ich erblicke einen gutgebauten, hageren Körper, ein kleines herausforderndes, grausiges Gesicht mit gefletschten Zähnen. Der Fürst hat einen englischen Anzug an und Lackschuhe, oben mit schwarzem Wildleder. Er ist der einzige Aristokrat in den stummen Mauern.

Auf einem anderen Tisch finde ich seine adlige Freundin, Francisca Britti. Sie hat nach der Erschießung noch zwei Stunden im Krankenhaus gelebt. Ihr wohlgeformter purpurroter Körper ist in Verbände gewickelt. Sie ist ebenfalls schlank und groß, wie der Fürst. Ihr Mund steht offen. Der Kopf ist angehoben — in unbändiger, hastiger Bewegung. Die langen weißen Raubtierzähne blitzen. Noch als Tote wahrt sie den Stempel der Schönheit und Herausforderung. Sie heult, lacht verächtlich über die Mörder.

Mir wird klar: Die Leichen werden nicht beerdigt, weil dafür kein Geld da ist. Das Krankenhaus will seine Mittel nicht für Beerdigungen vergeuden. Angehörige gibt es nicht. Das Kommissariat ist taub, windet sich heraus und weist ab. Die Krankenhausverwaltung wendet sich an den Smolny.

Natürlich.

Wir alle landen da.

»Jetzt geht das noch«, meditiert der Wächter, »sollen sie liegen, bei dem Wetter halten sie sich, aber wenn's erst warm wird, rennt das ganze Krankenhaus davon . . .«

Die herumliegenden Leichen sind das Tagesgespräch im Krankenhaus. Wer sie wegschafft — das ist offenbar zu einer Frage des Ehrgefühls geworden.

»Ihr habt sie niedergemetzelt«, argumentiert der Feldscher erbittert, »also schafft sie auch weg. Zum Abladen reicht euer Verstand. Kein Tag vergeht, ohne daß es Dutzende sind, Gemetzelte. Mal eine Erschießung, mal ein Raubüberfall . . . Wieviel Papier haben wir schon vollgeschrieben . . .«

Ich verlasse den Ort, wo Bilanz gezogen wird.

Trostlos.

Übersetzt von Renate Landa

Palast der Mutterschaft

Laut Überlieferung hat ihn Rastrelli gebaut.

Die dunkelrote Vorderfront, belebt von schlanken Säulen, den getreuen, stummen und erlesenen Denkmälern des zaristischen Petropolis, wirkt weniger feierlich als die Fassade der formvollendeten Prunkpaläste der Jussupows und Stroganows.

Der Palast gehörte Rasumowski. Später wurden verwaiste junge Adelsdamen darin erzogen. Die adligen Waisen hatten eine Vorsteherin. Die Vorsteherin bewohnte zweiundzwanzig hohe, hellblaue Zimmer.

Jetzt gibt es keinen Rasumowski, keine Vorsteherin mehr. Durch die Korridore Rastrellis schlurfen schwerfälligen Schwangerenschritts acht Frauen mit vorgewölbten Bäuchen.

Es sind ihrer nur acht. Aber der Palast gehört ihnen. Darum heißt er Palast der Mutterschaft.

Acht Frauen aus Petrograd, die Gesichter grau, die Beine geschwollen vom ewigen Trab. Ihre Vergangenheit: Monate des Schlangestehens vor Lebensmittelläden; Fabriksirenen, die die Männer zur Verteidigung der Revolution rufen; die drückende Last des Krieges und das zukunftsungewisse Grollen der Revolution.

Schon jetzt präsentiert die Gedankenlosigkeit unserer Zerstörung leidenschaftslos die Rechnung: Hunger und Arbeitslosigkeit. Die heimgekehrten Soldaten haben keine Arbeit, ihre Frauen haben kein Geld, um zu gebären, die Fabriken recken die erkalteten Schlote gen Himmel. Gefallen ist der papierne Nebel von Banknoten und anderem Flitter, der gespenstisch vor unsern betäubten Gesichtern wallte. Doch die Erde dreht sich weiter. Menschen sterben, Menschen werden geboren.

Ich spreche gern vom Flämmchen des Schaffens, das in unseren leeren Räumen aufgeflackert ist. Gut, daß das Stiftsgebäude nicht den Konfiszierungs- und Requirierungskomitees zugewiesen wurde. Gut, daß dort von den weißen Tischen keine wäßrige Kohlsuppe fließt und die landläufigen Gespräche über Verhaftungen nicht zu hören sind.

Das Haus wird Haus der Mutterschaft heißen. Im Dekret steht: Es soll den Frauen bei ihren schweren und erhabenen Pflichten helfen.

Der Palast bricht mit den Polizeitraditionen des Fürsorgeheims, in dem die Kinder starben oder bestenfalls »Zöglinge« wurden. Kinder müssen leben. Sie müssen geboren werden für eine bessere Ordnung des menschlichen Lebens.

Das ist die Idee. Sie muß bis zu Ende durchgeführt werden. Irgendwann muß doch die Revolution gemacht werden.

Ein Gewehr anlegen und einander totschießen ist vielleicht manchmal nicht verkehrt. Aber die ganze Revolution ist das nicht. Wer weiß, vielleicht ist das überhaupt noch nicht die Revolution.

Kinder gut zur Welt bringen können! Das ist — davon bin ich fest überzeugt — die wahre Revolution.

Der Palast der Mutterschaft hat vor drei Tagen die Arbeit aufgenommen. Die Bezirkssowjets haben die ersten Patientinnen geschickt. Der Anfang ist gemacht. Die Hauptsache steht noch bevor.

Es ist geplant, eine Mütterschule zu eröffnen. Kommen kann jeder, der will. Gelehrt wird Sauberkeit, der Schutz von Mutter und Kind. Das muß man lernen. Anfang des Jahrhunderts starben in unseren Entbindungsheimen bis zu vierzig Prozent der Wöchnerinnen. Die niedrigste Sterblichkeit betrug nie unter fünfzehn bis zwanzig Prozent. Jetzt steigt die Zahl der Todesfälle auf Grund der allgemeinen Unterernährung und Blutarmut wieder an.

Die Frauen kommen im achten Monat in den Palast. Die anderthalb Monate bis zur Entbindung sollen sie ruhig, satt und bei vernünftiger Arbeit verbringen. Alles ist kostenlos. Die Geburt der Kinder ist ein Tribut an den Staat. Der Staat bezahlt dafür.

Nach der Entbindung werden die Mütter zehn, zwanzig oder zweiundvierzig Tage im Palast bleiben, bis zur völligen Wiederherstellung ihrer Kräfte. Früher verließen sie die Heime am dritten Tag: »Zu Hause ist keiner, der sich um die Wirtschaft kümmert und die Kinder versorgt . . .«

Man will eine Schule für Hausbetreuerinnen einrichten. Die Hausbetreuerin soll in der Wohnung der Wöchnerin, die im Palast weilt, nach dem Rechten sehen.

Es gibt schon Anfänge eines Museums — einer Ausstellung. Hier sieht die Mutter ein gutes einfaches Bett, Wäsche, die richtige Ernährungsweise, sie sieht Abbildungen von Schankern, liest unsere Statistiken mit den tristen, erstmals bekanntgegebenen Zahlen über die Kindersterblichkeit. In der Ausstellung kann sie billig Wäsche, Windeln, Präparate kaufen.

Das sind die Keime einer Idee, der revolutionären Idee von der »Sozialisierung der Frau«.

In die geräumigen Säle kamen als erste acht Matrosen- und Arbeiterfrauen. Die Säle gehören ihnen. Die Säle müssen erhalten und vermehrt werden.

Übersetzt von Marlene Milack

»Evakuiert«

Es war ein Werk, und im Werk war Unrecht. Aber in dieser Zeit des Unrechts rauchten die Schlote, liefen lautlos die Schwungräder, blitzte der Stahl, bebten die Hallen vom Dröhnen der Arbeit.

Dann kam das Recht. Es stand auf schwachen Füßen. Der Stahl starb. Die Leute wurden entlassen. In trägem Unverständnis brachten Wagen sie auf Bahnhöfe und von den Bahnhöfen weg.

Dem unabänderlichen Gesetz gehorchend, schwärmen nun die Arbeiter, ohne zu wissen warum, übers Land wie wertlose Stäubchen.

Vor ein paar Tagen wurde das Baltische Werk »evakuiert«. Vier Arbeiterfamilien wurden in einen Waggon gesteckt. Den Waggon stellte man auf eine Fähre, und die Fähre fuhr los. Ich weiß nicht, ob der Waggon gut oder schlecht auf dem Fährboot befestigt war. Man munkelt, er sei so gut wie gar nicht befestigt gewesen.

Gestern abend habe ich die vier »evakuierten« Familien gesehen. Sie liegen nebeneinander in der Leichenhalle. Fünfundzwanzig Leichname. Fünfzehn davon Kinder. Ihre Namen passen zu grausigen Katastrophen — Kusmin, Kulikow, Iwanow. Älter als fünfundvierzig ist keiner.

Den ganzen Tag drängen sich zwischen den weißen Särgen in der Leichenhalle Frauen von der Wassiljew-Insel und der Wyborger Seite. Ihre Gesichter sind fahl wie die der Ertrunkenen.

Sie weinen kaum. Wer Friedhöfe besucht, weiß, daß man bei uns auf Begräbnissen nicht mehr weint. Die Menschen haben es eilig, sie sind zerstreut, fortwährend bohren nichtige Gedanken in ihrem Gehirn.

Die Frauen bedauern am meisten die Kinder, sie legen Zehnkopekenmünzen auf die gefalteten kleinen Hände. Die Brust der einen Toten, die ein fünf Monate altes ertrunkenes Kind an sich drückt, ist ganz mit Geld bedeckt.

Ich ging hinaus. An der Pforte, in einer Sackgasse, saßen zwei gebeugte Greisinnen auf einer morschen Bank. Mit tränenden, farblosen Augen blickten sie auf einen hochgewachsenen Hausmeister, der porösen schwarzen Schnee auftaute. Dunkle Rinnsale flossen über die klebrige Erde.

Die Greisinnen tuschelten über ihren Alltagskram. Der Tischlerssohn sei zu den Rotgardisten gegangen und gefallen. Auf dem Markt gebe es vorläufig keine Kartoffeln. Ein Georgier habe sich im Hof angesiedelt und handle mit Süßigkeiten; eine Generalstochter, ein Fräulein aus dem Adelsstift, habe er sich geangelt, trinke Wodka mit der Miliz, das Geld fliege ihm nur so zu.

Danach erzählte die eine Greisin mit dunkler Weiberrede, weshalb die fünfundzwanzig Menschen in der Newa ertrunken seien.

»Die Injinöre sind alle fortgemacht aus dem Werk. Der Deutsche sagt, das Land is nu seins. 'n Weilchen haben sich die Leute rumgedrückt, dann haben sie ihr Bündel geschnürt und sind los, nach Hause. Die Kulikows, Mütterchen, wollten nach Kaluga. Die machten sich daran, ein Floß zu bauen. Drei Tage haben sie gehämmert. Der eine besäuft sich, dem andern drückt's das Herz ab, er sitzt, denkt nach. Von den Injinören is keiner da, und das Volk, was weiß das schon. Wie das Floß fertig war, is es losgeschwommen, da schied man nun. Der Fluß wurde wild, und alle miteinander gingen unter samt Frauen und Kindern. Schön haben sie die Leichen rausgeputzt, achttausend haben sie fürs Begräbnis gegeben, und was für Totenmessen gelesen werden! Alle Särge mit Glanzbrokat. Achtung haben sie dem Arbeitervolk erwiesen.«

Übersetzt von Marlene Milack

Mosaik

An einem Sonntag, einem Feiertag im Frühling, hält Genosse Spitzberg in den Sälen des Winterpalais einen Vortrag.

Betitelt hat er ihn: »Die alles vergebende Persönlichkeit Christi und das Anathema des Christentums.«

Genosse Spitzberg nennt Gott ausschließlich Herrn Gott, die Priester — Popen, Pfaffen und am häufigsten Wänstige (von Wanst).

Er bezeichnet alle Religionen als Scharlatanerie und Ausbeuterkram, schmäht die römischen Päpste, die Bischöfe, Erzbischöfe, die jüdischen Rabbiner und sogar den tibetanischen Dalai-Lama, »dessen Exkremente die betrogene tibetanische Demokratie für ein Heilmittel hält«.

In einer Nische abseits des Saals sitzt ein Diener, bartlos, hager, friedlich. Rings um ihn ein Häufchen Leute — Weibervolk, Arbeiter, die Spaß am Leben haben, herumlungernde Soldaten. Der Diener erzählt von Kerenski, von Bombenexplosionen unter Fußböden, von Ministern, die sich an glatte Wände hallender, dämmriger Korridore preßten, von Daunen, die aus aufgeschlitzten Kissen Alexanders I. und Maria Fjodorownas stoben.

Ihn unterbricht ein altes Weiblein. Es fragt: »Wo wird hier der Vortrag gehalten, Väterchen?«

»Der Antichrist ist im Nikolai-Saal«, antwortet gelassen der Diener.

Ein unweit stehender Soldat lacht.

»Im Saal ist der Antichrist, und du schwätzt hier auf Deiwel komm raus!«

»Ich fürcht mich nicht«, sagt der Diener ebenso gelassen wie das erstemal. »Ich leb Tag und Nacht mit ihm.«

»Lebst somit ganz lustig.«

»Nein«, entgegnet der Diener und blickt den Soldaten aus fahlen Augen an. »Gar nicht lustig leb ich. Langweilig ist's mit ihm.«

Und grämlich erzählt der Alte dem amüsierten Volk, daß sein Teufel kurzschwänzig und schreckhaft sei, in Galoschen einhergehe und heimlich Gymnasiastinnen verderbe.

Man läßt den Alten nicht ausreden. Amtsbrüder in Livree führen ihn weg mit der Erklärung, er sei nach dem Oktober »oben nicht mehr ganz richtig«.

Nachdenklich gehe ich weiter. Immerhin — der Alte hatte den Zaren gesehen, den Aufstand, Blut, Tod, Daunen aus Zarenkissen. Dann kam der Antichrist zu ihm. Und der Teufel fand auf Erden nichts weiter zu tun, als hinterm Rücken des Admiralitätsbezirks kleinen Mädchen nachzustellen.

Langweilig sind die Teufel bei uns.

Spitzbergs Brandpredigt wider den Herrgott findet offenkundig keinen Anklang. Man hört schläfrig zu, applaudiert dünn.

Anders sah es vor einer Woche aus, nach einem ebensolchen Vortrag, gespickt mit »knappen, aber antireligiösen Worten«. Vier Männer taten sich da hervor — ein Kirchenältester, ein mickriger Psalmensänger, ein Oberst a. D.

mit Fes und ein feister Krämer aus dem Kaufhof. Sie traten ans Rednerpult, gefolgt von einer Schar Weiber und drohend schweigender Ladenschwengel.

Der Psalmensänger begann ölig: »Beten müssen wir, Freunde.«

Und endete flüsternd: »Nicht alle schlafen, Freunde. Am Grabe des Paters Johannes* haben wir heute ein Gelübde abgelegt. Freunde, organisiert euch in euren Gemeinden.«

Nach seinem Abtritt fügte der Psalmensänger verkniffenen Auges und am ganzen dürren Körper vor Bosheit zitternd hinzu:

»Wie raffiniert alles eingefädelt ist, Freunde. Über die Rabbiner, über die verliert niemand ein Wort.«

Dann erdröhnte die Stimme des Kirchenältesten:

»Sie haben den Geist der russischen Armee getötet.«

Der Oberst mit Fes schrie: »Das dulden wir nicht!«, der Krämer heulte stur und gellend: »Gauner!«, die Weiber, ohne Kopftuch und struppig, drängten sich an die schmunzelnden Seelenhirten, der Referent wurde vom Podium gejagt, zwei vor Pskow verwundete Rotgardisten, Arbeiter, an die Wand gedrückt. Der eine schwang die Faust und schrie:

»Wir durchschauen euer Spiel. Bis zwei Uhr nachts geht in Kolpino die Abendmesse. Der Pope hat sich einen neuen Gottesdienst ausgedacht — Meetings in der Kirche hat er sich ausgedacht . . . Wir zerknallen euch eure Kuppel!«

»Du zerknallst sie uns nicht, Verfluchter«, entgegnete ein Weib mit dumpfer Stimme, wich zurück und bekreuzigte sich.

In der Karwoche steht das Volk mit brennenden Kerzen in der Kasanschen Kathedrale. Die heißen, gelben Flämmchen zucken im menschlichen Atem. Das hohe Bethaus quillt über von Menschen. Ungewöhnlich lange dauert der Gottesdienst. Geistliche Würdenträger mit glitzernden Mitren

* Johannes von Kronstadt, Beichtvater Alexanders III., galt als Wundertäter. Pilgerzüge aus ganz Rußland kamen zu ihm.

ziehen durch die Kirche. Hinter dem Kruzifix brennen kunstvoll angeordnete elektrische Lämpchen. Es ist, als rage das Kruzifix in das tiefe Blau des Sternenhimmels.

Der Geistliche spricht in seiner Predigt vom heiligen Haupt, das sich in unerträglichem Schmerz erneut geneigt habe, von Lästerungen, Backenschlägen, der Schändung des Heiligtums durch Übeltäter, die »nicht wissen, was sie tun«. Die Worte der Predigt sind leidvoll, unklar, vieldeutig. »Flüchtet zur Kirche, unserem letzten Hort, denn sie ist wahr.«

Nahe dem Kirchenportal betet eine alte Frau. Freundlich sagt sie zu mir:

»Ist das ein Chor, sind das Gottesdienste heutzutage! Vorigen Sonntag, da hat der Metropolit die Andacht gehalten. Noch nie gab's so was an Prunk . . . Sogar die Arbeiter aus unserm Werk, sogar die gehen in die Kirche. Das Volk ist müde und abgekämpft von den unruhigen Zeiten, und in der Kirche ist Stille, Gesang, da ruht man aus.«

Übersetzt von Ingrid Göhringer

Eine tolle Einrichtung

In der Periode der »sozialen Revolution« hat sich niemand wohltätigeren Zwecken gewidmet als das Fürsorgekommissariat. Seine Unternehmungen entbehrten nicht der Kühnheit. Ihm waren höchstwichtige Aufgaben übertragen: unverzügliche Umkremplung der Seelen, Dekretierung des Reichs der Liebe, Vorbereitung der Bürger auf ein stolzes Leben und die freie Kommune.

Seinem Ziel zu strebte das Kommissariat nicht auf gewundenen Wegen.

In den Bereich des Fürsorgekommissariats gehört eine Einrichtung mit der umständlichen Bezeichnung »Heim für gemeingefährliche minderjährige Rechtsverletzer«. Diese

Heime sollten ursprünglich nach neuen Grundsätzen aufgebaut werden — gemäß den jüngsten Erkenntnissen der Psychologie und Pädagogik. Eben so – auf neuen Grundlagen — wurden die Vorhaben des Kommissariats in die Praxis umgesetzt.

Zu einem der Heimleiter wurde ein Arzt aus Murman ernannt, irgendeine unbekannte Größe. Zu einem anderen ein kleiner Eisenbahnangestellter — ebenfalls aus Murman. Heute steht dieser Sozialreformator vor Gericht, angeklagt des Konkubinats mit weiblichen Zöglingen und allzu freigebiger Verausgabung von Mitteln der freien Kommune. Er schreibt vertrackte Gesuche, die von Fehlern strotzen (so was war Direktor eines Heims) und penetrant nach Revieraufseher riechen. Seiner Behauptung nach ist er »der heiligen Sache des Volkes mit Leib und Seele ergeben«, und »Konterrevolutionäre haben ihn denunziert«.

Selbiger Mann trat in den Dienst der Fürsorge, weil er »sein politisches Gesicht als Parteiarbeiter und Bolschewik nachweisen konnte«.

Das war alles, was notwendig erschien, um minderjährige Rechtsverletzer erziehen zu können.

Die Zusammensetzung der übrigen Erzieher: eine Lettin, die schlecht russisch spricht und irgendwelche vier Klassen hinter sich gebracht hat.

Ein alter Ballettänzer, Absolvent der klassischen Schule, der dreißig Jahre einem Ballettkorps angehört hat.

Ein ehemaliger Rotarmist, bis zu seiner Soldatenzeit Verkäufer in einem Teegeschäft.

Ein ungebildeter Kontorist aus Murman.

Ein Bürofräulein aus Murman.

Außerdem achten auf die befürsorgten Jungs fünf Onkelchen (welch neues kommunistisches Schlagwort).

Ihre Tätigkeit wird offiziellen Persönlichkeiten gegenüber folgendermaßen charakterisiert: »Einen Tag haben sie Dienst, einen Tag schlafen sie, einen Tag ruhen sie aus, sie tun, was ihnen beliebt, und holen sich zum Bodenwischen heran, wer ihnen gerade in die Quere kommt.«

Dem sei hinzugefügt, daß ein Heim für vierzig Kinder dreiundzwanzig Angestellte hatte.

Die Buchführung dieser Angestellten, von denen viele bereits vor Gericht stehen, befand sich laut Revisionsberichten in folgendem Zustand:

Die meisten Rechnungen waren nicht durch Unterschrift beglaubigt, aus den Rechnungen ging nicht hervor, wofür die Gelder verausgabt wurden, die Unterschriften der Empfänger fehlten, die Quittungen wiesen nicht aus, für welche Zeit den Angestellten Gehalt gezahlt worden war, die Reisespesenrechnung eines niederen Angestellten belief sich für Januar dieses Jahres auf vierhundertfünfundfünfzig Rubel.

Wenn Sie das Heim betreten, finden Sie dort folgendes vor:

Unterricht wird nicht erteilt, sechzig Prozent der Kinder können kaum lesen und schreiben. Gearbeitet wird nicht. Das Essen besteht aus Suppe mit Wurzelgemüse und Heringen. In dem Gebäude herrscht übler Gestank, weil die Kanalisationsrohre schadhaft sind. Desinfiziert wird nicht, obwohl es unter den Zöglingen zehn Typhusfälle gab. Krankheiten sind an der Tagesordnung.

Da war folgender Fall: Um elf Uhr nachts brachte man einen Jungen mit erfrorenem Bein. Er lag bis zum Morgen im Korridor, ohne daß sich jemand seiner angenommen hätte. Fluchtversuche sind häufig. Nachts müssen die Kinder nackt auf die nassen Aborte gehen. Ihre Sachen werden wegen befürchteter Fluchtversuche weggeschlossen.

Schlußfolgerung:

Die Heime des Fürsorgekommissariats sind stinkende Löcher, die bemerkenswerte Ähnlichkeit mit den Gefängnissen der Vorreformzeit des vergangenen Jahrhunderts aufweisen. Die Verwalter und Erzieher sind Ehemalige, die sich um des eigenen Vorteils willen der »Sache des Volkes« angehängt haben, in keinerlei Beziehung zur Fürsorge stehen und in ihrer großen Mehrheit über keinerlei Fachausbildung verfügen. Mit welchem Recht sie in den Dienst der Arbeiter-und-Bauern-Macht gestellt worden sind, ist unbekannt.

Ich habe das alles gesehen — die barfüßigen und verstockten Kinder, die pickligen, gedunsenen Gesichter ihrer erbärmlichen Erzieher, defekte Kanalisationsrohre.

Unsere Armut und Armseligkeit ist wahrhaftig mit nichts vergleichbar.

Übersetzt von Ingrid Göhringer

Von einem Georgier, einem Kerenski-Schein und einer Generalstochter

(Etwas Neuzeitliches)

Zwei traurige Georgier besuchen das Restaurant »Palmira«. Der eine ist jung, der andere alt. Der junge heißt Owanes.

Es steht schlecht. Der Tee ist dünn. Der junge betrachtet die russischen Frauen. Kenner. Der alte betrachtet die Musiktruhe. Der alte ist bedrückt, doch ihm ist warm.

Der junge peilt die Lage.

Ist im Bilde. Der junge kleidet sich in Nationaltracht, Krummsäbel und kaukasische Stiefel.

Die Horizonte lichten sich. Im Restaurant »Palmira« offeriert man dem jungen Rosinen und Mandeln. Owanes kauft. Eine Bekannte von der staatlichen Kontrolle kocht zu Hause Gusinaki. Die Ware bringt Gewinn.

Tage und Wochen vergehen. Owanes hat auf der Mochowaja einen Laden mit orientalischen Süßigkeiten.

Owanes hat einen Laden auf dem Newski. Sein Dienstjunge Petka glänzt in neuen Galoschen. Vor Dienstleuten, die er kennt, verneigt sich Owanes nicht, sondern legt die

Hand an die Mütze. Dem Hausvertrauensmann zum Namenstag kredenzt er nichts Geringeres als eine Schokoladentorte. Alle schätzen Owanes.

Zur selben Zeit wohnt auf der Kirotschnaja General Orlow. Sein Nachbar ist der pensionierte Feldscher Buryschkin.

Im Institut, als Orlows Tochter — Galitschka — von der dritten in die zweite Klasse versetzt wurde, küßte ihr die Zarin die Wange. Verwandte und Bekannte dachten, Galitschka werde einen Straßenbauingenieur heiraten. Galitschka hat schlanke Waden und schmale Fesseln, die von Wildlederstiefeln umspannt sind.

Feldscher Buryschkin tut unter allen Regimes Dienst. Er ist auf der Hut. Er trägt Watte in den Ohren und gewichste Stiefel. Ihm ist nichts am Zeug zu flicken.

Man flickte ihm am Zeug. Buryschkin wurde entlassen. Hat viel freie Zeit. Bemerkt den Frühling. Verfaßt eine Petition. In Schönschrift.

Schlag aus heiterem Himmel. Galitschka zieht zu Owanes.

Der General ist so bekümmert, daß er mit Buryschkin Freundschaft anknüpft. Die Lebensmittelration ist knapp. Die Verwaltung gibt Lachs aus. Die Tochter ignoriert er.

Eines Morgens wachte der General auf und dachte: Alles Trottel, die Bolschewiken sind ganze Kerle. Dachte und schlief, zufrieden mit seinem Gedanken, wieder ein.

Galitschka sitzt bei Owanes an der Kasse. Die Freundinnen vom Institut arbeiten bei ihr im Laden als Verkäuferinnen. Es ist sehr lustig. Massenhaft Kundschaft. Das Geschäft geht nicht schlechter als das von Abrikossow. Die Kundschaft wird herablassend behandelt. Die Freundinnen heißen Lida und Schurik. Schurik ist immer zu Spaß aufgelegt, sie setzt dem Leutnant Hörner auf. Galitschka arrangiert allmorgendlich ein warmes Frühstück. Im Ministerium für Versorgung, wo sie früher gearbeitet hat, machten sich die Angestellten immer gemeinschaftlich warmes Frühstück.

Der General denkt öfter nach.

Der General söhnt sich mit der Tochter aus. Der General ißt jeden Tag Schokolade. Galitschka ist zärtlich und liebreizend. Owanes legt sich einen Militärmantel aus der Nikolai-Ära zu. Der General wundert sich, warum er sich nie für die Georgier interessiert hat. Der General studiert die Geschichte Georgiens und die kaukasischen Feldzüge. Buryschkin ist vergessen.

Die Stadtverwaltung hat Lachs ausgegeben. Die Rente wird in Kerenski-Scheinen gezahlt.

Frühling. Galitschka und ihr Vater rollen in einer Kutsche über den Newski. Buryschkin läuft und grübelt: Woher was zu essen kriegen? Er hat kein Brot. Der Alte ist verdrossen.

Buryschkin will Gusinaki kaufen, um den Hunger zu stillen.

Owanes' Laden ist voller Leute. Der Feldscher stellt sich an. Lida und Schurik übersehen ihn. Der General erzählt Owanes Witze und lacht. Der Georgier lächelt gnädig. Buryschkin fühlt sich vernichtet.

Owanes will dem Feldscher auf den Kerenski-Schein nicht herausgeben. Doch Owanes hat Kleingeld.

»Kennen Sie nicht das Dekret über die Rückgabe von Kleingeld?« fragt Buryschkin.

»Ich huste auf die Dekrete«, antwortet der Georgier.

»Ich habe kein kleineres Geld«, sagt Buryschkin leise.
»Dann gib das Gusinaki wieder her.«
»Zur Roten Armee willst du nicht?«
»Ich huste auf die Rote Armee.«
»Aha!«

Buryschkin beim Stab. Buryschkin packt aus. Der Kommissar schickt fünfzig Mann los.

Militär im Laden. Schurik in Ohnmacht. Der bleich gewordene General führt mit zitternder Hand würdevoll den Kneifer zur Nase.

Haussuchung bei Owanes. Gefunden werden: Mehl, Grütze, Zucker, Goldbarren, Schwedenkronen, Eggo-Eipulver, Schuhsohlenleder, Reisstärke, alte Münzen, Spielkarten und Parfüm »Moderne«. Aus der Traum.

Owanes sitzt. In den Nächten träumt er, daß nichts passiert sei, er sich im Restaurant »Palmira« befinde und die Frauen betrachte.

Buryschkin ist energiegeladen. Er, der Zeuge.

Galitschkas Abort verlief glimpflich. Sie ist geschwächt und liebreizend. Schuriks Mann ist als Instrukteur in die Rote Armee eingetreten, nahm an allerlei Kämpfen an der inneren Front teil, kriegt ein Pfund Brot pro Tag, ist fröhlich, kehrte mit einer unguten Krankheit zurück. Schurik wird von einem teuren Arzt behandelt, macht Sperenzchen. Der Leutnant sagt, heutzutage seien alle krank.

Der General schließt mit dem Apotheker Leibson Bekanntschaft. Er ist schwach und abgezehrt. Nach und nach findet er an dem wendigen Unternehmungsgeist der Juden Gefallen.

Lida besucht Galitschka, die von der Krankheit noch mitgenommen ist. Lidas Aussehen hat nachgelassen, sie arbeitet als Sekretärin im Smolny, ihr macht sich sehr der Frühling bemerkbar. Sie sagt, daß es für die Frauen jetzt schwer sei, zurechtzukommen. Die Eisenbahnen gingen nicht, man könne nicht aufs Land fahren.

Übersetzt von Ilse Tschörtner

Die Blinden

Auf dem kleinen Schild stand »Heim für Kriegsblinde«. Ich läutete an der hohen Eichentür. Niemand erschien. Die Tür war unverschlossen. Ich trat ein und sah folgendes Bild:

Ein großer, schwarzhaariger Mann mit dunkler Brille kommt die breite Treppe herab. Vor sich schwenkt er ein Bambusstöckchen. Die Treppe ist glücklich bezwungen. Vor dem Blinden liegen viele Wege — Sackgassen, Winkel, Stufen, Zimmer. Leise schlägt der Stock gegen die glatten, matt blinkenden Wände. Der Kopf des Blinden ist starr nach oben gerichtet. Er tastet sich langsam vorwärts, sucht mit dem Fuß eine Stufe, strauchelt und fällt. Ein Blutstrahl zerschneidet die gewölbte, weiße Stirn, fließt über die Schläfe, rinnt unter das runde Brillenglas. Der schwarzhaarige Mann stützt sich auf, benäßt die Finger mit seinem Blut und ruft leise: »Kablukow!« Geräuschlos öffnet sich die Tür des nächsten Zimmers. Viele Stöckchen flirren vor meinen Augen. Die Blinden kommen ihrem gestürzten Kameraden zu Hilfe. Einige finden ihn nicht, an die Wände gepreßt, blicken sie mit den blinden Augen nach oben, die anderen fassen ihn bei der Hand, helfen ihm auf, warten mit gesenkten Köpfen auf die Schwester oder den Sanitäter.

Die Schwester kommt. Sie führt die Soldaten in ihre Zimmer, dann erklärt sie mir:

»Jeden Tag passiert so was. Dieses Haus eignet sich nicht für uns, ganz und gar nicht. Wir brauchen ein ebenes, gradflächiges Haus, mit langen Korridoren. Unser Heim ist eine einzige Fallgrube: überall Stufen, Stufen. Jeden Tag stürzen welche.«

Unsere Obrigkeit legt bekanntlich in zwei Fällen besondere administrative Begeisterung an den Tag — wenn es gilt, sich zu retten oder zu schreien. In Zeiten aller möglichen Evakuierungen und verheerender Transportverschiebungen bekommt die Tätigkeit der Behörden einen Anflug von Geschäftigkeit, schöpferischer Fröhlichkeit und sachlicher Wollust.

Man erzählte mir, wie die Evakuierung der Blinden aus dem Heim verlief.

Die Initiative für den Auszug hatten die Kranken ergriffen. Die näher rückenden Deutschen, die Furcht vor der Okkupation versetzten sie in höchste Erregung. Die Ursachen der Erregung waren vielschichtig. Zum ersten verschafft jede Unruhe Blinden Genuß. Sie lassen sich schnell und willig in Erregung versetzen, die fieberhafte Verfolgung eines vorschwebenden Ziels besiegt eine Zeitlang den Jammer der Finsternis.

Die zweite Ursache für die Flucht war die besondere Furcht vor den Deutschen.

Die meisten Heiminsassen kamen aus der Gefangenschaft. Sie waren fest überzeugt, daß die Deutschen, wenn sie kamen, ihnen erneut Dienst, Arbeit und Hunger aufzwingen würden.

Die Schwestern sagten ihnen:

»Ihr seid blind, niemand braucht euch, man wird euch nichts tun.«

Sie antworteten:

»Der Deutsche nimmt keinen aus, der Deutsche gibt jedem Arbeit, wir haben beim Deutschen gelebt, Schwester.«

Diese Unruhe ist ergreifend und bezeichnend für Gefangene.

Die Blinden baten, ins Hinterland gebracht zu werden. Da die Sache nach Evakuierung roch, wurde die Erlaubnis rasch gegeben. Und dann war's soweit.

Das Siegel der Entschlossenheit auf den hageren Gesichtern, zogen die Blinden, in ihr Zeug gehüllt, zum Bahnhof. Die Transportbegleiter erzählten später die Geschichte ihrer Irrfahrten. An jenem Tag regnete es. Dicht zusammengedrängt, wartete das trübsinnige Häufchen die ganze Nacht im Regen aufs Einsteigen. Dann durchzockelte man in kalten und dunklen Güterwagen das bettelarme Antlitz des Vaterlands, ging zu den Sowjets, harrte in schmutzigen Vorräumen auf die Ausgabe der Rationen und folgte verstört, aufrecht, schweigend und ergeben den müden und wütenden Begleitern. Einige versuchten, im Dorf unterzuschlüpfen. Das Dorf wollte nichts von ihnen wissen. Niemand wollte etwas von ihnen wissen. Den untauglichen Menschenstaub brauchte niemand, gleich blinden Welpen irrte er umher, durch leere Stationen, auf der Suche nach einem Zuhause. Doch ein Zuhause fand sich nicht. Alle kehrten nach Petrograd zurück. In Petrograd war es still, totenstill.

Seitlich vom Hauptgebäude steht ein Haus zu ebener Erde. Darin wohnen ungewöhnliche Menschen einer ungewöhnlichen Zeit — Blinde mit Familie.

Ich unterhielt mich mit einer der Ehefrauen, einer schwammigen jungen Frau in Morgenrock und kaukasischen Pantoffeln. Ihr Mann — ein alter, knochiger Pole mit orangefarbenem, von Gas verätztem Gesicht — saß daneben.

Ich forschte sie aus und begriff rasch: Die abgestumpfte kleine Frau ist eine russische Frau unserer Zeit, herumgeschleudert im Wirbel von Krieg, Erschütterungen, Unrast.

Als der Krieg begann, wurde sie »aus Patriotismus« Krankenschwester.

Viel hat sie erlebt und gesehen: verstümmelte Soldaten, deutsche Fliegerangriffe, Tanzabende im Offizierskasino, Offiziere in Reithosen, Frauenkrankheit, Liebe zu einem Bevollmächtigten, später Revolution, Agitation, wieder Liebe, Evakuierung und Unterkommissionen . . .

Irgendwo, irgendwann hat sie Eltern in Simbirsk gehabt,

eine Schwester Warja, einen Vetter, der Eisenbahner war. Aber von den Eltern hat sie seit anderthalb Jahren keine Post, die Schwester Warja ist weit weg, der warme Geruch der Heimat ist zerweht.

Jetzt ist da statt dessen: Müdigkeit, ein zerfließender Körper, Sitzen am Fenster, Liebe zum Müßiggang, ein trüber Blick, der sacht von einem Gegenstand zum anderen wandert, und der Mann, der blinde Pole mit dem orangefarbenen Gesicht.

Solche Frauen gibt es einige im Heim. Sie fahren nicht weg, weil sie nicht wissen, wohin und wozu. Die Aufsichtsschwester sagt ihnen häufig:

»Ich verstehe nicht, was sich hier tut. Alle hocken auf einem Haufen und leben hier, wo sie es gar nicht dürfen. Wie soll man denn ein solches Heim nennen, laut Statut sind wir eine staatliche Einrichtung, aber was jetzt hier los ist . . . da kenn sich einer aus.«

In einem finsteren, niedrigen Zimmer sitzen zwei bleiche, bärtige Bauern auf schmalen Betten einander gegenüber. Ihre glasigen Augen sind unbeweglich. Sie unterhalten sich leise über Äcker, Weizen und Ferkelpreise.

An einer anderen Stelle bringt ein klappriger, gleichgültiger Greis einem hochgewachsenen, kräftigen Soldaten das Geigenspielen bei. Wie ein singender, vibrierender Strahl fließen die schwachen Winseltöne unterm Bogen hervor.

Ich gehe weiter.

In einem Zimmer stöhnt eine Frau. Ich sehe nach: Auf einem breiten Bett krümmt sich qualvoll ein Mädchen von siebzehn Jahren mit puterrotem, kleinem Gesicht. Ihr blinder Mann sitzt im Winkel auf einem niedrigen Schemel, flicht mit ausholenden Bewegungen einen Korb und lauscht kalt und aufmerksam dem Stöhnen.

Das Mädchen hat ihn vor einem halben Jahr geheiratet.

Bald wird in dem ungewöhnlichen Haus, vollgepfropft mit ungewöhnlichen Menschen, ein Kind geboren werden.

Das wird fürwahr ein Kind unserer Zeit sein.

Übersetzt von Marlene Milack

Abend

Ich ziehe keine Schlüsse. Mir ist nicht danach.

Die Geschichte ist einfach.

Ich ging die Ofizerskaja entlang. Es war der 14. Mai, abends 10 Uhr. Bei einem Torweg hörte ich einen Schrei. Allerlei Volk spähte hinein: ein Krämer, der zufällig vorbeikam, ein neugieriger Lehrling, eine junge Dame mit Noten, ein frühlingsfrisches, pausbäckiges Stubenmädchen.

Hinten im Hof, vorm Schuppen, stand ein Mensch in schwarzer Jacke. Ihn einen Menschen nennen heißt übertreiben. Er war schmalbrüstig und dünn, ein Bürschlein von siebzehn Jahren. Um ihn herum rannten wohlgenährte, stämmige Männer in neuen, knarrenden Stiefeln und brüllten einander langgedehnt etwas zu. Einer langte dem Jungen zögernd eins mit der Faust. Der schwieg, den Kopf gesenkt.

Aus einem Fenster im ersten Stock spießte ein Revolver in einer Hand, und eine hastige Stimme krächzte heiser:

»Kannst sicher sein, am Leben bleibst du mir nicht! Genossen, ich mach ihn fertig! Mir entkommst du nicht, mir nicht!«

Der Junge stand geduckt gegenüber dem Fenster und hob den Blick gebannt und verzagt zu dem Sprecher. Der aber, entflammt vom eigenen unsinnigen, leidenschaftlichen Schrei, riß krampfhaft die schmalen Schlitze der trübblauen Augen auf. Der Junge stand reglos. Im Fenster zuckte eine Flamme. Der Schuß klang wie die machtvoll aufgenommene Samtnote eines Baritons.

Der Bursche wankte zur Seite und sagte flüsternd:

»Was denn, Genossen . . . Mein Gott . . .«

Später sah ich, daß er auf der Treppe geschlagen wurde. Mir wurde erklärt, die Kommissare schlügen. Im Haus residiere der »Kreis«. Der Junge, ein Häftling, habe türmen wollen.

Am Torweg standen noch immer das pausbäckige Stubenmädchen und der interessierte Krämer. Der Häftling, geschunden und fahl, stürzte zum Ausgang. Als der Krämer ihn erblickte, schlug er unerwartet behend die Torpforte zu, stemmte sich mit der Schulter dagegen und machte Glotzaugen. Der Gefangene warf sich gegen die Pforte. Da schlug ihm ein Soldat den Gewehrkolben über den Schädel.

Ein Ächzen ertönte, gleichgültig und gedämpft:

»Sie haben ihn erschlagen.«

Ich ging die Straße entlang, das Herz tat mir weh, Verzweiflung erfaßte mich.

Die da zugeschlagen hatten, waren Arbeiter. Keiner älter als dreißig. Sie schleppten den Jungen aufs Revier. Ich schlüpfte hinter ihnen hinein. Durch die Korridore gingen lautlos breitschultrige, rotgesichtige Männer. Auf einer Holzbank, eingeklemmt zwischen zwei Wachposten, saß der Gefangene. Sein Gesicht war blutüberströmt, unbedeutend, gezeichnet.

Die Kommissare wirkten nun sachlich, gesammelt, bedächtig. Einer trat an mich heran und sagte gradheraus:

»Hast du hier was verloren? Verschwinde!«

Alle Türen schlugen zu. Das Revier schloß sich ab von der Welt. Stille trat ein. Hinter der Tür klang entfernt der Lärm verhaltener Hast. Mir näherte sich ein grauhaariger Wachposten.

»Geh, Genosse, bring dich nicht ins Unglück! Der wird ja doch fertiggemacht. Siehst ja, alles zugesperrt.« Dann fügte er hinzu: »Den Hund erschlagen ist wenig, soll er ein andermal nicht abhauen.«

Wenige Schritte vom Revier entfernt funkelte eine Flucht hellerleuchteter Kaffeehausfenster. Von dort kam Soldatenmusik. Mir war traurig ums Herz. Ich ging hinein. Der Anblick des Saales verblüffte mich. Den Raum überströmte das ungewöhnliche Licht starker Lampen — strahlendes Licht, weiß, grell. Mir flimmerte es vor Augen vom Spiel der Farben. Blaue Uniformen, rote, weiße — sie bildeten ein schillerndes Gewebe. In der Lichterflut gleißte das Gold der Epauletten, Knöpfe, Kokarden, schimmerten hellblonde junge Köpfe, funkelte starr das Schwarz blankgeriebener Stiefel. Alle Tische waren von deutschen Soldaten besetzt. Sie rauchten lange, schwarze Zigaretten, blickten nachdenklich und heiter den blauen Rauchringen nach, tranken viel Milchkaffee. Freigehalten wurden sie von einem gerührten, aufgeschwemmten alten Deutschen. Er bestellte bei der Kapelle ein ums andere Mal Strauß-Walzer und Mendelssohns »Lieder ohne Worte«. Die kräftigen Soldatenschultern bewegten sich im Takt der Musik, die hellen Augen blitzten verwegen und selbstbewußt. Die Soldaten brillierten voreinander, zupften sich zurecht, schauten in den Spiegel. Die schwarzen Zigaretten und die goldbestickten Uniformen hatten sie unlängst aus Deutschland erhalten. Unter den kaffeetrinkenden Deutschen gab es die verschiedensten Typen: verschlossene und gesprächige, hübsche und ungeschlachte, lachende und schweigsame, aber sie alle trugen den Stempel der Jugend, des Denkens und des Lächelns, eines stillen und sieghaften Lächelns.

Unser nördliches, verstummtes Rom war diese Nacht majestätisch und traurig. Zum erstenmal in diesem Jahr brannten die Lampen nicht. Die weißen Nächte hatten begonnen.

Die Granitstraßen verharrten im Milchnebel der Geisternacht, waren leer. Dunkle Frauensilhouetten schimmerten undeutlich an hochgelegenen freien Straßenkreuzungen. Der gewaltige Isaak verkündete einen unteilbaren, unvergänglichen, Stein gewordenen, leichten Gedanken. Im blauen Dämmerleuchten war das feine Granitmuster der Brücke zu sehen. Die Newa, von ihren unverrückbaren Ufern gefangen, liebkoste kalt den Feuerschimmer in ihrem dunklen, glatten Wasser.

Es schwiegen die Brücken, die Paläste und Denkmäler, umstrickt von roten Bändern und verwundet von Gerüsten, die vorbereitet waren zur Vernichtung. Nirgends ein Mensch. Der Lärm war verebbt. Aus dem dünnen Nebel schoß grimmig die Flamme eines Autos hervor und verschwand spurlos.

Um die vergoldeten Turmspitzen wob die Nacht ihr Äthertuch. In der stummen Leere lag ein Gedanke — federleicht und schonungslos.

Übersetzt von Werner Rode

Das Tier schweigt

Eine lächelnde, freundliche Bäuerin mit bleichem Gesicht. Ein alter Affe schaut sie aus dem Käfig mit kühler Aufmerksamkeit an.

Widerwärtig durchdringend kreischen, von langweiligem Schrecken erfaßt, Papageien. Ihre silbrigen Zungen fahren über den Draht, ihre gekrümmten Krallen klammern sich am Gitter fest, die grauen Schnäbel, die so viel Ähnlichkeit mit Blechrinnen aufweisen, öffnen und schließen sich wie bei einem verdurstenden Vogel. Die weißrosa Körper der Papageien schaukeln an den Käfigwänden rhythmisch hin und her.

Eine ägyptische Taube blickt die Bäuerin aus rotglänzendem Auge an.

Meerschweinchen, zu einem zappligen Knäuel gedrängt, quieksen und stupfen mit ihren weißen, zottigen Schnäuzchen gegen das Gitter.

Die Bäuerin hat nichts, was sie den hungrigen Tieren schenken könnte. Nüsse und Zuckerzeug sind zuviel für ihren Geldbeutel.

Deshalb richtet sich der Affe, der vor Alter und Unterernährung dem Sterben nahe ist, auf und klettert mit mühevoller Anstrengung, den schwellenden, grauen, haarigen Hintern nachschleppend, auf die Stange.

Das leidenschaftslose Gesicht gesenkt, spreizt er gleichgültig die Beine, richtet einen trüben und abwesenden Blick auf die Bäuerin und widmet sich der verwerflichen Beschäftigung, der sich stumpfsinnige Dorfgreise und Lausebengel auf dem Schuttplatz, hinter Abfallhaufen versteckt, hingeben.

Röte ergießt sich über die bleichen Wangen der Frau, ihre Wimpern zucken und verschließen die blauen Augen. Eine bezaubernde Bewegung, voller Verwirrung und Verschmitztheit, krümmt den Hals.

Um die Bäuerin das Wiehern von Soldaten und Halbwüchsigen.

Nachdem sie durch den Tiergarten gebummelt ist, stellt sie sich abermals vor den Affenkäfig.

»Ach, du alter Kerl . . .«, hört man ihr vorwurfsvolles Flüstern. »Hast deine Sinne ja gar nicht mehr beieinander, schäm dich . . .«

Die Bäuerin zieht ein Stück Brot aus der Tasche und reicht es dem Affen.

Mit schwerfälligen Bewegungen nähert sich ihr das Tier und läßt kein Auge von dem angeschimmelten Stück.

»Die Menschen sitzen da und hungern«, murmelt ein Soldat, der daneben steht.

»Was kann das Tier dazu? Das Tier schweigt . . .«

Der Affe frißt aufmerksam, bewegt vorsichtig die Kiefer. Ein Sonnenstrahl trifft das blinzelnde Auge der Bäuerin. Das Auge leuchtet auf und schielt nach der zusammengekrümmten, streifigen kleinen Gestalt.

»Dummerchen«, flüstert die Frau spöttisch.

Ihr Kattunrock wirbelt herum und klatscht dem Soldaten gegen die glänzenden Stiefel. Langsam schlendert sie dem Ausgang zu, zu dem die plötzlich hervorblickende Sonne einen grauen Weg gebohrt hat.

Die Bäuerin geht, der Soldat ihr nach.

Die Jungen und ich — wir bleiben und schauen dem kauenden Affen zu. Eine alte Polin, die im Gebäude Dienst tut, steht neben mir und murmelt hastig, die Menschen hätten Gott vergessen, und alle Tiere würden bald Hungers sterben. Dann könnten die Menschen noch so viele Prozessionen veranstalten und sich an Gott erinnern, dann wäre es zu spät . . .

Aus den Augen der Alten kullern winzige Tränen, sie wischt sie mit geschickten, dünnen Fingern aus den Runzeln, zuckt mit ihrem gekrümmten, kleinen Körper und murmelt mir dauernd von den Menschen, von Gott und dem Affen . . .

Vor einigen Tagen kamen drei graubärtige Greise in den Zoologischen Garten. Sie stellten eine Kommission dar. Vor ihnen stand die Aufgabe zu untersuchen, welche Tiere die weniger wertvollen seien. Diese sollten erschossen werden, da es an Futter mangelte.

Die Greise stolzierten durch die menschenleeren, saubergefegten Alleen. Ein Wärter gab ihnen Erklärungen. Eine Gruppe zugereister tatarischer Dompteure und züchtiger Tatarinnen folgte der Kommission.

Die Greise blieben vor den Käfigen stehen. Ihnen entgegen erhoben sich auf hohen Beinen zweihöckrige Kamele und leckten ihnen die Hände, was die unterwürfige Verwunderung der vom Hunger beunruhigten Seele ausdrückte. Die Hirsche stießen mit ihren weichen, noch nicht ausgewachsenen Geweihen gegen die Eisenstäbe.

Ein Elefant trottete unermüdlich auf einer Erhebung hin und her, streckte den Rüssel aus, rollte ihn ein, erhielt aber nichts.

Die Kommission beriet sich, und der Wärter berichtete voller Hoffnungslosigkeit.

Im Winter waren im Zoologischen Garten acht Löwen und Tiger eingegangen. Man hatte ihnen ungenießbares, giftiges Pferdefleisch zu fressen gegeben. Die Tiere waren vergiftet worden.

Von sechsunddreißig Affen lebten noch zwei. Vierunddreißig waren an Schwindsucht und Unterernährung gestorben. In Petrograd lebt ein Affe nicht länger als ein Jahr.

Von den zwei Elefanten war der eine krepiert — der bessere. Vor Hunger. Als der Elefant dalag, war man plötzlich aufmerksam geworden. Man hatte ihm ein Pud Brot und ein Pud Heu gegeben. Es hatte nicht geholfen.

Schlangen gibt es im Zoologischen Garten keine mehr. Ihre Käfige stehen leer. Alle Riesenschlangen — diese wertvollen Vertreter ihrer Art — sind eingegangen.

Die Greise schlendern die menschenleeren Wege entlang. Als schweigende Menge folgen ihnen die Dompteure und die züchtigen tatarischen Dienerinnen.

Die Sonne steht hoch. Weiß liegt die Erde unter den unbeweglichen Strahlen. Hinter den Einzäunungen duseln die Tiere im glatten Sand.

Publikum gibt es nicht. Drei Finninnen, drei semmelblonde kleine Mädchen mit gelben Zöpfen, gehen abseits auf und ab. Sie sind Flüchtlinge aus Vilnius. Sie machen sich einen vergnügten Tag.

Auf die vor kurzem ergrünten Blätter senkt sich der heiße Puder des Staubs. Hoch oben gleißt die einsame, blaue Sonne.

Übersetzt von Günter Jäniche

Die Finnen

Die Roten waren an die Grenze gedrängt worden. Helsingfors, Abo und Wyborg waren gefallen. Es wurde offenbar, daß es schlecht um die Roten stand. Daher schickte der Stab nach Hilfe in den fernen Norden.

Vor einem Monat sah ich auf der einsamen finnischen Station Dam, wo der Himmel durchsichtig ist und die hohen Kiefern unbeweglich stehen, Männer, die zum letzten Kampf aufgerufen waren.

Sie waren aus Komi und aus Murmansk gekommen — aus dem eisigen Landstrich, der an die Tundra grenzt.

Ihre Versammlung fand in einem niedrigen, aus Balken gefügten Schuppen statt, der angefüllt war mit feuchter Dunkelheit.

Die schwarzen Körper lagen reglos hingestreckt auf dem Boden. Das spärliche Licht glitt über die unbehaarten, tatarischen Gesichter. Ihre Beine staken in Elchlederstiefeln, ihre Schultern bedeckte schwarzer Pelz.

Im Gürtel hatte jeder von ihnen ein krummes Messer, die sehnigen Finger ruhten auf den mattschimmernden Läufen altertümlicher Flinten.

Wie die alten Osmanen lagen sie vor mir — rundköpfig, leidenschaftslos, schweigsam.

Die Rede hielt ein finnischer Offizier. Er sagte: »Die Schlacht entbrennt morgen bei Beloostrow, an der letzten Brücke. Wir wollen wissen, wer Herr sein wird auf unserem Boden.«

Der Offizier überzeugte nicht. Er dachte laut, drechselte mühsam abwägend Wort für Wort.

Dann verstummte er, trat ab und hörte gesenkten Hauptes zu.

Es begann eine Beratung, eine eigenartige Beratung; in Rußland hatte ich dergleichen noch nicht vernommen.

Stille herrschte in dem balkengezimmerten Schuppen, der angefüllt war mit feuchter Dunkelheit. Die harten Gesichter unterm schwarzen Pelzwerk verharrten in unverständlichem Schweigen, in der Finsternis gesenkt, gespenstisch verzerrt, schläfrig.

Langsam und schwerfällig drangen leise Stimmen in die düstere Stille. Ein Fünfzehnjähriger sprach mit der kühlen Bedächtigkeit eines Greises, die Greise ähnelten jungen Männern. »Helfen wir ihnen«, sagten ein paar der Finnen. Sie verließen den Schuppen und formierten sich gewehrklirrend am Waldrand.

Die übrigen rührten sich nicht von der Stelle. Ein blasser Junge von ungefähr sechzehn Jahren hielt dem Offizier eine Zeitung hin, in der der russische Befehl über die Entwaffnung der Roten abgedruckt war, die über die Grenze kamen.

Der Junge hielt die Zeitung hin und flüsterte ein paar Worte.

Daraufhin fragte ich den Finnen, der mir als Dolmetscher diente: »Was sagt er jetzt?«

Der Finne drehte sich um und antwortete, ohne den kühlen Blick von meinem Gesicht zu wenden, rundheraus:

»Das sage ich Ihnen nicht, ich sage Ihnen nichts mehr.«

Die Finnen, die mit dem Jungen dageblieben waren, standen auf.

Anstelle einer Antwort schüttelten sie nur die rasierten Köpfe, gingen hinaus und drängten sich mürrisch schweigend an der niedrigen Wand.

Der bleich gewordene Offizier schlich ihnen nach, zog mit fliegender Hand den Revolver. Er richtete ihn auf das erloschene breitwangige gelbe Gesicht des Jungen, der vorn stand. Dieser verkniff die schmalen Augen, wandte sich ab und krümmte den Rücken.

Der Offizier trat beiseite, ließ sich auf einem Baumstumpf nieder, schleuderte den Revolver weg und bedeckte die Augen mit den Händen.

Abend senkte sich über die Erde. Am Horizont rötete sich der Himmel. Frühlingshafte, nächtliche Stille umgab den Wald. Der weggeworfene Revolver lag da. Am Waldrand gab der Offizier an die, die mitgingen, Patronen aus.

Unweit der Abteilung, die sich abmarschbereit machte, sah ich ein Bäuerlein. Es saß auf einem dicken Baumstumpf. Vor ihm eine Schüssel mit Grütze, ein Kochgeschirr voll Kohlsuppe und ein Laib Brot.

Der Bauer aß, schnaufend vor Gier. Er stöhnte, lehnte sich zurück, atmete pfeifend und fuhr mit den schwarzen Fingern in die zusammengepappten Stücke der erkalteten Grütze. Das Essen hätte für drei gereicht.

Als es erfuhr, daß ich Russe war, hob das Bäuerlein seine trübglänzenden, blauen, kleinen Augen. Die Augen verengten sich, glitten über den Brotlaib und zwinkerten mir zu.

»Haben uns Grütze gegeben, Teeblätter — wollen gute Stimmung machen, um uns in die Stellungen zu führen, ich bin doch aus Petrosawodsk. Was nützt das denn? Akkurates Volk, diese Finnen, aber für eine Idee gehen sie mit. Lebend kommen die nicht wieder, bestimmt kommen die nicht lebend wieder. Erst lassen sie sich wie die Schafe abführen, dann schauen sie um sich und wollen den Schuldigen festnehmen. Weshalb haben sie uns hierhergeführt, sagen sie dann. Akkurates Volk, nichts Schlechtes über sie zu sagen. Ich denke so — der Deutsche wird sie bald fertigmachen.«

Alles das sah ich vor einem Monat auf der öden, kleinen finnischen Station.

Übersetzt von Günter Jäniche

Der neue Alltag

Wir sind in einer feuchten, halbdunklen Scheune. Kossarenko zerschneidet mit dem Taschenmesser Kartoffeln. Das barfüßige Mädchen mit den strammen Waden hebt das schwitzige, sommersprossige Gesicht, hievt sich den Sack mit den Saatkartoffeln auf den Rücken und geht hinaus.

Wir folgen ihr.

Der Mittag, blau in seiner Grellheit, klingt vor sonnendurchglühter Stille. Auf den schimmernden weißen Wolkenballen zeichnen sich die Ovale des Schwalbenflugs ab. Die Blumenbeete und Wege, von raunendem Gras gierig verschluckt, sind streng abgezirkelt.

Mit flinker Hand steckt das Mädchen die Kartoffeln in den aufgelockerten Boden. Den Kopf zur Seite geneigt, unterdrückt Kossarenko mit dünnen Lippen ein Lächeln. Winzige Schatten huschen über seine trockene Haut und lassen die Fältchen in dem gelblichen Gesicht unmerklich erzittern; die hellen Augen sind nachdenklich verkniffen und gleiten zerstreut über die Blumen, das Gras und den Balken da seitwärts . . .

»Das Schützenleibregiment der Zarenfamilie stand nicht weit von uns«, flüstert Kossarenko mir zu. »Außer Fürsten hast du da keinen gesehen . . . Suchich, er war Gardeoberst, war mit dem Zaren zur Schule gegangen, und unser Regiment gaben sie ihm, als er Flügeladjudant wurde — da konnte er sich so nach und nach von seinen Schulden erholen, er war kein Reicher . . .«

Kossarenko hatte mir schon früher von den Großfürsten erzählt, von Skoropadski, seinem einstigen General, von den Gefechten, bei denen die russische Garde umkam . . .

Wir sitzen auf einer Bank, die von einem dickbäuchigen lächelnden Amor verziert wird. Auf dem Giebel eines leichten Bauwerks leuchtet die vergoldete Inschrift: Offizierskasino des Finnischen Leibgarderegiments. Das Mosaik der Buntglasscheiben ist mit Brettern vernagelt, durch die Ritzen sieht man einen hellen Saal mit malereigeschmückten Wänden, in einer Ecke türmen sich mit Schnitzwerk verzierte weiße Möbel.

»Genosse«, sagt das strammwadige Mädchen zu Kossarenko, »der Delegierte hat was von einem Beet gesagt, ich hab ein Beet voll gelegt . . .«

Das Mädchen geht. Straff umspannt die Bluse ihren fleischigen Rücken; als bebende Hügel wölben sich die kräftigen Brustwarzen unter dem Kattun. Der leere Sack in den Händen des Mädchens zeigt der Sonne schwarze Löcher.

Der große freie Platz war einst das Übungsgelände des Finnischen Regiments. Jetzt gehört der Boden der Roten Armee. Es wurde beschlossen, Gemüse darauf zu pflanzen, wofür vom Regiment zehn Rotarmisten geschickt wurden. Über diese Abgesandten sagte man mir folgendes:

»Sie sind faul, nörglerisch, frech und schwatzsüchtig. Sie können nicht, wollen nicht und werden nicht arbeiten. Wir haben sie zurückgeschickt und Lohnarbeiter genommen.«

Das Regiment hat tausend gesunde, untätige junge Männer aufzuweisen, die essen und schwatzen.

Der Gemüseacker dieser tausend wird von zwei ausgemergelten, tödlich gleichgültigen Finnen und einigen Mädchen aus den Petersburger Vorstädten bearbeitet.

Man bezahlt jedem von ihnen elf Rubel täglich, sie bekommen pro Tag ein Pfund Brot, ein Agronom ist über sie gestellt. Allen, die ihn besuchen, erklärt der Agronom, wobei er sie gerade anblickt:

»Wir haben alles zerstört, jetzt geht der Aufbau los, er mag Fehler aufweisen, aber es ist ein Aufbau, kommende Woche kaufen wir vierzig Kühe . . .«

Nachdem er das von den Kühen gesagt hat, springt der Agronom zur Seite, kommt dann langsam wieder näher und flüstert mir plötzlich mit bösem Pfeifen ins Ohr:

»Schlimm. Keine Leute. Schlimm.«

Ich bin auf dem Feld.

Die Erde hat von der Wärme Risse bekommen. Über mir die Sonne. Neben mir weiden Kühe, keine Armeekühe, richtige. Ich bin glücklich, schweife umher wie ein Kundschafter, stoße die Stiefelspitzen in die bröckelnde Erde.

Die Finnen gehen hüpfend hinter dem Pflug.

Von den zehn Rotarmisten ist nur noch einer geblieben. Er eggt. Die Egge gehorcht seinen ungeübten, hilflosen Händen nicht, die Pferde galoppieren, die Zinken lockern den Boden nur oberflächlich.

Der Rotarmist ist ein einfacher, aber schlauer Mann. Zusammen mit den übrigen hatte man auch ihn in die Stadt zurückschicken wollen. Er widersetzte sich — das Essen schien ihm gut und das Leben ungebunden.

Jetzt hastet er hinter den galoppierenden Pferden und der schlingernden Egge her und schreit mir schwitzend, doch würdevoll, mit weit aufgerissenen Augen zu:

»Aus dem Weg . . .«

Die Mädchen aber — die gießen die Beete, arbeiten ohne Eile und ruhen sich aus, indem sie die Arme um die Knie schlingen und sich leise und verschmitzt unanständige städtische Gassenhauer vorsingen.

»Ich hab zehn Pfund zugenommen«, sagt mit huschenden Augen die eine von ihnen, eine Verwachsene mit winzigem grauem Gesichtchen. »Hier brauch ich ja auch nicht zur

Grebezkajastraße in die Werkstatt zu traben . . . Wenn der Staat mich immer auf dem Land arbeiten ließe, hätt ich vielleicht sogar selber Milch fürs Kind . . .«

Mittagsstunde. Die Sonne steht hoch. Die Mauern sind weiß. Träge summen die Fliegen. Kossarenko und ich liegen im niedergedrückten Gras.

Die Mädchen kommen mit geschulterten Spaten ohne Eile vom Gemüsefeld. Der Finne spannt Pfeife rauchend das Pferd aus und blickt sich mit seinen wäßrigen, hellen Augen um. Der Rotarmist schläft in der Sonnenglut, das im Bastschuh steckende Bein weit von sich gestreckt, die verzerrten, schwarzen Lippen leicht geöffnet.

Stille. Nachdenklich auf die Erde starrend, flüstert Kossarenko langsam die Worte:

»Ich war zweiundzwanzig Jahre Feldwebel, mich wundert nichts mehr. Aber ich sage Ihnen, ich weiß nicht, wach ich oder träum ich? Ich war bei denen in der Kaserne — kein Exerzieren, sie filzen, auf dem Fußboden Heringe, Abfall, verschüttete Kohlsuppe . . . Werden wir uns lange halten?«

Unbeweglich sind die kleinen Augen auf mich gerichtet.

»Ich weiß nicht, Kossarenko, gut wär's . . .«

»Mit wem sollen wir's denn machen? Sieh dir das an!«

Ich schaue hin. Der Finne hat die Pferde ausgespannt, sich auf einen Baumstumpf gesetzt und zieht träge seine Fußlappen zurecht, der Rotarmist schläft, der öde Hof liegt von Sonnenglut übergossen, die langen Reihen der Pferdeställe stehen vernagelt.

In der Ferne, am Giebel des leichten Bauwerks, leuchten die vergoldeten Worte: Leibgarde . . . Offizierskasino . . . Neben mir schnarcht leise Kossarenko. Er hat schon vergessen, wovon er sprach. Die Sonne hat ihn überwältigt.

Übersetzt von Günter Jäniche

Vorfall auf dem Newski

Ich komme von der Litejny-Gasse auf den Newski. Vor mir wankt ein einarmiger Junge. In Uniform. Der leere Ärmel ist mit einer Sicherheitsnadel am schwarzen Tuch festgesteckt.

Der Junge torkelt. Ich denke — aus Spaß. Es ist jetzt drei Uhr nachmittags. Soldaten verkaufen Veilchen, Generale Schokolade. Es ist Frühling, warm und hell.

Ich habe mich geirrt — dem Einarmigen ist nicht nach Spaß. Er geht bis zum Holzzaun, an dem bunte Plakate kleben, und setzt sich auf den heißen Asphalt des Bürgersteigs. Sein Körper sackt zusammen, aus dem verzerrten Mund tropft Speichel, der Kopf — schmal und gelb — sinkt auf die Brust.

Langsam sammeln sich Leute an. Bilden ein Häuflein. Wir stehen unschlüssig da, murmelnd, und glotzen uns stumpf verwundert an.

Als erste wird eine rotblonde Dame lebendig. Sie hat eine goldschimmernde Perücke, hellblaue Augen, lilablaue Wangen, eine gepuderte Nase und ein lockeres künstliches Gebiß. Sie erfaßt die Situation: Vor Hunger umgefallen, unser Kriegsinvalide, aus deutscher Gefangenschaft zurück.

Die lilablauen Wangen gehen auf und nieder. Sie sagt:

»Meine Herren, die Deutschen qualmen mit ihren Zigarren die Straßen der Hauptstadt voll, und unsere Leidgeprüften . . .«

Wir drängen uns alle um den hingestreckten Körper, ohne Hast, doch mit Anteilnahme, wir alle sind von den Worten der Dame beeindruckt. Prostituierte schieben in scheuer Eile ein paar Zuckerstückchen in die Mütze, ein Jude kauft am Stand Kartoffelpuffer, ein Ausländer wirft blinkende neue Zehnkopekenstücke hin, ein Ladenfräulein bringt eine Tasse Kaffee.

Der Invalide unten auf dem Asphalt rappelt sich halb hoch, trinkt den Kaffee aus dem chinesischen Täßchen und kaut süßes Gebäck.

»Wie auf dem Kirchplatz«, murmelt er schluchzend und helle Tränen vergießend. »Wie ein Bettler, Herrgott, wie wenn hier Zirkus wäre . . .«

Die Dame bittet uns zu gehen. Die Dame appelliert an unser Taktgefühl. Der Invalide sackt wieder zur Seite. Das ausgestreckte Bein schnellt hoch wie bei einem Hampelmann.

Da hält eine Kutsche am Bürgersteig. Ihr entsteigen ein Matrose und ein blauäugiges Mädchen in weißen Strümpfen und Wildlederschuhen. Mit beschwingter Geste drückt sie einen Blumenstrauß an die Brust.

Der Matrose steht spreizbeinig am Zaun. Der Invalide reckt zittrig den Hals und betrachtet zaghaft den nackten Hals des Matrosen, das wellige Haar, das Gesicht — puderfleckig, betrunken, frohgelaunt.

Der Matrose zieht bedächtig das Portemonnaie heraus und wirft einen Vierzigrubelschein in die Mütze. Der Junge grabscht danach mit schwarzen ungelenken Fingern und hebt die wäßrigen, hündischen Augen zum Matrosen.

Der schwankt auf seinen langen Beinen, tritt einen Schritt zurück und zwinkert dem Liegenden zu — verschmitzt und warmherzig.

Feuerrote Haare sind am Himmel entbrannt. Idiotisches Grinsen öffnet die Lippen des Liegenden, wir hören kläffendes heiseres Lachen, aus dem Mund des Jungen schlägt uns schwerer, stinkender Schnapsgeruch entgegen.

»Bleib liegen, Kumpel«, sagt der Matrose, »bleib liegen . . .«

Frühling auf dem Newski, es ist warm und hell. Der breite Rücken des Matrosen entfernt sich langsam. Das blauäugige Mädchen, an seine rundliche Schulter geschmiegt, lächelt still. Der Krüppel rutscht auf dem Asphalt umher, geschüttelt von stoßweisem, glücklichem und hirnlosem Gelächter.

Übersetzt von Ilse Tschörtner

Seine Heiligkeit der Patriarch

Vor zwei Wochen empfing der Moskauer Patriarch Tichon eine Delegation der Gemeinderäte, der geistlichen Akademie und der religionsfördernden Gesellschaften.

Die Delegationsmitglieder — Mönche, Popen und Laien — hielten Reden. Ich habe diese Reden mitgeschrieben, hier sind sie:

»Der Sozialismus ist die Religion erdverhafteter Schweine.«

»Dunkles Gesindel vagabundiert durch Stadt und Land, Brandstätten qualmen, Blut wird vergossen, das Blut der für den Glauben Hingemordeten. Man erzählt uns was von Sozialismus. Wir antworten: Räuberei, Zerrüttung Rußlands, Herausforderung der unvergänglichen, heiligen Kirche.«

»Zweifelhaftes Volk proklamiert Gleichheit und Brüderlichkeit. All diese Losungen wurden beim Christentum heimtückisch gestohlen und böswillig in höchstem, schändlichstem Grade entstellt.«

Krausköpfige Popen, schwarzbärtige Kirchenälteste, fettleibige, kurzatmige Generale und kleine Mädchen in weißen Kleidern defilieren eilig vorüber.

Sie fallen nieder, recken die Münder zum huldvollen Stiefel, den die wogende Seide des zartvioletten Ornats bedeckt, ergreifen die Greisenhand und finden nicht die Kraft, sich von den bläulichen, welken Fingern zu lösen.

Der Patriarch sitzt auf einem vergoldeten Stuhl. Um ihn scharen sich Erzbischöfe, Bischöfe, Archimandriten und Klosterbrüder. Weiße Blütenblätter liegen in der Seide seiner Ärmel. Tische und Läufer sind blumenbestreut.

Laut und vernehmlich, wonnevoll artikulieren die Generalslippen die Titel — Eure Heiligkeit, gottgefälliger Herrscher, Zar der Kirche. Nach dem Brauch der alten Zeit verneigen sie sich vor dem Patriarchen bis zum Boden, ihre Hände berühren schwerfällig den Teppich. Verstohlen und streng achten die Mönche auf den richtigen Ablauf der Huldigung, lassen mit gravitätischem Ernst die Delegationen ein.

Die Leute heben die zitternden Hälse. In der Menge schwitzender, Hitze ausdünstender Leiber stehend, stimmen sie Choräle an. Lautlos, ihre über den Stiefeln aufflatternden Ornate zusammenraffend, schwärmen die Kirchenväterchen nach rechts und links.

Der goldene Stuhl ist von runden Popenrücken verdeckt. Uralte Müdigkeit liegt auf den feinen Gesichtsrunzeln des Patriarchen, betont das Wachsgelb der leicht bebenden, mit spärlichem Silberhaar bewachsenen Wangen.

Eherne Stimmen dröhnen in penetranter Inbrunst. Hemmungslos bricht sich ekstatische Redseligkeit Bahn. Man eilt zum Archimandritenpodest, beugt eilfertig die breiten Rükken. Zusehends wachsend, umgibt eine schwarze Mauer den gepriesenen Stuhl. Das weiße Knäuel ist vor gierigen Blikken abgeschirmt. Eine gellende Stimme peinigt das Ohr mit ungehalten herausgestoßenen Worten:

»Die Wiedergeburt des Moskauer Patriarchats ist das erste Zeichen des aus der Asche auferstehenden Russischen Staates. Die Kirche glaubt, daß ihre treuen Söhne, im Namen des Herrn geleitet von Seiner Heiligkeit dem Patriarchen von Moskau und ganz Rußland Tichon, die Maske vom blutbesudelten Antlitz des Vaterlands reißen werden.

Wie in früheren Zeiten schweren Ungemachs hebt Rußland den qualerfüllten Blick hoffend zum einzig rechtmäßigen Herrscher, der in den Tagen der Unordnung die Kreuzeslast auf seine Schultern nimmt, die versprengten Tempel der Gläubigen zu einen . . .«

Ehern dröhnen die Stimmen. Ohne den Kopf zu neigen, aufrecht und welk, starren Auges, blickt der Patriarch auf die Sprecher. Er hört zu — mit dem Gleichmut und der Aufmerksamkeit des Verurteilten.

Um die Ecke, alle viere zum Himmel gereckt, liegt ein verendetes Pferd.

Der Abend ist rot.

Die Straße schweigsam.

Zwischen den glatten Häusern wölken orangefarbene Hitzeschwaden.

Vor dem Kirchenportal liegen die Leiber schlafender Krüppel. Ein runzliger Beamter kaut Haferfladen. Die Blinden in der Menge, die sich um die Kathedrale drängt, singen näselnd. Ein ausgemergeltes Weib liegt vor dem Himbeerglanz einer Ikone im Staub. Ein einarmiger Soldat, blicklos vor sich hin starrend, murmelt Gebete zur Muttergottes. Er hebt verstohlen die Hand, schiebt die Ikone auf und klaubt mit schnellem Griff die Fünfzigkopekenstücke heraus.

Zwei Bettlerinnen schmiegen die greisen Gesichter an das farbige Gemäuer der Kathedrale.

Ich höre ihr Flüstern.

»Man wartet, bis er herauskommt. Andacht ist heut keine. Der Patriarch und alle Bruderschaften in der Kirche versammelt. Beratung heut. Über das Volk.«

Die geschwollenen Beine der Bettlerinnen sind mit roten Lappen umwickelt. Weiße Tränen quellen aus blutroten Lidern.

Ich stelle mich neben den Beamten. Er kaut, ohne den Blick zu heben, in den Winkeln der violetten Lippen suppt Speichel.

Schwer schlagen die Glocken. Die Menschen stehen an die Mauer gedrängt und schweigen.

Übersetzt von Ilse Tschörtner

Auf dem Schloßplatz

Ein schmalhändiger Italiener, alt, kahlköpfig und bebend vor Kälte, hastete über die Bretterbühne und stieß einen Pfiff durch die Finger zum Himmel. Über ihm schlingerten mit Motorengebrumm zwei Flugzeuge. Aus der dämmrigen Höhe winkten die Piloten der rasierten Glatze des Signor Antonio. Die Menge schrie »Hurra!«

Signor Antonio hüpfte über die Bretter, die mit rotem Tuch bespannt waren, warf den Sternen eine Kußhand zu und kreischte, umgeben von brüllenden Jungen:

»Die ›Barynja‹* möchtest du? Die Marseillaise?«

Und er pfiff tänzelnd die Marseillaise.

Das geschah auf dem Schloßplatz, neben der Siegesstatue vor dem Winterpalais. Angesteckt von den orangefarbenen, gelben und roten Tüchern, schlugen Zauberer auf der Bühne Purzelbäume und flackerten zitternd Fackeln auf, von der sicheren Hand eines Jongleurs geworfen.

Über der Newa schossen Leuchtraketen hoch. Das schwarze Wasser flammte im Purpurlicht, neben uns dröhnten Kanonen, alarmierend wie eine feindliche Kanonade.

»Herr Biene«, hörte ich hinter mir die besonnene Stimme eines Deutschen, »1912 in Heidelberg bei der Namenstagsfeier für den Herzog von Baden haben wir nichts dergleichen gesehen.«

»Oh«, antwortete hinter mir Herrn Bienes Stimme dumpf und verächtlich. »Der Großherzog von Baden ist, mit Respekt zu sprechen, ein Schuft.«

Neben der Siegesstatue wurden die mit rotem Tuch verkleideten Laternen angezündet. Ich ging zur Newa. An der Nikolai-Brücke stand auf dem Beobachtungsturm eines Torpedobootes bei dem Scheinwerfer ein Matrose mit pomadisiertem glänzenden Haar.

»Auf mich, Onkel«, brüllten die Jungen von der Uferpromenade.

Der Matrose drehte den Lichtstrahl auf einen rothaarigen Lausebengel mit grünen Sommersprossen und tauchte ihn in unerträgliches Licht.

»Auf die Festung, Onkel, zum Himmel . . .«

Der Strahl, heftig wie ein Schuß, zitterte am Himmel und verlor sich als leuchtender Punkt im Nebel.

Da trat ein dickbäuchiger Alter in schokoladenbraunem Mantel und Melone herzu, begleitet von einer knochigen

* Die »Barynja« ist ein Schützengrabenlied, das konkrete Revolutionserfahrungen verarbeitet.

Alten und zwei flachbrüstigen Töchtern in gestärkten Kleidern.

»Genosse«, erklärte der Alte, »da wir aus Luga hergereist sind, wär es wünschenswert, wie man so sagt, nichts zu verpassen . . .«

Der Scheinwerfer des Torpedobootes der Baltischen Flotte Nummer soundso kroch von der Peter-Pauls-Festung zu dem aus Luga Hergereisten, bohrte sich in seinen Bauch, der von dem schokoladenbraunen Mantel bedeckt war, und hüllte die beiden flachbrüstigen Töchter in Glanz, umgab die beiden Köpfe mit einem Heiligenschein.

Übersetzt von Werner Rode

Konzert in Katharinenstadt

Gemächlich betritt Windermeier das Podium inmitten der Schenke.

Er ist blind. Sein dösiger Sohn gibt ihm die mit dunkler Bronze beschlagene Harmonika. Wir hören ein Tirolerlied.

Ich sitze am Fenster. Auf dem Marktplatz verlischt der Tag. Pastor Kuhlberg kommt nachdenklich, mit gesenktem Kopf aus der evangelischen Kirche. Über die festgestampfte Erde wogen die leichten Wellen einer geheimnisvollen Menge.

Der irre Gottlieb drückt sich an der Theke herum, beim Wirt. Sein Richard-Wagner-Gesicht ist von semmelblondem und feierlich grauem Haar umrahmt. Auf dem gemarterten schmächtigen Körper des schon lange Geistesschwachen sitzt ein verachteter, schwerer Kopf.

Windermeier ist fertig mit dem Tirolerlied. In der Hand hält er das Evangelium für Blinde.

»Windermeier, spielen Sie das Lied der Heidelberger Studenten.«

Zwei geweitete, weiße Pupillen hängen in der Dämmerung. Sie ähneln den starren Augen eines erblindeten Vogels.

»Die jungen Leute eröffnen heute den Marx-Klub, Diesenhof macht seine Schenke dicht.«

»Was werden Sie nun anfangen, Windermeier?«

»Ich war zweiundfünfzig Jahre nicht in der Heimat, ich geh nach Tübingen zurück.«

Vor zwei Wochen bin ich mit ungewöhnlichen Leuten nach Katharinenstadt gekommen, mit Krüppeln. In Petersburg haben wir aus Invaliden eine Abteilung gebildet und sind zur Getreidebeschaffung ins Wolgagebiet aufgebrochen.

Jetzt sehe ich sie durch das Fenster mit ihren Holzbeinen über den Marktplatz bumsen. Sie haben sich herausgeputzt mit spiegelblanken Stiefeln und ihre Georgskreuze angelegt. Der Sowjet der Arbeiterdeputierten von Katharinenstadt eröffnet heute seinen ersten Klub und gibt zu Ehren der Armen und Befreiten einen Ball.

Die Krüppel verteilen sich über die Schenken. Sie bestellen Buletten, jede faustgroß, und schlagen die Zähne in das Weißbrot mit der rotbraunen Kruste. Auf den Tischen dampfen Schüsseln mit heißen, knusprigen Bratkartoffeln, von den zitternden Kinnladen triefen schwere, gelbe Fetttropfen.

Die Bauern der Umgebung ruft Glockengeläut zur Feier. In der dichter werdenden Finsternis, die Sterne leuchten schon auf, sind die krummen Kirchendiener auf den hohen Glockentürmen kaum noch zu sehen; die kahlen Schädel zwischen die knochigen Schultern gezogen, hängen sie an den schwingenden Seilen. Von Dunkelheit umflossen, hämmern sie mit den Kupferklöppeln pausenlos auf die Katharinenstädter Glocken.

Ich hab Müllers und Bauers gesehen, die heute früh aus der Umgebung zur Kirche gekommen sind. Jetzt sitzen sie auf dem Marktplatz, blauäugig, schweigsam, runzlig, von der Arbeit gebeugt. In keiner Pfeife erlischt die schwache

Glut, die alten Frauen und die flachsblonden Mädelchen hocken unbeweglich auf den Bänken.

Das Klubhaus liegt auf der anderen Seite des Platzes. In den Fenstern brennt Licht. Den Toren nähert sich langsam Kavallerie auf kirgisischen Pferden. Die Pferde stammen von den bei Uralsk getöteten Offizieren. Die Soldaten tragen an der Seite Krummsäbel, den Kopf bedecken breitkrempige graue Hüte mit herabhängenden roten Bändern.

Aus dem Haus des Sowjets treten die Kommissare — deutsche Handwerker aus den Dörfern mit roten Schals um den Hals. Barhäuptig schreiten sie über den Platz und nähern sich dem Klub. Durch die erleuchteten Fenster sehen wir die grün umkränzten Porträts von Marx und Lenin. Genosse Tietz, der Vorsitzende, ein ehemaliger Schlosser, schreitet im schwarzen Gehrock den Kommissaren voran.

Der Klang der Glocken bricht ab, die Herzen erbeben. Pastor Kuhlberg und Pater Ulm stehen vor der Muttergottesfigur neben der katholischen Kirche. Ein Soldatenorchester spielt laut und falsch die herrlichen Takte der Internationale. Genosse Tietz betritt die Tribüne. Er wird eine Rede halten.

Die gebeugten Deutschen auf den Bänken erstarren. In jeder Pfeife glimmt schwache Glut.

Über unseren Köpfen leuchten die Sterne. Mondlicht liegt über der Wolga.

Heute nacht erhält Windermeier seinen Lohn. Die mit dunkler Bronze beschlagene Harmonika liegt unbeachtet da. Diesenhof zählt das Geld ab.

Der Irre mit dem Wagner-Gesicht, im verschlissenen Rock, schläft, die hohe gelbe Stirn auf der Theke. Zweiundzwanzig Jahre hat er sich von Diesenhofs Brosamen ernährt.

Der Sohn des Blinden zählt das Geld nach, das der Vater vom Wirt erhalten hat.

Die dicken Dochte der Petroleumlampen im Klub brennen immer heller, die Flammen flackern im Tabaksqualm.

»Man erzählt sich, Diesenhof, du machst deinen Laden dicht?« fragt den Alten ein Deutscher, der von der Straße hereingekommen ist.

»Für wen soll ich die Schenke offenhalten?« murmelt Diesenhof abschätzig, ohne sich umzudrehen. »Die Läger sind leer, kein Handel mehr, die guten Gäste hat man verjagt. Da komm ich nicht weit, Gustav. Da drüben, sagt man, sei was los . . .«

»Und Windmeier?«

»Der fährt nach Tübingen, sich ausruhen.«

»Blödsinn! Wart mal, Windermeier, ich sprech mit Tietz. Du spielst im Klub.«

Gustav geht. Wir sehen, wie er die Treppe hinaufsteigt und seine hohe Gestalt im Saal auftaucht. Er nimmt Tietz beiseite, sie stehen an der Wand und unterhalten sich.

Der Blinde wartet, die feingliedrigen Finger auf die Harmonika gelegt, in der leeren Schenke. Ich sitze noch immer am Fenster. Auf der Theke leuchtet matt die stolze, leere Stirn des schlafenden Gottlieb. Einer der Kommissare steht händefuchtelnd auf der Tribüne und hält dem Volk eine Rede.

Übersetzt von Werner Rode

PETERSBURGER TAGEBUCH

Ein Abend bei der Kaiserin

In der Tasche Lachskaviar und ein Pfund Brot. Über dem Kopf kein Dach. Ich stehe auf der Anitschkow-Brücke, an Klodts Pferde gelehnt. Gedunsen zieht der Abend von der Morskaja herauf. Über dem Newski-Prospekt geistern orangefarbene Wattelichter.

Ich brauche ein Obdach. Der Hunger sägt an mir wie ein ungelenker Junge an der Geigensaite. Ich durchforsche mein Gedächtnis nach Wohnungen, die von Bourgeois verlassen wurden. Das Anitschkow-Palais taucht vor mir auf in seiner ganzen langgestreckten Kolossalität. Da ist es, das Obdach.

Kein Kunststück, unbemerkt durch die Vorhalle zu schlüpfen. Das Palais ist leer. In einem Nebengelaß knistert bedächtig eine Maus. Ich bin in der Bibliothek der Kaiserinwitwe Maria Fjodorowna.* Ein alter Deutscher steht mitten im Raum und stopft sich Watte in die Ohren. Er ist im Begriff wegzugehen. Das Glück küßt mich auf die Lippen. Den Deutschen kenne ich. Ich habe ihm einst kostenlos eine Erklärung über den Verlust des Personalausweises getippt. Der Deutsche gehört mir samt seinem ehrlichen und welken Eingeweide. Wir einigen uns, daß ich in der Bibliothek auf Lunatscharski warte, denn es soll partout Lunatscharski sein, den ich brauche.

* Maria Fjodorowna, gebürtige Prinzessin Dagmar von Dänemark, Frau des Zaren Alexander III., Mutter Nikolaus' II.

Die melodisch tickende Uhr hat den Deutschen aus dem Zimmer vertrieben. Ich bin allein. Kristallkugeln lodern über mir in gelbseidenem Licht. Aus den Röhren der Dampfheizung strömt unbeschreibliche Wärme. Tiefe Diwane betten meinen durchfrorenen Körper in Ruhe.

Eine flüchtige Durchsuchung zeitigt Früchte. Ich entdecke im Kamin Kartoffelauflauf, einen Kochtopf, eine Prise Tee und Zucker. Und da: Ein Spirituskocher streckt seine bläuliche Zunge heraus. An diesem Abend habe ich wie ein Mensch gegessen. Über das geschnitzte chinesische Tischchen, über seinen glänzenden alten Lack, breitete ich die feinste Serviette. Zu jedem Bissen des rauhen Rationsbrotes nahm ich einen Schluck von dem dampfenden süßen Tee, der in die Facetten des Glasrandes Korallensterne wob. Der Samt der Sitze streichelte mit weichen Händen meine mageren Hüften. Vor dem Fenster legten sich flauschige Schneekristalle auf den froststarren Petersburger Granit.

Das Licht überrieselte in zitronengelben Säulen die warmen Wände, berührte die Rücken der Bücher, und sie erwiderten es mit aufschimmerndem blauem Gold.

Die Bücher, ihre verwesenden und duftenden Seiten, sie entführten mich ins ferne Dänemark. Vor mehr als einem halben Jahrhundert waren sie der jungen Prinzessin geschenkt worden, die sich aus ihrem kleinen und keuschen Land in das grimmige Rußland begab. Auf den Blättern strenger Titel verabschiedeten sich von der Prinzessin in drei schrägen verblichenen Tintenzeilen Hofdamen, die sie erzogen hatten, und Freundinnen aus Kopenhagen — Töchter von Staatsräten —, Lehrer, pergamentene Lyzeumsprofessoren, der Königvater und die Königinmutter, die weinende Mutter. Lange Regale, darin kleine dickleibige Bücher mit schwarz gewordenem Goldschnitt, tintenbeschmierte Kinderevangelien mit schüchternen Klecksen und unbeholfenen, selbstverfaßten Bitten an den Herrn Jesus, Ausgaben von Lamartine und Chenier, in Saffian gebunden, mit gepreßten Blumen, zu Staub zerfallend. Ich blättere die dünnen Seiten durch, die das Vergessen überdauert haben, und vor mir ersteht das Bild des fremden Landes, ein Reigen ungewöhnlicher Tage: niedrige Zäune um königliche Gärten, Tau auf englischem Rasen, schläfrige smaragdene Kanäle und ein baumlanger König mit schokoladenbraunem Backenbart, friedliches Glockengeläut von der Schloßkirche und vielleicht die Liebe, eine Mädchenliebe, hastiges Geflüster in düsteren Sälen.

Die kleine Frau mit dem welken Pudergesicht, die durchtriebene, von unverwüstlicher Machtgier besessene Intrigantin, das rasende Weibchen mitten unter Preobrashenski-Grenadieren, die gnadenlose, aber fürsorgliche Mutter, die von der Deutschen* zertreten wurde — Kaiserin Maria Fjodorowna entrollte vor mir die Bulle ihres dumpfen und langen Lebens.

Erst spätabends riß ich mich von der kläglichen, ergreifenden Chronik los, von den Gespenstern mit den blutigen Schädeln. Unter der verschnörkelten braunen Decke loderten nach wie vor ruhig die Kristallkugeln voll wirbelndem Staub. Neben meinen zerrissenen Schuhen erstarrten auf blauen Teppichen bleierne Pfützen. Müde von der Arbeit meines Gehirns und der warmen Stille, schlief ich ein.

Nachts schlich ich über das matt glänzende Parkett der Korridore zum Ausgang. Das Arbeitszimmer Alexanders III. — ein hoher Kasten mit vernagelten Fenstern, die auf den Newski gehen. Die Gemächer von Michail Alexandrowitsch** — das lustige Domizil eines gebildeten Offiziers, der Gymnastik treibt; die Wände bespannt mit hellem, zartrosa gemustertem Stoff, auf niedrigen Kaminen Porzellannippes im naiven und schwülstigen Stil des siebzehnten Jahrhunderts.

An eine Säule gelehnt, wartete ich lange, bis der letzte Lakai eingeschlafen war. Seine runzligen, altgewohnt glattrasierten Wangen hingen herab, die Laterne vergoldete matt seine geneigte hohe Stirn.

---

* »Die Deutsche« nannte man verächtlich Nikolaus' II. Frau Alexandra, gebürtige Prinzessin Alice von Hessen.

** Bruder Nikolaus' II.

Gegen ein Uhr morgens war ich auf der Straße. Der Newski nahm mich in seinen schlaflosen Schoß auf. Ich ging zum Schlafen auf den Nikolai-Bahnhof. Jene, die von hier geflüchtet sind, sollen wissen, daß es in Petersburg Orte gibt, wo ein obdachloser Dichter seinen Abend verbringen kann.

Übersetzt von Larissa Robiné

Der Chinese

Unerbittliche Nacht. Peitschender Wind. Leichenfinger tasten über die vereisten Därme Petersburgs. Blutrote Apotheken erkalten an den Ecken. Dem Pharmazeuten ist der gestriegelte kleine Kopf zur Seite gesunken. Der Frost hat der Apotheke ans violette Herz gegriffen. Und das Herz der Apotheke steht still.

Kein Mensch auf dem Newski. Tintenblasen platzen am Himmel. Zwei Uhr nachts. Aus. Unerbittliche Nacht.

Eine Nutte und ein Individuum sitzen auf dem Geländer beim Café »Bristol«. Zwei wehleidige Rücken. Zwei verfrorene Krähen auf kahlem Strauch.

». . . Wenn ihr schon durch Satanswillen den verblichenen Imperator beerbt, dann führt auch die Volksmassen an, ihr Muttermörder . . . Aber daraus wird nichts . . . Die halten sich durch die Litauer, und die Litauer, das sind Mongolen, Glafira!«

Dem Individuum hängen an beiden Seiten die Backen runter wie Trödlersäcke. Dem Individuum spielen verwundete Kater in den fuchsigen Pupillen.

»Um Christi willen, Aristarch Terentjitsch, gehen Sie schon in die Nadeshdinskaja-Straße. Wenn ich mit einem Mann bin, wer soll mich da anreden?«

Ein Chinese in Lederzeug geht vorüber. Er hebt einen Laib Brot über den Kopf. Mit dem blauen Fingernagel zeichnet er eine Linie auf der Kruste. Ein Pfund. Glafira hebt zwei Finger. Zwei Pfund.

Tausend Sägen stöhnen im knochenharten Schnee des Gäßchens. Ein Stern glitzert im tintenschwarzen Firmament.

Der Chinese ist stehengeblieben und murmelt durch gepreßte Zähne:

»Du schmutzig, hä?«

»Ganz sauber bin ich, Genosse.«

»Ein Pfund.«

In der Nadeshdinskaja-Straße leuchten Aristarchs Pupillen auf.

»Schatz«, sagt die Nutte heiser, »der da ist mein Taufvater, er wohnt bei mir . . . Erlaubst du ihm, an der Wand zu schlafen?«

Der Chinese nickt bedächtig. O weise Würde des Orients!

»Aristarch Terentjitsch!« ruft die Nutte lässig und schmiegt sich an die gleitsame Lederschulter. »Mein Bekannter lassen Sie bitten, ihm Gesellschaft zu leisten.«

Das Individuum ist vollends zum Leben erwacht.

»Aus Gründen der höheren Gewalt zur Zeit ohne Beschäftigung«, flüstert er und bewegt die Schultern. »Meine Vergangenheit war allerdings mit einigem ausgefüllt. Genau. Es ist mir eine Ehre — Scheremetjew.«

Im Hotel gab man ihnen Schnaps und verlangte kein Geld.

Spät nachts kroch der Chinese aus dem Bett und ging in die Dunkelheit.

»Wo willst du hin?« krächzte Glafira, indes sie die Beine aneinanderrieb. Unter ihrem Rücken hatte sich ein Schweißfleck gebildet.

Der Chinese trat zu Aristarch, der auf dem Fußboden beim Handwaschtopf schnarchte. Er berührte den Alten an der Schulter und wies mit dem Blick auf Glafira.

»Warum nicht, Wassjuk«, lispelte Aristarch vom Fußboden, »gewiß doch«, und trippelte zum Bett.

»Verschwinde, du Hund«, sagte Glafira, »dein Chinese hat mich getötet.«

»Sie gehorcht nicht, Wassjuk«, rief Aristarch eilig, »du hast's ihr befohlen, aber sie gehorcht nicht.«

»Wir Freunde«, sagte der Chinese. »Er dürfen. Ach, du Luder.«

»Sie sind alt, Aristarch Terentjitsch«, flüsterte das Mädchen, indes sie dem Alten neben sich Platz machte. »Was wissen Sie schon?«

Punkt.

Übersetzt von Thomas Reschke

RADIERUNGEN

Bagrat-ogly und die Augen seines Ochsen

Am Straßenrand sah ich einen Ochsen von auffallender Schönheit.

Ein Junge stand über ihn gebeugt und weinte.

»Es ist Bagrat-ogly«, sagte der Schlangenbeschwörer, der neben ihm sein dürftiges Mahl einnahm. »Bagrat-ogly, Kjasims Sohn.«

Ich sagte: »Er ist so schön wie zwölf Monde.«

Der Schlangenbeschwörer sagte:

»Der grüne Prophetenüberwurf kann Kjasims trotziges Kinn nie verhüllen. Er war ein Hallodri, der seinem Sohn bloß eine Bettlerhütte, fette Frauen und einen einmaligen Jungstier hinterließ. Aber Allah ist groß . . .«

»Allah il Allah«, sagte ich.

»Allah ist groß«, wiederholte der Alte und setzte den Korb mit den Schlangen zu Boden. »Der Stier ist aufgewachsen und ist der stärkste Bulle von Anatolien geworden. Memedchan, der Nachbar, der krank war vor Neid, hat ihn heute nacht kastriert. Keiner wird nun mehr brünstige Kühe zu Bagrat-ogly bringen. Keiner wird Bagrat-ogly mehr hundert Piaster zahlen für die Liebe seines Stiers. Er ist nun ein Bettler, der Bagrat-ogly. Darum heult er am Straßenrand.«

Das Schweigen der Berge breitete lila Fahnen über sie. Auf den Graten leuchtete Schnee. Dem verstümmelten Stier rann das Blut die Beine hinab und versiedete im Gras. Als ich ihn stöhnen hörte, schaute ich ihm in die Augen und las darin den Tod des Tieres und meinen eigenen Tod, und ich fiel zu Boden in maßlosem Schmerz.

»Fremder«, rief da der Junge, und sein Gesicht war rosig wie Frühlicht, »du krümmst dich, und Schaum sprüht in deinen Mundwinkeln. Die Fallsucht umstrickt dich mit ihren Krämpfen.«

»Bagrat-ogly«, antwortete ich, völlig von Kräften, »ich sah in den Augen deines Ochsen den ewig wachen Haß unserer Nachbarn, der Memed-chans, lodern. Ich sah in ihrer feuchten Tiefe einen Spiegel, in dem der helle Verrat unserer Nachbarn glüht. Meine sinnlos gemordete Jugend sah ich in den Ochsenaugen und meine Reife, die sich durch die Dornenhecke des Gleichmuts gekämpft hat. Die Wege Syriens, Arabiens und Kurdistans, die ich dreimal durchwandert habe, sehe ich in den Augen deines Ochsen, o Bagrat-ogly, und ihr endloser Sand nimmt mir alle Hoffnung. In den Augenhöhlen deines Ochsen kriecht der Haß aller Welt zusammen. Fliehe vor dem Grimm unserer Nachbarn, der Memed-chans, o Bagrat-ogly! Laß den alten Schlangenbeschwörer den Schlangenkorb schultern und mit dir flüchten.«

Weit in die Schlucht hinein stöhnend, erhob ich mich auf die Füße. Ich atmete das Aroma der Eukalypten ein und ging meiner Wege. Vielköpfiges Frühlicht flog über die Berge hin, wie tausend Schwäne. Die Bucht von Trapezunt blinkte fern im Stahl ihrer Wasser. Ich sah das Meer und die gelben Borde der Feluken. Auf den byzantinischen Mauerruinen glitzerte die Frische der Gräser. Vor meinen Augen entfalteten sich Trapezunts Basare und Trapezunts Teppiche. Ein junger Mann aus den Bergen begegnete mir an der Kehre stadteinwärts. Auf seiner vorgestreckten Hand saß ein Lerchenfalke mit eingeschmiedeter Klaue. Federnden Ganges kam der Bergler daher. Die Sonne stieg über unsern Köpfen auf. Unverhoffte Ruhe fiel in meine Vagabundenseele.

Übersetzt von Harry Burck

Das Märchen vom Weib

Es war einmal ein Weib, Xenia geheißen. Dick die Brust, rund die Schultern, blau die Augen. So eine war das. Uns beiden, Ihnen und mir, gewünscht!

Ihr Ehemann war im Krieg gefallen. Drei Jahre hatte sie ohne Mann gelebt und bei reichen Herrschaften gedient. Dreimal am Tag wünschten die Herrschaften, warm zu speisen. Nicht mit Holz wurde geheizt, nein, mit Kohle. Von den Kohlen wurde es unerträglich heiß, in den Kohlen glommen Feuerrosen.

Drei Jahre hatte das Weib für die Herrschaften gekocht und sich die Kerls vom Leibe gehalten. Aber wo sollte sie mit der pudschweren Brust hin? Na sehen Sie!

Im vierten Jahr geht sie zum Doktor und sagt:

»Der Kopf ist mir schwer: Bald lodert's wie Feuer, bald wird mir ganz schwach.«

Da wird der Doktor ihr doch antworten:

»Laufen bei euch zuwenig Burschen rum? Ach du, Weib!«

»Ich trau mich nicht«, wispert Xenia, »bin zu zart von Gefühl.«

Das stimmt, zartfühlend ist sie. In ihren blauen Augen glitzert eine bittere Träne.

Die alte Morosowsche hat sich geschwind der Sache angenommen.

Die alte Morosowsche betreut die ganze Straße als Wehmutter und weise Frau. Solche gehen nicht eben zimperlich mit einem Frauenleib um. Sie kuppeln die Paare, was weiter geschieht, kümmert sie wenig.

»Ich«, sagt sie, »werd dich versorgen, Xenia. Die trockne Erde ist rissig geworden. Braucht Gottes Regentropfen. Im Weib muß es gären, feucht und rüchig.«

Und sie brachte einen an. Valentin Iwanowitsch hieß er. Schön war er nicht, aber phantasiebegabt, konnte Lieder machen. Der Körper mickrig, die Haare lang, die Pickel schillerten in allen Regenbogenfarben. Aber brauche Xenia etwa einen Stier? Lieder mache er, und ein Mann sei er — was Besseres finde sie in der ganzen Welt nicht.

An die hundert Plinsen buk das Weib und einen Rosinenkuchen. Drei Federbetten hatte sie aufgelegt, dazu sechs Kissen, alles Daunen — nu mal los, Valentin!

Der Abend reifte heran, die Gesellschaft drängte sich im Kämmerchen hinter der Küche, jedermann trank ein Gläschen. Die Morosowsche, gewichtige Person, hatte ein Seidentüchlein umgelegt.

Valentin führte einzigartige Reden.

»Ach, Xenia, meine Herzensfreundin, einsam und verlassen bin ich auf dieser Welt, ein geschlagener Jüngling. Denken Sie nicht leichtfertig von mir. Es kommt die Nacht mit Sternen und schwarzen Fächern — läßt sich die Seele denn im Gedicht ausdrücken? Ach, zuviel von dieser Schüchternheit hab ich in mir.«

Ein Wort gab das andere. Man trank natürlich zwei volle Flaschen Wodka leer und an Wein sogar drei Flaschen. Ich will ja nichts sagen, aber fünf Rubel sind gut und gern draufgegangen für die Bewirtung!

Mein Valentin kriegte eine richtig braune Röte im Gesicht und sagte schallend Verse auf.

Die Morosowsche erhob sich nunmehr vom Tisch.

»Ich«, sagt sie, »verschwinde jetzt, Xenjuscha, was soll ich hier noch? Zwischen euch wird Liebe sein. Wenn ihr euch hinlegt«, sagt sie, »mußt du ihm die Stiefel ausziehen. Die Männer — da kommst du nie nach mit dem Waschen.«

Der Rausch indessen spielt sein Spiel. Der Valentin zerrt an seinen Haaren, wickelt sie um den Finger.

»Ich«, sagt er, »hab Gesichte. Immer, wenn ich getrunken hab, kommen mir Gesichte. Dich, Xenia, seh ich tot und mit ekelhafter Fratze. Ich geh als Pope hinter deinem Sarg und schwenke das Weihrauchfäßchen.«

Dabei hob er natürlich die Stimme.

Sie aber ist ja nur eine Frau. Versteht sich, daß sie schon wie beiläufig die Bluse aufgeknöpft hat.

»Schrein Sie nicht so, Valentin Iwanowitsch«, flüstert das Weib, »nicht so laut, sonst hören's die Herrschaften.«

Ja, aber wie soll man einen halten, den der große Jammer überkommt?

»Du hast mich rundherum beleidigt«, heult der Valentin und wiegt sich, »ach, die Menschen sind ja so gemein, was die alles wollen, die Seele wollen sie kaufen ... Ich«, sagt er, »bin zwar unehelich geboren, aber doch eines Adligen Sohn ... Kapiert, Köchin?«

»Ich werde Ihnen Zärtlichkeiten erweisen, Valentin Iwanowitsch ...«

»Laß mich!«

Sprang hoch, riß die Tür auf.

»Laß mich. Ich geh hinaus in die weite Welt.«

Aber wo soll er schon hin, der Brave, besoffen, wie er ist? Er fiel aufs Bette, kotzte, mit Verlaub, die Laken voll und entschlief, der arme Gottesknecht.

Schon war die Morosowsche wieder da.

»Da kommt nichts mehr bei raus«, sagte sie, »wir wollen ihn hinaustragen.«

Die beiden Weiber schleppten den Valentin hinaus und legten ihn in den Torweg. Wie sie wieder zurückkamen, stand schon die Gnädige in Haube und pompöser langer Unterhose wartend da, um ihrer Köchin die Leviten zu lesen.

»Du empfängst nächtens Männerbesuch und hurst rum. Morgen früh wirst du gekündigt, und dann verschwinde aus meinem anständigen Haus. Ich«, sagte sie, »habe eine jungfräuliche Tochter in der Familie ...«

Bis zum blauen Morgen heulte das Weib im Kämmerchen und jaulte:

»Oma Morosow, ach, Oma Morosow, was hast du mit mir jungem Weib gemacht? Ich schäm mich so, wie soll ich die Augen heben zu Gottes Welt, und was werd ich in Gottes Welt zu sehen kriegen?«

So heult und wehklagt das Weib, indes sie dasitzt inmitten von Rosinenkuchen, schneeigen Daunenkissen, Ewigen

Lämpchen und Traubenwein. Und ihre warmen Schultern wogen.

»War 'n Reinfall«, antwortet ihr die Morosowsche, »hätten wir man besser den Mitjucha genommen, der is nich so schwierig.«

Schon lief der Morgen an mit seinem Betrieb. Schon gingen die Milchfrauen von Haus zu Haus. Es war ein blauer Morgen mit Rauhreif.

Übersetzt von Thomas Reschke

Die Sünde Jesu

Die Arina lebte als Zimmermädchen bei der Vordertreppe, der Serjoga bei der hinteren als zweiter Hausknecht. Sie hatten was miteinander, die beiden. Zur Herrenfastnacht gebar die Arina dem Serjoga ein Zwillingspaar. Das Wasser strömt, das Sternlein glänzt, die Kerls sind geil. Arina kam neuerlich in Umständ, war rasch im sechsten Monat — rasch vergehen sie bei den Frauensleuten, die Monate. Und der Serjoga mußte unter die Soldaten, das war's. Da knöpft sich Arina ihn vor:

»Auf dich warten, Serjoga, verlohnt mir nicht. Vier Jahr wern wir ausnander sein, derweil kann ich gut und gern drei Kinder kriegen. Dien ich in den Zimmern, muß ich den Rock heben. Wer kommt, is Herr, ob Jude oder sonstwer. Wenn deine Zeit um is, dann is mein Schoß müd, 'ne verbrauchte Frau bin ich. Kann ich's dann noch aufnehmen mit dir?«

»Stimmt schon.« Serjoga wiegte den Kopf.

»Freier gibt's schon hier: Der Trofimytsch ist da, der Lieferant — 'n schlimmer Grobian, und dann der alte Issai Abramytsch, Kirchenältester von Sankt Nikolai, 'n schwächliches Männlein, aber ihr mit eurer mörderischen Kraft, ihr habt mir ja die Seele aus dem Leib gestoßen, wie im

Beichtstuhl red ich, alle Kräfte habt ihr mir ausgesaugt. Heut über drei Monate komm ich in die Wochen, bring das Kleine ins Findelhaus und heirat einen von denen.«

Serjoga hörte sich's an, schnallte den Riemen ab und zog ihn Arina über, erpicht, ihr wacker den Bauch zu geißeln.

»Du«, sagte ihm da die Frau, »hau nicht so sehr auf den Bauch, hast ihn ja selbst gefüllt, du und kein Fremder.«

Da wurde gehauen und gegeißelt, da flossen Männertränen, da floß Weiberblut, allein, es zeigte sich kein Lichtstrahl, kein Ausweg. Ging da die Frau zu Jesus Christus und sprach:

»So und so ist das, Herr Jesus. Ich bin die Arina, Zimmermädchen im ›Madrid und Louvre‹, was auf der Twerskaja is. Dien in den Zimmern, muß den Rock heben. Wer kommt, is Herr, ob Jude oder sonstwer. Wandelt auf Erden dein Sklave, der zweite Hausknecht Serjoga. Hab ihm voriges Jahr zur Herrenfastnacht Zwillinge geboren . . .«

Alles hat sie dem Herrn genau ausgemalt.

»Wenn nun der Serjoga gar nicht erst unter die Soldaten ginge?« sinnierte der Erlöser.

»Da wird ihn wohl der Revierpolizeier hinschleppen.«

»Ja, der Revierpolizeier . . .« Der Heiland senkte sein Haupt. »An ihn habe ich nicht gedacht. Doch höre, und wenn du nun so lange in Keuschheit lebtest?«

»Vier Jahre lang?« antwortete die Frau. »Wenn's nach dir ging, müßten die Leut alle ihr Liebeszeug verkümmern lassen, dir ist's ja altgewohnt, aber wo solln die Menschen dann herkommen? Gib mir 'n vernünftigen Rat.«

Des Herrn Wangen färbten sich rot, die Frau hatte seine wunde Stelle getroffen, allein er schwieg. Sein eignes Ohr kann keiner küssen, das weiß auch ein Gott.

»So höre denn, du Gottesmagd, Jungfrau Arina, du große Sünderin«, verkündete da der Herr in seiner Glorie, »in meinen Himmelsgefilden lungert ein Engelchen rum, Alfred geheißen, der bockt und greint fortwährend: ›Was habt Ihr mich, Herr, schon mit zwanzig zum Engel erhoben, bin ich doch noch ein kräftiger Jüngling.‹ Den gebe ich dir, du gefällige Magd, auf vier Jahre zum Manne, den Engel Alfred. Mag er dein Gebet sein und dein Schirm und dein Liebhaber. Zeugen wird er dir kein Entlein, geschweige ein Kind, denn Wonnigkeit ist viel in ihm, doch keine Ernstlichkeit.«

»So was brauch ich gerad«, flehte die Arina, »denn von den Kerls ihrer Ernstlichkeit duld ich dreimal in zwei Jahr Todesqualen.«

»Wirst süßer Ruh pflegen, Arina, Kind Gottes, das Gebet wird dir leicht sein wie ein Lied. Amen.«

So war's denn beschlossen. Alfred ward herbeigeholt. Ein zartes, schmächtiges Bürschlein mit schmalen himmelblauen Schultern, dahinter zwei Flügel wallten, von rosa Lichtern übersprenkelt wie der Himmel von Tauben. Die Pratzen legte Arina ihm um den Hals, schluchzte vor Rührung, vor Frauenzärtlichkeit.

»Alfreduschko, mein Trostspender, du mein Bräutigam.«

Doch alsdann trug der Herr ihr noch auf, vorm Zubettgehen dem Engel die Flügel zu lösen — sie hingen in Scharnieren wie eine Tür in ihren Angeln —, sie zu lösen und zur Nacht in ein reines Bettuch einzuschlagen, weil ansonsten bei einer heftigen Bewegung ein Flügel zerbrechen könnte, bestand er doch aus lauter Kinderseufzern und nichts anderm.

Ein letztes Mal segnete der Herr ihren Bund; berief dazu den Bischofschor herbei, der hub an zu stimmgewaltigem Sang, doch Zuspeis gab's keine, o nein, das schickt sich dort nicht, und eilig stieg Arina, eng umschlungen mit Alfred, das seidene Strickleiterchen hinab zur Erde.

Sie kamen in die Petrowkastraße, da wollte sie hin, und hier erstand sie für den Alfred (der, nicht genug, daß er keine Unterhosen trug, von Kopf bis Fuß nackicht war) Lackstiefeletten, karierte Trikothosen, ein Jägerhemd und eine taubenblaue Sammetweste.

»Alles übrige«, sprach sie, »finden wir daheim, mein Herzelchen.«

In den Hotelzimmern tat die Arina diesen Tag keinen Dienst, sie hatte sich frei genommen.

Serjoga kam Krach schlagen, doch sie machte ihm nicht auf, sondern sprach durch die Tür:

»Sergej Nifantjitsch, ich seife mir eben die Füß und bitt Sie, sich ohne Krach zu entfernen.«

Kein Wort sagte er und ging. Des Engels Macht hatte bereits zu wirken begonnen.

Ein Abendessen bereitete die Arina gleichwie eine Kaufmannsfrau — ach, teuflischer Ehrgeiz steckte in ihr. Eine große Flasche Wodka, dann noch Wein, dazu Donauheringe mit Kartoffeln und ein Samowar voll Tee. Den Alfred, nachdem er von all diesem irdischen Segen gekostet, warf die Müdigkeit nieder. Alsbald löste ihm Arina die Flügelchen aus den Scharnieren, schlug sie ein, und dann trug sie ihn ins Bette.

Liegt da nun bei ihr auf dem weichen, zerlumpten Sündenpfuhl das schneeweiße Wunder, überirdischer Glanz geht von ihm aus, bleiche und rote Säulen wandeln durchs Zimmer, wiegen sich auf schimmernden Beinen. Und da weint die Arina und freut sich, singt und betet. Unsagbares Glück ist dir widerfahren in diesem irdischen Jammertal, Arina, du Gesegnete unter den Frauen!

Die Wodkaflasche war geleert bis zur Neige. Das tat seine Wirkung. Als der Schlaf über die beiden kam, da zwackte es doch die Arina, sich auf den Alfred zu wälzen mit ihrem glutheißen Sechsmonatsbauch, Serjogas Werk. Zu wenig ist es ihr, mit einem Engel zu schlafen, zu wenig, daß der neben ihr nicht die Wand bespeit, nicht schnarcht, nicht rülpst, zu wenig ist ihr das alles, dem stämmigen Weib, dem unbändigen — jawohl, auch noch den heißen, aufgeschwollenen Wanst soll er ihr heizen. Und da drückt sie den Gottesengel, drückt ihn in trunkenem Taumel, außer sich vor Freude, erdrückt ihn wie ein Neugeborenes, zerquetscht ihn unter sich, bereitet ihm die Todesstunde. Und von den Flügeln, den ins Laken eingeschlagenen, tropfen bleiche Tränen.

Der Morgen graute, die Bäume neigten sich zur Erde herab. In den fernen Wäldern des Nordens ward jede Tanne zum Popen, beugte jede Tanne die Knie.

Wieder steht die Frau vorm Thron des Herrn, breitschultrig, mächtig; die roten Arme halten den entseelten Jüngling.

»Schau her, Herr.«

Das vermochte Jesu sanftmütiges Herz nicht zu ertragen, voller Zorn verfluchte er die Frau:

»So wie es bislang getan ward auf Erden, so werde weiter an dir getan, Arina!«

»Was willst du, Herr«, antwortete ihm die Frau tonlos, »hab ich meinen schweren Körper erschaffen, hab ich den Wodka erfunden, hab ich die dumme, einsame Weiberseele ersonnen?«

»Ich wünsche nicht mit dir zu rechten«, rief da der Herr Jesus aus. »Du hast mir meinen Engel erdrückt, ach, du Abscheuliche.«

Und es fegte ein fauliger Wind die Arina zur Erde hernieder, in die Twerskajastraße, in die ihr aufgebürdeten Hotelzimmer des »Madrid und Louvre«. Da hatte es keine Not mehr. Serjoga durchsoff bereits die letzten Tage vor dem Einrücken. Der Lieferant Trofimytsch, der just aus Kolomna gekommen, sah, wie gesund und rotbäckig Arina war.

»Na, du Dickbauch«, sagte er und so ähnlich.

Auch Issai Abramytsch, das alte Männlein, das von dem Bauch gehört hatte, kam und höhnte.

»Ich«, sagte er, »kann dich nicht gesetzlich zum Weibe nehmen nach dem, was vorgefallen, aber so wie bisher bei dir liegen kann ich.«

Ihm hätte besser angestanden, in der feuchten Mutter Erde zu liegen, kein bißchen anders, allein, auch er besudelte die Seele. Alle kamen sie, wie von der Kette losgerissen — die Küchenjungs, die Kaufleut und die Fremdlinge. Wer Handel treibt, der spielt auch gern.

Hier hat die Geschichte ihr Ende.

Als die Arina gebären sollte, denn drei weitere Monate waren um, da ging sie hinaus auf den Hinterhof bei der Hausknechtswohnung, reckte ihren gewaltig gequollenen Bauch zum Seidenhimmel empor und stieß sinnlose Worte heraus:

»Siehst du, Herr, das ist mein Bauch. Sie trommeln auf ihm rum, als ob Erbsen runterprasseln. Was ist das bloß, ich begreif's nicht. Wieder das alles, Herr, ich will das nicht . . .«

Mit seinen Tränen netzte Jesus die Arina, auf die Knie fiel der Erlöser vor ihr.

»Verzeih mir, Arinuschka, mir sündigem Gott, daß ich das an dir getan.«

»Ich kann dir nicht verzeihen, Jesus Christ«, antwortete die Arina, »ich kann's nicht.«

Übersetzt von Thomas Reschke

AUS DEM TAGEBUCH

Das Ende von St. Hypatius

Gestern war ich im Hypatius-Kloster, und Illarion, der letzte Mönch dort, zeigte mir das Haus der Bojaren Romanow.

Die Moskowiter waren anno 1613 hierhergekommen, um Michail Fjodorowitsch Romanow die Zarenkrone anzutragen.

Ich sah den zertretenen Winkel, wo die Nonne Marfa, die Zarenmutter, ihr Gebet verrichtet hatte, sah ihr düsteres Schlafgemach und den Söller, von dem aus sie den Wolfstreibjagden in den Kostromaer Wäldern zuzuschauen pflegte.

Zusammen mit Illarion ging ich über schneeverwehte morsche Stege, scheuchte die Krähen auf, die in der Bojarenhalle nisteten, und kam zu einer Kirche von unbeschreiblicher Schönheit.

Von Schnee umkränzt, karminrot und lasurblau, lag sie auf dem dunstigen nördlichen Himmel wie ein mit russischen Blumen bemaltes Weibertuch.

Keusch geschwungen waren ihre schlichten Kuppeln, wohlgerundet die kleinen lichtblauen Anbauten und reichgemustert das Gitterwerk ihrer Fenster, das in der Sonne unnützen Glanz verströmte.

In der öden Kirche fand ich das von Iwan dem Schrecklichen gestiftete Eisentor und besah mir die alten Ikonen, die ganze Gruft mit allem Moder eines unbarmherzigen Heiligtums.

Diener des Herrn — besessene nackte Bauern mit verwesten Lenden — krümmten sich an den bröckligen Wänden, neben ihnen die russische Gottesmutter, ein hageres Weib mit gespreizten Knien und Hängebrüsten, die aussahen wie zwei zusätzliche grüne Hände.

Mit der Kälte ihrer toten Leidenschaften umklammerten die alten Ikonen mein leichtfertiges Herz, und nur mit Not rettete ich mich vor diesen entseelten Heiligen.

Ihr Gott lag in der Kirche, starr und sauber, gleichsam ein Leichnam, den man in seinem Hause gewaschen, doch noch nicht bestattet hat.

Vater Illarion strich einsam um seine Toten herum. Er ließ sich nieder aufs linke Knie, nickte ein, kraulte sich den schmutzigen Bart und wurde mir nachgerade lästig.

Da riß ich das Tor Iwans IV. weit auf, lief unter den schwarzen Gewölben hindurch auf den Vorplatz, und mir entgegen schimmerte die in Eisfesseln geschlagene Wolga.

Durch den fallenden Schnee hindurch stieg der Rauch von Kostroma auf; Bauern, umwallt von den gelben Heiligenscheinen der Kälte, fuhren auf Schlitten Mehl, und ihre Pferde schlugen die eisernen Hufe ins Eis.

Auf dem Fluß schnaubten reifbehangen und dampfend die rotbraunen Lastpferde, in den Kiefern zuckten die rötlichen Nordblitze, und die vereisten Hänge heraufgekrochen kamen Menschen, Scharen von Menschen.

Schneidender Wind blies ihnen von der Wolga in den Rücken, und da und dort brachen Frauen in die Schneewehen ein, doch sie kamen immer höher und umzingelten das Kloster wie Kolonnen von Belagerern.

Frauenlachen gellte über die Höhe, Samowarrohre und Waschbütten schaukelten bergan, in den Kurven kreischten die Schlittschuhe der Jungs.

Steinalte Greisinnen zogen ihre Bürde den hohen Berg hinauf, den Berg des heiligen Hypatius, in ihren Schlitten schliefen Säuglinge, am Strick folgten ihnen weiße Ziegen.

»He, ihr da!« schrie ich, als ich sie erblickte, und wich vor dem unerhörten Ansturm zurück. »Ihr kommt doch nicht gar zur Nonne Marfa, ihrem Sohn Michail Romanow die Zarenkrone anzutragen?«

»Scher dich weg!« antwortete mir ein Weib und trat vor. »Was bändelst du mit uns an? Sollen wir dir vielleicht Kinder gebären, he?«

Sie spannte sich wieder vor den Schlitten und zog ihn in den Klosterhof, wobei sie ums Haar den verdatterten Vater Illarion umgerissen hätte. Mitten hinein in die Wiege der Moskauer Zaren zog sie ihre Waschbütten, ihre Gänse, ihr trichterloses Grammophon und erhob, nachdem sie sich als eine gewisse Sawitschewa vorgestellt hatte, Anspruch auf die Wohnung Nr. 19 in den erzbischöflichen Gemächern.

Zu meinem Erstaunen erhielt sie diese Wohnung, und auch die andern wurden alle untergebracht.

Man erklärte mir, daß der Textilarbeiterverband in dem ausgebrannten Gebäudeteil vierzig Wohnungen für die Arbeiter der Vereinigten Flachsmanufaktur Kostroma hergerichtet habe und daß heute die Übersiedlung ins Kloster vonstatten gehe.

Vater Illarion stand im Tor und zählte die Ziegen und Umsiedler, dann rief er mich zum Teetrinken und stellte schweigend Tassen auf den Tisch, die er auf dem Hof gestohlen hatte, als das Hausgerät der Bojaren ins Museum abtransportiert wurde.

Wir tranken aus diesen Tassen Tee, bis uns der Schweiß ausbrach; vor uns tappten nackte Weiberfüße auf den Fensterbrettern umher: Die Frauen putzen die Fenster im neuen Heim.

Dann stieg wie auf Verabredung aus allen Schornsteinen Rauch empor, ein Gockel flog auf den Grabhügel des Abtes Sioni und krähte los, eine Harmonika stimmte quäkend eine zarte Weise an, und ein fremdes altes Weiblein im Bauernrock steckte den Kopf in Vater Illarions Zelle und bat, ihr eine Prise Salz für die Kohlsuppe zu borgen.

Es war schon Abend, als das Weiblein zu uns kam. Purpurwolken blähten sich über der Wolga, das Thermometer an der Außenwand zeigte vierzig Grad unter Null, über den Fluß zuckten mit verlöschender Kraft riesige Lagerfeuer — dennoch kletterte ein unerschrockener Bursche die vereiste

Leiter hoch zum Querbalken überm Tor, kletterte hoch, um dort ein nichtiges Laternchen aufzuhängen und ein Schild, auf das viele Buchstaben gemalt waren: UdSSR und RSFSR, ferner das Zeichen des Textilarbeiterverbandes, Hammer und Sichel und eine Frau am Webstuhl, von dem nach allen Seiten Strahlen ausgingen.

Übersetzt von Thomas Reschke

Reingefallen, Kapitän!

Im Hafen von Odessa traf der Dampfer »Halifax« ein. Er kam von London, um russischen Weizen zu laden.

Am 27. Januar, dem Tag, an dem Lenin beigesetzt wurde, bat die farbige Mannschaft des Dampfers — drei Chinesen, zwei Neger und ein Malaie — den Kapitän an Deck. In der Stadt dröhnten Orchester und toste der Schneesturm.

»Kapitän O'Nearn«, sagten die Neger. »Heute gibt's keine Ladung. Geben Sie uns bis zum Abend Landurlaub.«

»Ihr bleibt an euren Plätzen«, antwortete O'Nearn. »Wir haben Windstärke neun, und es wird noch schlimmer kommen; bei Sanshejka sitzt die ›Beaconsfield‹ im Eis fest, das Barometer zeigt, was es besser nicht zeigen sollte. Bei solchem Wetter muß die Mannschaft an Bord sein. Alle bleiben an ihren Plätzen.«

Dies gesagt, begab sich Kapitän O'Nearn zum Zweiten Offizier. Sie grienten einander zu, der Kapitän und der Zweite Offizier, rauchten Zigarren und wiesen mit den Fingern zur Stadt, wo der Schneesturm und die Orchester in wildem Weh tosten.

Die beiden Neger und die drei Chinesen trieben sich unschlüssig an Deck herum. Hauchten sich in die klammen Hände, stampften mit den Gummistiefeln und schielten hinüber zur offenen Tür der Kapitänskajüte, aus der, erwärmt von Kognak und dünnem Rauch, der Samt der Diwane hinausfloß in die Windstärke neun.

»Bootsmann!« schrie O'Nearn, als er die Matrosen wahrnahm. »Das Deck ist kein Boulevard, jagen Sie die Kerls da draußen in den Laderaum.«

»Aye, Sir«, antwortete der Bootsmann, eine Säule aus rotem Fleisch, mit rotem Haar bewachsen, »aye, Sir.« Und er packte den struppigen Malaien am Kragen, schob ihn zur Reling auf der Seeseite und gab ihm einen Stoß zur Strickleiter hin. Der Malaie kletterte hinab und lief übers Eis davon. Ihm folgten die drei Chinesen und die beiden Neger.

»Haben Sie die Leute runtergejagt?« fragte der Kapitän aus seiner Kajüte, die von Kognak und dünnem Rauch durchwärmt war.

»Ich hab sie runtergejagt, Sir«, antwortete der Bootsmann, eine Säule aus rotem Fleisch, und baute sich wie eine Sturmwache neben der Strickleiter auf.

Der Wind blies landeinwärts — neun Stärken, neun Granaten, abgefeuert von eingefrorenen Seebatterien. Weißer Schnee fegte über die Eisschollen. Und über die erstarrten Wogen flogen fünf gekrümmte Kommas mit schwarzen Gesichtern und flatternden Jacken, flogen zum Ufer, zu den Anlegestellen. Mit blutig geschundenen Händen erklommen sie an den vereisten Pfählen das Ufer, hasteten durchs Hafengelände und hinein in die im Winde zitternde Stadt.

Ein Trupp Lastträger mit schwarzen Fahnen schwenkte auf den Platz ein, wo der Grundstein zum Lenindenkmal gelegt werden sollte. Die beiden Neger und die Chinesen gingen neben den Lastträgern her. Keuchend drückten sie Hände und kosteten zufrieden den Triumph entsprungener Häftlinge.

Zur selben Stunde wurde in Moskau auf dem Roten Platz Lenins Leichnam beigesetzt. Bei uns in Odessa heulten die Sirenen, toste der Schneesturm, zog die Menge in geordneten Reihen durch die Straßen. Und nur auf dem Dampfer »Halifax« stand der undurchdringliche Bootsmann wie eine Sturmwache neben der Strickleiter. Unter seinem fragwürdigen Schutz trank Kapitän O'Nearn in der verräucherten Kajüte Kognak.

Er hatte sich auf den Bootsmann verlassen, und er war reingefallen, der Kapitän O'Nearn.

Übersetzt von Thomas Reschke

Die großen Brände

Roman von 25 Schriftstellern

Inhalt der Kapitel I–VII

In der Stadt Slatogorsk errichtete ein zugezogener Konzessionär, der Ausländer Strook, eine merkwürdige Riesenvilla. Aber die Stadt hat andere Sorgen. In Slatogorsk wütet eine Epidemie von Bränden, vielleicht von Brandstiftungen. Der Schriftführer Warwi Migunow und der Reporter Berloga suchen im Archiv des Gouvernementsgerichts die alte Akte Nr. 1057 über ähnliche Vorfälle heraus, die vor zwanzig Jahren in Slatogorsk stattfanden. In ebendieser Nacht brennt auch das Gerichtsgebäude nieder. Danach wird Migunow als geistesgestört in eine psychiatrische Klinik eingeliefert. Der Verbrecher Trumpf-Petka stiehlt im Auftrag unbekannter Personen die Akte Nr. 1057. Zu dem obdachlosen Berloga gesellt sich auf der Straße der halbverrückte NÖP-Mann Iwan Kulakow, der jüngere Inhaber der Handelsfirma »Gebrüder Kulakow«. Berloga wird in die psychiatrische Klinik gelockt, wo er verbrecherisch der Freiheit beraubt und wie ein Geisteskranker behandelt wird. Nach einer Kundgebung im Werk beschließen der Komsomolze Wanka Fomitschew, der alte Arbeiter Klim und der kecke Lehrling Andrej Warnawin, die Brandstifter gemeinsam ausfindig zu machen. Warnawin begibt sich zu den Kriminellen und gerät nach dem nächsten Brand zusammen mit Trumpf-Petka in den

Verdacht der Brandlegung und ins Gefängnis. In die Stadt kommt ein Mann, der sich Ingenieur Kukowerow nennt und im Hotel »Bellevue« absteigt. Berloga aus der psychiatrischen Klinik wird ihm vorgeführt. Kukowerow verspricht, Berloga zu befreien und bei der Suche nach den Brandstiftern zu seinem Gehilfen zu machen.

Kapitel IX

Aufs Arbeitsamt!

Kukowerow kam am 22.August nach Slatogorsk. Am 25., um acht Uhr abends, klopfte er an die Umzäunung von Strooks Villa. Diese Umzäunung erinnerte bekanntlich an ein Lianengeflecht im tropischen Wald oder an Schwanz in Schwanz verschlungene, versteinerte hypnotisierte Schlangen. Bei näherer Betrachtung erwies sie sich als ein Gitter aus Holzstöcken, die silbern gestrichen waren. Voll Entsetzen wartete Kukowerow auf den Augenblick, da die Glieder der Umzäunung, die Lianen und Schlangen, in Bewegung geraten und auseinanderstreben würden. Danach, das hieß, nachdem die hypnotisierten Schlangen auseinandergewichen waren, mußte sich in der Umzäunung ein Durchgang bilden oder, genauer gesagt, eine Allee, die in einer automatischen, grifflosen Nußbaumtür endete. Diese Tür wiederum führte in Berlogas hitziger Vorstellung in eine Schlucht, die mit blauem, rotgeädertem Stein, den niemand kannte, verkleidet war.

Aber anstelle der verkleideten Schlucht wuchs vor Kukowerow ein drollig frisierter Bursche empor, der über der Hose ein Barchenthemd und große, knarrende Beamtenstiefel trug. Auf dem ausgestreckten Arm des Burschen baumelte, wie auf einer Stange, ein Jackett. In der anderen Hand hielt er ein Fläschchen mit Benzin. Der Bursche war offenbar damit beschäftigt, mit Benzin Flecken aus dem Jackett zu entfernen. Darüber konnte es keinen Zweifel geben.

»Was wollen Sie?« fragte der Bursche.

»Bürger«, sprach Kukowerow feierlich, »heute um 6.09 Uhr habe ich an Mister Strook ein Blitztelegramm abgeschickt. Dieses Blitztelegramm enthielt die Frage — kann Mister Strook mich um acht Uhr empfangen?«

»Der Herr sind wohl in eine Speisewirtschaft gegangen«, sagte der Bursche, spuckte auf das Jackett und verrieb den Speichel mit einem benzingetränkten Lappen, »vielleicht aber auch zu Hause ... Springen Sie die Treppe hoch, biegen Sie rechts ein und halten Sie sich dann geradeaus, immer geradeaus ...«

Die Tür öffnete sich, und Kukowerow trat in die Halle. Von hier aus führte eine messingglänzende Metalltreppe nach oben.

»Guter Mann, aber das ist doch eine Rolltreppe ...«, sagte der Ingenieur voller Furcht.

Anstelle einer Antwort schaute der Bursche gierig auf die Papirossa, die Kukowerow anrauchte.

»Sollte ich Sie nicht um eine kleine Papirossa erleichtern, Bürger?« murmelte er und blies, nachdem er eine erhalten hatte, den Rauch aus Mund, Nasenlöchern und anscheinend gar aus den Augen ...

»Vor drei Tagen ist sie noch gerollt«, sagte er und umkränzte seine Ohren mit einer Rauchaureole, »aber gestern war's aus mit ihr ... Der Parkettpfleger ist in sie reingefallen, und da war's aus mit ihr ... Jetzt rollt sie nicht mehr, zudem hat der Herr angeordnet, sie soll stehen. Soll sie eben mit Gewalt stehenbleiben, sagt er, ich muß jetzt, sagt er, der Frau des Parkettpflegers Sozialversicherung zahlen, und die Gewerkschaft schleppt mich vor die Gerichte, ich bin jetzt, sagt er, in die Jahre gekommen, es wurmt mich, der Parkettpflegersfrau zu zahlen, auf diese Weise, sagt er, knöpft man mir mein Geld im Handumdrehen ab ...«

Der Bursche erwies sich als außerordentlich redseliger Raucher. Kukowerow konnte sich seiner kaum erwehren, eilte die Treppe hinauf, deren Messingteile unermüdlich glänzten, durchlief einen Korridor, der vollstand von zerbrochenen Kübeln mit subtropischen Pflanzen, und stürzte in einen runden Saal, der, wie wir wissen, einen Durchmesser von drei Klaftern hatte. Es war derselbe Saal, in dessen Mitte einst ein kleiner Springbrunnen rauschte und kapriziös seine Strahlen spielen ließ. Diesmal war er stumm, nicht anders als jeder andere Springbrunnen, der den Bürgerkrieg überlebt hatte. Nicht weit davon saß an einem Kartentischchen eine runzlige Alte im üppigen Samtgewand. Ihre Runzeln waren lila gepudert, die Haare violett gefärbt.

»Dürfte ich wohl, gnädige Frau«, begann Kukowerow mit Würde, aber die Alte unterbrach ihn und reichte ihm mit majestätisch ruhigem Lächeln einen französisch geschriebenen Fragebogen.

»Erst füllen Sie den Fragebogen aus«, sagte sie gleichfalls auf französisch, »Grund ihres Kommens, unterschriebene Erklärung, daß Sie keinen Fotoapparat besitzen und Schweigen über das Geheimnis bewahren werden . . .«

»Schweinerei!« ließ sich da hinter Kukowerow ein dünner, undeutlicher, gekränkter Tenor vernehmen, »verwirren Sie die Leute schon wieder mit diesen Fragebogen?«

Der Ingenieur drehte sich um. Vor ihm stand ein Greis mit glattrasiertem Gesicht, in einem guten Anzug, mit Hängebauch und großer Nase.

»Ich werde hier von Teufeln gepiesackt«, schrie der Greis vorwurfsvoll, zog den Mund in bittere Kinderfalten und war dem Weinen nahe, »und Sie bleiben mit Donner einen ganzen Monat lang in Moskau . . . Ich werde hier von Teufeln gepiesackt!« schrie der Greis und war wieder dem Weinen nahe.

»Mister Donner ist dort geblieben«, sagte der verlegene Kukowerow und verbeugte sich, »er verhandelt noch immer mit dem Hauptkonzessionsamt.«

»Hauptkonzessionsamt, Hauptkonzessionsamt . . .«, murmelte Strook, brach in Tränen aus und drohte der violetten Alten plötzlich mit der Faust. »Schweinerei, Fürstin«, krächzte er in seinem weinerlichen Tenor. »Sie kosten mich Jahre meines Lebens.« Und damit rannte er in sein Zimmer.

Er trippelte auf seinen großen alten Füßen, und sein Bauch wabbelte schlaff im Gehen, wie eine Flagge an windstillem Tag.

Drei Stunden dauerte Kukowerows Unterredung mit dem Millionär. Nach drei Stunden kam er aus dem Arbeitszimmer — als Mister Strooks Sekretär. Dazu muß gesagt werden, daß der Ingenieur eine Empfehlung von Donner mitgebracht hatte, dem Vorsitzenden der russisch-amerikanischen Handelskammer. In diesen drei Stunden hat Kukowerow erfahren, daß Strook einer Kleinbürgerfamilie aus Belostok im Gouvernement Grodno entstammt, sein Vermögen in Amerika durch Armeelieferungen erworben und in Moskau die Konzession für vorerst nur eine Knopffabrik erhalten hat. Was den Altai angeht — über den Altai weiß er nichts, er interessiert sich ausschließlich für ein Traktorenwerk im mittleren Streifen der Union. Traktoren — das ist was anderes als Knöpfe! Macht sich die Sowjetmacht lustig über die Leute oder nicht? Knöpfe — das ist was anderes als Traktoren! Außerdem hat Kukowerow erfahren, daß Bachmetjew, der ehemalige zaristische Botschafter in Amerika, schuld war am Unglück des Mister Strook. Der Alte hatte die Unvorsichtigkeit besessen, Bachmetjew vor seiner Abreise nach der UdSSR von seinen Absichten zu erzählen. Der ehemalige Botschafter hatte ihm geraten, als Verwalter den ehemaligen Baron Mengden einzustellen, als Sekretärin die ehemalige Fürstin Abamelek-Lasarewa, als Architekten den ehemaligen Militäringenieur General Duchowski. Und kaum hatte der ehemalige Militäringenieur, der, wie sich herausstellte, von Oktober 1917 bis Mai 1925 arbeitslos war und in dieser Zeit keine größere Münze als zehn Rubel zu Gesicht bekommen hatte, für den Bau zweihundertfünfzigtausend Rubel erhalten, schon baute er für dieses Geld flugs den Springbrunnen, die hypnotisierten Schlangen und die Rolltreppe — daß »mich Teufel piesacken, wenn ich diese Villa sehe, die mich grau gemacht hat . . .« Die gewesene Fürstin Abamelek-Lasarewa dagegen hüllte sich, kaum daß sie sich als Besitzerin des

Spieltischchens und des Telefons fühlte, in altgewohnten Samt, färbte sich mit lila und violetten Farben und bestellte Fragebogen in französischer Sprache.

Was den Verwalter angeht, den einstigen Baron, so erledigte er die ihm erteilten Aufträge auf folgende Weise: Als »persönliche Sekretärin« brachte er aus dem Filmstudio Dina Kamenezkaja zu Strook. Diese Maid nannte sich, nachdem sie fünfundzwanzig Tscherwonzen für erste Anschaffungen erhalten hatte, fortan Elita, kaufte sich Schuhe von metallischer Farbe und einen Chauffeursanzug, ätzte sich mit einer gewissen persischen Salbe vom ganzen Körper, außer vom Kopf, die Haare weg, erklärte sich als unberührt und fing an, dem Alten einzureden, daß er sich der höchsten Wollust hinzugeben habe — der Wollust der Unersättlichkeit ... »In meinen Jahren, in meinen kranken Jahren!« Urplötzlich reiste Dina ab nach Armawir zu Dreharbeiten an einem utopischen Drama, das im Jahre 2000 in einem scheußlich industrialisierten Land handelte. Dieses war der erste Schritt des einstigen Barons, sein zweiter aber hing mit einer nichtigen Geschichte über ein nichtiges Papierchen zusammen ... In Amerika kostete so ein Papierchen fünfundzwanzig Rubel — und alle Spuren sind beseitigt, aber der einstige Baron ... Kummer, o Kummer!

Und deshalb, »my dear Kukowerow, holen Sie mir Leute vom Arbeitsamt, Leute, die seit Oktober 1917 keine Minute arbeitslos waren, keine Minute ...«.

Acht plus drei gibt elf. Bedauerlicherweise nicht zwölf, aber auch die Zahl Elf befriedigt durchaus. Deshalb verabschiedete sich Kukowerow genau um elf von Strook und ging schnellen Schrittes in Richtung Hotel. Unterwegs beschloß er, sich im Obstladen Pfirsiche zu kaufen, weil Slatogorsk in den segensreichen Herbsttagen von satter Wärme und Pfirsichdüften erfüllt ist und weil seine Obstläden stets vollhängen mit Weintrauben und den erregenden Geruch von Gemüse verströmen. Aber, o weh, im Obstladen gab es nichts als getrocknete Pflaumen. Nichts, rein gar nichts.

Übersetzt von Günter Jäniche

DIE REITERARMEE

Der Übergang über den Sbrutsch

Der Kommandeur der 6. Division meldete, daß Nowograd-Wolynsk im Morgengrauen eingenommen wurde. Der Stab verließ Krapiwno, und unser Troß zog lärmend die Straße zwischen Brest und Warschau entlang, die einst Nikolai I. auf Bauernknochen erbaut hatte.

Ringsum blühen Felder purpurnen Mohns, der Mittagswind spielt im grüngelben Roggen. Am Horizont erhebt sich wie die Mauer eines fernen Klosters jungfräulicher Weizen. Das stille Wolynien windet sich dahin, Wolynien weicht vor uns zurück in den perlmuttergrauen Nebel zwischen den Birkenwäldern, kriecht die blumenübersäten Hänge hinan und verfängt sich mit kraftlosen Armen im Gerank des Hopfens. Die orangefarbene Sonne rollt wie ein abgehackter Kopf den Himmel entlang, aus den Wolkenrissen flimmert zartes Licht, über unseren Köpfen wehen die Standarten des Sonnenunterganges, in die abendliche Kühle tropft der Geruch des am Vortage vergossenen Blutes und getöteter Pferde. Der dunkle Sbrutsch rauscht und knüpft die schäumenden Knoten seiner Wasserwirbel. Die Brücken sind zerstört, und wir setzen an einer Furt über den Fluß. Auf den Wellen liegt der majestätische Mond. Die Pferde versinken bis zum Rücken im Wasser, und plätschernd rieselt der Fluß zwischen Hunderten von Pferdebeinen hindurch. Einer, im Wasser strampelnd, verflucht gell die Mutter Gottes. Der Fluß ist mit den schwarzen Flecken der Wagen besät, er ist voll Lärm, Gepfeife und Liedern, die über den flimmernden Schlangen des Mondlichts und den blinkenden Mulden der Wellen aufsteigen.

Spätnachts kommen wir in Nowograd an. In dem mir zugewiesenen Quartier sehe ich eine schwangere Frau und zwei rothaarige Juden mit dünnen Hälsen, ein dritter schläft; bis über den Kopf zugedeckt, liegt er dicht an der Wand. In dem mir zugewiesenen Raum sehe ich durchwühlte Schränke, auf dem Fußboden Fetzen von Frauenpelzen, Menschenkot und Scherben von koscherem Passahgeschirr, das die Juden nur einmal im Jahr in Gebrauch haben. »Schaffen Sie das weg«, sage ich zu der Frau. »In welch einem Schmutz lebt ihr nur.«

Die beiden Juden erheben sich von ihren Plätzen. Sie hüpfen auf Filzsohlen hin und her, lautlos, affenartig, wie Japaner im Zirkus, und sammeln die Scherben auf; ihre Hälse schwellen an, so schnell bewegen sie sie. Die beiden breiten für mich ein zerrissenes Federbett auf dem Boden aus, und ich lege mich zur Wand, neben den dritten, den schlafenden Juden. Furchtsame Armut schlägt über meinem Lager zusammen.

Alles ist in Stille erstorben, und nur der Mond, der mit blauen Händen seinen glänzenden, sorglosen runden Kopf umklammert, irrt vor dem Fenster umher.

Ich strecke meine geschwollenen Beine auf dem zerrissenen Federbett aus und sinke in Schlaf. Ich träume vom Kommandeur der 6. Division. Er jagt auf seinem schweren Hengst hinter dem Brigadekommandeur her und schießt ihm beide Augen aus. Die Kugeln durchbohren den Kopf des Brigadekommandeurs, und seine Augen fallen zu Boden.

»Warum hast du den Rückzug der Brigade befohlen?« schreit Sawizki, der Kommandeur der 6. Division, den Verwundeten an. Und da wache ich auf, die schwangere Frau tastet mir mit ihren Fingern übers Gesicht.

»Pan«, sagt sie zu mir. »Sie schreien im Schlaf und werfen sich hin und her. Ich will Ihnen Ihr Bett in der anderen Ecke machen, Sie stoßen meinen Vater.«

Sie hebt ihre mageren Beine und den runden Bauch vom Boden und zieht dem Schlafenden die Decke weg. Ein toter Greis liegt neben mir, den Kopf nach hinten gebogen, die Kehle herausgerissen, das Gesicht zerhackt, in seinem Bart hängt wie ein Stück Blei blaues Blut.

»Pan«, sagt die Jüdin und schüttelt das Federbett auf. »Die Polen haben ihn vorgehabt, und er hat sie angefleht: ›Tötet mich auf dem Hinterhof, damit meine Tochter nicht sieht, wie ich sterbe.‹ Aber sie haben es gemacht, wie es ihnen bequemer war, er starb in diesem Zimmer und dachte an mich ... Und jetzt möchte ich wissen«, sagt die Frau plötzlich furchtbar laut, »ich möchte wissen, wo ihr auf Erden noch einen solchen Vater wie meinen Vater findet.«

Übersetzt von Dmitri Umanski

Die Kirche in Nowograd

Gestern begab ich mich zwecks Berichterstattung zum Kriegskommissar, der im Hause des geflüchteten katholischen Geistlichen Quartier genommen hatte. In der Küche empfing mich Pani Eliza, die Wirtschafterin des Jesuiten. Sie setzte mir bernsteingelben Tee und Biskuits vor. Ihre Biskuits dufteten wie Kruzifixe; betörender Saft war darin und der wohlriechende Zorn des Vatikans.

In der Kirche neben dem Haus heulten die Glocken, die der irre gewordene Glöckner schwang. Es war ein Abend voller Julisterne. Pani Eliza schüttelte bedächtig ihr graues Haar, während sie immer wieder Gebäck vor mir aufhäufte. Und ich ließ mir die Speise der Jesuiten schmecken.

Die alte Polin nannte mich Pan. An der Türschwelle standen, stocksteif, verwitterte Greise mit knöchernen Ohren, und durch die schlangenhafte Dämmerung wand sich eine Mönchssoutane. Der Pater war geflüchtet, aber er hatte seinen Gehilfen, Pan Romuald, zurückgelassen.

Romuald, ein näselnder Kastrat von riesenhaftem Wuchs, titulierte uns Genossen. Er fuhr mit seinem gelben Finger auf der Karte hin und her und zeigte uns die von den Polen zerstörten Gebiete. In heiserer Begeisterung zählte er die Wunden seiner Heimat auf. Möge mildes Vergessen die Erinnerung an Romuald verschlingen, der uns später gewissenlos verriet und ohne viel Umstände erschossen wurde.

Aber an diesem Abend streifte seine enge Soutane alle Portieren, fegte eilfertig über alle Gänge, grinste alle Dürstenden an, die zu trinken begehrten. An diesem Abend schlich mir der Schatten des Mönchs auf Schritt und Tritt nach. Pan Romuald wäre Bischof geworden, wäre er nicht Spion gewesen.

Ich trank mit ihm Rum. Der Hauch fremder Sitten und Bräuche zog zitternd aus dem Gemäuer des Pfarrhauses, und seine süße Verheißung lähmte mich. Oh, die winzigen Kruzifixe waren wie die Talismane einer Kurtisane, das Pergament päpstlicher Bullen und der Atlas von Frauenbriefen, die in blauseidenen Rocktaschen vergilben!

Ich sehe dich vor mir, du treuloser Mönch im lilafarbenen Gewande, die weichen Polster deiner Hände, deine schmeichlerische, mitleidslose Katzenseele, ich sehe die Wunden deines Gottes, denen der Same entquillt, duftendes Gift, das die Jungfrauen betört.

Ich trinke Rum in Erwartung des Kriegskommissars, der noch immer beim Stab ist. Romuald sinkt in der Ecke zu Boden und schläft ein. Er schläft und zittert leise. Hinter dem Fenster, im Garten, unter der schwarzen Himmelsglut, blinkt eine Allee. Durstige Rosen schwanken im Dunkeln. Grüne Blitze flammen in der Himmelskuppel. Eine entkleidete Leiche liegt verloren an der Böschung. Und der Mondschein überflutet die toten gespreizten Beine.

Das ist Polen, die hochmütig leidende Rzeczpospolita!

Ich, der ungebetene Gast, breite in dem vom Gottesdiener verlassenen Tempel eine Matratze aus, die voll Läusen ist, und schiebe mir die Folianten unter den Kopf, in denen geschrieben steht das Gebet zu Ehren seiner strahlenden Durchlaucht Josef Piłsudski, des Obersten der Panjes.

Bettlerhorden überfluten deine uralten Städte, o Polen. Das Lied vom Zusammenschluß aller Geknechteten steigt von ihnen auf, und wehe dir, Rzeczpospolita! Wehe dir, Fürst Radziwiłł, und dir, Fürst Sapieha, wehe euch, wenn ihr euch erhebt für eine Stunde!

Mein Kriegskommissar ist noch immer nicht da. Ich suche ihn beim Stab, im Garten, in der Kirche. Das Kirchenportal ist offen, ich trete ein, und vom Deckel eines zerbrochenen Sarges glühen mich zwei silberne Totenköpfe an. Entsetzt flüchte ich hinunter ins Kellergewölbe. Eine eichene Treppe führt von dort zum Altar hinauf. Und ich bemerke zahlreiche Lichter, die oben, unter der hohen Kirchenkuppel, hin und her huschen. Ich sehe den Kriegskommissar, den Kommandeur der Sonderabteilung und Kosaken mit Kerzen in den Händen. Sie antworten auf meinen leisen Ruf und führen mich aus dem Kellergewölbe nach oben.

Die Totenköpfe, die, wie sich herausstellt, eine Schnitzerei auf dem kirchlichen Katafalk sind, machen mir keine Angst mehr, und ich nehme an der Durchsuchung der Kirche teil, die nötig ist, da in der Wohnung des Pfarrers Berge von Uniformen gefunden worden sind.

Die auf unseren Ärmelaufschlägen eingestickten Pferdeköpfe blinken; sporenklirrend und miteinander flüsternd, in den Händen die niederbrennenden Wachskerzen, streifen wir durch das hallende Gebäude. Die mit Edelsteinen verzierten Madonnen verfolgen unseren Weg mit ihren roten Mäusepupillen, die Kerzen zwischen unseren Fingern flackern, und riesenhaft zucken Schatten über die Statuen des heiligen Petrus, des heiligen Franziskus, des heiligen Vinzenz, über das helle Rot ihrer Wangen und das Karminrot ihrer gekräuselten Bärte.

Wir streifen umher und suchen. Unter unseren Fingern springen beinerne Knöpfe hoch, öffnen sich aufgeschlitzte Heiligenbilder, tun sich unterirdische Verliese und schimmelüberzogene Höhlen auf. Die Kirche ist alt und voller

Geheimnisse. Sie verbirgt in ihren glitzernden Wänden geheime Gänge und Nischen und Türen, die sich lautlos öffnen.

O dummer Priester, der an den Nägeln des Erlösers die Leibchen seiner Schwestern im Herrn aufhängte! Hinter der Tür zum heiligen Altar fanden wir einen Koffer mit Goldmünzen, einen Sack aus Saffianleder voller Geldscheine und Etuis mit Smaragdringen von Pariser Juwelieren.

Und dann zählten wir im Zimmer des Kriegskommissars das Geld. Säulen von Gold, Teppiche aus Geldscheinen, dazu flackernde Kerzen im böigen Wind, der teuflische Wahnsinn in den Augen der Pani Eliza, das donnernde Lachen Romualds und unentwegt das Geheul der Glocken, die Pan Robacki, der irre gewordene Glöckner, schwang.

Fort von hier, sprach ich zu mir selbst. Fort von diesen blinzelnden Madonnen, die die Soldaten betrogen haben.

Übersetzt von Dmitri Umanski

Ein Brief

Kurdjukow, ein Bursche aus unserer Abteilung, hat mir einen Brief nach Hause diktiert. Der Brief ist wert, nicht vergessen zu werden. Ich habe ihn ohne Verschönerung abgeschrieben und lege ihn hier wortgetreu und unverändert vor:

»Liebe Mutter Jewdokija Fjodorowna. In den ersten Zeilen dieses Briefes beeile ich mich, Euch mitzuteilen, daß ich, Gott sei Dank, am Leben und bei guter Gesundheit bin, was ich auch von Euch hoffen möchte. Und ich verneige mich vor Euch, vor Eurer weißen Stirn, tief hinab bis zur kühlen Erde, und grüße . . .« (Es werden Verwandte, Taufpaten, Gevattern aufgeführt — wir lassen die Namen weg und gehen zum zweiten Absatz über.)

»Liebe Mutter Jewdokija Fjodorowna Kurdjukowa. Ich beeile mich, Euch zu schreiben, daß ich mich in der Roten

Reiterarmee des Genossen Budjonny befinde. Auch Euer Gevatter Nikon Wassiljitsch befindet sich hier, er ist anjetzten ein roter Held. Zu sich hat er mich genommen in die Expedition der Politischen Abteilung, von wo wir Literatur und Zeitungen an die Front befördern: die ›Moskauer Iswestija‹ des ZEK, die ›Moskauer Prawda‹ und die stachlichte Zeitung ›Der Rote Kavallerist‹, welche uns am liebwertesten ist und die ein jeder Kämpfer in der vordersten Linie zu lesen begehrt; hernach schlägt er mit heldenhaftem Geist die freche Schlachta, und mir geht es bei Nikon Wassiljitsch vortrefflich.

Liebe Mutter Jewdokija Fjodorowna, schickt mir, was Ihr nur könnt. Ich bitt Euch, das scheckige Schwein abzustechen und mir ein Paket an die Politische Abteilung des Genossen Budjonny fertigzumachen, für Wassili Kurdjukow. Täglich lege ich mich ohne Essen nieder und ohne Kleidung, so daß ich mächtig friere.

Schreibt mir einen Brief betreffs meines Stjopa, ob er lebt oder nicht. Ich bitt Euch, auf ihn aufzupassen, und schreibt mir betreffs seiner, ob er sich noch die Beine mit dem Hufeisen aufhaut oder ob er das nicht mehr tut, und auch wegen der Räude an den Vorderbeinen, und ob man ihn schon beschlagen hat oder nicht. Ich bitt Euch, liebe Mutter Jewdokija Fjodorowna, wascht ihm ja seine Vorderbeine mit der Seife, die ich hinter dem Heiligenbild zurückgelassen habe, und wenn Väterchen die Seife aufgebraucht hat, kauft welche in Krasnodar, und Gott wird immer mit Euch sein. Ich kann Euch auch schreiben, daß hier eine ganz arme Gegend ist. Die Bauern verstecken sich mit ihren Pferden vor unsern roten Adlern in den Wäldern. Weizen gibt's hier nur wenig, und er ist furchtbar klein, wir lachen darüber. Die Bauern säen Roggen und auch Hafer. Der Hopfen wächst hier an Stangen, was sehr ordentlich aussieht; Schnaps wird daraus gebraut.

In den nächsten Zeilen meines Briefes beeile ich mich, Euch betreffs Väterchens zu schreiben, daß er vor einem Jahr meinen Bruder Fjodor Timofejitsch Kurdjukow umgebracht hat. Unsre rote Brigade unter Genossen Pawlitschenko führte die Offensive gegen Rostow, als in unsern Reihen eine Verräterei begangen wurde. Zu jener Zeit war Väterchen bei Denikin Kompanieführer. Leute, die ihn gesehen haben, erzählen, er habe seine Orden getragen wie unterm alten Regime. Infolge jener Verräterei hat man uns alle gefangengenommen, und Väterchen wurde des Bruders Fjodor Timofejitsch ansichtig, er säbelte auf ihn los und schrie dabei: ›Aas, roter Hund, Mistvieh‹ und noch andres — und hieb auf ihn ein, bis es dunkel wurde und der Bruder Fjodor Timofejitsch tot war. Ich habe Euch damals einen Brief geschrieben, daß Euer Fedja ohne Kreuz begraben liegt. Aber Väterchen hat mich mit dem Brief ertappt und gesagt: ›Ihr Kinder eurer Mutter, nach der Mutter seid ihr geraten, eine Hurenbrut seid ihr. Ich habe eure Mutter geschwängert und werde sie wieder schwängern; mein Leben ist eh verpfuscht, und um der Wahrheit willen werde ich meinen eignen Samen ausrotten‹ — und andres noch hat er gesagt. Ich habe das mir zugefügte Leid ertragen wie unser Erlöser Jesus Christus. Aber alsbald bin ich dem Väterchen davongelaufen und habe mich zurück zur Truppe des Genossen Pawlitschenko durchgeschlagen. Und unsre Brigade hat den Befehl bekommen, in die Stadt Woronesh zu gehen und sich dort zu komplettieren. Wir kriegten dort Pferde, Brotbeutel, Pistolen und alles, was uns zustand. Betreffs Woroneshs kann ich Euch schreiben, liebe Mutter Jewdokija Fjodorowna, daß es ein tadelloses Städtchen ist, wohl größer als Krasnodar; die Menschen dort sind sehr schön, und ein Flüßchen gibt's dort, gar gut zum Baden. Wir kriegten täglich zwei Pfund Brot, ein halbes Pfund Fleisch und ordentlich Zucker zugeteilt, so daß wir beim Aufstehn in der Früh und ebenso auch am Abend süßen Tee getrunken und den Hunger vergessen haben. Mittags bin ich zu Bruder Semjon Timofejitsch gegangen, um mich bei ihm an Gans und Plinsen satt zu essen; hernach legte ich mich aufs Ohr. Dazumal hat das ganze Regiment Semjon Timofejitsch wegen seiner Tollkühnheit zum Kommandeur haben wollen, auch vom Genossen Budjonny kam ein solcher Befehl, und Semjon Timofejitsch kriegte zwei Pferde, gute Kleidung, einen Wagen für Sack und Pack und den Rotbannerorden, und ich, als sein Bruder, durfte bei ihm bleiben. Wenn Euch anjetzten ein Nachbar etwas zuleid täte, könnte ihn Semjon Timofejitsch ohne weiteres hinmachen. Alsdann setzten wir uns dem General Denikin auf die Spur und haben Tausende von den Seinen umgebracht und ins Schwarze Meer gejagt, aber von Väterchen war nirgends was zu sehen. Semjon Timofejitsch hat alle Stellungen nach ihm durchstöbert; denn er trauerte sehr um den Bruder Fedja. Aber, liebe Mutter, Sie kennen ja Väterchen und seinen trotzigen Charakter — er hatte sich frech den roten Bart schwarz gefärbt und lebte in der Stadt Maikop in Zivilkleidung, so daß keiner von den Einwohnern sah, daß er ein waschechter Wachtmeister des alten Regimes war. Aber die Wahrheit kommt immer heraus. Euer Gevatter, Nikon Wassiljitsch, sah ihn zufällig in einer Kate und gab Semjon Timofejitsch einen Wink. Wir warfen uns auf die Pferde und sprengten etwa zweihundert Kilometer weit — ich, der Bruder Senka und ein paar Burschen aus unsrer Staniza.

Und was haben wir nun in der Stadt Maikop gesehen? Wir haben gesehen, daß das Hinterland gar nicht mit der Kriegsfront mitfühlt und wie dort überall Verräterei herrscht und alles voll Juden ist, genau wie unterm alten Regime. Und Semjon Timofejitsch stritt in der Stadt gewaltig mit den Juden herum, die Väterchen nicht herausgeben wollten, ihn hinter Schloß und Riegel setzten und sagten, es sei ein Befehl gekommen, Gefangene nicht umzubringen, sie selbst würden Gericht über ihn halten, wir möchten ihnen nicht böse sein, Väterchen werde das Seinige kriegen. Aber Semjon Timofejitsch ließ sich nicht beirren und bewies, daß er Regimentskommandeur war und vom Genossen Budjonny sämtliche Orden des Roten Banners gekriegt hat. Er drohte, alle niederzusäbeln, die für Väterchens Person eintraten und ihn nicht auslieferten, und auch die Burschen aus dem Dorf drohten damit. Und als Semjon Timofejitsch Väterchen herausbekommen hatte, begann er Väterchen zu schlagen, und auf dem Hof stellte er nach Kriegsbrauch alle Soldaten auf. Und dann klatschte Senka dem Väterchen Timofej Rodionytsch Wasser ins Gesicht, und aus dem Bart tropfte die Farbe. Und Senka fragte Timofej Rodionytsch: ›Ist Euch in meinen Händen wohl, Väterchen?‹

›Nein‹, sagte Väterchen. ›Schlecht ist mir.‹

Da fragte Senka: ›Und war es Fedja, als Ihr ihn umgebracht habt, in Euren Händen wohl?‹

›Nein‹, sagte Väterchen. ›Schlecht erging es Fedja!‹

Da fragte Senka weiter: ›Und habt Ihr damals geglaubt, Väterchen, daß es auch Euch einmal schlecht ergehen wird?‹

›Nein‹, sagt Väterchen. ›Ich habe nicht geglaubt, daß es mir schlecht ergehen wird.‹

Da wandte sich Senka an das umstehende Volk und sagte: ›Auch ich glaube, daß ihr mich nicht schonen würdet, wenn ich in eure Gewalt geriete. Und nun, Väterchen, machen wir mit Euch ein Ende . . .‹

Da hat Timofej Rodionytsch angefangen, ganz frech und unflätig zu fluchen auf Senka und die Mutter Gottes, und hat Senka eins in die Fresse gehauen, und Semjon Timofejitsch hat mich aus dem Hof geschickt, so daß ich Euch, liebe Mutter Jewdokija Fjodorowna, nicht beschreiben kann, wie mit Väterchen ein Ende gemacht wurde, weil ich aus dem Hof geschickt worden war.

Alsdann nahmen wir Quartier in der Stadt Noworossisk. Betreffs dieser Stadt kann ich sagen, daß es hinter ihr gar kein Land mehr gibt — lauter Wasser, das Schwarze Meer. Dort sind wir bis Mai geblieben; hernach gingen wir an die polnische Front, und nun schlagen wir die Schlachta, was das Zeug hält.

Ich verbleibe Euer lieber Sohn Wassili Timofejitsch Kurdjukow. Mütterchen, seht nur hin und wieder nach Stjopa, und Gott wird immer mit Euch sein.«

Das ist der Brief Kurdjukows, an dem ich kein Wort geändert habe. Als ich fertig mit Schreiben war, nahm er das beschriebene Blatt und steckte es unter sein Hemd, auf den nackten Körper.

»Kurdjukow, hast du einen bösen Vater gehabt?« fragte ich den Burschen.

»Mein Vater war ein Rüde«, antwortete er düster.

»Und ist die Mutter besser?«

»Ja, die Mutter ist in Ordnung ... Wenn du sehen willst — das ist unsre Familie.«

Er reichte mir eine zerdrückte Fotografie. Darauf war Timofej Kurdjukow zu sehen, ein breitschultriger Wachtmeister mit Uniformmütze, sorgfältig gescheiteltem Vollbart, steif, mit vorstehenden Backenknochen und wäßrigen, ausdruckslosen Augen. Neben ihm, in einem Korbsessel, saß in einer Bluse, die über den Rock hing, eine winzige Bäuerin. Sie hatte ein leidendes, sanftes und schüchternes Gesicht. Und vor dem faden Hintergrund der Fotografie — Blumen und Tauben — standen zwei Burschen, wie Bäume, seltsame Riesen, mit stumpfem Blick, breiten Gesichtern, erstarrt wie in Habachtstellung, die beiden Brüder Kurdjukow: Fjodor und Semjon.

Übersetzt von Dmitri Umanski

Der Chef der Kavalleriereserve

Stöhnen erfüllt das Dorf. Die Kavallerie zerstampft das Korn. Sie wechselt die Pferde. Für ihre abgehetzten Gäule holen sich die Kavalleristen die kräftigen Pferde der Bauern. Da hilft kein Fluchen. Ohne Pferde gibt es keine Armee.

Aber für die Bauern ist das kein Trost. Hartnäckig drängen sie zum Stabsgebäude.

Hinter sich her zerren sie am Halfter widerspenstige Mähren, die vor Schwäche straucheln. Den Bauern sind ihre Ernährer genommen, und bitterer Mut erfüllt sie. Sie wissen, daß ihr Mut nicht lange anhalten wird und wetteifern, wenn auch ohne Hoffnung, im Schmähen auf Gott, die Obrigkeit und ihr erbärmliches Los.

Der Stabskommandeur S. steht in voller Uniform auf der Treppe. Die entzündeten Lider gesenkt, hört er die Klagen der Bauern an. Doch seine Aufmerksamkeit ist nur Schein. S. versteht es, wie jeder routinierte, überanstrengte Kommandeur, in Augenblicken der Untätigkeit die Hirnarbeit völlig auszuschalten. In solchen Augenblicken seliger Gedankenlosigkeit ruht sein strapazierter Denkapparat aus.

So auch diesmal vor den Bauern.

Unter der monotonen Begleitmusik des wirren und verzweifelten Geschreis lauscht S. dem leisen Klopfen seines Hirns. Es zeigt ihm, daß sein Denken Klarheit und Energie zurückgewinnt. Ist die zur Sammlung benötigte Zeit abgelaufen, so erhascht sein Blick gewöhnlich eine letzte Bauernträne, er schnauzt ein paar barsche Worte und geht zum Stab hinein an die Arbeit.

Diesmal braucht er nicht zu schnauzen. Djakow, ehemals Zirkusathlet, jetzt Chef der Kavalleriereserve, sprengt auf seinem Vollbluthengst vor die Treppe, das Gesicht rot, der Schnurrbart grau, der Überwurf schwarz, an den roten Pumphosen silberne Biesen.

»Allen ehrlichen Schuften meinen bischöflichen Segen!« ruft er und zügelt sein aufbäumendes Pferd mitten im Galopp; gleich darauf bricht eine Schindmähre vor seinem Steigbügel zusammen, eine von denen, die die Kosaken im Tausch hingegeben hatten.

»Schau her, Genosse Kommandeur«, schreit ein Bauer und schlägt sich auf die Hosen. »Schau her, was ihr unsereinem anhängt. Siehst du, was wir da bekommen haben? Ackere mal mit so was!«

»Für dieses Pferd«, sagt Djakow mit Nachdruck, »für dieses Pferd kannst du gut und gern, verehrtester Freund, fünfzehntausend Rubel bei der Kavalleriereserve fordern. Wenn es ein lebhafteres Tier wäre, könntest du dort, lieber Freund, zwanzigtausend Rubel bekommen. Daß das Pferd gestürzt ist, besagt gar nichts. Ein Pferd, das stürzt und wieder hochkommt, bleibt ein Pferd. Kommt es dagegen nicht wieder hoch, dann ist es kein Pferd mehr. Aber diese Stute ist ein gesundes Tier. Die bringe ich ohne weiteres wieder hoch.«

Der Bauer fuchtelt mit den Armen. »O barmherzige Mutter Gottes, wie soll das arme Vieh denn aufstehn. Das arme Luder ist ja schon am Krepieren.«

»Du beleidigst das Pferd, Gevatter«, antwortet Djakow mit tiefer Überzeugung. »Deine Worte sind geradezu gotteslästernd, Gevatter.« Und Djakow hebt gewandt seinen athletischen Leib aus dem Sattel. Er streckt seine prächtigen, bis an die Knie in Riemen geschnürten Beine und tritt stolz und elastisch, wie in der Manege, dicht an das sterbende Tier. Das glotzt ihn mit tiefliegenden runden Augen kläglich an, scheint von seiner himbeerroten Hand einen stummen Befehl abzulecken — und sogleich verspürt das entkräftete Pferd die selbstbewußte Kraft, die diesem grauhaarigen, blühenden und schneidigen Romeo entströmt. Das Pferd bewegt den Kopf, es fühlt das ungeduldige, befehlende Kitzeln der Peitsche unter seinem Bauch und stellt sich langsam und vorsichtig auf die immer wieder einknickenden Beine. Da sehen wir alle, wie die schmale Hand im flatternden Ärmel die schmutzige Mähne streichelt und wie die Peitsche über die blutige Flanke des Pferdes hinfährt. Am ganzen Leibe zitternd, steht die Mähre auf ihren vieren und blickt Djakow mit furchtsamen, verliebten Hundeaugen unverwandt an.

»Also, es ist ein Pferd«, sagt Djakow zu dem Bauern und fügt sanft hinzu: »Und du hast dich beklagt, lieber Freund.«

Der Chef der Kavalleriereserve wirft der Ordonnanz die Zügel zu, nimmt in einem Satz die vier Stufen und verschwindet, den Umhang theatralisch über die Schulter werfend, im Stabsgebäude.

Übersetzt von Dmitri Umanski

Pan Apolek

Das reizvolle und weise Leben des Pan Apolek stieg mir zu Kopf wie alter Wein. In Nowograd-Wolynsk, der im Sturm niedergeworfenen Stadt, inmitten trostloser Trümmer, hatte mir das Schicksal ein bislang der Welt unbekanntes Evangelium zu Füßen gelegt. Zwischen schlicht glänzenden Heiligenscheinen leistete ich das Gelübde, dem Beispiel des Pan Apolek zu folgen; all die Süße träumerischen Hasses, all meine bittere Verachtung für die Hunde und Schweine unter den Menschen, die ganze Glut heimlicher, wonnesamer Rachegefühle opferte ich auf dem Altar meines neuen Gelübdes.

In der Wohnung des geflüchteten Nowograder Pfarrers hing hoch oben an der Wand ein Heiligenbild mit der Inschrift: »Der Tod des Täufers«. In Johannes erkannte ich mit Sicherheit einen Menschen, den ich schon einmal gesehen hatte.

Ich erinnerte mich: Ein sommerlicher Morgen hatte seine Stille zwischen die geraden hellen Wände gesponnen. Ein Bündel Sonnenstrahlen, in dem leuchtender Staub wirbelte, traf den unteren Teil des Bildes. Aus der blauen Tiefe der Nische stieg die hohe Gestalt des Johannes zu mir herab. Das schwarze Gewand umflatterte feierlich seinen fanatischen, schrecklich mageren Körper. Blutstropfen schimmerten an den runden Schnallen seines Gewandes. Der Kopf des Johannes war schräg vom Hals abgeschnitten und lag auf einer irdenen Schüssel, die ein Krieger mit großen gelben Fingern festhielt. Das tote Antlitz kam mir bekannt vor, ich ahnte ein Geheimnis: Das Antlitz trug die Züge von Pan Romuald, dem Gehilfen des geflüchteten Pfarrers. Aus dem offenen Mund kroch ein winziger Schlangenleib, dessen Schuppen in vielen Farben schillerten. Der rosige Schlangenkopf hob sich plastisch ab vom dunklen Hintergrund des Gewandes.

Die große Kunst des Malers und sein düsterer Einfall setzten mich in Erstaunen. Noch erstaunter war ich, als ich am nächsten Tag die rotwangige Mutter Gottes über dem Ehebett der Pani Eliza sah, der Haushälterin des alten Pfarrers. Beide Bilder ließen denselben Pinsel erkennen. Das fleischige Gesicht der Mutter Gottes war das der Pani Eliza. Da glaubte ich das Geheimnis der Nowograder Heiligenbilder zu erraten. Die Lösung des Rätsels führte mich in die Küche der Pani Eliza, wo an düftereichen Abenden die Schatten des alten untertänigen Polen zusammenkamen; unter ihnen war auch der närrische Maler. War er wirklich ein Narr, der Pan Apolek, weil er die umliegenden Dörfer mit Engeln bevölkert und den hinkenden Renegaten Janek zu einem Heiligen gemacht hatte?

Er war mit dem blinden Gottfried eines gewöhnlichen Sommertages vor dreißig Jahren hierhergekommen. Die beiden Freunde — Apolek und Gottfried — kehrten in der Schenke des Szmerel ein, an der Rownoer Chaussee gelegen, etwa zwei Werst von der Stadtgrenze. Apolek hielt seinen Malkasten in der Rechten, mit der Linken führte er den blinden Harmonikaspieler. Der melodische Schritt ihrer deutschen Nagelschuhe klang ruhig und zuversichtlich. Apolek hatte einen kanariengelben Schal um den dünnen Hals geschlungen, auf dem Tirolerhut des Blinden schwankten drei schokoladenfarbene Federn.

In der Schenke legten die Wanderer den Malkasten und die Harmonika aufs Fensterbrett. Der Maler wickelte seinen Schal ab, der ohne Ende schien wie das Band eines Jahrmarktgauklers; dann ging er auf den Hof, zog sich splitternackt aus und übergoß seinen schmächtigen, mageren rosigen Körper mit eiskaltem Wasser. Szmerels Frau servierte den Gästen Rosinenschnaps und eine Schüssel mit Klopsen.

Als Gottfried gesättigt war, zog er die Harmonika auf seine spitzen Knie, seufzte, warf den Kopf zurück und bewegte seine mageren Finger. Heidelberger Lieder erschütterten die Wände der jüdischen Schenke. Apolek begleitete den Blinden mit blecherner Stimme. Das Ganze nahm sich aus, als sei die Orgel aus der Kirche der heiligen Indegilde zu

Szmerel in die Schenke gekommen und mit ihr Musen in warmen grellen Schals und deutschen Nagelschuhen.

Die Gäste sangen bis Sonnenuntergang, dann steckten sie die Harmonika und den Malkasten in die Leinenfutterale, und Pan Apolek reichte der Frau des Schankwirts mit tiefer Verbeugung ein Blatt Papier.

»Gnädige Pani Brajna«, sagte er. »Empfangen Sie von einem wandernden Künstler, getauft auf den christlichen Namen Apollinarius, dieses Ihr Porträt zum Zeichen unserer ergebensten Ehrerbietung, als Dank für Ihre Gastfreundschaft. Wenn Jesus der Herr meine Tage verlängert und meine Kunst stärkt, so werd ich zurückkehren, um das Porträt in Ölfarbe auszuführen. Zu Ihrem Haar werden sich Perlen gut ausnehmen, und auf Ihre Brust werde ich Smaragdgeschmeide legen.«

Auf dem Blatt Papier war mit weichem Rötelstift das lachende Gesicht der Pani Branja gezeichnet, umrahmt von kupferfarbenen Locken.

»Mein Geld!« rief Szmerel, als er das Bild seiner Frau sah, nahm einen Stock und stürzte den beiden nach. Unterwegs erinnerte er sich jedoch an den rosigen, von Wasser triefenden Körper Apoleks, an die Sonne in seinem Hof und an die leisen Klänge der Harmonika. Der Schankwirt wurde verwirrt, warf den Stock weg und kehrte um.

Am nächsten Morgen unterbreitete Pan Apolek dem Nowograder Pfarrer sein Diplom der Münchner Kunstakademie, dazu zwölf Bilder zu Themen der Heiligen Schrift. Es waren Ölgemälde auf dünnen Platten aus Zedernholz. Und der Pater erblickte auf seinem Tisch das flammende Purpur der Gewänder, den smaragdenen Glanz der Felder und die bunt leuchtenden Fluren Palästinas.

Die Heiligen des Pan Apolek, ein Haufen jauchzender einfältiger Greise, graubärtig und rotwangig, wurden umwogt von Seide und allmächtiger Abendröte.

Am selbigen Tage bekam Pan Apolek den Auftrag, die neue Kirche auszumalen. Und bei einem Gläschen Benediktiner sagte der Pater zum Künstler: »Sancta Maria, liebwerter Pan Apollinarius, aus welchem Wunderland kam solch fröhliche Gabe zu uns?«

Apolek arbeitete eifrig, und schon einen Monat später hatte sich die neue Kirche mit dem Geblök der Herden gefüllt, mit dem Goldstaub des Sonnenuntergangs und mit strohgelben Kuheutern. Büffel mit zerschrammtem Fell zogen Gespanne, Hunde mit rosigen Schnauzen liefen Herden voran, und unter schlanken Palmen schaukelten in Wiegen dralle Säuglinge, umringt von braunen Franziskanerkutten. Die drei Könige aus dem Morgenlande hatten leuchtende Glatzen und Runzeln, blutig wie Wunden. Unter ihnen lächelte das greise Fuchsgesicht Leos XIII. und betete der Nowograder Pfarrer mit der einen Hand den Rosenkranz ab, eine chinesische Schnitzarbeit, während er mit der anderen den neugeborenen Jesus segnete.

Fünf Monate lang hockte Apolek einsam in seinem Holzsitz und rutschte die Wand von Kuppel und Chorraum entlang.

»Sie haben eine Vorliebe für bekannte Gesichter, liebwerter Pan Apolek«, sagte eines Tages der Pfarrer, als er in einem der Könige aus dem Morgenlande sich selbst und in dem abgehackten Kopf des Johannes den des Pan Romuald erkannte. Der alte Pater lächelte Apolek zu und ließ dem Künstler unter der Kuppel einen Pokal Kognak reichen.

Bald darauf war Apolek mit dem heiligen Abendmahl und der Steinigung der Maria Magdalena fertig. Eines Sonntags enthüllte er die bemalten Wände. Namhafte Bürger der Stadt folgten der Einladung des Geistlichen — und erkannten im Apostel Paulus den hinkenden Renegaten Janek und in Maria Magdalena das jüdische Mädchen Elka, die Tochter unbekannter Eltern und Mutter vieler Findelkinder. Die namhaften Bürger verlangten, daß die ketzerischen Bilder übertüncht würden, und die Drohungen des alten Paters gegen den Gotteslästerer waren furchtbar. Aber Apolek übertünchte die Wände nicht.

So begann ein unerhörter Krieg zwischen der allmächtigen katholischen Kirche und dem unbekümmerten Gottesmaler.

Der Krieg dauerte drei Jahrzehnte. Beinahe wäre der friedliche Vagant zum Begründer einer neuen Ketzersekte geworden. Zweifellos wäre er dann der größte Schelm gewesen unter den Aufsässigen, die die römische Kirche in ihrer verschlungenen, an Meutereien so reichen Geschichte kennt, ein Schelm, der in seliger Trunkenheit mit zwei weißen Mäusen auf der Brust und einer Garnitur feinster Pinsel in der Tasche die Erde umwanderte.

»Fünfzehn Złoty für die Mutter Gottes, fünfundzwanzig für die Heilige Familie und fünfzig für das heilige Abendmahl mit Darstellung aller Verwandten des Bestellers. Der Feind des Bestellers kann in der Gestalt des Judas Ischariot gemalt werden. Dafür ist ein Zuschlag von zehn Złoty zu entrichten.« Das gab Apolek den Bauern der umliegenden Dörfer bekannt, nachdem er aus der neuen Kirche davongejagt worden war.

Er hatte keinen Mangel an Aufträgen. Und als ein Jahr später der verzweifelte Nowograder Pfarrer vom Bischof in Shitomir Hilfe heranrief, fanden dessen Sendboten auch in den ärmsten und stinkigsten Hütten die wunderlichen Familienbilder vor, ketzerhaft, naiv und malerisch. Man sah einen Joseph, grau meliert und mit gescheiteltem Haar, einen Jesus, pomadisiert, und eine Dorf-Maria, mit mehreren Kindern gesegnet und mit gespreizten Knien. Alle diese Heiligenbilder hingen in der Ehrenecke, geschmückt mit Kränzen aus Papierblumen.

»Er hat euch schon bei Lebzeiten zu Heiligen erhoben«, antwortete der Vikar von Dubno und Nowokonstantinow der Menge, die den Apolek verteidigte. »Er hat euch, ihr heimlichen Branntweinbrenner, ihr unbarmherzigen Wucherer und Gewichtsfälscher, ihr, die ihr die Unschuld eurer eigenen Töchter verschachert, die ihr dreimal der Sünde des Ungehorsams verfallen seid, euch hat er mit dem unsagbaren Glanz der Heiligkeit umgeben.«

»Eure Heiligkeit«, entgegnete dem Vikar der lahme Witold, Hehler und Friedhofswächter in einer Person. »Woran erkennt der allergnädigste Pan Gott die Wahrheit, und wer kann dem unwissenden Volke etwas darüber sagen? Enthalten denn die Bilder des Pan Apolek, der unserem Stolz wohlgetan hat, nicht mehr Wahrheit als Eure Worte voll Tadel und herrischer Wut?«

Die schreiende Menge zwang den Vikar zur Flucht. Der Aufruhr der Geister in den Dörfern bedrohte die Sicherheit der Kirchendiener. Der Künstler, der an Apoleks Stelle getreten war, konnte sich nicht entschließen, Elka und den hinkenden Janek zu übertünchen. So sind diese Bilder noch heute am Seitenaltar der Nowograder Kirche zu sehen: Janek, der furchtsame, hinkende Abtrünnige mit zottigem, schwarzem Bart als Apostel Paulus und sie, die Buhlerin aus Magdala, sich im Tanze wiegend, hager und schwachsinnig, mit eingefallenen Wangen.

Der Kampf gegen den Pfarrer dauerte drei Jahrzehnte. Dann verjagten die Kosaken den alten Einsiedler aus seinem steinernen Nest, und Apolek — o Unbeständigkeit des Schicksals! — fand in der Küche der Pani Eliza ein Heim. Und dort schlürfe ich, stets nur Gast für einen Augenblick, in abendlicher Stunde den Wein seiner Worte.

Wovon spricht er zu mir? Er erzählt von der romantischen Zeit der Schlachta, vom Greuel des Weiberfanatismus, vom Künstler Luca della Robbia und von der Familie des Zimmermanns von Bethlehem.

»Ich hätte dem Pan Schreiber etwas zu erzählen«, flüstert mir Apolek vor dem Abendessen geheimnisvoll zu.

»Gut, Apolek«, antworte ich, »erzählt, ich höre.«

Aber der Küster, Pan Robacki, mürrisch, grau, knochig und breitohrig, sitzt uns zu nahe. Er hat die fahle Leinwand feindseligen Schweigens vor uns aufgerollt.

»Ich hätte dem Pan zu sagen«, flüsterte Apolek und zieht mich beiseite, »daß Marias Sohn Jesus mit Deborah, einem Jerusalemer Mädchen niedriger Herkunft, verheiratet war.«

»Oh, dieser Mensch!« schreit verzweifelt Pan Robacki. »Dieser Mensch wird nicht in seinem Bette sterben. Diesen Menschen wird das Volk umbringen.«

»Nach dem Abendbrot«, wispert mit gedämpfter Stimme Apolek, »nach dem Abendbrot, wenn es dem Pan Schreiber beliebt.«

Es beliebt mir. Ermuntert durch die begonnene Erzählung des Pan Apolek, gehe ich in der Küche auf und ab und warte auf die verheißene Stunde. Hinter dem Fenster ragt die Nacht wie eine schwarze Säule. Hinter dem Fenster erstarrt ist der lebendige, dunkle Garten. Milchig und glänzend strömt unter dem Mond der Weg zur Kirche. Die Erde liegt in fahlem Licht, an den Sträuchern blinkt das Geschmeide reifer Früchte. Der Duft der Lilien ist rein und stark wie Branntwein. Der frische Giftgeruch fließt in den fetten knisternden Atem des Herdes und erstickt den harzigen Duft, den das Tannenholz in der Küche verbreitet.

Apolek, in rosa Halstuch und abgewetzten rosa Hosen, hockt in seiner Ecke wie ein gutes graziöses Tier. Sein Tisch ist voll Kleister und Farbe. Der Alte arbeitet mit kleinen sicheren Bewegungen.

Neben ihm, im gelben, öligen Glanz der Lampe, sitzt regungslos der alte Gottfried und trommelt rhythmisch mit zitternden Fingern auf den Tisch. Den kahlen Kopf gesenkt, lauscht er der monotonen Musik seiner Blindheit und dem Murmeln seines getreuen Freundes Apolek.

». . . Und was dem Pan die Popen und die Evangelisten Markus und Matthäus erzählen, ist nicht wahr. Aber ich kann dem Pan Schreiber die Wahrheit enthüllen. Für fünfzig Mark will ich ihn auch gern als heiligen Franziskus malen, mit grüner Landschaft und Himmel im Hintergrund. Er war ein ganz schlichter Heiliger, der Pan Franziskus. Und wenn der Pan Schreiber in Rußland eine Braut hat . . . die Frauen lieben den heiligen Franziskus, wenn auch nicht alle Frauen, Pan . . .«

So begann in einem Winkel, wo es nach Tannen duftete, Apoleks Geschichte von der Ehe Jesu mit Deborah. Das Mädchen hatte — nach Apoleks Worten — einen Bräutigam. Der Bräutigam war ein junger Israelit, ein Elfenbeinhändler. Die Hochzeitsnacht Deborahs endete mit Zwist und Tränen. Angst hatte die Frau erfaßt, als sie den Mann zum Bette treten sah. Schlucken quälte ihre Kehle. Sie erbrach alles, was sie beim Hochzeitsmahl gegessen hatte. Schande kam über Deborah, über ihren Vater, ihre Mutter und ihr ganzes Geschlecht. Spottend verließ sie der Bräutigam und rief die Gäste zusammen. Als Jesus die unsägliche Pein der Frau sah, die nach ihrem Manne verlangte und ihn fürchtete, legte er das Gewand des Neuvermählten an und vereinigte sich voll Mitleid mit Deborah, die im Erbrochenen lag. Danach trat sie laut triumphierend zu den Gästen hinaus, als eine Frau, die stolz ist auf ihren Fall. Jesus stand abseits. Todesschweiß bedeckte seinen Körper, und der Stachel der Trauer drang ihm ins Herz. Unbemerkt entfernte er sich aus dem festlichen Saal und ging in die Wüste östlich von Judäa, wo Johannes ihn erwartete. Und Deborah brachte ihren Erstgeborenen zur Welt . . .

»Wo ist er denn?« rief ich.

»Die Pfaffen hielten ihn verborgen«, antwortete Apolek gewichtig und führte den dünnen, erfrorenen Zeigefinger an seine Säufernase.

»Pan Künstler!« rief plötzlich Robacki, aus dem Dunkel hervortretend, und seine grauen Ohren bewegten sich. »Was erzählen Sie da? Das ist doch gar nicht denkbar!«

»Ja, ja«, sagte Apolek, beugte sich vor und ergriff Gottfried am Arm. »Es ist wahr, gewiß, Panje.«

Er zog den Blinden zur Tür, verhielt aber an der Schwelle den Schritt und winkte mir mit dem Finger.

»Ich male Sie als den heiligen Franziskus«, flüsterte er, ein Auge zukneifend, »mit einem Vogel auf dem Arm, einer Taube oder einem Stieglitz. Wie es dem Pan Schreiber beliebt.«

Und er verschwand mit dem Blinden, seinem getreuen Freund.

»Oh, solche Dummheiten«, rief ihm Robacki, der Küster, nach. »Dieser Mensch wird nicht in seinem Bette sterben.«

Pan Robacki riß den Mund weit auf und gähnte wie eine

Katze. Ich nahm Abschied von ihm und ging schlafen, heim zu meinen ausgeplünderten Juden.

Über der Stadt streunte der heimatlose Mond. Und ich ging mit ihm, voll unerfüllbarer Träume und mißtönender Lieder.

Übersetzt von Dmitri Umanski

Die Sonne Italiens

Gestern saß ich wieder einmal in der Gesindestube bei Pani Eliza unter dem Kranz aus grünen Tannenzweigen. Ich saß am brummenden warmen Ofen und kehrte erst spät nachts heim. Drunten in der Schlucht wälzte der Sbrutsch seine gläsernen dunklen Wasser.

Die abgebrannte Stadt, die zerfallenen Säulen und die Erde, tief aufgerissen von den Krallen böser Hexenfinger, schienen in der Luft zu schweben, leicht und unwirklich wie ein Traumbild. Nacktes Mondlicht strömte in unerschöpflicher Kraft auf sie hernieder. Der feuchte Schimmel der Ruinen blinkte wie der Marmor in einem Opernvestibül, und ich erwartete voll Ungeduld, daß ein Romeo aus den Wolken hervortrete, ein in Atlas gekleideter Romeo, der von Liebe sänge, und hinter den Kulissen ein mürrischer Beleuchter mit dem Finger den Schalter des Mondlichts umdrehe.

Bleiche Straßen flossen an mir vorbei wie Milchströme, die aus vielen Brüsten hervorquellen. Ich fürchtete daheim meinen Zimmergenossen Sidorow, der nachts die behaarte Tatze seiner Unruhe auf mich legte. Glücklicherweise sprach Sidorow in dieser milchweißen Mondnacht kein Wort. Er saß, umringt von Büchern, und schrieb. Auf dem Tisch flackerte eine bucklige Kerze, unheilkündender Scheiterhaufen aller Grübler. Ich saß abseits, nickte ein, und Träume umsprangen mich wie junge Katzen. Erst spät wurde ich durch eine Ordonnanz wach, die Sidorow zum Stab rief. Sie gingen miteinander weg. Darauf trat ich hurtig zum Tisch, an dem Sidorow geschrieben hatte, und blätterte in seinen Büchern. Da war ein Lehrbuch der italienischen Sprache mit einem Bild des Forum Romanum und dem Stadtplan von Rom. Der Plan war an vielen Stellen angekreuzt. Ich beugte mich über das beschriebene Blatt Papier und las mit stockendem Herzen und zitternden Händen den fremden Brief. Sidorow, der schwermütige Mörder, zerzupfte die rosige Watte meiner Phantasie und zerrte mich in die dunklen Gänge seines methodischen Wahnsinns. Obenauf lag die zweite Seite des Briefes, und ich wagte nicht, sie umzuschlagen:

». . . die Lunge ist durchschossen, und in meinem Kopf ist es wirr oder, wie Sergej sagt, ich hab meinen Knacks weg. Jawohl, den idiotischen Verstand verliert man nicht ohne weiteres. Aber Spaß beiseite. Gehen wir zur Tagesordnung über, liebe Freundin Viktoria . . .

Ich habe den dreimonatigen Feldzug Machnos mitgemacht — eine Reihe ermüdender Schurkereien, nichts weiter . . . Nur Wolin ist immer noch dort. Er gefällt sich als Apostel und kreucht vom Anarchismus zu Lenin. Schrecklich. Und Väterchen Machno hört ihn an, streicht sich über das verstaubte Drahtgelöck seines Haares und preßt durch seine fauligen Zähne ein schlaues Bauernlächeln. Und nun weiß ich nicht, ob in all dem nicht der Unkrautsamen der Anarchie steckt und ob wir Euch nicht eins auf Eure wohlbehüteten Nasen geben sollen, Euch selbstfabrizierten ZKlern aus dem selbstfabrizierten ZK, made in Charkow, in Eurer selbstfabrizierten Hauptstadt. Eure biederen Knaben wollen sich an die Sünden ihrer anarchistischen Jugend nicht mehr erinnern und lachen darüber von der Höhe ihrer Staatsweisheit — hol sie der Teufel!

Dann kam ich nach Moskau. Wie bin ich nach Moskau gekommen? Die Jungens taten jemand Unrecht — bei Requisitionen und anderen Maßnahmen. Ich Milchbart, der ich war, mußte mich da einmischen. Man verprügelte mich gehörig und mit Recht. Die Wunde war unbedeutend, aber in Moskau, ach, Viktoria, in Moskau, da machte mich das Elend stumm. Täglich brachten mir die Spitalschwestern Grütze. Mit andächtiger Miene brachten sie das bißchen Grütze in einer großen Schüssel, und mir war dieser Götterbrei zuwider wie die ganze außerplanmäßige Lebensmittelversorgung und das ganze planmäßig gelenkte Moskau. Im Sowjet kam ich dann mit einer Handvoll Anarchisten zusammen. Es sind Stutzer oder närrische Greise. Ich ging in den Kreml und legte dort einen seriösen Arbeitsplan vor. Man tätschelte mir die Wangen und versprach, mich zum Stellvertreter zu ernennen, wenn ich mich besserte. Aber ich besserte mich nicht. Was kam dann? Dann kam die Front, die Reiterarmee und das Soldatenleben mit dem Geruch frischen Blutes und menschlichen Gebeins.

Retten Sie mich, Viktoria! Die Staatsweisheit macht mich verrückt, ich vergehe vor Langeweile. Nein, Sie werden mir nicht helfen, und ich krepiere hier ohne jeden Plan. Wer aber kann denn wünschen, daß ein Kriegsmann so unorganisiert krepiert? Sie doch nicht, Viktoria, Braut, die niemals mein Weib werden wird. Da haben Sie Sentimentalität, hol's der Teufel.

Jetzt zur Sache. In der Armee langweile ich mich. Reiten kann ich wegen meiner Verwundung nicht, ich kann mich also nicht schlagen. Machen Sie ihren Einfluß geltend, Viktoria. Man soll mich nach Italien schicken. Ich lerne jetzt Italienisch und werd's in zwei Monaten beherrschen. In Italien glimmt der Boden. Vieles ist dort bereits getan. Es fehlen nur noch ein paar Schüsse, einen werde ich abgeben. Man müßte den König zu seinen Ahnen schicken, das ist sehr wichtig. Der König dort ist ein netter Onkel. Er macht in Popularität und läßt sich neben zahmen Sozialisten für Familienblätter fotografieren.

Im Zentralkomitee und im Außenkommissariat dürfen Sie von den Schüssen und dem König nichts sagen. Sonst wird man auch Ihnen die Wangen tätscheln und auf alles erwidern: ›Romantiker‹. Sagen Sie einfach, ich sei krank, verbittert sei ich, vergehe vor Langeweile und sehne mich nach der Sonne Italiens und nach Bananen. Das habe ich doch verdient, oder nicht? Ich muß gesund werden, das ist alles. Sollte man es aber nicht wollen, so schicke man mich nach Odessa zur Tscheka. Da sind kluge Köpfe, und . . .

Wie dumm, wie ungerecht und dumm ich schreibe, meine Freundin Viktoria.

Italien! — Das Land hat sich in mein Herz geschlichen und hat mir's angetan. Der Gedanke an dieses niegesehene Land ist mir süß wie ein Frauenname, wie Ihr Name, Viktoria . . .«

Ich las den Brief, dann legte ich mich wieder auf mein zerdrücktes, schmutziges Lager. Aber der Schlaf kam nicht. Hinter der Wand weinte bitterlich die schwangere Jüdin, das krächzende Gebrumm ihres langbeinigen Mannes war die Antwort. Die beiden dachten an ihr geraubtes Eigentum, und ihr Mißgeschick machte sie aufeinander böse. In der Morgendämmerung kehrte Sidorow zurück. Die Kerze auf dem Tisch war niedergebrannt. Sidorow zog aus dem Stiefelschaft einen neuen Stumpf und drückte ihn nachdenklich auf den schwimmenden Docht. Unser Zimmer lag im Dunkeln. Alles strömte nächtlichen, feuchten Gestank aus, nur das Fenster, von Mondlicht übergossen, strahlte wie die Erlösung.

Mein gepeinigter Zimmergenosse steckte sogleich den Brief ein. Er saß gebückt am Tisch und öffnete einen Bildband von Rom. Das prächtige Buch mit Goldschnitt stand vor seinem olivgrünen ausdruckslosen Gesicht. Über seinem runden Rücken leuchteten im Schein der Abendsonne die bizarren Ruinen des Kapitols und des Kolosseums. Zwischen den großen, glänzenden Seiten des Buches lag eine Fotografie der Königsfamilie, ein herausgerissenes Kalenderblatt. Der freundliche, schwächliche König Viktor Emanuel stand da zwischen seiner schwarzhaarigen Gemahlin und dem Kronprinzen Umberto und um sie herum eine ganze Brut von Prinzessinnen.

. . . So war die Nacht: erfüllt von fernen, schweren Klängen, im feuchten Dunkel ein Lichtquadrat und darin das totenblasse Gesicht Sidorows, eine leblose Maske über der gelben Kerzenflamme.

Übersetzt von Dmitri Umanski

Gedalja

Am Abend vor Sabbat befällt mich immer die schwere Wehmut der Erinnerungen. An diesen Abenden streichelte einst mein Großvater mit seinem weißgelben Bart die Bücher von Ibn-Esra, und meine Großmutter im Spitzenhäubchen machte mit knotigen Fingern beschwörende Bewegungen über der Sabbatkerze und weinte sanfte Tränen. An diesen Abenden schwankte mein Kinderherz wie ein Schifflein auf verzauberten Wellen.

Ich irre durch Shitomir und suche den schüchternen Stern. Vor der alten Synagoge, vor ihren abweisenden, gelben Mauern verkaufen alte Juden Kreide, Waschblau und Dochte, Juden mit Prophetenbärten, die eingefallene Brust in erbärmliche Lumpen gehüllt.

Da liegt der Markt und der Tod des Marktes. Die fette Seele des Überflusses ist tot, stumme Schlösser hängen an den Verkaufsbuden, und der Granit der Straße ist glatt wie der Schädel eines Toten. Der schüchterne Stern — er blinkt und erlischt . . .

Glück hatte ich zu späterer Stunde, Glück hatte ich erst kurz vor Sonnenuntergang. Der Laden Gedaljas lag versteckt zwischen den geschlossenen Buden. O Dickens, wo war an diesem Abend dein Schatten? Du hättest in diesem Trödlerladen vergoldete Schuhe und Schiffstaue erblickt, einen alten Kompaß und einen ausgestopften Adler, ein Jagdgewehr mit der eingravierten Jahreszahl 1810 und eine zerbeulte Kasserolle.

Gedalja, der kleine Ladenbesitzer mit rauchgrauer Brille und in grünem, bis zum Boden reichendem Gehrock, schreitet in der rosafarbenen Leere des Abends seine Schätze ab. Er reibt seine weißen Händchen, zupft an seinem grauen Bart und lauscht mit gesenktem Kopf den unsichtbaren Stimmen, die zu ihm herüberdringen.

Sein Laden sieht aus wie die Schachtel eines ernsten, wißbegierigen Knaben, dem es beschieden ist, einstmals Botanikprofessor zu werden. Auch Knöpfe und einen toten Schmetterling gibt es in diesem Laden, über den der alte Gedalja gebietet. Alle haben den Markt schon verlassen, nur Gedalja ist noch da. Er schwirrt umher in seinem Labyrinth von Globen, Schädeln und toten Blumen, schwingt einen bunten Wedel aus Hahnenfedern und bläst den Staub von den toten Blumen.

Wir sitzen auf Bierfässern. Gedalja wickelt seinen schmalen Bart auf und ab. Sein Zylinder schwankt über uns wie ein schwarzes Türmchen. Ein warmer Luftzug streift uns. Der Himmel wechselt seine Farbe: Eine Flasche ist umgeworfen, und zartes Blut rinnt daraus. Leichter Moderduft umgibt mich.

»Revolution? Nun gut, sagen wir ja zu ihr, zur Revolution; werden wir deshalb aber zum Sabbat nein sagen?« So beginnt Gedalja und umschnürt mich mit den seidenen Gebetriemen seiner rauchgrauen Augen. »Ja, rufe ich der Revolution zu. Ja, rufe ich ihr zu. Aber sie versteckt sich vor Gedalja und läßt ihn nur das Schießen hören.«

»Die Sonne dringt nicht durch geschlossene Augen«, antworte ich dem Alten. »Aber wir werden die geschlossenen Augen aufreißen.«

»Der Pole hat mir die Augen geschlossen«, flüstert kaum hörbar der Alte, »der Pole, der böse Hund! Er packt den Juden und reißt ihm den Bart aus, ach, dieser Hundsfott! Und nun wird er geschlagen, der böse Hund. Das ist großartig! Das ist die Revolution! Und später kommt der zu mir, der den Polen geschlagen hat, und sagt: ›Gib dein Grammophon zum Registrieren her, Gedalja!‹ — ›Ich liebe Musik,

Pani‹, antworte ich der Revolution. ›Du weißt nicht, was du liebst, Gedalja; ich werd auf dich schießen, und dann wirst du wissen, was du liebst. Ich muß schießen, Gedalja, denn ich bin die Revolution!‹«

»Sie muß schießen, Gedalja«, sage ich dem Alten, »denn sie ist die Revolution!«

»Aber der Pole hat geschossen, mein lieber Pan, weil er die Konterrevolution ist. Ihr schießt, weil ihr die Revolution seid. Nun, die Revolution ist doch eine Freude, und die Freude duldet keine Waisen im Hause. Gute Taten werden von guten Menschen vollbracht. Die Revolution ist eine gute Tat von guten Menschen. Aber gute Menschen töten nicht. Also machen böse Menschen die Revolution. Aber auch die Polen sind böse Menschen. Wer wird Gedalja sagen, wo Revolution ist und wo Konterrevolution? Einst habe ich den Talmud studiert. Ich liebe die Kommentare von Rasche und die Schriften des Maimonides. In Shitomir leben auch andere gelehrte Leute. Und wir alle, wir gelehrten Leute alle, wir neigen unser Gesicht zur Erde und schreien aus voller Kehle: Wehe uns, wo bleibt die süße Revolution?«

Der Alte verstummte. Und wir erblicken den ersten Stern, der sich auf der Milchstraße seinen Weg bahnt.

»Der Sabbat tritt ein«, sagt Gedalja hoheitsvoll. »Die Juden müssen in den Tempel gehen, Pan Genosse«, sagt er, erhebt sich, und der Zylinder, das schwarze Türmchen, schwankt auf seinem Kopf. »Bringt ein paar gute Menschen nach Shitomir. Ei, in unserer Stadt mangelt's an ihnen, ei, es mangelt an ihnen! Bringt gute Menschen her, und wir geben ihnen alle Grammophone. Wir sind nicht unwissend. Die Internationale? Wir wissen, was die Internationale ist, und auch ich will die Internationale der guten Menschen, und eine jede Seele soll registriert und ihr die höchste Lebensmittelration gegeben werden. Da hast du, Seele, iß bitte, hab deine Freude am Leben. Die Internationale, Pan Genosse, wir wissen nicht, wonach sie schmeckt . . .«

»Sie schmeckt nach Schießpulver«, antworte ich dem Alten, »und ist mit dem besten Blut gewürzt.«

Und da trat aus dunklem Blau der junge Sabbat hervor und ließ sich auf seinem Stuhl nieder.

»Gedalja«, sagte ich. »Heute ist Freitag, und der Abend ist schon hereingebrochen. Wo kann man jüdische Plätzchen bekommen, ein jüdisches Glas Tee und darin ein wenig von deinem verabschiedeten Gott?«

»Nirgends«, antwortete mir Gedalja und hängte das Schloß vor die Tür. »Nirgends. Nebenan ist ein Wirtshaus, gute Menschen haben darin gewirtschaftet, aber jetzt ißt man dort nicht mehr, jetzt weint man dort.«

Und er knöpfte die drei beinernen Knöpfe seines grünen Gehrocks zu. Er wedelte mit den Hahnenfedern den Staub von sich, besprengte seine weichen Hände mit Wasser und entfernte sich, winzig klein, einsam, versonnen, den schwarzen Zylinder auf dem Kopf und ein großes Gebetbuch unterm Arm.

Der Sabbat fing an, und Gedalja, Begründer einer unerfüllbaren Internationale, ging in den Tempel beten.

Übersetzt von Dmitri Umanski

Meine erste Gans

Sawizki, Kommandeur der 6. Division, erhob sich, als er mich erblickte, und ich bewunderte das Ebenmaß seines gewaltigen Körpers. Er erhob sich, und der Purpur seiner Reithosen, die schiefsitzende himbeerrote Mütze und seine Orden an der Brust zerschnitten die Hütte wie eine Standarte den Himmel. Er roch nach Parfüm und der herben Frische von Seife. Seine langen Beine glichen Mädchen, die bis zu den Achseln in glänzende Reitstiefel eingezwängt sind.

Er lächelte mir zu, schlug mit der Reitpeitsche auf den Tisch und griff nach dem soeben vom Chef des Stabes diktierten Befehl. Es war der Befehl an Iwan Tschesnokow, mit seinem Regiment in Richtung Tschugunow-Dobrywodka vorzurücken und den Feind, sobald er auf ihn stoße, zu vernichten.

»Dafür, daß er vernichtet wird«, schrieb der Divisionskommandeur hinzu und verwischte dabei die Tinte über den ganzen Bogen, »mache ich Sie, Tschesnokow, unter Androhung strengster Strafe verantwortlich, und ich werde sie auf der Stelle vollstrecken, was Sie, Genosse Tschesnokow, wohl kaum bezweifeln werden, da Sie mit mir nicht den ersten Monat an der Front zusammenarbeiten.«

Der Divisionskommandeur setzte seinen Schnörkel unter den Befehl, warf ihn der Ordonnanz hin und wandte mir seine grauen Augen zu, in denen Fröhlichkeit leuchtete.

Ich überreichte ihm das Papier, dem zufolge ich dem Divisionsstab zugeteilt worden war.

»Wird in den Tagesbefehl aufgenommen«, sagte der Divisionskommandeur, »ebenso wie in die Versorgungsliste zur Befriedigung aller leiblichen Bedürfnisse bis auf die der vorderen Partie. Kannst du lesen und schreiben?«

»Ich kann lesen und schreiben«, antwortete ich und beneidete den Kommandeur um seine stählerne, blühende Jugend. »Ich bin Kandidat der Rechte der Universität zu Petersburg.«

»Also ein Milchsöhnchen!« rief er lachend. »Dazu eine Brille auf der Nase! Die reine Jammergestalt! Solche wie du schickt man uns, ohne uns zu fragen; aber man hat hier wenig übrig für die Bebrillten. Willst du noch hier bleiben, he?«

»Gern«, antwortete ich und ging mit dem Quartiermacher los ins Dorf, mir ein Nachtlager geben zu lassen.

Der Quartiermacher trug meinen Holzkoffer auf der Schulter, die Dorfstraße lag da, rund und gelb wie ein Kürbis, und am Himmel verendete in einer Blutlache die Sonne.

Wir kamen zu einer Hütte mit buntbemalten Fensterrahmen. Der Quartiermacher blieb stehen und sagte mit schuldbewußtem Lächeln: »Eine rechte Plage ist's hier für die Bebrillten, die Leute lassen sie nicht in Frieden. Da kommen welche, hochgebildete Menschen, und hier ärgert man ihnen die Seele aus dem Leib. Würden Sie aber eine Dame schänden, eine ganz reine Dame, dann wären die Soldaten ihnen gut.«

Er blieb einige Augenblicke mit meinem Koffer auf der Schulter stehen, trat dicht an mich heran, gab sich plötzlich einen Ruck und eilte in den ersten Hof. Dort saßen Kosaken im Heu und rasierten einander.

»Soldaten«, sagte der Quartiermacher und stellte meinen Koffer auf die Erde. »Da ist ein Mann, den habt ihr laut Befehl des Genossen Sawizki in euer Quartier aufzunehmen, und zwar ohne alle Dummheiten. Denn er ist einer, der für die Wissenschaft gelitten hat.«

Der Quartiermacher war knallrot geworden und ging weg, ohne sich umzudrehen. Ich legte die Hand an die Mütze und grüßte die Kosaken.

Ein junger Kerl mit herabhängender flachsgelber Haarsträhne und einem wunderschönen Rjasaner Gesicht nahm meinen Koffer und warf ihn zum Tor hinaus auf die Straße. Dann wandte er mir den Hintern zu und gab mit besonderer Fertigkeit schamlose Töne von sich.

»Geschoß Null-Null!« rief ihm ein älterer Kosak lachend zu. »Schnellfeuer!«

Der Bursche war mit seiner anspruchslosen Kunst zu Ende und entfernte sich. Ich suchte, auf der Erde herumkriechend, meine Manuskripte zusammen und die zerschlissenen alten Unterkleider, die aus dem Koffer herausgefallen waren. Ich nahm sie und trug sie ans andere Ende des Hofes. Neben der Hütte stand auf Ziegeln ein Kessel, in dem Schweinefleisch kochte. Dampf stieg von ihm auf, wie Rauch vom fernen Vaterhaus im Dorf, und mit dem Hunger erwachte in mir das Gefühl grenzenloser Einsamkeit. Ich bedeckte meinen geborstenen Koffer mit Heu, als Unterlage für den Kopf, und legte mich auf die Erde, um in der »Prawda« die Rede Lenins auf dem Zweiten Kominternkongreß zu lesen. Die Sonne hinter den gezackten Bergen beschien mich, über meine Beine hinweg stiegen die Kosaken, einer machte sich unermüdlich über mich lustig, und die teuren Worte kamen mir auf einem Dornenweg entgegen, ohne mich zu erreichen. Da legte ich die Zeitung weg und trat zur Bäuerin, die auf der Treppe Garn zwirnte.

»Bäuerin«, sagte ich. »Ich will was zu fressen.«

Die Alte wandte mir das trübe Weiß ihrer halbblinden Augen zu und senkte den Blick sogleich wieder.

»Genosse«, sagte sie nach kurzem Schweigen. »All dieser Dinge wegen möchte ich mich am liebsten aufhängen.«

»Verdammt!« murmelte ich ärgerlich und stieß der Alten mit der Faust gegen die Brust. »Ich werde mich mit Euch nicht lange abgeben.«

Ich drehte mich um und sah einen Säbel auf der Erde liegen. Eine Gans watschelte würdevoll über den Hof und putzte sorglos ihr Gefieder. Ich ergriff sie und preßte sie zur Erde nieder, der Kopf der Gans knackte unter meinem Stiefel, knackte und blutete. Der weiße Hals lag auf dem Mist, und über dem toten Vogel zuckten die Flügel.

»Verdammt!« sagte ich und stieß den Säbel in die Gans. »Brat sie mir, Bäuerin!«

Die halbblinden Augen und die Brille blitzten, als die Alte den Vogel aufhob, ihn in ihre Schürze wickelte und schweigend zur Küche trug.

»Genosse«, sagte sie dann. »Am liebsten möchte ich mich aufhängen.« Und schloß hinter sich die Tür.

Im Hof hatten sich die Kosaken inzwischen um ihren Kessel gesetzt. Sie saßen unbeweglich, aufrecht wie Opferpriester, und hatten keinen Blick für die Gans.

»Der Bursche paßt zu uns«, sagt einer von ihnen, blinzelte mir zu und steckte den Löffel in die Suppe.

Die Kosaken verzehrten das Abendessen mit der verhaltenen Würde von Bauern, die einander achten. Ich reinigte den Säbel mit Sand und ging zum Tor hinaus. Matt und müde kehrte ich wieder zurück. Der Mond hing über dem Hof wie billiges Ohrgehänge.

»Brüderchen«, sagte da Surowkow zu mir, der älteste der Kosaken. »Setz dich zu uns und iß, bis deine Gans fertig ist.«

Er zog einen Reservelöffel aus dem Stiefel und gab ihn mir. Wir löffelten die Kohlsuppe und aßen Schweinefleisch.

»Und was schreibt die Zeitung?« fragte der Bursche mit dem Flachshaar und rückte zur Seite.

»In der Zeitung schreibt Lenin«, sagte ich und nahm die »Prawda« zur Hand. »Lenin schreibt, daß es uns an allem mangelt.«

Und laut, wie ein verzückter Schwerhöriger, las ich den Kosaken Lenins Rede vor.

Der Abend hüllte mich in die belebende Feuchtigkeit seiner grauen Laken und legte seine mütterlichen Hände auf meine glühende Stirn.

Ich las und frohlockte, und frohlockend verfolgte ich die geheimnisvolle Kurve der Leninschen Geraden.

»Die Wahrheit kitzelt das Nasenloch«, sagte Surowkow, nachdem ich zu Ende gelesen hatte. »Aber wie sie aus dem Haufen ziehen? Er aber, er hackt draufzu, pickt sie heraus wie die Henne das Korn.«

Das sagte von Lenin Surowkow, ein Zugführer der Stabsschwadron, und dann stiegen wir auf den Heuboden, uns schlafen zu legen. Wir schliefen dort zu sechst. Die Beine ineinandergelegt, wärmten wir uns gegenseitig unter dem zerlöcherten Dach, das die Sterne durchließ. Ich träumte und sah im Traume Frauen, doch die Untat hatte mein Herz besudelt, mein Herz stöhnte und blutete.

Übersetzt von Dmitri Umanski

Der Rabbi

»Alles ist sterblich. Ewiges Leben ist nur der Mutter beschieden. Wenn die Mutter nicht mehr unter den Lebenden ist, bleibt die Erinnerung an sie, die niemand zu entweihen wagt. Die Erinnerung an die Mutter nährt in uns Mitgefühl, wie der Ozean, der grenzenlose Ozean, von den Flüssen genährt wird, die die Erde durchziehen.«

Diese Worte sprach Gedalja, und er sprach sie feierlich. Der erlöschende Abend umgab ihn mit dem rosigen Dunst seiner Wehmut. Der Alte fuhr fort: »Im Leidenshause des Chassidismus sind Fenster und Türen eingeschlagen, und dennoch ist er unsterblich wie die Seele der Mutter. Noch immer steht der Chassidismus mit ausgeronnenen Augen am Kreuzweg, umtost von den Winden der Geschichte.«

So sprach Gedalja, und nachdem er in der Synagoge gebetet hatte, führte er mich zum Rabbi Motale, dem letzten Rabbi aus der Tschernobyler Dynastie.

Ich ging mit Gedalja die Hauptstraße hinan. Weiße Kirchen glänzten in der Ferne wie Buchweizenfelder. Um die Ecke knarrten die Räder einer Maschinengewehrkarre. Zwei schwangere Ukrainerinnen mit klirrenden Münzketten traten aus einem Tor und setzten sich auf die Bank vors Haus. Der schüchterne Stern blinkte auf den orangegelben Schlachtfeldern des Sonnenuntergangs. Und die Sabbatruhe senkte sich auf die schiefen Dächer des Gettos von Shitomir.

»Hier!« flüsterte Gedalja und deutete auf ein langes Haus mit zerschossener Fassade.

Wir betraten ein Zimmer, das steinern und leer war wie ein Leichenschauhaus. Rabbi Motale saß bei Tisch, umgeben von Besessenen und Lügnern. Er trug eine Zobelmütze und ein weißes, mit einem Strick umgürtetes Gewand. Mit geschlossenen Augen saß er da und kraulte sich mit mageren Fingern den gelben Flaum seines Bartes.

»Wo kommst du her, Jude?« fragte er mich und hob die Lider.

»Aus Odessa«, antwortete ich.

»Eine fromme Stadt«, sagte der Rabbi, »der Stern unsrer Verbannung, der unfreiwillige Born unsrer Leiden. Womit beschäftigst du dich, Jude?«

»Ich setze die Abenteuer des Hersch Ostropoler in Verse um.«

»Eine große Tat!« flüsterte der Rabbi und schloß die Lider. »Der Schakal heult, wenn er hungrig ist. Zur Mutlosigkeit reicht die Dummheit eines jeden Dummkopfes.

Und nur der Weise zerreißt mit seinem Lachen den Schleier des Seins. Was hast du studiert, Jude?«

»Die Bibel.«

»Was suchst du, Jude?«

»Fröhlichkeit.«

»Reb Mordechai«, sagte der Zaddik, seinen Bart schüttelnd. »Der junge Mann möge am Tisch Platz nehmen und an diesem Freitagabend mit den anderen Juden essen. Er soll sich freuen, daß er lebt und nicht tot ist, er soll in die Hände klatschen, wenn seine Nachbarn tanzen, er soll Wein trinken, wenn er Wein bekommt.«

Reb Mordechai, ein alter Narr mit aufgestülpten Augenlidern, bucklig und vom Wuchs eines zehnjährigen Knaben, lief auf mich zu.

»Ah, mein teurer junger Freund!« sagte der zerlumpte Reb Mordechai und kniff ein Auge zu. »Wieviel reiche Narren habe ich in Odessa gekannt! Setzen Sie sich zu Tisch, junger Mann, und trinken Sie den Wein, den man Ihnen nicht geben wird.«

Und wir setzten uns alle nebeneinander, die Besessenen, die Lügner und die Gaffer. In der Ecke wehklagten über Gebetbüchern breitschultrige Juden, die Fischern und Aposteln ähnlich sahen. Gedalja im grünen Rock schlummerte an der Wand wie ein buntgefiedertes Vögelchen. Und plötzlich erblickte ich hinter Gedaljas Rücken einen Jüngling, einen Jüngling mit den Zügen Spinozas, mit Spinozas wuchtiger Stirn und dem abgezehrten Gesicht einer Nonne. Er rauchte und zitterte wie ein Flüchtling, den man wieder aufgegriffen und ins Gefängnis zurückgebracht hat.

Der zerlumpte Mordechai stahl sich von hinten an ihn heran, riß ihm die Zigarette aus dem Mund und wandte sich rasch nach mir um.

»Das ist Elia, der Sohn des Rabbi«, krächzte Mordechai, mich mit dem blutroten Fleisch seines aufgestülpten Lides anblickend. »Der verfluchte Sohn, der letzte Sohn, der ungehorsame Sohn.« Mordechai drohte dem Jüngling mit seiner kleinen Faust und spie ihm ins Gesicht.

»Gesegnet sei der Herr!« ertönte im gleichen Augenblick die Stimme des Rabbi Motale Bracławski. Und er brach das Brot mit seinen Mönchsfingern. »Gesegnet sei der Gott Israels, der uns erwählt hat unter allen Völkern der Erde...«

Der Rabbi segnete die Speisen, und wir setzten uns zum Abendmahl.

Draußen wieherten Pferde und schrien Kosaken. Draußen gähnte die Wüste des Krieges. Inmitten des Schweigens und des Gebets rauchte der Sohn des Rabbi eine Zigarette nach der anderen. Nach Beendigung des Abendmahls erhob ich mich als erster.

»Mein lieber und so junger Freund«, murmelte Mordechai hinter meinem Rücken und zupfte mich am Gürtel. »Wovon sollten die heiligen Männer leben, wenn es auf Erden niemand gäbe außer bösen Reichen und armen Vagabunden?«

Ich gab dem Alten Geld und trat auf die Straße. Ich schied von Gedalja und ging zum Bahnhof, wo mein Zuhause war. Dort, auf dem Bahnhof, im Agitationszug der Ersten Reiterarmee, erwarteten mich der Schein vieler hundert Lichter, das geheimnisvolle Blinken der Funkstation, der rastlose Lauf der Druckmaschinen und der unvollendete Artikel für die Zeitung »Der Rote Kavallerist«.

Übersetzt von Dmitri Umanski

Der Weg nach Brody

Ich trauere um die Bienen. Sie wurden von den kämpfenden Armeen vernichtet. In Wolynien gibt es seither keine Bienenvölker mehr.

Wir haben die Bienenstöcke geschändet. Wir haben sie mit Schwefel ausgeräuchert und mit Pulver gesprengt. Die qualmenden Reste verbreiteten Gestank in den geheiligten Republiken der Bienen. Sterbend stiegen die Bienen auf und summten kaum hörbar. Da wir kein Brot hatten, holten wir uns mit den Säbeln den Honig heraus. In Wolynien gibt es keine Bienen mehr.

Die Chronik der täglichen Untaten quält mich wie ein Herzleiden. Gestern was das erste Gefecht bei Brody. Wir wußten es nicht, ich und mein Freund Afonka Bida. Wir hatten uns auf der dunstblauen Erde verirrt. Die Pferde hatten wir frühmorgens gefüttert.

Hoch stand der Roggen, prächtig leuchtete die Sonne, und meine Seele, die diesen strahlenden, schwebenden Himmel nicht verdient hatte, dürstete nach sanftem Schmerz.

»Die Weiber in den Dörfern erzählen von den Bienen, sie hätten viel Gefühl«, begann mein Freund, der Zugführer. »Sie erzählen so manches darüber. Ob die Menschen Christus ein Leid angetan haben oder ob es dieses Leid gar nicht gegeben hat, erkennen die Menschen erst nach langer Zeit. Seht, sagen die Weiber in den Dörfern, Christus leidet am Kreuz. Und alle Mücken kommen zu Christus geflogen, um ihn zu quälen. Er sieht sie an mit seinen Augen, und der Mut verläßt ihn. Aber die zahllosen Mücken sehen seine Augen nicht. Auch eine Biene umschwirrt Christus. ›Stich ihn!‹ ruft eine Mücke der Biene zu. ›Stich ihn, wir nehmen's auf unser Gewissen.‹ — ›Ich kann's nicht‹, sagt die Biene und breitet ihre Flügel über Christus. ›Ich kann's nicht, denn er ist vom Stand der Zimmerleute!‹ Man muß Verständnis haben für die Biene«, schloß Afonka, mein Zugführer. »Doch mag die Biene ihr Los tragen. Wir placken uns vielleicht auch für sie.«

Afonka winkte ab und begann zu singen. Das Lied vom falben Hengst. Acht Kosaken, Afonkas Zug, fielen ein.

Der falbe Hengst namens Dshigit gehörte einem Kosakenrittmeister, der sich zu Johanni Enthauptung mit Wodka vollsoff. So sang Afonka, vor sich hin dösend, und er spannte seine Stimme wie die Saite eines Musikinstruments. Dshigit war ein treues Pferd, und der Rittmeister kannte an Feiertagen kein Maß für seine Wünsche. Sie waren an jenem Tage fünf große Glas voll. Nachdem der Rittmeister das vierte geleert, bestieg er das Pferd und ritt in den Himmel. Der Aufstieg dauerte lange, aber Dshigit war ein treues Pferd. Sie kamen in den Himmel, und dort erinnerte sich der Rittmeister an das fünfte Glas. Aber dieses letzte Glas war auf Erden geblieben. Da weinte der Rittmeister über seine vergeblichen Mühen. Er weinte, Dshigit aber sah seinen Herrn an und bewegte die Ohren.

So sang Afonka und schlief ein. Das Lied stieg auf wie Rauch. Wir ritten dem Sonnenuntergang entgegen, der siedende Ströme über die buntbestickten Tücher der Felder schickte. Die Stille rötete sich. Wie ein Katzenrücken lag die Erde da, bedeckt mit dem matt schimmernden Fell des Getreides. Auf der Anhöhe hockte das weiße Dörfchen Klekotow, und dahinter erwartete uns das Gespenst der toten Ruinenstadt Brody. Aber bei Klekotow knallte uns ein Schuß entgegen. Hinter einer Hütte hervor blickten zwei polnische Soldaten. Ihre Pferde waren an Pfosten festgebunden. Eine feindliche leichte Batterie preschte den Hügel hinan. Kugeln zogen ihren Zwirn am Wege entlang.

»Los!« sagte Afonka.

Und wir flohen.

O Brody! Die Mumien deiner zertretenen Leidenschaften hauchten mich an mit ihrem zersetzenden Gift. Schon spürte ich Todeskälte in meinen Augenhöhlen, in denen die Tränen erstarrten. Doch da trug mich schütternder Galopp hinweg vom zerschrammten Gestein deiner Synagogen.

Übersetzt von Dmitri Umanski

Die Lehre vom Maschinengewehrwagen

Vom Stab wurde mir ein Kutscher geschickt oder, wie man bei uns sagte, ein Fahrer. Er hieß Gristschuk und war neununddreißig Jahre alt.

Fünf Jahre hatte Gristschuk in deutscher Gefangenschaft verbracht. Vor ein paar Monaten war er geflohen, hatte

Litauen und Nordwestrußland durchwandert und war bis nach Wolynien gekommen. Da hatte ihn zu guter Letzt in Beljow die idiotischste Aushebungskommission der Welt festgenommen und wieder zum Militär gesteckt. Bis zum Bezirk Kremenez, wo Gristschuk daheim war, waren es nur noch fünfzig Werst! Im Bezirk Kremenez hatte er Frau und Kinder. Fünf Jahre und zwei Monate war er nicht zu Hause gewesen. Die Aushebungskommission schickte ihn zu mir als Fahrer, und ich hörte auf, ein Paria unter den Kosaken zu sein.

Ich verfügte über einen Wagen mit Kutscher. Einen Maschinengewehrwagen. Dieses Wort bildete die Basis des Dreiecks, das unseren Lebensinhalt ausmachte: Niedersäbeln — Wagen — Blut . . .

Jeder Wagen, gleichwohl ob die Kutsche eines Popen oder eines Gerichtsbeamten oder ein ganz gewöhnliches Fuhrwerk, gewann durch die Eigenwilligkeit des Bürgerkriegs Bedeutung und wurde zu einem schrecklichen und beweglichen Kampfmittel. Der Wagen brachte eine neue Strategie und eine neue Taktik hervor und veränderte so das altgewohnte Antlitz des Krieges. Der Wagenkampf gebar Helden und Genies. Da ist vor allem Machno zu nennen, der den Wagen zur Achse seiner geheimnisvollen und schlauen Strategie machte, die Infanterie und sogar die Kavallerie abschaffte und statt dieser schwerfälligen Kolosse dreihundert Maschinengewehre nahm und sie auf Wagen aufschraubte. Jener Machno, der so vielgestaltig war wie die Natur. Heuwagen, in Gefechtsordnung aufgestellt, eroberten Städte. Ein Hochzeitszug eröffnete plötzlich vor dem Bezirksexekutivkomitee konzentrisches Feuer, und ein hagerer Pope entfaltete das schwarze Banner der Anarchie und verlangte von den Behörden die Auslieferung der Bourgeoisie, die Auslieferung des Proletariats und Wein und Musik.

Eine Armee solcher Wagen besitzt eine unerhörte Manövrierfähigkeit.

Budjonny machte das nicht schlechter als Machno. Ein solches Heer zu schlagen ist schwer, es aufzuspüren undenkbar. Ein im Heuhaufen verstecktes Maschinengewehr, ein Wagen in einer Bauernscheune hören auf, eine aktive Kampfeinheit zu sein. Die geheimen Stützpunkte, die man so hat, sind die zu erahnenden, doch nicht zu erfassenden Summanden, deren Summe der Struktur des ukrainischen Dorfes entspricht, wie es vor kurzem noch war, wild, aufrührerisch und selbstsüchtig. Machno brachte eine solche Armee mit überall verstreuten Waffen binnen einer Stunde auf die Beine; und noch weniger Zeit brauchte er, um sie wieder verschwinden zu lassen.

Bei uns, in der regulären Kavallerie Budjonnys, spielte der Maschinengewehrwagen nicht eine solche Rolle wie bei Machno; doch fuhren alle unsere Maschinengewehrabteilungen auf solchen Wagen. Die findigen Kosakenköpfe unterschieden zwei Arten: die Kolonistenwagen und die Gerichtskaleschen. Übrigens ist das keine Erfindung, sondern ein tatsächlich vorhandener Unterschied.

In den wackligen, lieblos und phantasiearm zusammengezimmerten Gerichtswagen ratterte einst die armselige, rotnasige Beamtenschaft über die Kubaner Weizensteppen, ein unausgeschlafener Haufen von Menschen, die zu Obduktionen und Untersuchungen eilten. Die Kolonistenwagen hingegen stammten aus der Gegend von Samara oder vom Ural, aus den reichen deutschen Wolgakolonien. Die breiten Eichenlehnen dieser Kolonistenwagen waren mit Hausmalerei, mit dicken Girlanden aus rosaroten deutschen Blumen verziert, die stabilen Böden mit Eisen beschlagen. Die Karosserie ruhte auf unvergeßlich guten Federn, Federn, in denen ich die Glut vieler Geschlechter ahnte und die nun auf den ausgefahrenen wolynischen Landstraßen ihre letzte Probe bestanden.

Ich empfand das Entzücken des ersten Besitzes. Jeden Tag nach dem Mittagessen spannten wir ein. Gristschuk führte die Pferde aus dem Stall. Von Tag zu Tag wurden sie kräftiger. Ich entdeckte bereits mit stolzer Freude einen matten Glanz auf ihren gestriegelten Flanken. Wir rieben den Pferden die geschwollenen Beine, stutzten ihre Mähnen, legten ihnen das Kosakengeschirr über den Rücken, ein wirres Geflecht verschrumpelter dünner Riemen — und fuhren im Trab vom Hof. Gristschuk saß seitlich auf dem Bock; mein Sitz, mit grobem buntem Gewebe bezogen und mit Heu ausgestopft, verbreitete den Wohlgeruch der Friedfertigkeit. Die hohen Räder knirschten im grobkörnigen weißen Sand. Blühende Mohnfelder lagen viereckig, wie hingemalt, auf der Erde, und zerstörte Kirchen leuchteten auf den Hügeln. Hoch über der Straße stand in einem Granattrichter die braune Statue der heiligen Ursula mit runden bloßen Armen. Und schmale altertümliche Buchstaben bildeten eine ungleichmäßige Kette auf dem schwärzlichen Gold des Sockels: »Ehre sei Jesus und seiner himmlischen Mutter.«

Leblose jüdische Siedlungen klebten am Fuße der polnischen Herrensitze. Auf den Ziegelmauern schimmerte der prophetische Pfau, leidenschaftslose Vision im blauen Raum. Inmitten der weit verstreuten Hütten duckte sich auf kargem Boden eine blinde, rissige Synagoge, rund wie ein Chassidenhut. Schmalschultrige Juden standen verloren an den Straßenkreuzungen. Und ich erinnerte mich der Juden des Südens — jovial und dickbäuchig standen sie vor meinen Augen, gärend wie billiger Wein. Nicht zu vergleichen damit war der bittere Hochmut dieser langen, knochigen Rücken, dieser tragischen gelben Bärte. Den leidenschaftlichen Märtyrergesichtern fehlte das Fett, das warme Kreisen des Blutes. Die Bewegungen der galizischen und wolynischen Juden waren ungestüm, heftig, abstoßend, aber die Kraft ihres Leidens war voll düsterer Erhabenheit, und grenzenlos war ihre heimliche Verachtung der Panjes. Während ich sie betrachtete, begriff ich die leidvolle Geschichte dieser Gegend, die Geschichten von Talmudisten, die zugleich Wirtshauspächter waren, von Rabbinern, die sich mit Wucher beschäftigten, und von Mädchen, die von polnischen Söldnern vergewaltigt wurden und derentwegen sich polnische Magnaten duellierten.

Übersetzt von Dmitri Umanski

Dolguschows Tod

Das Gewölk der Schlacht näherte sich der Stadt. Gegen Mittag jagte Korotschajew im schwarzen Filzmantel an uns vorbei, der in Ungnade gefallene Kommandeur der 4. Division, der nun allein weiterkämpfte und den Tod suchte. Er rief mir im Vorüberreiten zu:

»Unsere Verbindungen sind abgerissen. Radsiwillow und Brody stehen in Flammen!«

Und jagte weiter wie ein Windstoß, ganz schwarz, mit Pupillen wie Kohlen.

Auf der brettglatten Ebene gruppierten sich die Brigaden um. Die Sonne rollte in rotem Staub. Kauend hockten Verwundete in den Gräben. Im Gras lagen Krankenschwestern und sangen halblaut. Afonkas Patrouillen streiften das Feld ab, sie suchten nach Toten und Ausrüstungsstücken. Afonka ritt zwei Schritt vor mir und sagte, ohne den Kopf zu wenden: »Diesmal haben sie uns die Fresse vollgehauen. So sicher, wie zweimal zwei vier ist! Es heißt, der Kommandeur soll abgelöst werden. Die Leute denken sich ihr Teil.«

Die Polen hatten sich dem Walde genähert und drei Werst vor uns Maschinengewehre aufgestellt. Die Kugeln zischten, ihr Winseln schwoll unerträglich an. Gierig vor Ungeduld, wühlten sie sich in die Erde hinein. Wytjagaitschenko, der Regimentskommandeur, der in der Sonne schnarchte, schrie im Schlaf auf und erwachte. Er schwang sich aufs Pferd und ritt zur Spitzenschwadron. Sein Gesicht war zerdrückt, mit roten Striemen bedeckt vom unbequemen Liegen; die Tasche hatte er voll Pflaumen.

»Hundesöhne!« knurrte er böse und spuckte einen Kern aus. »Schweinerei! Timoschka, roll die Fahne aus!«

»Reiten wir los?« fragte Timoschka, zog den Schaft aus dem Steigbügel und entrollte die Fahne mit dem Stern und der Losung der Dritten Internationale.

»Das wird sich zeigen«, antwortete Wytjagaitschenko und schrie plötzlich wild: »Kinder, aufgesessen! Schwadronen, ruft eure Leute zusammen!«

Die Hornisten bliesen zum Sammeln. Die Schwadronen nahmen Aufstellung in Kolonnen. Aus einem Graben kroch ein Verwundeter, legte die Hand über die Augen und sagte zu Wytjagaitschenko: »Taras Grigorjewitsch, ich bin Delegierter. Es sieht so aus, als sollten wir hier zurückbleiben.«

»Schlagt euch doch durch«, brummte Wytjagaitschenko und riß das Pferd auf die Hinterbeine.

»Wir haben Angst, Taras Grigorjewitsch, wir schaffen es nicht!« rief der Verwundete ihm nach.

»Jammere nicht!« gab Wytjagaitschenko zurück. »Ich lasse euch schon nicht im Stich.« Er zog die Zügel an.

Und sogleich ertönte die weinerliche Weiberstimme meines Freundes Afonka Bida: »Spar dir den Galopp auf, Taras Grigorjewitsch. Wir haben fünf Werst vor uns. Wie soll man kämpfen, wenn die Pferde müde sind. Laß die Eile, wirst früh genug bei der Muttergottes Birnen pflücken.«

»Im Schritt!« befahl Wytjagaitschenko, ohne aufzublicken.

Das Regiment ritt los.

»Wenn es wahr ist, was vom Divisionskommandeur erzählt wird«, flüsterte Afonka. »Wenn es wahr ist, daß man ihn absetzt, dann wasch dem Pferd den Rist und schnitz dir Krücken.«

Tränen schossen ihm in die Augen. Ich sah Afonka erstaunt an. Er drehte sich wie ein Kreisel, griff aufstöhnend nach seiner Mütze, stieß einen Schlachtruf aus und sprengte davon.

Gristschuk mit seinem lächerlichen Maschinengewehrwagen und ich blieben allein. Wir irrten bis zum Abend zwischen den Mauern des Gewehrfeuers umher. Der Divisionsstab war verschwunden. Fremde Truppen nahmen uns nicht mit. Einige Regimenter besetzten Brody, wurden aber im Gegenangriff wieder hinausgeworfen. Wir kamen am städtischen Friedhof vorüber. Hinter den Grabhügeln sprang eine polnische Patrouille hervor und schoß auf uns. Gristschuk machte kehrt, daß sein Wagen auf allen vier Rädern kreischte.

»Gristschuk!« rief ich in den pfeifenden Wind.

»So was Albernes!« antwortete er traurig.

»Wir sind verloren!« rief ich in Todesbegeisterung. »Wir sind verloren, Väterchen!«

»Wozu placken sich die Weiber ab?« sagte er noch trauriger. »Wozu die Freierei, wozu Hochzeiten, wozu feiern die Gevattern?«

Am Himmel flammte ein roter Schweif auf und erlosch. Die Milchstraße trat zwischen den Sternen hervor.

»Es ist zum Lachen«, sagte Gristschuk bitter und deutete mit der Peitsche auf einen, der am Wege saß. »Es ist zum Lachen, wozu placken sich die Weiber ab?«

Der am Wege saß, war Dolguschow, der Telefonist. Die Beine hatte er lang ausgestreckt, er stierte uns an.

»Seht her«, sagte Dolguschow, als wir neben ihm waren. »Mit mir geht's zu Ende. Versteht ihr?«

»Wir verstehen«, antwortete Gristschuk und zügelte die Pferde.

»Ihr müßt mir eine Kugel geben«, sagte Dolguschow ernst.

Er saß an einen Baum gelehnt. Seine Stiefel waren gespreizt. Ohne den Blick von mir zu wenden, streifte er vorsichtig das Hemd hoch. Sein Bauch war aufgerissen, die Gedärme quollen ihm auf die Knie herab. Man konnte sein Herz schlagen sehen.

»Kommt die Schlachta, wird sie ihren Spott mit mir treiben. Da sind meine Papiere, schreib meiner Mutter, wie und was ...«

»Nein«, antwortete ich heiser und gab dem Pferde die Sporen.

Dolguschow legte seine blauen Handflächen auf die Erde und blickte ungläubig darauf nieder.

»Du machst dich davon, du Aas!« murmelte er umsinkend.

Schweiß überströmte meinen Körper. Die Maschinengewehre hämmerten immer schärfer, mit beharrlicher Hysterie. Im Schein der untergehenden Sonne sprengte Afonka Bida auf uns zu.

»Wir zwicken sie ein wenig«, rief er fröhlich. »Haltet ihr da Jahrmarkt ab?«

Ich wies auf Dolguschow und ritt ein Stück weiter.

Sie sprachen kurz miteinander. Ich hörte ihre Worte nicht. Dolguschow reichte dem Zugführer sein Soldbuch. Afonka steckte es in seinen Stiefel. Danach schoß er Dolguschow in den Mund.

»Afonka«, sagte ich kläglich lächelnd, als ich wieder neben ihm war. »Ich hab's nicht gekonnt.«

»Geh mir aus den Augen!« rief er totenblaß. »Ich schieß dich nieder! Ihr Bebrillten habt Mitleid mit uns wie die Katze mit der Maus.«

Er spannte den Hahn.

Ich ritt im Schritt, ohne mich umzuwenden; im Rücken fühlte ich Kälte und Tod.

»Laß das!« hörte ich hinter mir Gristschuk. »Mach keine Dummheiten!« Er packte Afonka beim Arm.

»Elender Wicht!« schrie Afonka. »Er wird mir nicht entgehen.«

Gristschuk holte mich an der Kreuzung ein. Afonka war nicht zu sehen. Er war in eine andere Richtung geritten.

»Siehst du, Gristschuk«, sagte ich. »Heute habe ich Afonka, meinen besten Freund, verloren.«

Gristschuk zog einen verschrumpelten Apfel unter dem Sitz hervor.

»Iß«, sagte er. »Iß, ich bitte dich.«

Übersetzt von Dmitri Umanski

Der Brigadekommandeur

Budjonny in roten Hosen mit silbernen Biesen stand an einem Baum. Eben war der Kommandeur der 2. Brigade gefallen. Der Armeekommandeur hatte Kolesnikow zum Nachfolger ernannt.

Eine Stunde zuvor hatte Kolesnikow ein Regiment, vor einer Woche eine Schwadron befehligt.

Der neue Brigadekommandeur wurde zu Budjonny gerufen. Budjonny erwartete ihn am Baum. Kolesnikow kam mit Almasow, seinem Kommissar.

»Das Pack treibt uns in die Enge«, sagte Budjonny mit seinem strahlenden Lächeln. »Entweder wir siegen oder wir verrecken. Ein Drittes gibt es nicht. Verstanden?«

»Verstanden!« antwortete Kolesnikow mit hervortretenden Augen.

»Wenn du zurückweichst, schieße ich dich nieder«, sagte der Armeekommandeur lächelnd und blickte den Chef der Sonderabteilung an.

»Zu Befehl!« sagte der Chef der Sonderabteilung.

»Also hau zu, Koloß!« rief dreist ein Kosak von der Seite.

Budjonny wandte sich jäh wieder Kolesnikow zu und salutierte dem neuen Brigadekommandeur. Der legte seine fünf roten, jugendlichen Finger gespreizt an den Mützenschirm, schnaubte und ging davon, den zerfurchten Feldrain entlang. Die Pferde warteten auf ihn in hundert Schritt Entfernung. Er ging gesenkten Hauptes, mit langen, krummen Beinen, und sein langsamer Schritt hatte etwas Quälendes. Die untergehende Sonne glühte über ihm, himbeerrot und unwirklich, wie der nahe Tod.

Und dann sahen wir auf der weithin gestreckten nackten Erde, auf den zerwühlten gelblichen Feldern nur noch den schmalen Rücken Kolesnikows, seine schlenkernden Arme und den gesenkten Kopf mit der grauen Mütze.

Eine Ordonnanz führte ihm das Pferd zu.

Er sprang in den Sattel und ritt, ohne sich umzuwenden, zu seiner Brigade. Die Schwadronen erwarteten ihn an der großen Landstraße nach Brody.

Der Wind trug uns abgerissene dumpfe Hurrarufe zu. Ich hob das Fernglas und sah den Brigadekommandeur sein Pferd durch dicke Staubsäulen lenken.

»Kolesnikow setzt sich an die Spitze der Brigade«, meldete der Beobachter, der über unseren Köpfen in einem Baum saß.

»Gut«, antwortete Budjonny, steckte eine Zigarette an und schloß die Augen.

Die Hurrarufe verstummten. Die Kanonade brach ab. Ein verirrtes Schrapnell platzte über dem Wald. Und wir lauschten dem großen, wortlosen Ringen.

»Ein Prachtjunge«, sagte der Armeekommandeur und erhob sich. »Ruhm will er sich holen. Ich glaube, er schafft's!«

Budjonny verlangte Pferde und ritt zum Kampfort. Der Stab folgte ihm.

Ich bekam Kolesnikow am selben Abend zu Gesicht, eine Stunde nach dem Sieg über die Polen. Er ritt an der Spitze seiner Brigade, allein, auf einem falben Hengst und schlief. Sein rechter Arm hing in einer Schlinge. Zehn Schritte hinter ihm ritt ein Kosak mit wehender Fahne. Träge sang die Spitzenschwadron unflätige Lieder. Staubbedeckt und endlos zog die Brigade dahin, wie Bauernwagen, die zum Markt fahren. Hinter ihr schnaufte müde die Militärkapelle.

An jenem Abend erinnerte mich die Haltung Kolesnikows an die herrische Gleichgültigkeit eines tatarischen Khans, und ich erkannte die Schule des berühmten Kniga, des eigenwilligen Pawlitschenko und des unwiderstehlichen Sawizki.

Übersetzt von Dmitri Umanski

Saschka Christus

Saschka — das war sein Name, und Christus — so hieß man ihn seiner Demut halber. Er war Gemeindehirt in der Staniza und tat seit seinem vierzehnten Jahr keinerlei schwere Arbeit, seit der Zeit, da er an einem häßlichen Leiden erkrankte. Und das war so gekommen:

Tarakanytsch, Saschkas Stiefvater, war zum Winter in die Stadt Grosny gegangen und hatte sich dort einem Artel beigesellt. Das Artel gedieh, es bestand aus Rjasaner Bauern.

Tarakanytsch verrichtete ihnen die Zimmermannsarbeit, und seine Einkünfte nahmen zu. Weil ihm die Arbeit über den Kopf wuchs, ließ er den Jungen als Hilfe kommen: die Staniza würde den Winter auch ohne Saschka überleben. Saschka ging dem Stiefvater eine Woche lang zur Hand. Dann kam der Samstag, sie machten Feierabend und setzten sich zum Teetrinken. Oktober war's, doch die Luft war noch lind. Sie öffneten das Fenster und heizten den Samowar ein zweites Mal an. Vorm Fenster drückte sich ein Bettelweib rum. Sie pochte gegen den Rahmen und sagte: »Seid mir gegrüßt, ihr fremden Bauersleut. Erbarmt euch meines Zustands.«

»Was für eines Zustands?« fragte Tarakanytsch. »Komm rein, Landstreicherin.«

Das Weib mühte sich zum Fenster hoch und schwang sich ins Zimmer. Sie trat zum Tisch und verneigte sich tief. Tarakanytsch griff ihr ans Kopftuch, zog es runter und kraulte ihr die Haare. Stumpfe graue Haare hatte das Bettelweib, verfilzt und verstaubt.

»Ach du, so ein stattlicher Mann und so ein Spaßvogel«, sagte sie, »der reine Zirkus ist das mit dir . . . Ich bitte euch, ekelt euch nicht vor mir altem Weib«, nuschelte sie hastig und krabbelte auf die Ofenbank.

Tarakanytsch legte sich zu ihr. Das Bettelweib warf den Kopf zur Seite und lachte.

»Warmer Regen auf 'nen alten Acker«, lachte sie. »Da gibt's zweihundert Pud auf die Deßjatine.«

Dies gesagt, erblickte sie Saschka, der am Tisch Tee trank und Gottes Welt kein Auge schenkte.

»Dein Bengel?« fragte sie Tarakanytsch.

»Beinah«, antwortete Tarakanytsch. »Der Frau ihrer.«

»Ach Gott, das Kindchen, wie's die Gucker aufsperrt«, sagte das Weib. »Na, komm schon her.«

Saschka ging hin — und holte sich die häßliche Krankheit. Doch an eine häßliche Krankheit dachte derzeit noch keiner. Tarakanytsch gab dem Bettelweib die Knochen vom Mittag und einen Silberfünfer, der blitzblank war.

»Putzen mußt du ihn, Pilgerin, mit Sand«, sagte Tarakanytsch, »da kriegt er ein noch beßres Aussehen. Borgst ihn bei dunkler Nacht dem Herrgott, dann leuchtet er statt des Mondes.«

Die Landstreicherin band sich ihr Tuch um, nahm die Knochen und ging. Zwei Wochen hernach aber ward den Bauern alles klar. Viel hatten sie zu leiden unter ihrer häßlichen Krankheit, quälten sich durch den Winter und kurierten sich mit Kräutern. Und im Frühjahr fuhren sie in die Staniza zu ihrer Bauernarbeit zurück.

Die Staniza lag von der Eisenbahn neun Werst ab. Tarakanytsch und Saschka gingen feldein. Die Erde war von Aprilnässe gesättigt. In den schwarzen Furchen glitzerten Smaragde. Die grüne Saat zog sinnreiche Steppnähte über die Erde. Und sie roch säuerlich, die Erde, wie ein Soldatenweib im Morgengrauen. Die ersten Viehherden strömten die Hügel herab, Fohlen spielten in den blauen Weiten des Horizonts.

Tarakanytsch und Saschka gingen Pfade entlang, die kaum zu erkennen waren.

»Laß mich Hirt werden, Tarakanytsch, bei der Gemeinde«, sagte Saschka.

»Wieso denn?«

»Keine Ruh läßt's mir, die Hirten haben so ein herrliches Leben.«

»Bin nicht einverstanden«, sagte Tarakanytsch.

»Laß mich, Tarakanytsch, in Gottes Namen«, wiederholte Saschka. »Alle Bischöfe waren anfangs Hirten.«

Der Stiefvater brach in Gelächter aus.

»Saschka, der Bischof! Bei der Gottesmutter hat er sich die Syphilis geholt.«

Sie kürzten den Weg an der Flußbiegung bei der Roten Brücke ab, kamen an einem Wäldchen und einer Koppel vorüber und erblickten vor sich das Kreuz auf der Stanizenkirche.

Die Weiber stocherten noch in ihren Gärten herum, doch die Kosaken hatten es sich unterm Flieder bequem gemacht, tranken Wodka und sangen. Bis zu Tarakanytschens Hütte war's noch eine halbe Werst zu laufen.

»Geb Gott, daß alles wohlauf ist«, sagte er und bekreuzigte sich. Sie traten zur Hütte und äugten durchs Fenster. In der Hütte war niemand. Saschkas Mutter melkte die Kuh im Stall. Lautlos schlichen die beiden hinzu. Tarakanytsch lachte los und rief sein Weib von hinten an: »Motja, Euer Hochwohlgeboren, richt deinen Gästen das Abendbrot.«

Die Frau fuhr herum, erbebte, lief aus dem Stall und wirbelte über den Hof. Als sie in den Stall zurückkehrte, warf sie sich, am ganzen Leibe zitternd, Tarakanytsch an die Brust.

»Ei, wer wird denn solchermaßen den Kopf verlieren«, sagte Tarakanytsch und schob sie zärtlich zurück. »Ruf die Kinder.«

»Die Kinder sind von uns gegangen«, sagte die Frau, ganz weiß im Gesicht, wirbelte wieder über den Hof und sank zu Boden. »Ach, Aljoschenka«, schrie sie wild, »von uns gegangen sind die Kinderchen, weggetragen wurden sie, mit den Beinchen voran.«

Tarakanytsch winkte müde ab und ging zu den Nachbarn. Die erzählten ihm, Gott habe in der vergangenen Woche den Jungen und das Mädelchen mit Typhus zu sich genommen. Motja habe ihm geschrieben, doch er habe wohl den Brief nicht mehr erhalten. Tarakanytsch kehrte zur Hütte zurück. Sein Weib heizte den Ofen an.

»Fein hast du dich allens entledigt, Motja, sehr fein«, sagte Tarakanytsch. »In Stücke reißen müßte man dich.«

Er setzte sich an den Tisch und versank in seinem Gram, grämte sich bis zum Schlafengehen, aß Fleisch, trank Schnaps und warf keinen Blick auf Haus und Hof. Er schnarchte am Tisch, wachte auf, schnarchte wieder. Motja richtete für sich und den Mann das Bett; das Lager für Saschka bereitete sie abseits. Sie blies die Lampe aus und legte sich mit ihrem Mann nieder. Saschka wälzte sich in seiner Ecke auf dem Heu, die Augen weit offen; er schlief nicht und sah wie im Traum die Hütte, den Stern im Fenster, die Tischkante und die Kumte unter Mutters Bett. Eine Vision drängte sich ihm auf, mit Freuden gab er sich ihr hin und genoß seinen Wachtraum. Ihn dünkte, vom Himmel baumelten zwei dicke Silberschnüre herab, an denen eine Wiege hing, eine bunt verzierte Wiege aus Rosenholz. Hoch über der Erde und fern vom Himmel schwang sie hin und her, und die Silberschnüre schwangen mit und glänzten. Saschka lag in der Wiege, von Luft umfächelt. Laut wie Musik stieg die Luft von den Feldern auf, über den noch unreifen Ähren blühte ein Regenbogen.

Saschka genoß seinen Wachtraum und schloß die Augen, um die Kumte unter Mutters Bett nicht zu sehen. Da hörte er von Motjas Lagerstatt ein Schnaufen, und er mußte daran denken, daß Tarakanytsch die Mutter liebkoste.

»Tarakanytsch«, rief er, »ich hab was zu bereden mit dir.«

»Was gibt's denn nächtens zu bereden?« ließ sich Tarakanytsch ärgerlich vernehmen. »Schlaf, du Aasknochen.«

»Bei Gott, 's gibt was zu bereden«, antwortete Saschka. »Komm raus auf den Hof.«

Draußen auf dem Hof, unterm leuchtenden Gestirn, sprach Saschka zu seinem Stiefvater: »Tu der Mutter keinen Schaden, Tarakanytsch, du bist gezeichnet.«

»Kennst du meinen Jähzorn?« fragte Tarakanytsch.

»Deinen Jähzorn kenn ich, doch hast du die Mutter gesehen, welch einen Leib sie hat? Rein sind ihre Beine, und rein ist ihre Brust. Tu ihr keinen Schaden, Tarakanytsch. Wir sind gezeichnet.«

»Lieber Freund«, antwortete der Stiefvater. »Geh weg, eh mein Jähzorn Blut vergießt. Da hast du zwanzig Kopeken, schlaf aus und ernüchtre dich.«

»Die zwanzig Kopeken brauch ich nicht«, murmelte Saschka. »Laß mich Hirt werden bei der Gemeinde.«

»Damit bin ich nicht einverstanden«, sagte Tarakanytsch.

»Laß mich Hirt werden«, murmelte Saschka. »Sonst entdeck ich der Mutter, wie's um uns steht. Wofür soll sie leiden bei solchem Leib?«

Tarakanytsch wandte sich ab, ging in den Schuppen und holte das Beil.

»Du, Bischof«, zischte er, »die Sache ist ganz einfach — ich schlag dich tot, Saschka.«

»Du wirst mich nicht totschlagen wegen einer Frau«, sagte der Junge kaum hörbar und neigte sich dem Stiefvater zu. »Ich dauere dich doch ... Laß mich Hirt werden.«

»Der Deubel hol dich«, sagte Tarakanytsch und warf das Beil weg. »Bitte, werde Hirt.«

Er kehrte ins Haus zurück und beschlief seine Frau.

Schon am nämlichen Morgen ging Saschka zu den Kosaken, verdingte sich und lebte fortan als Hirt bei der Gemeinde. Er war im ganzen Kreis bekannt für seine naive Einfalt, erhielt von den Stanizenleuten den Spitznamen »Saschka Christus« und wirkte fortgesetzt als Hirt, bis daß er einberufen ward. Die alten Bauern, die zu nichts mehr tauge waren, kamen zu ihm auf die Weide die Zunge wetzen, und die Weiber liefen zu ihm, um bei ihm auszuruhen von den grobschlächtigen Sitten der Bauern, und sie zürnten ihm nicht wegen seiner Liebe und seiner Krankheit. Die Einberufung traf Saschka schon im ersten Kriegsjahr. Vier Jahre lang war er im Krieg und kehrte in die Staniza zurück, als hier die Weißen wüteten. Saschka ließ sich überreden, in die Staniza Platowskaja zu gehen, wo eine Abteilung wider die Weißen aufgestellt wurde. Ein ehemaliger Wachtmeister — Semjon Michailowitsch Budjonny — hatte diese Abteilung unter sich, und bei ihm waren drei Brüder: Jemeljan, Lukjan und Denis. Saschka ging nach Platowskaja, und hier entschied sich sein Schicksal. Er kam in Budjonnys Regiment, in seine Brigade, in seine Division und in die Erste Reiterarmee. Er war mit dabei, als das heldenhafte Zarizyn entsetzt wurde, schloß sich der 10. Armee Woroschilows an, focht bei Woronesh, bei Kastornoje und an der Generalsbrücke am Donez. Den polnischen Feldzug machte Saschka beim Troß mit, denn er war verwundet worden und galt als Invalide.

So also war alles gekommen. Jüngst schloß ich Bekanntschaft mit Saschka Christus und übersiedelte mit meinem Holzköfferchen auf seinen Troßwagen. Oft begrüßten wir gemeinsam die Morgenröte und waren auch beim Sonnenuntergang zusammen. Und immer, wenn das launische Kriegsgeschick uns zueinanderführte, setzten wir uns abends auf den hellen Erdwall eines Hauses, oder wir kochten im Wald in einem verräucherten Kessel Tee, oder wir schliefen nebeneinander auf den Stoppelfeldern, die hungrigen Pferde an unsere Beine gebunden.

Übersetzt von Thomas Reschke

Der Lebenslauf des Matwej Rodionytsch Pawlitschenko

Landsleute, Genossen, Brüder! Vernehmt hier im Namen der Menschheit den Lebenslauf des roten Generals Matwej Pawlitschenko. Er war einst Hirt, dieser General, Hirt auf Lidino, dem Gut des Herrn Nikitinski, und hütete seinem Herrn die Schweine. Da bescherte ihm eines Tages das Schicksal Tressen, und er hütete fortan mit Tressen das Rindvieh. Wer weiß, wäre er, unser Matwej Radionytsch, in Australien zur Welt gekommen, so wäre es, liebe Freunde, sehr gut möglich gewesen, daß er sich bis zum Elefanten emporgeschwungen, daß unser Matjuscha Elefanten gehütet hätte! Aber zu meinem Leidwesen gibt es in unserem Gouvernement Stawropol keine Elefanten. Ich muß euch offen sagen, in unserem ausgedehnten Gebiet ist kein Tier zu finden, das größer wäre als ein Büffel. Und am Büffel findet unsereiner keinen Gefallen, einem Russen macht es keinen Spaß, einen Büffel zu quälen. Gebt uns armen Leuten ein Pferd zu ewigem Recht, ein Pferd, damit es sich am Feldrain die Seele aus dem Leibe schinde!

Ich hüte also das Rindvieh und lebe mitten unter Kühen, der Milchgeruch dringt mir aus Nase und Ohren, ich stinke wie ein zerschnittenes Euter, und um mich herum sind Stiere, junge mausgraue Stiere. Die Felder sind weit, die Gräser raunen über die ganze Welt hin, und wie eine vielstimmige Harmonika entfaltet sich über mir der Himmel, ein Himmel, meine Jungens, der im Gouvernement Stawropol tiefblau sein kann. So hüte ich das Vieh und wetteifre zum Zeitvertreib mit den Winden im Schalmeienspiel. Da kommt eines Tages ein alter Mann zu mir und sagt:

»Komm«, sagt er, »komm, Matwej, zu Nastja.«

»Wozu, Alter«, sage ich. »Wollt Ihr mich zum Narren halten?«

»Komm«, sagt er. »Sie wünscht es.«

Und so ging ich zu ihr.

»Nastja«, sage ich, und mein Blut färbt mich schwarz. »Nastja«, sage ich. »Ihr scheint mich zum Narren machen zu wollen.«

Sie aber läßt mich nicht weiterreden, läuft mir davon, so schnell sie kann, ich lauf ihr nach, und so laufen wir, bis wir erschöpft, rot und atemlos auf der Weide sind.

»Matwej«, sagt nun Nastja. »Vor drei Sonntagen, als der Fischfang anfing und die Fischer ans Ufer gingen, seid auch Ihr gesenkten Kopfes mit ihnen gegangen. Weshalb hieltet Ihr den Kopf gesenkt, Matwej? Hat Kummer Euer Herz bedrückt? Sagt!«

»Nastja«, sage ich. »Ich habe Euch nichts zu erwidern, mein Kopf ist keine Flinte und hat kein Korn zum Zielen, aber mein Herz kennt Ihr, Nastja, es ist einsam und, ich glaube, von Milch durchtränkt. Es ist schrecklich, so wie ich nach Milch zu riechen.«

Da prustet Nastja, weiß Gott, los.

»Ich schwöre beim Kreuz«, sagt sie und lacht unbändig, lacht aus vollem Halse über die ganze Steppe hin, als schlüge sie eine Trommel. »Ich schwöre beim Kreuz, daß Ihr mit den Fräuleins liebäugelt.«

Nachdem wir eine Zeitlang dummes Zeug miteinander gesprochen hatten, wurden wir Mann und Frau. Wir lebten, wie wir es verstanden, und wir haben es gut verstanden. Die ganze Nacht hindurch war uns heiß, auch im Winter war uns heiß, die ganze lange Nacht gingen wir nackt umher und rissen einander die Haut vom Leibe. Gut lebten wir, wie Teufel, so lange, bis der Alte zum zweitenmal erschien.

»Matwej«, sagte er. »Der gnädige Herr hat unlängst deine Frau von allen Seiten abgetastet. Er wird sie sich nehmen, der gnädige Herr.«

Und ich: »Nein«, sage ich, »nein, verzeiht, Alter, hört auf damit, sonst bringe ich Euch auf der Stelle um.«

Der Alte ließ sich's nicht zweimal sagen und zog los, und ich legte an diesem Tage mit meinen Füßen zwanzig Werst zurück, ein großes Stück Weg bin ich mit meinen Füßen gegangen, und am Abend erreichte ich den Gutshof Lidino, meinem lebensfrohen Herrn Nikitinski gehörig. Der Tapergreis saß in der Stube und hatte drei Sättel vor sich liegen: einen englischen, einen Dragoner- und einen Kosakensattel. Ich blieb an der Tür hängen wie eine Klette, eine volle Stunde lang, ohne daß etwas geschah. Dann warf er mir einen Blick zu.

»Was willst du?« fragt er.

»Meine Entlassung will ich.«

»Hast du etwas gegen mich?«

»Ich habe nichts gegen Euch, aber ich will fort.«

Da wendet er den Blick zur Seite, wendet ihn von der geraden Hauptstraße in eine winklige Gasse, erhebt sich dann, breitet auf dem Fußboden himbeerrote Filzdecken aus, dunkler als die Fahnen der Zaren, und stellt sich darauf.

»Dem Freien Freiheit!« sagt er prahlerisch und wirft sich in die Brust wie ein Hahn. »Mit den Mütterchen von euch rechtgläubigen Christen habe ich gemacht, was ich wollte. Du kannst deine Entlassung bekommen; aber, Freundchen Matjuscha, schuldest du mir nicht noch eine Kleinigkeit?«

»Haha«, erwidere ich lachend. »Ihr seid wahrlich ein Spaßvogel, bei Gott, ein Spaßvogel seid Ihr. Habe ich nicht noch meinen Lohn von Euch zu bekommen?«

»Lohn?« braust mein Herr auf, packt mich, wirft mich zu Boden, traktiert mich mit den Füßen und brüllt mir dabei alle Evangelien ins Ohr. »Lohn möchtest du? Und hast du das Jochblatt vergessen? Voriges Jahr hast du das Ochsenjoch zerbrochen! Wo ist mein Jochblatt?«

»Das Jochblatt will ich dir zurückgeben«, antworte ich meinem Herrn und erhebe zu ihm meinen einfältigen Blick, ich knie vor ihm wie das niedrigste Wesen auf Erden. »Das Joch werd ich dir ersetzen, aber bedräng mich nicht mit meinen Schulden, alter Mann, laß mir ein wenig Zeit.«

Und was soll ich euch sagen, meine Stawropoler Jungens, liebe Landsleute, Genossen und Brüder! Der gnädige Herr hat fünf Jahre lang gewartet, daß ich ihm die Schulden zurückzahle, fünf elende Jahre sind dahingegangen, bis zu mir, dem Verlorenen, das Jahr 18 gekommen ist. Auf munteren Pferden, auf kabardinischen Hengsten ist es gekommen, das Jahr 18. Einen großen Troß führte es mit und sang viele Lieder. Ach, wie bist du mir lieb, du achtzehner Jahr! Werden wir denn nie mehr so fröhlich sein, du mein geliebtes achtzehner Jahr? Deine Lieder haben wir verschwendet, deinen Wein ausgetrunken und dein Recht errichtet, und nun sind von dir nur noch die Schreiber übriggeblieben. In jenen Tagen, meine Lieben, als wir auf einen Schritt Distanz Generalsseelen zum Himmel fahren ließen, sind keine Schreiber durch den Kuban gezogen. Matwej Rodionytsch hat damals in seinem Blut gelegen, bei Prikumsk, nur fünf Werst von Lidino entfernt. Ich bin allein hin, ohne meine Abteilung, und bin ruhig und anständig in die Stube getreten. In der Stube hat die Landvermessungsobrigkeit gesessen. Nikitinski bewirtet sie mit Tee und kratzt sich bei den Leuten ein. Als er mich erblickt, wird sein Gesicht starr. Ich aber ziehe vor ihm die Mütze.

»Guten Tag«, sage ich zu den Leuten, »guten Tag. Nehmt mich als Gast auf oder sagt mir, wie wollen wir es halten?«

»Es wird bei uns ruhig und mit der Sitte gehalten«, antwortet mir einer, der Aussprache nach ein Feldmesser. »Ruhig und mit der Sitte, aber du, Genosse Pawlitschenko, kommst, wie ich sehe, von weither geritten, dein Gesicht ist schmutzig. Bei uns, der Landvermessungsobrigkeit, erregt solch ein Gesicht Unwillen — und warum?«

»Weil ihr«, antworte ich, »weil ihr eiskalte Obrigkeit seid, weil in meinem Gesicht die eine Wange fünf Jahre lang brennt, im Schützengraben hat sie gebrannt, auf den Märschen hat sie gebrannt, beim Weibe hat sie gebrannt, und sie wird brennen bis zum jüngsten Gericht. Ja, bis zum Jüngsten Gericht«, sage ich und sehe dabei Nikitinski scheinbar fröhlich an; er aber hat keine Augen mehr, sondern nur zwei Kugeln in der Mitte des Gesichts, als wären ihm diese zwei Kugeln unter der Stirn in den Kopf gedrückt. Und auch das schreckliche Blinzeln dieser zwei Kristallkugeln möchte fröhlich erscheinen.

»Matjuscha«, sagt er zu mir. »Wir haben uns doch einmal gekannt, und meine Gattin, Nadeshda Wassiljewna, die durch die heutigen Zeiten um den Verstand gekommen ist, war doch einmal gut zu dir. Du hast sie, Matjuscha, mehr als alle anderen verehrt — möchtest du sie denn nicht wiedersehen in ihrer Umnachtung?«

»Warum nicht?« sage ich und gehe mit ihm ins andere Zimmer. Dort preßt er meine Hände, zuerst die rechte, dann die linke.

»Matjuscha«, spricht er. »Bist du mein Schicksal oder nicht?«

»Nein«, sage ich. »Laß diese Worte! Gott hat uns Knechte verstoßen. Unser Schicksal gilt nur eine Kopeke, unser Leben genausowenig. Laß diese Worte und höre, wenn du willst, einen Brief von Lenin an ...«

»An mich — ein Brief?«

»An dich.« Und ziehe das Soldbuch aus der Tasche, schlage eine leere Seite auf und lese davon ab, obwohl ich des Lesens bis in tiefster Seele unkundig bin. »›Im Namen des Volkes‹«, lese ich, »›und im Namen eines künftigen lichtvollen Lebens befehle ich Matwej Rodionytsch Pawlitschenko, diesen oder jenen nach seinem Gutdünken vom Leben zum Tode zu bringen.‹ Das ist, sage ich, der Brief Lenins an dich.«

Und er zu mir: »Nein, Matjuscha. Zwar ist unser Leben dem Teufel verfallen, und Blut ist im apostolischen russischen Staat billig geworden. Doch du wirst ohnehin so viel Blut, wie dir zusteht, bekommen und wirst meinen sterbenden Blick ja doch vergessen. Wäre es da nicht besser, wenn ich dir zuvor den Kellerraum meines Hauses zeigte?«

»Zeig ihn mir«, sage ich. »Vielleicht wird es besser sein.«

Und wieder gehe ich mit ihm durch die Zimmer, wir steigen in den Weinkeller hinab, dort nimmt er einen Ziegel aus der Wand und zieht eine Schatulle hervor. Darin liegen Ringe, Halsketten, Orden und ein perlenbesetzter Talisman. Er wirft mir das Ding hin und sieht dabei wie ein Toter aus.

»Es gehört dir«, sagt er. »Besitze von nun an den Talisman der Nikitinski und mach, Matwej, daß du in deine Prikumsker Höhle zurückkommst.«

Da packe ich ihn am Leib, an der Gurgel, an seinem Haar.

»Und was soll ich mit meiner Wange tun?« frage ich.

Sagt, Brüder, was sollte ich mit meiner Wange anfangen?

Und da hat er plötzlich laut aus sich herausgelacht und nicht mehr versucht, sich loszureißen.

»Du hast das Gewissen eines Schakals. Ich habe mit dir wie mit einem Offizier des russischen Zarenreiches gesprochen. Ihr aber, ihr seid mit Wolfsmilch gesäugt. Schieß mich nieder, du Hund!«

Aber ich habe ihn nicht niedergeschossen, denn einen Schuß war ich ihm keinesfalls schuldig. Ich habe ihn in den Saal hochgezerrt. Dort war Nadeshda Wassiljewna, total verrückt. Eine Samtkrone mit Federn auf dem Kopf, schritt sie mit blankem Säbel im Saale auf und ab und blickte in den Spiegel. Als ich Nikitinski hereinzerrte, lief sie zu einem Sessel, setzte sich hinein und salutierte munter mit dem Säbel. Da hab ich meinen Herrn, den Nikitinski, zu Boden gestoßen. Eine Stunde oder noch länger traktierte ich ihn und bin dabei dem Leben hinter die Sprünge gekommen. Mit einer Kugel, möchte ich sagen, schafft man sich jemand leicht vom Halse; eine Kugel wäre für ihn eine Gnade. Mit einer Kugel wirst du nicht dorthin dringen, wo der Mensch die Seele hat, und nicht sehen, wie sie ist. Ich schone auch mich selber nicht und traktiere den Feind oft eine Stunde lang und länger, denn ich hätte das Leben, unser Leben, brennend gern durchschaut.

Übersetzt von Dmitri Umanski

Der Friedhof von Kosin

Der Friedhof in einer jüdischen Kleinstadt. Assyrien und die geheimnisvolle Verwesung des Orients auf wolynischem Feld, wo das Unkraut wuchert.

Abgeschliffene, graue Steine mit dreihundert Jahre alten Inschriften. Grob in Granit gehauene Reliefs. Fisch und Schaf über einem Totenkopf. Rabbiner mit Pelzmützen. Um die schmalen Lenden Gürtel. Und unter blicklosen Antlitzen das Gestein wallender Bärte. Abseits, unter einer Eiche, die der Blitz spaltete, liegt die Gruft des Rabbi Asriel, den Bogdan Chmelnizkis Kosaken getötet haben. Vier Generationen liegen in dieser Totengruft, die dürftig ist wie die Hütte eines Wasserträgers. Und Grabtafeln, moosbegrünte Tafeln, besingen sie mit dem Gebet des Beduinen:

»Asriel, Sohn des Ananias, Mund Jehovas.
Elia, Sohn Asriels, Hirn, das aufnahm den
Zweikampf mit dem Vergessen.
Wolf, Sohn des Elia, Prinz, der du entrissen
der Thora im neunzehnten Lenz.
Jehuda, Sohn Wolfs, Rabbiner von Krakau
und Prag.
O Tod, o habsüchtiger, gieriger Dieb, warum
hattest du nicht Erbarmen mit uns ein
einziges Mal?«

Übersetzt von Dmitri Umanski

Pristschepa

Ich schlage mich nach Leschnjuw durch, wo unser Divisionsstab in Quartier liegt. Mein Begleiter ist der junge Kubankosak Pristschepa, ein unverbesserlicher Rüpel, ein ausgestoßener Kommunist und zukünftiger Lumpenhändler, ein unbekümmerter Syphilitiker und redseliger Flunkerer. Er trägt einen himbeerroten Tscherkessenrock aus feinem Tuch, und auf seinem Rücken baumelt ein flauschiger Baschlyk. Unterwegs erzählt er mir von sich.

Ein Jahr zuvor war Pristschepa vor den Weißen geflüchtet. Aus Rachsucht nahmen diese seine Eltern als Geiseln fest und ließen sie von der Spionageabwehr zu Tode bringen. Ihre Habe schleppten die Nachbarn weg. Als die Weißen aus dem Kubangebiet verjagt wurden, kehrte Pristschepa in sein Heimatdorf zurück.

Es war frühmorgens, vor Sonnenaufgang, über den Bauern hing noch der säuerliche Dunst des Schlafes. Pristschepa nahm einen Militärwagen und fuhr durch das Dorf, um sein Grammophon, seine Kwaßkrüge und die bestickten Handtücher seiner Mutter zu suchen. In schwarzem Filzmantel, einen krummen Dolch am Gürtel, ging er die Straße entlang; hinter ihm her zuckelte der Wagen. Pristschepa ging von einem Nachbarn zum andern, und seine Sohlen hinterließen eine blutige Spur. In jedem Haus, in dem der Kosak Sachen seiner Mutter oder Pfeifenrohre seines Vaters fand, ließ er erstochene Greisinnen zurück, über dem Brunnen aufgehängte Hunde und mit Kot beschmutzte Heiligenbilder. Ihre Pfeifen rauchend, verfolgten die Bauern düsteren Blicks seinen Weg. Die jungen Kosaken flohen in die Steppe und zählten die Opfer. Die Rechnung schwoll an, doch das Dorf schwieg. Als Pristschepa fertig war, begab er sich in sein leeres Vaterhaus. Die zurückgeholten Möbel stellte er an den Platz, den sie in seiner Kindheit eingenommen hatten, und schickte nach Wodka. Dann schloß er sich in der Hütte ein, trank zwei Tage und zwei Nächte, sang, weinte und zerhackte mit dem Säbel die Tische.

In der dritten Nacht sah das Dorf über Pristschepas Hütte Rauch. Versengt und zerlumpt, mit wankenden Knien, führte er die Kuh aus dem Stall, steckte ihr den Revolver ins Maul und drückte ab. Die Erde unter ihm rauchte, ein blauer Feuerring flog aus dem Rauchfang und zerstob; im Stall brüllte das zurückgebliebene Bullenkalb. Der Brand leuchtete wie ein Sonntag. Pristschepa band sein Pferd los, sprang in den Sattel, riß sich einen Büschel Haare aus, warf sie ins Feuer und sprengte davon.

Übersetzt von Dmitri Umanski

Die Geschichte eines Pferdes

Sawizki, unser Divisionskommandeur, hatte einst dem Kommandeur der 1. Schwadron, Chlebnikow, einen weißen Hengst weggenommen. Es war ein ansehnliches Tier, hatte aber ungeschlachte Formen, die ich damals schwerfällig fand. Chlebnikow bekam als Ersatz eine schwarze Stute nicht schlechten Geblüts und von ruhigem Gang. Doch er behandelte die Stute schlecht, sann auf Rache und harrte seiner Stunde. Sie kam.

Nach den mißglückten Julikämpfen wurde Sawizki zur Reserve in die Etappe strafversetzt. Da machte Chlebnikow an den Armeestab eine Eingabe, in der er seinen Schimmel zurückverlangte. Der Stabschef schrieb auf den Rand des Papiers: »Der fragliche Hengst ist dem ursprünglichen Besitzer zurückzuerstatten«, und triumphierend sprengte Chlebnikow nach dem hundert Werst entfernten Radsiwillow, wo Sawizki derzeitig wohnte, einem verwüsteten Städtchen, das wie ein Lumpenweib aussah. Der in Ungnade gefallene Divisionskommandeur lebte zurückgezogen, die Streber im Stab kannten ihn nicht mehr. Sie angelten im Lächeln des Armeekommandeurs nach gebratenen Hühnern, krochen vor ihm auf dem Bauch und hatten Sawizki, ihrem einst gepriesenen Divisionskommandeur, den Rücken gewandt.

Von Düften umgeben und Peter dem Großen gleich, lebte der Geächtete mit der Kosakin Pawla. Er hatte sie samt zwanzig Rassepferden, die wir für sein Eigentum hielten, einem jüdischen Intendanten weggenommen. In seinem verbarrikadierten Hof schien angestrengt die Sonne, müde vom Glanz ihrer Strahlen, die Füllen saugten gierig die Milch der Muttertiere, Stallburschen siebten mit schweißnassen Rücken Hafer in verblichenen Worfeln, als Chlebnikow, wund von seinem Recht und rachedurstig, stracks darauf zuritt.

»Meine Person ist Ihnen doch bekannt?« fragte er Sawizki, der im Heu lag.

»Ich dürfte dich schon mal gesehen haben«, antwortete Sawizki und gähnte.

»Dann nehmen Sie den Befehl des Stabschefs entgegen«, sagte Chlebnikow fest. »Und ich bitte, Genosse der Reserve, mich mit offiziellen Augen anzusehen.«

»Meinetwegen«, brummte Sawizki friedfertig, nahm das Papier und studierte es ungemein lange. Dann rief er die Kosakin, die im Schatten des Wetterdaches ihr Haar kämmte.

»Pawla«, sagte er. »Seit heute morgen, bei Gott, kämmst du dich. Stell lieber den Samowar auf.«

Die Kosakin legte den Kamm beiseite, nahm mit beiden Händen das Haar und warf es sich auf den Rücken.

»Wir streiten heute den ganzen Tag, Konstantin Wassiljewitsch«, sagte sie mit trägem, überlegenem Lächeln. »Bald willst du dies, bald das.«

Und sie kam zum Divisionskommandeur. Ihre Brüste bewegten sich wie Ferkel im Sack.

»Den ganzen Tag streiten wir«, wiederholte die Frau strahlend und knöpfte ihm das Hemd über der Brust zu.

»Bald will ich dies, bald das«, sagte er lachend, erhob sich und umarmte Pawlas hingebungsvolle Schultern; dann wandte er sein Gesicht, das plötzlich totenblaß war, Chlebnikow zu.

»Noch lebe ich, Chlebnikow«, sagte er in den Armen der Kosakin. »Noch lebe ich, noch tragen mich meine Beine, noch galoppieren meine Pferde, noch können meine Hände dich erreichen, und noch liegt das Schießeisen warm an meinem Leib.«

Er riß den Revolver heraus, den er auf dem nackten Bauch trug, und ging auf den Kommandeur der 1. Schwadron zu.

Der machte kehrt, daß die Sporen klirrten; er verließ den Hof wie eine Ordonnanz mit einer Meldung, legte wiederum hundert Werst zurück und wurde beim Stabschef vorstellig; der warf ihn aber hinaus.

»Die Sache ist erledigt, Kommandeur«, sagte der Stabschef. »Den Hengst habe ich dir zugesprochen, und Ärger habe ich auch ohne dich genug!«

Er hörte Chlebnikow erst gar nicht an und schickte der 1. Schwadron ihren davongelaufenen Kommandeur zurück. Chlebnikow war eine ganze Woche lang fort gewesen. Man hatte uns inzwischen in den Wäldern von Dubno Ruhestellung beziehen lassen, wir hatten Zelte aufgeschlagen und ließen es uns gut gehen. Ich weiß noch genau, an einem Sonntagmorgen, es war der 12., war Chlebnikow wieder da. Er verlangte von mir ein ganzes Heft Papier und Tinte. Die Kosaken hobelten ihm einen Baumstumpf glatt, darauf legte er seinen Revolver und das Papier und schrieb bis zum Abend, kritzelte eine Seite nach der andern voll.

»Der reine Karl Marx!« sagte am Abend der Kriegskommissar der Schwadron. »Was schreibst du da bloß, zum Teufel?«

»Ich schreibe verschiedene Gedanken nieder, die sich auf meinen Eid beziehen«, antwortete Chlebnikow und überreichte dem Kriegskommissar die Erklärung seines Austritts aus der Kommunistischen Partei der Bolschewiki.

»Die Kommunistische Partei«, hieß es in dieser Erklärung, »ist, soviel ich verstehe, zur Freude aller und zur Errichtung der unbedingten, uneingeschränkten Gerechtigkeit gegründet worden und muß sich auch um die kleinen Leute kümmern. Nun möchte ich den Schimmelhengst erwähnen, welchen ich den unverbesserlichen, konterrevolutionären Bauern abgejagt habe und der dazumal ganz armselig ausgesehen hat; viele Genossen haben ungeniert darüber gelacht. Ich aber hatte die Kraft, ihr boshaftes Gelächter zu ertragen, und habe mit zusammengebissenen Zähnen den Hengst für unsere gemeinsame Sache bis zur gewünschten Veränderung gepflegt, weil ich, Genossen, ein Liebhaber weißer Pferde bin und sie mit den letzten Kräften pflege, die mir nach dem imperialistischen Krieg und dem Bürgerkrieg verblieben sind. Solche Hengste kennen meine Hand, denn ich verstehe ihre stumme Not und weiß, was sie brauchen; aber die mir aufgedrängte rabenschwarze Stute hat für mich keinen Wert, ich fühle nichts für sie und mag sie nicht, das können alle Genossen bestätigen, so daß es leicht ein Unglück geben könnte. Und da mir nun die Partei, entgegen dem gefaßten Beschluß, das mir ans Herz gewachsene Gut nicht zurückerstatten kann, sehe ich keinen anderen Ausweg, als diese Erklärung zu schreiben, unter Tränen, die mir, obwohl es einem Kämpfer nicht ziemt, in einem fort aus den Augen fließen und mir das Herz bis aufs Blut aufreißen.«

Dies und noch vieles andere stand in der Erklärung Chlebnikows. Er hatte den ganzen Tag daran geschrieben, sie war daher sehr lang geworden. Ich plagte mich zusammen mit dem Kriegskommissar eine volle Stunde, bis wir alles entziffert hatten.

»Du bist ein Narr!« sagte der Kriegskommissar und zerriß das Papier. »Komm nach dem Abendessen zu mir, dann wollen wir miteinander reden!«

»Ich hab mit dir nichts mehr zu reden!« antwortete Chlebnikow bebend. »Du hast mich verloren, Kriegskommissar!« Er stand zitternd da, die Hände an der Hosennaht, und rührte sich nicht. Gehetzt blickte er umher, als suche er einen Weg zur Flucht. Der Kriegskommissar trat dicht zu ihm, er war völlig arglos. Da tat Chlebnikow einen Satz und stürmte aus Leibeskräften los.

»Verloren!« rief er wild, sprang auf den Baumstumpf, zerfetzte seinen Rock und riß sich die Brust blutig.

»Schlag zu, Sawizki!« schrie er und stürzte zu Boden. »Schlag zu!«

Wir trugen ihn ins Zelt, die Kosaken halfen uns. Wir kochten ihm Tee und drehten ihm Zigaretten. Er rauchte und zitterte immerzu. Erst gegen Abend wurde unser Kommandeur ruhiger. Er sprach nicht mehr von seiner absurden Erklärung. Eine Woche später fuhr er nach Rowno, stellte sich dort der Ärztekommission vor und wurde als sechsmal Verwundeter demobilisiert.

So verloren wir Chlebnikow. Ich war darüber sehr betrübt, denn Chlebnikow war ein ruhiger Mensch, sein Charakter glich dem meinen. Er war der einzige in der Schwadron, der einen Samowar besaß. An ruhigen Tagen hatten wir gemeinsam heißen Tee getrunken. Und uns beide verzehrten die gleichen Leidenschaften. Wir blickten auf die Welt wie auf eine Wiese im Mai, eine Wiese voller Frauen und Pferde.

Übersetzt von Dmitri Umanski

Konkin

»Wir säbelten die Schlachta hinter Belaja-Zerkow kurz und klein. Wir säbelten sie nieder, daß sich die Bäume bogen. Ich hatte schon am frühen Morgen einen gehörigen Denkzettel bekommen, aber ich konnte noch ganz tüchtig dreinschlagen. Ich erinnere mich: Der Tag neigte sich dem Abend zu. Ich hatte die Verbindung mit dem Brigadekommando verloren, und vom gesamten Proletariat waren nur noch ganze fünf Kosaken bei mir. Ringsum schlug man sich Nase an Nase, wie der Pope mit seiner Frau.

Ich blutete, und das Blut rann auf die Vorderfüße des Pferdes . . . mit einem Wort, nun ja . . .

Spirka Sabuty und ich ritten aus dem Gehölz hinaus, ein Stück vom Wald weg, und guckten. Eine nette Sache war das. In etwa dreihundert Meter Entfernung — nein, mehr waren es nicht — eine Staubwolke. Ein Stab? Oder ein Troß? Ein Stab — nicht schlecht! Ein Troß — noch besser! Das Zeug hing den Jungen in Fetzen vom Leibe, und die Hemden bedeckten kaum ihre Männlichkeit.

›Sabuty‹, sage ich zu Spirka. ›Sackerment, daß dich — na, und so weiter —, ich erteile dir das Wort, du stehst jetzt auf der Rednerliste. Das ist doch ihr Stab, der da abzieht.‹

›Klar, das ist ihr Stab‹, erwidert Sabuty. ›Aber wir sind zwei, und sie sind acht.‹

›Spuck drauf, Spirka!‹ sage ich. ›Trotzdem werd ich ihnen das Gewand ein bißchen besudeln. Laß uns für eine saure Gurke und die Weltrevolution sterben!‹

Und wir los. Sie zählen acht Säbel. Zwei fegen wir mit unseren Kugeln hinweg. Den dritten, sehe ich, führt Spirka zu Duchonin in den Stab, um seine Papiere zu überprüfen. Ich meinerseits halte mich an das hohe Tier, an den in rotem Rock mit Kette und goldner Uhr! Ich treibe ihn gegen ein Gehöft. Es liegt verborgen zwischen Apfel- und Kirschbäumen. Das Pferd meines Rotrocks ist stattlich wie eine Kaufmannstochter, ist aber ungemein abgehetzt. Da läßt der Pan General die Zügel los, zielt mit seiner Mauser auf mich und schießt mir ein Loch ins Bein.

Nun gut, denke ich, du entkommst mir nicht. Du wirst doch ins Gras beißen!

Ich feuere zweimal auf das Pferd. Der Hengst tut mir leid. Es ist ein Bolschewik, ein echter Bolschewik. Kupferrot wie eine Münze, der Schweif wie ein Pfeil, die Beine straff wie gespannte Saiten. Ich denke: Das Pferd bringst du Lenin. Aber daraus ist nichts geworden. Ich habe das Pferdchen liquidiert. Das Pferd fällt um wie eine Braut, und mein Pan springt aus dem Sattel, läuft zur Seite, wendet sich dann um und macht mir noch ein Luftloch in die Figur. Egal, denk ich, drei Orden für Tapferkeit vor dem Feind.

Jesus, denk ich dann. Am Ende erschießt er dich noch regelrecht!

Ich reite auf ihn zu, und schon zieht er den Säbel. Tränen fließen dabei über seine Wangen, weiße Tränen, menschliche Milch.

›Es lebe der Rotbannerorden!‹ schreie ich. ›Ergib dich, Durchlauchtigster, solange ich noch am Leben bin!‹

›Ich kann nicht, Pan‹, antwortet der Alte. ›Du bringst mich um.‹

Da taucht plötzlich Spirka vor mir auf wie vom Wind hergeweht. Er glänzt vor Schweiß, und die Augen hängen ihm an Zwirnsfaden aus der Visage.

›Wassja‹, schreit er mir zu. ›Toll, was ich heute ins Jenseits befördert habe! Donnerwetter — du hast ja einen General! Mit Goldstickerei. Hätte nicht übel Lust, den auch zu erledigen.‹

›Geh zum Teufel!‹ erwidere ich zornig. ›Sein Gold kostet mich Blut!‹

Und ich treibe den General mit meinem Klepper auf die Dreschtenne, die voller Heu oder ähnlichem liegt. Stille herrscht dort, Dunkelheit und Kühle.

›Pan‹, sage ich. ›Beruhige dich doch, ergib dich in Gottes Namen, dann können wir beide ausruhen, Pan.‹

Er steht an der Wand, atmet schwer und reibt sich die Stirn mit rotem Finger.

›Ich kann nicht‹, sagt er. ›Du wirst mich töten; nur Budjonny gebe ich meinen Säbel!‹

Budjonny soll ich ihm herschaffen. Ach du lieber Gott! Und ich sehe, der Alte reitet sich selber rein.

›Pan!‹ schreie ich und weine und knirsche mit den Zähnen. ›Ich gebe dir mein Proletarierwort, ich selbst bin der oberste Kommandeur. Tressen suche an mir nicht, aber einen Titel habe ich: Musikexzentriker und Salonbauchredner aus Nishni . . . Nishni am Wolgafluß.‹

Der Satan zwickt mich. Wie Laternen flackern die Generalsaugen vor mir. Das Blut schießt mir ins Gesicht. Ich sehe, der Alte glaubt mir nicht. Sein Mißtrauen frißt wie Salz an meiner Wunde. Ich schließe den Mund, wißt ihr, ziehe den Bauch ein, hole tief Luft und lege los nach unserer

Art, nach Soldatenart, wie man's bei uns in Nishni macht, und beweise damit der Schlachta meine Bauchrednerkunst.

Der Alte erblaßt, greift sich ans Herz und setzt sich nieder auf die Erde.

›Glaubst du jetzt dem Wasska, dem Exzentriker, dem Kommissar der unbesiegbaren 3. Reiterbrigade?«

›Kommissar?‹ schreit er.

›Kommissar!‹ sage ich.

›Kommunist?‹ schreit er.

›Kommunist!‹ sage ich.

›In meiner Todesstunde‹, schreit er, ›bei meinem letzten Atemzug sag mir, Freund Kosak, bist du Kommunist, oder hast du gelogen?‹

›Ich bin Kommunist.‹

Da richtet sich mein Alter am Boden auf, küßt sein Amulett, bricht seinen Säbel entzwei, und in seinen Augen leuchten zwei Lichter auf, zwei Laternen über der finsteren Steppe.

›Verzeih‹, sagt er. ›Ich kann mich einem Kommunisten nicht ergeben.‹ Und reicht mir die Hand. ›Verzeih‹, sagt er, ›und nun töte mich auf Soldatenart.‹«

Diese Geschichte hat uns eines Tages während einer kurzen Rast in seiner heiteren Art Konkin erzählt, politischer Kommissar der N.schen Reiterbrigade und dreifacher Träger des Rotbannerordens.

»Und wie bist du schließlich mit dem Pan einig geworden, Wasska?«

»Wie soll man mit so einem einig werden? Der Alte hatte Charakter. Ich bat noch einmal, er blieb halsstarrig. Wir nahmen ihm dann alle seine Papiere und die Pistole ab; den Sattel dieses Kauzes habe ich jetzt noch auf meinem Pferd. Aber dann sah ich, daß ich immer stärker blutete. Ein schreckliches Schlafbedürfnis befiel mich, und meine Stiefel waren voll Blut. Da konnte ich mich nicht mehr um ihn kümmern.«

»Habt also ein Ende mit dem Alten gemacht?«

»Wir begingen die Sünde.«

Übersetzt von Dmitri Umanski

Berestetschko

Wir zogen von Chotin nach Berestetschko.

Die Soldaten in ihren hohen Sätteln dösten vor sich hin. Ein Lied plätscherte leise wie ein austrocknender Bach. Auf den tausendjährigen Grabhügeln lagen verstümmelte Leichen. Bauern in weißen Hemden zogen vor uns die Mützen. Über dem Stab wehte wie eine düstere Fahne der schwarze Mantel des Divisionskommandeurs Pawlitschenko, auf seinem Rücken wippte der flauschige Baschlyk, und der krumme Säbel hing ihm wie angeklebt an der Seite.

Wir ritten an Kosakengräbern und dem Grabhügel Bogdan Chmelnizkis vorüber. Hinter dem Grabstein kroch ein alter Bauer mit einer Bandura hervor und sang mit dünner Kinderstimme ein Lied von vergangenem Kosakenruhm. Wir hörten das Lied schweigend an, dann entrollten wir die Standarten und rückten unter den dröhnenden Klängen eines Marsches in Berestetschko ein. Die Einwohner hatten die Eisenstangen vor die Fensterläden gelegt, und allmächtige Stille hatte ihren Thron bestiegen.

Ich bekam Quartier bei einer rothaarigen Witwe, die sich ihrem Witwenschmerz hingegeben hatte. Ich wusch mich und ging auf die Straße. An den Telegrafenstangen klebten bereits Bekanntmachungen, daß der Divisionskommissar Winogradow am Abend über den Zweiten Kongreß der Kommunistischen Internationale sprechen werde. Vor meinem Fenster hielten ein paar Kosaken einen alten Juden mit silbergrauem Bart gepackt, der wegen Spionage erschossen werden sollte. Der Alte schrie und wollte sich losreißen. Da klemmte Kudra, ein Soldat unsrer MG-Abteilung, den Kopf des Alten unter seine Achsel. Der Jude verstummte und spreizte die Beine. Kudra zog mit der rechten Hand seinen Dolch, und vorsichtig, ohne sich zu bespritzen, erstach er den Alten. Dann klopfte er an die geschlossene Fensterlade.

»Wenn einer möchte«, sagte er, »kann er ihn wegschaffen. Das ist erlaubt.«

Die Kosaken verschwanden um die Ecke. Ich folgte ihnen

und streifte durch den Ort. In Berestetschko lebten zum größten Teil Juden, in der Umgebung jedoch waren häufig russische Kleinbürger anzutreffen, zumeist Gerber, sie wohnten in reinlichen weißen Häuschen mit grünen Fensterläden. Statt Wodka tranken sie Bier oder Met. Sie zogen Tabak in ihren Hausgärten und rauchten ihn wie die galizischen Bauern in langen, gebogenen Pfeifen.

Zwar waren auch in Berestetschko die alten Sitten und Bräuche von Stürmen heimgesucht worden, aber sie waren tief verwurzelt. Sie hatten drei Jahrhunderte überdauert, und ihre Sprosse grünten in Wolynien noch immer in der lauen Moderluft der alten Zeit. Die Juden knüpften zwischen dem russischen Bauern und dem polnischen Pan, dem tschechischen Kolonisten und dem Łódźer Fabrikanten die Bande des Profits. Sie waren Schmuggler, die besten an der ganzen Grenze, und fast immer Streiter ihres Glaubens. Der Chassidismus hielt dieses rührige Völkchen der Schankwirte, Hausierer und Makler in dumpfer Gefangenschaft. Die Knaben gingen noch immer in langen Kaftanen den ewigen Weg zum Cheder, der chassidischen Schule, und die alten Frauen führten noch immer die Bräute zum Zaddik und erbaten von ihm ein Fruchtbarkeitsgebet.

Die Juden wohnten in geräumigen, weiß und wasserblau getünchten Häusern. Die Dürftigkeit dieser Architektur hatte ihre jahrhundertelange Tradition. Hinter jedem Haus erhob sich ein ein-, zuweilen zweistöckiger Schuppen, in den nie ein Sonnenstrahl drang. Die unbeschreiblich düsteren Schuppen ersetzten die Höfe. Geheime Gänge führten in Keller und Ställe. Zur Kriegszeit rettete man sich vor Kugeln und Plünderungen in diese Katakomben. Hier häufte sich tagelang der Kot von Mensch und Vieh. Furcht und Entsetzen füllten die Katakomben mit ätzendem Gestank, mit der fauligen Ausdünstung der Exkremente.

Berestetschko stank unerschütterlich fort bis auf unsere Tage, und alle Einwohner rochen nach faulem Hering. Der Ort stank in Erwartung einer neuen Ära, und statt Menschen schritten dort die bleichen Schemen des leidgeprüften

Grenzlandes. Gegen Tagesende schienen sie mir langweilig, und ich ging zur Stadt hinaus, stieg einen Berg hinan und betrat das verlassene Schloß der Grafen Radziborski, die noch vor kurzem Herrscher über Berestetschko waren.

Die Stille des Sonnenuntergangs färbte die Gräser vor dem Schloß blau. Über dem Teich ging der Mond auf, blaßgrün wie eine Eidechse. Ich blickte vom Fenster auf das Gut der Grafen Radziborski: auf Wiesen und Hopfenplantagen, um die sich die Nebel der Dämmerung spannen.

Im Schloß hatte bis vor kurzer Zeit die geistesgestörte neunzigjährige Gräfin mit ihrem Sohn gelebt. Sie hatte ihren Sohn verachtet, weil er seinem aussterbenden Geschlecht keine Erben zeugte, und hatte ihn deshalb mit der Pferdepeitsche geschlagen, wie mir die Bauern versicherten.

Unten auf dem Platz von Berestetschko kamen die Einwohner der Stadt zusammen, um die angekündigte Rede zu hören. Es kamen Bauern, Juden und Gerber aus der Umgebung. Über sie hin dröhnte die begeisterte Stimme Winogradows, hell klirrten seine Sporen. Er sprach vom Zweiten Kongreß der Kommunistischen Internationale. Ich aber irrte durch die Gemächer und sah über Wiesen hin, wo Nymphen mit ausgestochenen Augen alte Reigen tanzten. Und fand in einem Winkel auf dem zerstampften Fußboden ein Stück von einem vergilbten Brief. Mit verblaßter Tinte stand darauf geschrieben: »Berestetschko, 1820. Paul, mon bien aimé. On dit que l'empereur Napoléon est mort, est-ce vrai? Moi, je me sens bien, les couches ont été faciles, notre petit héros achève sept semaines . . .« *

Und unten ertönt noch immer die Stimme des Kriegskommissars. Voll Leidenschaft überzeugt er die staunenden Kleinbürger und die ausgeplünderten Juden: »Ihr seid die Macht. Alles, was hier ist, gehört euch. Es gibt keine Pans mehr. Ich schreite zur Wahl des Revolutionskomitees . . .«

Übersetzt von Dmitri Umanski

* (franz.) Berestetschko, 1820. Paul, mein Geliebter, man sagt, Kaiser Napoleon sei tot, ist das wahr? Ich fühle mich wohl, die Niederkunft ist leicht gewesen, unser kleiner Held wird schon bald sieben Wochen alt . . .«

Salz

Teurer Genosse Redakteur! Ich will Ihnen von den Frauen ohne Klassenbewußtsein schreiben, die uns schädigen. Ich hoffe, daß Sie bei der Besichtigung der Bürgerkriegsfronten, über die Sie schreiben wollten, die verruchte Station Fastow nicht ausgelassen haben, die hinter den sieben Bergen, weitab von aller Welt liegt. Ich bin, versteht sich, dort gewesen und habe hausgebrautes Bier getrunken. Der Schnurrbart voll Schaum, in den Mund kommt's kaum. Von dieser obenerwähnten Station gibt es so manches zu erzählen — aber wie man in unsrem einfachen Leben sagt: Versuch mal, allen Mist des Herrn auszumisten. Darum werde ich Ihnen nur das beschreiben, was ich mit eigenen Augen gesehen habe.

Es war eine stille, liebliche Nacht, als vor sieben Tagen der verdienstvolle Eisenbahnzug unserer Reiterarmee, mit Soldaten beladen, dort einfuhr. Wir waren auf der Fahrt nach Berditschew und brannten alle drauf, der gemeinsamen Sache zu nützen. Da mußten wir feststellen, daß unser Zug sich nicht von der Stelle rührte. Es ging nicht weiter, so daß die Soldaten unruhig wurden und debattierten, warum er hier so lange halte. Wahrhaftig: die allgemeine Sache erlitt eine sehr große Verzögerung infolge der Hamsterer, dieser bösen Feinde, unter denen sich eine Unmenge Weiber befanden, die auf die frechste Weise mit der Eisenbahnbehörde umgingen. Ohne alle Angst packten sie, diese Schädlinge, die Haltegriffe, und eins, zwei, drei waren sie auf den Wagendächern, schimpften und logen, was das Zeug hielt, und ein jeder schleppte pudschwere Säcke voll Salz mit sich. Aber der Triumph dieser kapitalistischen Hamsterer dauerte nicht lange. Die Soldaten kamen aus den Waggons raus, und ihre Initiative reinigte die Autorität der Eisenbahner von dem ihr angetanen Schimpf. Nur die Weiber mit ihren Hamstersäcken blieben in der Nähe. Aus Mitleid ließen die Soldaten ein paar Weiber in die warmen Waggons rein.

Auch in unserm Waggon der 2. Kompanie hatten wir zwei Mädchen, und als es zum erstenmal pfiff, trat noch eine stattliche Frau mit einem Säugling auf dem Arm zu uns ran und sagte:

»Laßt mich, liebe Kosaken, zu euch rein; den ganzen Krieg durch plag ich mich auf Bahnhöfen rum, mit dem Säugling auf dem Arm, nun möchte ich zu meinem Mann, aber wegen der überfüllten Züge kann ich nicht zu ihm. Habe ich es denn um euch, Kosaken, nicht verdient?«

»Also gut, Frau« sagte ich zu ihr. »Wie die Kompanie beschließen wird, so wird's gemacht.«

Und ich wandte mich an die Kompanie und machte ihr klar, daß die stattliche Frau zu ihrem Mann fahren wolle, der im Felde stand, und daß sie tatsächlich ein Kind bei sich habe, und fragte die Leute, wie sie sich dazu stellten, ob man sie reinlassen solle oder nicht.

»Laß sie rein!« schrien die Leute. »Nach uns wird sie ihren Mann gar nicht mehr haben wollen.«

»Nein«, sagte ich den Leuten ziemlich höflich. »Euren Beschluß in Ehren, Kompanie, aber es wundert mich, solche geilen Worte von euch zu hören. Erinnert euch an den Tag, da ihr noch Kinder wart und an der Mutterschürze hingt, und ihr werdet einsehen, daß man so nicht sprechen darf.«

Und die Kosaken fanden, daß ich, Balmaschow, eine überzeugende Rede gehalten habe, und ließen die Frau in den Waggon; sie kletterte dankend rein. Und alle waren von der Wahrheit meiner Worte derart gerührt, daß sie der Frau behilflich waren beim Einsteigen und ihr um die Wette zuredeten:

»Setzt Euch, Frau, in die Ecke. Wartet Euer Kind, wie sich's für eine Mutter gehört, niemand wird Euch in Eurem Winkel behelligen, und Ihr werdet unberührt zu Eurem Manne kommen, wie Ihr's wünscht. Wir aber binden Euch aufs Gewissen, daß Ihr Euer Kind als unsre Ablösung großzieht, denn das Alte wird älter, und vom Jungen ist noch nicht viel da. Viel Unglück haben wir gesehen, Frau, im

Zarenheer und dann später. Der Hunger hat uns gezwickt und die Kälte versengt. Ihr könnt hier ohne Sorge sitzen.«

Und als es zum drittenmal pfiff, setzte sich der Zug in Bewegung. Die liebliche Nacht breitete über uns ihr Zelt aus. Und in diesem Zelt brannten Öllämpchen — die Sterne. Und die Soldaten dachten zurück an die Nächte und an den grünen Stern im Kuban, ihrer Heimat. Und die Erinnerung flog dahin wie ein Vogel. Und die Räder ratterten, ratterten.

Nach einiger Zeit, als die Nacht von ihrem Posten abgelöst wurde und die roten Trommler auf ihren roten Trommeln Wecken trommelten, da traten die Kosaken zu mir ran, denn sie sahen, daß ich schlaflos und furchtbar traurig war.

»Balmaschow«, sagten die Kosaken zu mir. »Weshalb sitzt du so traurig und ohne Schlaf?«

»Ich verbeuge mich tief vor euch, Soldaten, und bitte euch, erlaubt mir, mit dieser Bürgerin ein paar Worte zu wechseln.«

Und am ganzen Leibe zitternd, erhebe ich mich von meiner Bank, auf der der Schlaf mich floh, wie der Wolf vor einer Herde tollwütiger Hunde flieht, trat zu der Frau hin, nahm ihr das Kind aus den Armen, riß ihm die Windeln herunter, und zum Vorschein kam ein gutes Pud Salz.

»Ist das ein interessantes Kind, Genossen, das die Brust nicht verlangt, sich nicht naß macht und die Leute nicht im Schlafe stört . . .«

»Verzeiht mir, liebe Kosaken«, mischte sich die Frau sehr unverfroren in unser Gespräch. »Nicht ich habe euch betrogen, betrogen hat euch mein böses Schicksal.«

»Balmaschow wird dir dein böses Schicksal zugute halten«, antwortete ich der Frau. »Das fällt Balmaschow nicht schwer, Balmaschow verkauft nicht teurer, als er einkauft. Aber stehe den Kosaken Rede, Frau, die dir als einer werktätigen Mutter der Republik höchste Achtung erwiesen haben. Schäm dich vor diesen zwei Mädchen, die immer noch weinen, weil ihnen heute nacht so sehr zugesetzt wurde, und vor unseren Frauen, die sich auf den Kubaner Weizenfeldern ohne männliche Hilfe abrackern, und denke an die Krieger, die so einsam sind, daß das harte Schicksal sie zwingt, sich an daherkommenden Mädchen zu vergreifen. Dich dagegen hat man nicht angerührt, obwohl man gerade dich, du Schandweib, hätte hernehmen sollen. Blick auf Rußland, das im Schmerz erstickt.«

Und sie zu mir: »Mein Salz bin ich los. Ich scheue mich nicht, die Wahrheit zu sagen. Ihr denkt nicht an Rußland, ihr wollt nur die Juden retten.«

»Von den Juden ist jetzt nicht die Rede — du schädliche Bürgerin. Die Juden haben mit dieser Sache nichts zu schaffen. Sie aber, abscheuliche Bürgerin, Sie sind konterrevolutionärer als jener weiße General, der uns auf seinem tausendfältigen Roß mit scharfem Säbel bedroht. Er, der General, ist überall sichtbar, und der Werktätige trachtet danach, ihn zu vernichten, aber ihr unzählig vielen Bürgerinnen mit euren interessanten Kindern, die die Brust nicht verlangen und sich nicht naß machen — ihr seid unsichtbar wie das Ungeziefer und nagt, nagt, nagt . . .«

Und ich gestehe: Ich habe diese Bürgerin, während der Zug fuhr, auf die Böschung geworfen. Aber sie war zäh, sie blieb ein Weilchen sitzen, klopfte ihre Röcke ab und ging frech los, ihren gemeinen Weg weiterhin zu verfolgen. Und als ich das unbeschadete Weib sah und das unsagbar weite Rußland rings um sie und die Bauernfelder ohne Ähre und die geschändeten Mädchen und die Genossen, von denen viele an die Front fuhren, aber nur wenige zurückkehren würden, da wollte ich aus dem Zug springen und mir oder ihr ein Ende machen. Aber die Kosaken hatten Mitleid mit mir und sagten: »Schick ihr eine Kugel nach.«

Und da nahm ich von der Wand das treue Gewehr und wusch diese Schmach ab vom Antlitz der Arbeitererde, unsrer Republik.

Und wir Soldaten der 2. Kompanie schwören Ihnen, teurer Genosse Redakteur, und Euch allen, teure Genossen in der Redaktion, daß wir auch künftighin erbarmungslos gegen alle Verräter vorgehen werden, die uns ins Grab ziehen, die den Fluß zurückfließen lassen wollen und Rußland mit Leichen und toten Gräsern bedecken möchten.

Für alle Kämpfer der 2. Kompanie: Nikita Balmaschow, Soldat der Revolution.

Übersetzt von Dmitri Umanski

Ein Abend

O Statut der Kommunistischen Partei Rußlands! Durch den Sauerteig der russischen Literatur hast du dir Bahn gebrochen. Drei ledige Herzen, leidenschaftlich wie Rjasaner Jesusgestalten, hast du zu Redakteuren des »Roten Kavalleristen« gemacht, hast sie dazu gemacht, damit sie Tag für Tag ein verwegenes Blatt schreiben, voll Mut und derben Humors.

Galin mit dem Star im Auge, der schwindsüchtige Slinkin und Sytschow mit Darmgeschwüren — sie fiebern im unfruchtbaren Staub des Hinterlandes und treiben den Sturm und das Feuer ihrer Blätter durch die Reihen der stutzerhaften Kosaken in der Etappe, des Gesindels hinten, das sich polnische Dolmetscher nennt, und der Mädchen, die zur Erholung aus Moskau zu uns in den Zug der Politischen Abteilung geschickt werden.

Spätabends wird die Zeitung fertig, eine Zündschnur, die unter die Armee gelegt wird. Am Himmel erlischt die schiefe Laterne der Provinzsonne, die Lichter der Druckerei flammen auf und glühen unbändig wie die Leidenschaft der Maschine. Später, gegen Mitternacht, steigt Galin aus dem Waggon und erzittert unter den Bissen seiner unerwiderten Liebe zu Irina, der Waschfrau unseres Zuges.

»Das letzte Mal«, sagt der schmalschultrige, blasse und halbblinde Galin, »das letzte Mal, Irina, haben wir über Nikolai den Blutigen gesprochen, den das Jekaterinenburger Proletariat hingerichtet hat. Heute wollen wir über die anderen Tyrannen sprechen, die eines Hundetodes gestorben sind. Peter III. wurde von Orlow, dem Geliebten seiner Frau, erwürgt. Paul von seinen Höflingen und seinem eigenen Sohn zerfleischt. Nikolai I. hat sich vergiftet; sein Sohn fiel am 1. März im Felde, sein Enkel starb an der Trunksucht . . . Das alles müssen Sie wissen, Irina . . .«

Und während sein starblindes Auge voll Anbetung auf der Waschfrau ruht, durchwühlt Galin unermüdlich die Grüfte toter Zaren. Galins gebeugte Gestalt steht im Licht des Mondes, der wie ein frecher Splitter im Himmel steckt. Nahebei lärmen die Druckereimaschinen und die Funkstation strahlt in reinem Licht. Irina schmiegt sich an die Schultern des Kochs Wassili, sie lauscht seinem faden Liebesgeflüster, und über ihr die Sterne stapfen durch den schwarzen Tang des Himmels. Die Waschfrau gähnt schläfrig, bekreuzigt ihren wulstigen Mund und blickt Galin mit weitgeöffneten Augen an.

Und neben Irina reißt Wassili gähnend das große Maul auf, Wassili, der wie alle Köche die Menschheit geringschätzt. Die Köche haben mit dem Fleisch toter Tiere und mit der Gier der Lebenden viel zu schaffen, deshalb suchen sie in der Politik nach Dingen, die sie nichts angehen. So auch Wassili. Er zieht die Hose bis an die Brustwarzen hoch und fragt Galin nach der Ahnentafel verschiedener Könige, nach der Mitgift der Zarentöchter und sagt dann gähnend:

»Es ist Nacht, Arischa. Morgen ist auch noch ein Tag. Komm, gehen wir Flöhe fangen.«

Sie schließen die Küchentür und lassen Galin allein mit dem Mond, der oben wie ein frecher Splitter steckt.

Auf dem Bahndamm, dem Monde gegenüber, saß ich vor dem schlafenden Teich, die Brille auf der Nase, Geschwüre am Hals, mit verbundenen Füßen. Mein trübes Poetenhirn verdaute eben den Klassenkampf, als Galin, dessen starblindes Auge matt glänzte, auf mich zukam.

»Galin«, sagte ich, von Wehmut und Einsamkeit erfüllt. »Ich bin krank, das Ende scheint mir nahe; müde bin ich es, in unserer Reiterarmee zu dienen.«

»Sie sind ein Waschlappen«, antwortete mir Galin. Die Uhr auf seinem mageren Handgelenk stand auf eins. »Es scheint unser Los zu sein, euch Waschlappen zu ertragen. Wir lösen für euch den Kern aus der Schale; nicht lange wird es dauern, und ihr werdet den entschälten Kern sehen, werdet den Finger aus der Nase nehmen und das neue Leben in ungewöhnlicher Prosa besingen. Vorläufig aber solltet ihr Waschlappen stillsitzen und nicht dazwischenreden.«

Er rückte näher zu mir, richtete den losen Verband auf meinen juckenden Geschwüren und ließ den Kopf auf seine Hühnerbrust sinken. Die Nacht tröstete uns in unserm Leid; ein leichter Wind berührte uns wie der Rock der Mutter, und unter uns glänzte das Gras frisch und feucht.

Das Dröhnen der Maschinen in der Zugdruckerei wurde leiser und verstummte schließlich. Der Sonnenaufgang zog einen Streifen am Rande der Erde. Knarrend ging die Küchentür auf. Vier Füße mit dicken Fersen streckten sich in die Kühle hinaus, und wir sahen die liebenden Waden Irinas und die große Zehe Wassilis mit dem schiefen schwarzen Nagel.

»Wassja«, flüsterte das Weib mit gepreßter Stimme. »Gehn Sie wohl von meiner Pritsche, Sie Frechling . . .« Aber Wassili zuckte mit der Ferse und rückte noch näher zu ihr.

»Die Reiterarmee«, fuhr Galin fort, »die Reiterarmee ist ein soziales Zauberkunststück, angeführt vom Zentralkomitee unsrer Partei. Die Kurve der Revolution hat die in vielen Vorurteilen befangene freie Kosakenschaft in die vorderste Linie geführt; aber das Zentralkomitee ist auf dem Posten und wird sie mit eiserner Bürste striegeln . . .«

Und Galin sprach mit mir von der politischen Erziehung der Ersten Reiterarmee. Er sprach lange, dumpf und sehr klar. Sein Lid über dem blinden Auge zuckte.

Übersetzt von Dmitri Umanski

Afonka Bida

Wir kämpften bei Leschnjuw. Ringsum stand die Mauer der feindlichen Kavallerie. Die Sprungfeder der neuen polnischen Strategie quietschte unheilverkündend. Immer mehr wurden wir zusammengedrängt. Zum erstenmal auf diesem Feldzug fühlten wir mit teuflischer Schärfe am eigenen Leibe, was Angriff im Rücken und Flankenstöße bedeuteten, jene erbarmungslosen Schläge einer Kriegführung, die wir selbst so lange und erfolgreich geübt hatten.

Die Front bei Leschnjuw wurde von Infanterie gehalten. In den Schlangenlinien der Schützengräben standen blondhaarige und barfüßige wolynische Bauern. Tags zuvor erst waren sie vom Pfluge weggeholt worden, um die Infanteriereserve der Reiterarmee zu bilden. Die Bauern gingen gern ins Feld. Sie kämpften mit größter Hingabe. Ihr schnaubender Bauernzorn setzte sogar die Budjonnyleute in Verwunderung. Ihr Haß gegen den polnischen Gutsbesitzer war aus unsichtbarem, aber festem Material.

In der zweiten Phase des Krieges, als das Schlachtgeschrei der Kosaken die Phantasie des Feindes nicht mehr erregte und Reiterattacken auf den eingegrabenen Gegner sinnlos wurden, hätte eine solche über Nacht geschaffene Infanterie der Reiterarmee von größtem Nutzen sein können. Aber unsere Armut schlug uns ein Schnippchen. Je drei Bauern erhielten ein Gewehr und dazu Patronen, die nicht in die Gewehre paßten. So mußte der ursprüngliche Plan schließlich aufgegeben und diese echte Volkswehr nach Hause geschickt werden.

Wenden wir uns den Leschnjuwer Kämpfen zu. Die Infanterie hatte sich drei Werst vor dem Ort eingegraben. Vor ihrer Stellung ging ein bebrillter Jüngling gebeugt auf und ab. An seiner Seite schleifte der Säbel auf der Erde. Sein Schritt war ungleich und seine Miene mißmutig, als drückten ihn die Stiefel. Es war der Ataman, von den Bauern gewählt und allgemein beliebt, ein halbblinder jüdischer Jüngling mit dem kränklichen und vergeistigten

Gesicht eines Talmudisten. In der Schlacht zeigte er umsichtigen Mut und eine Kaltblütigkeit, die der Weltentrücktheit eines Schwärmers glich.

Es war um die dritte Morgenstunde eines langen Julitages. In der Luft flimmerte das bunte Spinngewebe der Hitze. Zwischen den Hügeln leuchteten die festlichen Farben der Uniformen und die Bänder in den Mähnen der Pferde. Der Jüngling gab ein Zeichen. Die Bauern in Bastschuhen eilten auf ihre Plätze und ergriffen die Gewehre. Aber es war blinder Alarm gewesen. Auf der Leschnjuwer Chaussee zogen die bunten Schwadronen Maslaks* heran. Die mageren Gäule gingen munter im Schritt. Zwischen den heißen Staubsäulen flatterten an vergoldeten Stangen mit Samtquasten prächtige Fahnen. Die Kosaken saßen königlich zu Pferde, mit herausfordernder Gelassenheit. Die zerlumpte Infanterie kroch aus ihren Gräben hervor und betrachtete mit weitgeöffnetem Munde den schillernden Glanz des langsam dahinfließenden Stromes.

An der Spitze des Regiments ritt auf einem gescheckten Steppenpferd der Brigadekommandeur Maslak. In seinen Adern flossen trunkenes Blut und faulige, fette Säfte. Sein Bauch lag wie ein großer Kater auf dem silberbeschlagenen Sattelbug. Beim Anblick der Infanterie wurde sein Gesicht vor Vergnügen rot, und er winkte den Zugführer Afonka Bida zu sich, der bei uns Machno genannt wurde wegen seiner Ähnlichkeit mit Väterchen Machno. Die beiden flüsterten kurz miteinander, der Brigadekommandeur und Afonka. Dann sprengte Afonka zur 1. Schwadron, beugte sich vor und kommandierte halblaut: »Los!« Die Kosaken setzten sich Zug für Zug in Trab. Sie spornten ihre Pferde hitzig an und flogen auf die Schützengräben zu, wo die Infanterie stand und dem Schauspiel freudig erregt zusah.

»Rüstet euch zum Kampf!« klang langgezogen Afonkas Stimme wie aus weiter Ferne.

Maslak ritt ächzend und prustend ein Stück zur Seite, um

---

* Masljakow, Kommandeur der 1. Brigade der 4. Division, ein eigenmächtiger, unbesonnener Draufgänger, der später die Sowjetmacht verriet.

den Anblick voll auszukosten. Die Kosaken gingen zur Attacke über. Die armen Infanteristen liefen davon, aber zu spät. Kosakenpeitschen hieben auf ihre zerschlissenen Röcke ein. Auf dem Feld kreisten Reiter und schwangen mit ungewöhnlicher Kunst die Peitschen.

»Was sollen diese Narrenpossen?« schrie ich Afonka zu.

»Es ist zu unserem Vergnügen«, rief er zurück, beugte sich aus dem Sattel und zog einen Burschen aus dem Gebüsch, der sich dorthin verkrochen hatte.

»Zu unsrem Vergnügen«, schrie er wieder und hieb auf den vor Angst fast besinnungslosen Burschen ein. Erst als Maslak voll Großmut mit seiner dicken Hand ein Zeichen gab, hatte der üble Scherz ein Ende.

»Gib acht, Fußvolk!« schrie Afonka und richtete anmaßend seinen schmächtigen Körper auf. »Geh Flöhe fangen, Fußvolk!«

Die Kosaken lachten und formierten sich wieder in Reih und Glied. Von der Infanterie war weit und breit nichts mehr zu sehen. Die Schützengräben standen leer, nur der gebeugte Jüngling stand noch auf seinem alten Platz und blickte durch die Brille scharf und hochmütig auf die Kosaken.

Die Kämpfe bei Leschnjuw gingen unvermindert heftig weiter. Die Polen hatten uns nun gänzlich eingeschlossen. Durch den Feldstecher ließen sich schon die einzelnen Gestalten ihres berittenen Aufklärungstrupps unterscheiden. Sie sprengten aus dem Ort hervor und waren sofort wieder verschwunden — wie Stehaufmännchen. Maslak sammelte seine Schwadronen und verteilte sie zu beiden Seiten der Chaussee. Über Leschnjuw stand der Himmel blank und unsagbar leer, wie immer in Stunden der Gefahr. Der jüdische Jüngling pfiff mit zurückgeneigtem Kopf laut und wehmütig auf einer Metallpfeife. Und die Infanterie, die hinweggeprügelte Infanterie, kehrte in ihre Stellungen zurück.

Die Kugeln pfiffen dicht an uns vorbei. Der Brigadestab lag im Feuerbereich eines Maschinengewehres. Wir stürzten in den Wald, um rechts von der Chaussee durchs Gebüsch durchzubrechen. Über uns krachten zerschossene Zweige. Als wir aus dem Gebüsch traten, hatten die Kosaken ihre Plätze verlassen. Sie sollten auf Befehl des Divisionskommandeurs nach Brody zurückreiten. Nur die Bauern gaben aus ihren Schützengräben vereinzelt Gewehrschüsse ab. Afonka, der zurückgeblieben war, jagte seinem Zug nach.

Er ritt hart am Rande der Straße, spähte umher und schnüffelte in der Luft. Das Gewehrfeuer wurde für einen Augenblick schwächer. Diese Atempause wollte er ausnutzen und ritt in voller Karriere vorwärts. Da durchbohrte eine Kugel den Hals seines Pferdes. Er ritt noch hundert Schritte weiter, und eben vor uns stürzte sein Roß in die Vorderbeine und brach zusammen.

Langsam zog Afonka seinen eingeklemmten Fuß aus dem Bügel. Er hockte nieder und befühlte mit kupferroten Fingern die Wunde des Pferdes. Dann richtete er sich auf und sandte einen gequälten Blick über den leuchtenden Horizont hin.

»Leb wohl, Stepan«, sagte er mit hölzerner Stimme, trat von dem verendenden Tier zurück und verbeugte sich vor ihm tief. »Wie werde ich nun ohne dich in meine stille Staniza zurückkehren? Was fange ich mit deinem bestickten Sattel an? . . . Leb wohl, Stepan!« wiederholte er noch lauter; der Atem versagte ihm, er quiekte wie eine gefangene Maus und schluchzte laut. Sein Schluchzen war bis zu uns hörbar, und wir sahen Afonka gleich einem besessenen Weib in der Kirche immer wieder tiefe Verbeugungen vor dem Pferde machen. »Aber ich ergebe mich nicht in mein Schicksal«, schrie er und löste die Hände von seinem totenbleichen Gesicht. »Jetzt werde ich erbarmungslos auf die teuflische Schlachta einhauen! Bis in den innersten Seufzer ihres Herzens werde ich sie treffen, bis in ihren Seufzer und ins Blut ihrer Muttergottes! Das verspreche ich dir, Stepan, hier vor den Brüdern aus meiner Staniza.«

Afonka legte sein Gesicht auf die Wunde des Pferdes und verstummte. Und das Pferd richtete das glänzende, tiefviolette Auge auf seinen Herrn und lauschte seinem krampfartigen Schluchzen. Im sanften Entschlafen rieb es den niedergesunkenen Kopf an der Erde, und das Blut, das rann, lag wie ein rubinroter Geschirriemen auf dem weißen Muskelpolster seiner Brust.

Afonka hockte reglos. Maslak bewegte seine dicken Beine auf das Pferd zu, setzte ihm den Revolver ans Ohr und drückte ab. Afonka sprang auf und wandte Maslak sein blatternarbiges Gesicht zu.

»Nimm ihm das Zaumzeug ab, Afonka«, sagte Maslak sanft, »und geh zu deiner Truppe.«

Von der Anhöhe aus sahen wir, wie Afonka, unter der Last des Sattels gebeugt, das Gesicht roh und rot wie ein gehacktes Stück Fleisch, langsam zu seiner Schwadron ging, grenzenlos einsam in der staubigen und brennenden Öde der Felder.

Ich sah ihn spätabends wieder beim Troß. Er schlief auf dem Wagen, der sein Hab und Gut — Säbel, Kleidung und durchlöcherte Goldmünzen — barg. Sein glutroter Kopf lag wie ans Kreuz genagelt in der Sattelmulde. Der Mund war verzerrt, starr. Neben ihm blinkte das Geschirr des toten Pferdes, die kunstvolle, vielfältige Rüstung eines Kosakenrenners: Brustleder mit schwarzen Quasten, geschmeidige Schweifriemen mit bunten Steinen und Zügel mit eingeschmiedetem Silberschmuck.

Die Dunkelheit sank immer dichter auf uns herab. Langsam zog der Troß die Straße nach Brody entlang. Die Milchstraßen des Himmels waren gefüllt mit klaren Sternen, und in der kühlen Tiefe der Nacht brannten ferne Dörfer. Orlow, der Stellvertreter des Schwadronskommandeurs, und Bizenko mit dem langen Schnurrbart saßen auf Afonkas Wagen und sprachen von seinem Unglück.

»Von daheim hat er das Pferd mitgebracht«, sagte Bizenko mit dem langen Schnurrbart. »Wo findet er ein solches Pferd wieder?«

»Das Pferd ist ein Freund«, antwortete Orlow.

»Das Pferd ist wie ein Vater«, seufzte Bizenko. »Es rettet

uns unzählige Male das Leben. Bida wird ohne sein Pferd verloren sein.«

Am nächsten Morgen war Afonka verschwunden. Bei Brody begannen Kämpfe und hörten wieder auf. Niederlage wechselte mit vorübergehendem Sieg; wir bekamen einen neuen Divisionskommandeur. Afonka aber war noch immer nicht da. Nur das drohende Gemurr in den Dörfern bezeichnete die böse Raubtierspur seines Leidensweges.

»Er holt sich ein Pferd«, sagte man in der Schwadron. Und an den langen Abenden auf unserem Feldzug hörte ich so manche Geschichte über seine abwegigen, grausamen Beutezüge.

Soldaten aus anderen Truppenteilen hatten Afonka einige Dutzend Werst von unsrer Stellung entfernt getroffen. Er saß im Hinterhalt und lauerte Nachzüglern der polnischen Kavallerie auf oder streifte in den Wäldern umher und durchstöberte sie nach versteckten Bauernpferden. Er setzte Dörfer in Brand und richtete ehrvergessene polnische Dorfälteste. Mit Begeisterung vernahmen wir die Geschichten dieses wütenden Einzelkampfes, der tollkühnen räuberischen Überfälle eines einsamen Wolfes auf eine Herde.

Es verging eine weitere Woche. Die Tagesereignisse ließen uns Afonkas düstere Verwegenheit vergessen, und wir hörten auf, von »Machno« zu sprechen. Da erreichte uns das Gerücht, galizische Bauern hätten ihn in den Wäldern umgebracht. Und am Tage unseres Einzuges in Berestetschko ging Jemeljan Budjak von der 1. Schwadron zum Divisionskommandeur, um sich von ihm Afonkas Sattel mit der gelben Satteldecke zu erbitten. Jemeljan wollte bei der bevorstehenden Parade auf einem neuen Sattel erscheinen, aber es kam anders.

Am 6. August zogen wir in Berestetschko ein. An der Spitze unserer Division bewegte sich der asiatische Beschmet und der rote Casaquin des neuen Divisionskommandeurs. Ljowka, der zügellose Grobian, ritt hinter dem Divisionskommandeur, eine rassige Stute am Zügel. Drohend stieg zwischen den winkligen, ärmlichen Straßen ein Militärmarsch auf. Alte Gassen mit dem malerischen Wald morscher und wackliger Geländer durchzogen den Ort der Länge nach. Ihrer wurmstichigen Seele entströmte traurige Moderluft. Die Schmuggler und Frömmler von Berestetschko hielten sich in ihren dunklen, geräumigen Hütten verborgen. Nur Pan Ludomirski, der Glöckner in grünem Gehrock, empfing uns, er stand vor der Kirche.

Wir überquerten den Fluß und versanken in der Tiefe der kleinbürgerlichen Vorstadt. Eben näherten wir uns dem Hause des polnischen Geistlichen, als hinter einer Biegung der Gasse Afonka auf einem hochgewachsenen Hengst hervorsprengte.

»Meine Hochachtung!« sagte er mit bellender Stimme, stieß die Soldaten auseinander und reihte sich zwischen ihnen ein.

Maslak starrte in die farblose Ferne und knurrte, ohne sich umzuwenden:

»Woher das Pferd?«

»Meins ist es!« antwortete Afonka, drehte sich eine Zigarette und befeuchtete sie mit einer kurzen Bewegung der Zunge.

Die Kosaken kamen einer nach dem anderen neben ihn geritten, um ihn zu begrüßen. Statt des linken Auges zierte sein kohlschwarzes Gesicht eine widerwärtige, gewaltige, rote Geschwulst.

Am nächsten Morgen erfaßte es Afonka Bida wie ein Rausch. Gekleidet in einen Rock, aus blauem Teppich geschnitten und mit einer gestickten Lilie auf dem Rücken, verschwitzte Haarsträhnen über dem ausgelaufenen Auge, zerschlug er in der Kirche den Sarg des heiligen Valentin und hämmerte auf der Orgel los.

Nach dem Mittagessen sattelte er das Pferd und schoß in die eingeschlagenen Fenster im Schlosse der Grafen Radziborski. Die Kosaken standen um ihn im Halbkreis. Sie hoben dem Hengst den Schweif hoch, musterten seine Beine und zählten die Zähne.

»Ein stattliches Roß«, sagte Orlow, der Stellvertreter des Schwadronskommandeurs.

»Ein tadelloses Pferd!« bestätigte der schnurrbärtige Bizenko.

Übersetzt von Dmitri Umanski

Bei Sankt Valentin

Gestern abend nahm unsere Division Berestetschko. Der Stab quartierte sich im Haus des Priesters Tuzinkiewicz ein. Tuzinkiewicz hatte vorm Einrücken unserer Truppen Berestetschko in Frauenkleidern verlassen. Von ihm weiß ich, daß er sich fünfundvierzig Jahre lang in Berestetschko mit Gott abgequält hat und daß er ein guter Priester gewesen ist. Wollen die Einwohner, daß wir das begreifen, dann sagen sie: Er besaß der Juden Herz. Unter Tuzinkiewicz war das altehrwürdige Gotteshaus wieder instand gesetzt worden. Genau am Tag der Dreihundertjahrfeier der Kirche war der Umbau vollendet. Der Bischof von Shitomir kam. Vor der Kirche zelebrierten Prälaten in seidenen Soutanen die Andacht. Dickbäuchig und behäbig standen sie da wie Glocken im tauigen Gras. Aus den Dörfern rundum waren die Gläubigen herbeigeströmt. Das Bauernvolk beugte die Knie, küßte Priesterhände, und am Firmament lohten selbigen Tags nie gesehene Wolken. Die Himmelsfahnen wehten der alten Kirche zu Ehren. Der Bischof höchstselbst küßte Tuzinkiewicz auf die Stirn und nannte ihn den Vater von Berestetschko: Pater Berestecka.

Diese Geschichte erfuhr ich morgens im Stab, wo ich den Rapport unseres Spähtrupps über die Gegend um Lwow im Bezirk Radsichow durchsah. Ich las in den Papieren, dieweil das Schnarchen der Ordonnanzen hinter meinem Rücken Zeugnis ablegte von unserem unsteten Leben. Verquollen vor Müdigkeit, tippten die Schreiber Divisionsbefehle, aßen

Gurken und niesten. Erst gegen Mittag war ich frei, ich trat ans Fenster und erblickte die Kirche von Berestetschko, erhaben und weiß. Wie ein Fayenceturm schimmerte sie in der milden Sonne. Mittägliche Blitze blinkten auf ihren glänzenden Flanken, deren schwellende Linie sich von der uralten Patina der Kuppeln sanft nach unten schwang. Rosige Adern schimmerten im weißen Stein des Ziergiebels, und Säulen, schlank wie Kerzen, ragten himmelwärts.

Dann rauschten Orgelklänge an mein Ohr, und selbigen Augenblicks erschien in der Tür der Stabsunterkunft eine alte Frau mit offenem gelbem Haar. Taumelnd und stolpernd wie ein Hund mit zerquetschter Pfote kam sie näher. In ihren tränenden Augen stand die weiße Feuchtigkeit der Blindheit. Bald gemessen, bald hastig fluteten die Orgeltöne heran, schwerfällig anschwellend und gramvoll gedehnt verhallend. Die Alte wischte sich mit ihren gelben Haaren die Tränen ab, kauerte sich nieder und küßte mir die Stiefel unterhalb des Knies. Die Orgel verstummte und kollerte dann im tiefen Baß. Ich nahm die Alte bei der Hand und blickte mich um. Die Schreiber hämmerten auf den Maschinen, die Ordonnanzen schnarchten um die Wette und zerfetzten mit den Sporen den Filz unter den Samtbezügen der Diwane. Die Alte hielt meine Stiefel wie ein Kind umarmt, während sie sie zärtlich küßte. Ich zog sie zum Ausgang und schloß hinter mir die Tür. Vor uns erhob sich die Kirche, märchenhaft wie eine Bühnenkulisse. Die Seitenpforte stand offen, und auf den Gräbern der polnischen Offiziere lagen Pferdeschädel.

Wir eilten in den Hof, durchschritten einen dämmerigen Gang und gelangten in ein viereckiges Gemach neben dem Altar. Dort war Saschka am Werken, die Krankenschwester vom 31. Regiment. Sie wühlte in dem Seidenzeug, das jemand auf den Boden geworfen hatte. Der Todesodem des Brokats, der verstreuten Blumen und des Moderduftes stieg ihr kitzelnd und betäubend in die bebende Nase. Ein paar Kosaken kamen herein. Sie johlten los, packten Saschka an der Hand und warfen sie mit Schwung auf den Berg Stoffe und Bücher. Saschkas Leib, blühend und rüchig wie das Fleisch einer frisch geschlachteten Kuh, entblößte sich, aus den Röcken schälten sich die Beine der Schwadronsdame, pralle, wohlgeformte Beine, und Kurdjukow, der närrische Bursche, schwang sich rittlings auf Saschka, wippte wie im Sattel und tat, als zwacke ihn das Gelüst. Saschka schüttelte ihn ab und stürzte zur Tür. In diesem Augenblick gingen wir gerade am Altar vorbei und betraten die Kirche.

Sie war voller Licht, die Kirche, voll tanzender Strahlen und Staubpfeiler, voll einer kühlen Heiterkeit. Kann ich je das Bild vergessen, das an der rechten Predella hing und von Apolek gemalt war? Auf diesem Bild wiegen zwölf rosige Patres in einer bänderumwundenen Wiege das pausbäckige Jesuskind. Seine Zehen sind gespreizt und sein Körper mit heißem Morgenschweiß gelackt. Das Kind liegt strampelnd auf seinem drallen, faltigen Rücken, und die zwölf Apostel mit den Kardinalstiaren beugen sich über die Wiege. Ihre Gesichter sind blau vom Rasieren, und über den Bäuchen wölben sich die flammenden Gewänder. Aus den Augen der Apostel strahlen Weisheit, Tatkraft und heiterer Sinn. Um ihre Mundwinkel spielt ein feines Lächeln, ihre Doppelkinne treiben purpurne Warzen, Warzen, rot wie Radieschen im Mai.

Hier in der Kirche zu Berestetschko herrschte eine besondere, faszinierende Vorstellung von den Todesqualen der Menschensöhne. Hier schritten die Heiligen mit der malerischen Pose italienischer Sänger zum Richtblock, und das schwarze Haar der Henker glänzte wie der Bart des Holofernes. Über der Tür zum Allerheiligsten gewahrte ich ein lästerliches Bildnis des Johannes, das von Apoleks häretischem und betörendem Pinsel herrührte. Auf diesem Bild war dem Täufer jene doppeldeutige, hintergründige Schönheit eigen, um derentwillen die Kebsweiber der Könige bereit waren, ihre halbverlorene Ehre und ihr blühendes Leben hinzugeben.

Zuerst bemerkte ich kaum Spuren der Zerstörung in der Kirche, vielleicht kamen sie mir auch nur gering vor. Einzig der Sarkophag des heiligen Valentin war zerbrochen. Vermoderte Wattefetzen lagen darunter und die grotesken Heiligengebeine, die wie Hühnerknochen aussahen. Afonka Bida behämmerte indessen noch immer die Orgel. Er war sternhagelvoll, der Afonka, wild und verwundet. Erst gestern war er mit einem Pferd, das er bei Bauern konfisziert hatte, zu uns zurückgekehrt. Beharrlich versuchte er, einen Marsch auf der Orgel zu spielen, und eine schläfrige Stimme redete auf ihn ein: »Hör auf, Afonja, gehn wir futtern.« Aber der Kosak hörte nicht auf — sein Liederschatz war noch längst nicht erschöpft. Jeder Ton war ein Lied, und alle Töne lebten ihr eigenes Leben. Ein Motiv klang auf und verschmolz gleich mit dem nächsten. Ich hörte zu, schaute umher, die Spuren der Zerstörung dünkten mir unwesentlich.

Nicht so dachte jedoch Pan Ludomirski, der Glöckner der Kirche Sankt Valentin und der Mann der blinden Greisin.

Der Himmel weiß, aus welchem Winkel Ludomirski hervorgekommen war. Mit gemessenem Schritt und gesenktem Haupt hatte er die Kirche betreten. Der Greis konnte sich nicht entschließen, eine Decke über die verstreuten Reliquien zu werfen, denn Menschen von einfachem Stande durften ein Heiligtum nicht berühren. Der Glöckner warf sich nieder auf die bläulichen Bodenplatten, hob den Kopf, und seine blaue Nase ragte hoch, wie die Fahne über einer Leiche. Die blaue Nase zuckte, und unversehens bewegte sich der Samtvorhang neben dem Altar und ruckte zur Seite. In der Tiefe der bloßgelegten Nische, vor einem wolkendurchfurchten Himmel, wurde eine fliehende bärtige Gestalt in orangefarbener Kontusche sichtbar, barfüßig, mit aufgerissenem, blutendem Mund. Rauhes Gebrüll drang an unser Ohr. Den Mann in der orangefarbenen Kontusche verfolgte der Haß, und die Meute hatte ihn bereits erreicht. Er krümmte den Arm, um den Schlag abzuwehren, und aus seiner Hand sprudelte in purpurnem Strahl das Blut. Der kleine Kosak, der neben mit stand, schrie auf, duckte sich und stürzte Hals über Kopf davon, obwohl er gar nicht zu fliehen brauchte, denn die Gestalt in der Nische war kein anderer als Jesus Christus — die ungewöhnlichste Darstellung des Gottessohnes, die ich je im Leben gesehen hatte.

Pan Ludomirskis Erlöser war ein lockiger Jude mit zottigem Bärtchen und niedriger Faltenstirn. Seine hohlen Wangen leuchteten karminrot, über den schmerzlich geschlossenen Augen wölbten sich schmale, rötliche Brauen.

Sein Mund klaffte wie ein Pferdemaul, die polnische Kontusche umspannte ein kostbarer Gürtel, und unter dem Kaftan krümmten sich Porzellanfüßchen, bemalt, unbeschuht und von Silbernägeln durchbohrt.

Pan Ludomirski stand in grünem Rock vor der Statue. Er richtete seine dürre Hand gegen uns und verfluchte uns. Die Kosaken rissen die Augen auf und senkten die strohblonden Schöpfe. Mit Donnerstimme schleuderte der Glöckner der Kirche Sankt Valentin sein Anathema in reinem Latein gegen uns. Dann wandte er sich ab, fiel in die Knie und umschlang die Füße des Erlösers.

Erst im Stab kam ich wieder zu mir und schrieb an den Divisionskommandeur einen Bericht über die Verletzung der religiösen Gefühle der ortsansässigen Bevölkerung. Es wurde befohlen, die Kirche zu schließen und die Schuldigen nach einer disziplinarischen Bestrafung dem Militärtribunal zu übergeben.

Übersetzt von Karl-Heinz Jähn

Schwadronskommandeur Trunow

Zu Mittag kamen wir mit dem von Kugeln durchsiebten Leichnam Trunows, unseres Schwadronskommandeurs, nach Sokal. Er war am Morgen im Kampf gegen feindliche Flugzeuge gefallen. Alle Schüsse hatten Trunow ins Gesicht getroffen, seine Wangen waren durchlöchert, und die Zunge war herausgeschossen. Damit es nicht so schrecklich aussehe, wuschen wir dem Toten das Gesicht, so gut es ging, legten ihm seinen kaukasischen Sattel im Sarg unter den Kopf und gruben ihm mitten in der Stadt, im Stadtpark neben dem Dom, ein würdiges Grab. Es kamen unsre Schwadron zu Pferd, der Regimentsstab und der Divisionskommissar. Als es auf der Domuhr zwei war, gab unsre ausgediente kleine Kanone den ersten Schuß ab. Der alte Dreizöller schoß dem toten Kommandeur Salut, einen vollen Salut, und dann trugen wir den Sarg zum offenen Grab. Der Sargdeckel stand offen, die reine Mittagssonne beleuchtete den langgestreckten Leichnam, den Mund ohne Zähne und die blankgeputzten Stiefel mit den Spitzen nach außen; es schien, als stünden sie stramm.

»Soldaten!« sagte Pugatschow, der Kommandeur des Regiments, er stand am Rand der Grube und blickte auf den Toten nieder. »Soldaten!« sagte er bebend, die Hände an der Hosennaht. »Wir beerdigen Pascha Trunow, den berühmten Helden, wir erweisen Pascha die letzte Ehre . . .«

Pugatschow hob seine von schlaflosen Nächten entzündeten Augen zum Himmel empor und gedachte in lauten Worten der toten Krieger der Ersten Reiterarmee, der stolzen Phalanx, die mit dem Hammer der Geschichte auf den Amboß künftiger Jahrhunderte schlug. Pugatschow schrie über die Umstehenden hin; seine Hand hielt den Griff des krummen Tschetschenzensäbels umklammert, und seine silberbespornten abgetragenen Stiefel bohrten die Erde tief auf. Nach seiner Rede spielte die Kapelle die Internationale, und die Kosaken nahmen Abschied von Pascha Trunow. Die Schwadron schwang sich aufs Pferd, schoß eine Salve in die Luft, unser Dreizöller kläffte noch einmal, und wir sandten drei Kosaken einen Kranz holen. Schießend sprengten sie davon, ließen sich dabei aus den Sätteln fallen und zeigten andere Reiterkunststücke; zurück kehrten sie mit Haufen roter Blumen. Pugatschow streute die Blumen vors Grab, und wir traten zu Trunow zum letzten Kusse. Ich berührte mit den Lippen seine in den Sattel gebettete verklärte Stirn. Dann ging ich in die Stadt, in das gotische Sokal, das in bläulichen Staub und galizische Trostlosigkeit gebettet ist.

Der große Stadtplatz mit seinen altertümlichen Synagogen lag zur Linken des Parkes. Juden in zerrissenen Kaftanen stritten hier und stießen einander. Die einen, die Orthodoxen, priesen die Lehre des Adasses, des Rabbiners von Bels, und wurden deswegen von den Chassidim der gemäßigten Glaubensrichtung, den Schülern des Gusjatiner Rabbiners Juda, zurechtgewiesen. Die Juden stritten über die Kabbala*, und häufig fiel der Name des Elia, Gaon von Vilnius, des Verfolgers der Chassidim.

Die Cassidim hatten den Krieg vergessen und die Salven nicht gehört und schmähten den Namen des Elia, des Gaon von Vilnius. Ich mischte mich, von Trauer um Trunow erfüllt, unter sie und schrie mit ihnen, um mein Herz zu erleichtern. Da erblickte ich einen Galizier, der hager wie ein Skelett und lang wie Don Quichote war.

Er hatte ein weißes Leinenhemd an, das ihm bis zu den Fersen reichte. Wie zu einer Beerdigung oder zum heiligen Abendmahl war er gekleidet und führte an einem Strick eine struppige Kuh. Auf seinem hohen Körper saß ein bewegliches, kurzgeschorenes Schlangenköpfchen. Darauf schwankte ein breitkrempiger Hut aus Bauernstroh. Der Galizier zog die magere Kuh mit wichtiger Miene hinter sich her, und sein langes Knochengerüst ragte wie ein Galgen in den leuchtenden Himmel.

Feierlichen Schritts überquerte er den Stadtplatz und bog in eine krumme Gasse ein, die voll stickigem, dichtem Qualm war. In den ärmlichen Küchen der verrußten Häuschen hantierten Jüdinnen, alten Negerinnen gleich, Jüdinnen mit dicken Brüsten. Der Galizier ging weiter und blieb am Ende der Gasse vor der Fassade eines zerfallenen Hauses stehen. Dort, vor einer schiefen weißen Säule, saß ein Schmied, ein Zigeuner, und beschlug Pferde. Pfeifend und lächelnd schlug der Zigeuner auf die Hufe, und seine fetten Haare flogen. Kosaken mit Pferden standen im Kreis um ihn. Der Galizier trat zum Schmied, gab ihm lautlos ein Dutzend gerösteter Kartoffeln und machte kehrt, ohne jemand anzu-

* rabbinische Geheimlehre

blicken. Ich war im Begriff, ihm nachzugehen. Aber da sprach mich ein Kosak an, der sein unbeschlagenes Pferd am Zügel hielt. Er hieß Seliwerstow. Vor längerer Zeit war er von Machno zu uns gekommen und diente jetzt im 33. Reiterregiment.

»Ljutow«, sagte er und schüttelte mir zur Begrüßung die Hand. »Du suchst stets Streit, in dir sitzt der Teufel, Ljutow! Weshalb hast du Trunow heute früh blutig geschlagen?«

Und Seliwerstow schrie mir den Unsinn entgegen, den dummes Gerede ihm zugetragen. Danach sollte ich am Morgen dieses Tages Trunow, meinen Schwadronskommandeur, geschlagen haben. Seliwerstow erhob im Beisein der Kosaken die heftigsten Vorwürfe gegen mich, aber sie waren allesamt unbegründet. Ich hatte zwar am Morgen Streit mit Trunow, weil er es nicht lassen konnte, sich endlos mit den Gefangenen aufzuhalten — aber nun war Pascha tot, er hatte keinen Richter mehr auf Erden. Ich war ihm der letzte aller Richter gewesen.

Der Streit zwischen uns beiden hatte sich so zugetragen:

Wir hatten im Morgengrauen bei der Station Sawody Gefangene gemacht. Es waren ihrer zehn. Sie standen in Unterhose und Hemd, als wir ihrer habhaft wurden. Neben ihnen auf der Erde lag ein Haufen Kleider. Sie hatten zu einer List gegriffen. Wir sollten die Offiziere nicht von den Soldaten unterscheiden können, deshalb hatten sie sich die Kleider ausgezogen. Aber Trunow wollte diesmal die Wahrheit herausbringen.

»Offiziere vortreten!« befahl er, an die Gefangenen gewandt, und zog den Revolver.

Trunow hatte an jenem Morgen eine Kopfwunde erhalten, sein Kopf war mit einem Lappen umwickelt, Blut tropfte davon herab wie Regen vom Heuschober.

»Offiziere, gebt euch zu erkennen!« wiederholte er und stieß die Polen mit dem Revolvergriff.

Da trat ein hagerer, alter Mann aus der Gruppe, mit großem, nacktem, knochigem Rücken, gelben Backenknochen und herabhängendem Schnurrbart.

»Schluß mit diesem Krieg!« sagte der Alte mit unverständlicher Begeisterung. »Alle Offiziere sind davongelaufen. Schluß mit diesem Krieg!« Und der Pole streckte unserem Kommandeur seine blauen Hände entgegen. »Diese fünf Finger«, sagte er weinerlich und drehte seine welke, große Hand hin und her, »mit diesen fünf Fingern habe ich meine Kinder großgezogen ...«

Dem Alten versagte der Atem, er wankte, eine Flut von Begeisterungstränen brach aus seinen Augen, er sank vor Trunow in die Knie. Doch Trunow drängte ihn mit dem Säbel zurück.

»Eure Offiziere sind eine Aasbande!« schrie er. »Eure Offiziere haben ihre Kleider weggeworfen. Wem sie passen, mit dem mach ich kurzen Prozeß. Ich werde sie euch anprobieren.«

Der Kommandeur zog eine Mütze mit Kordel aus dem Haufen und hieß sie den Alten aufsetzen.

»Sie paßt!« murmelte Trunow näher tretend. »Sie paßt!« flüsterte er noch einmal — dann stieß er dem Gefangenen den Säbel in den Hals. Der Alte brach zusammen, seine Beine zuckten, und aus seiner Kehle sprang ein schaumiger, korallenroter Blutbach.

Da schlich Andrjuschka Wosmiletow mit blinkendem Ohrring und rundem Bauernnacken zu dem Polen heran, knöpfte ihm die Hose auf, schüttelte sacht den Sterbenden und zog ihm die Hose runter. Er warf sie auf seinen Sattel, ergriff noch zwei Uniformröcke aus dem Haufen, dann ritt er, die Peitsche schwingend, davon. In diesem Augenblick trat die Sonne aus den Wolken hervor. Hell beleuchtete sie Andrjuschkas Pferd, sein fröhliches Traben und das sorglose Wippen seines gestutzten Schweifes. Andrjuschka ritt zum Wald. Im Wald stand unser Troß, die Kutscher dort gebärdeten sich sehr aufgeregt, pfiffen und machten Wosmiletow Zeichen wie einem Taubstummen.

Der Kosak hatte bereits die Hälfte des Weges zurückgelegt, als ihm Trunow, der plötzlich in die Knie sank, heiser hinterherrief: »Andrej!« rief er und blickte zur Erde. »Andrej!«

wiederholte er, ohne den Blick von der Erde zu heben. »Unsere Sowjetrepublik lebt noch, es ist noch zu früh, ihr Gut zu verteilen. Wirf den Kram weg, Andrej!«

Wosmiletow wandte sich nicht einmal um. Er ritt im eigenwilligen Kosakentrab dahin, sein Pferd ließ den Schweif munter auf und nieder wippen, als wollte es uns verscheuchen.

»Verrat«, murmelte Trunow verblüfft. »Verrat!« rief er und legte hastig den Karabiner an; er verfehlte jedoch das Ziel. Da hielt Andrej an. Er wendete das Pferd und trommelte, wie ein Weib im Sattel hüpfend, mit den Beinen gegen den Bauch des Tieres. Sein Gesicht war rot und böse.

»Höre, Landsmann!« schrie er heranreitend und wurde sichtlich ruhiger, als er seine tiefe, starke Stimme hörte. »Gib acht, daß ich dich nicht niederknalle, Landsmann, daß ich dich nicht zum Teufel schicke! Hast mit knapp einem Dutzend Schlachtschitzen fertig zu werden und gibst wer weiß wie an. Wir sind mit Hunderten von ihnen fertig geworden und haben dich nicht zu Hilfe gerufen ... Wenn du ein Arbeiter bist, tu deine Pflicht.«

Andrjuschka ließ die Hosen und die beiden Uniformröcke vom Sattel fallen, schnaubte durch die Nase, wandte sich vom Kommandeur ab und trat zu mir, um mir bei der Aufstellung der Gefangenenliste behilflich zu sein. Er machte sich neben mir zu schaffen und schnaufte ungemein laut. Die Gefangenen jammerten und liefen vor Andrjuschka davon, er jagte ihnen nach und grapschte nach ihnen, wie der Jäger das Schilfrohr packt, wenn er bei Sonnenaufgang die Vögel am Fluß beobachtet.

So hatte ich meine Mühe und Not mit den Gefangenen und erschöpfte den ganzen Vorrat meiner Flüche. Acht Gefangene hatte ich aufgeschrieben, die Nummer ihrer Truppenteile und die Waffengattungen und wandte mich eben an den neunten. Der war noch ein Jüngling, einem deutschen Zirkusakrobaten nicht unähnlich, ein Jüngling mit weißer deutscher Brust und Bartkoteletten; er stand in Trikothemd und Wollunterhose da, die beiden Warzen seiner hohen Brust mir zugewandt, warf die verschwitzten weißblonden Haare aus der Stirn und nannte seine Truppe. Da packte ihn Andrjuschka an der Unterhose und fragte streng: »Woher hast du die Hose?«

»Meine Mutter hat sie gestrickt«, antwortete der Gefangene taumelnd.

»Deine Mutter hat wohl eine Fabrik?« fragte Andrjuschka, den Gefangenen immer aufmerksamer musternd, und betastete mit den Schwielen seiner Finger die gepflegten Nägel des Polen. »Deine Mutter hat wohl eine Fabrik? Unsereins trägt keine solche Hosen . . .«

Er befühlte noch einmal die wollene Strickhose und nahm den neunten Gefangenen bei der Hand, um ihn zu den übrigen, bereits aufgeschriebenen zu führen. In diesem Augenblick sah ich Trunow hinter einem Erdhaufen hervorkriechen. Blut tropfte vom Kopf des Kommandeurs wie Regen vom Heuschober, der schmutzige Lappen hatte sich gelöst und hing herab. Trunow kroch auf dem Bauch und hielt den Karabiner in der Hand. Es war ein japanischer Karabiner, lackiert, von starker Durchschlagskraft. Aus zwanzig Schritt Entfernung zerschmetterte Pascha dem Jüngling den Schädel. Das Gehirn des Polen spritzte mir auf die Hände.

Trunow ließ die Partonenhülse aus dem Gewehr springen und trat zu mir.

»Streiche einen!« sagte er und zeigte auf die Liste.

»Ich streiche keinen«, antwortete ich. »Die Befehle gelten anscheinend nicht für dich, Pawel.«

»Streiche einen!« wiederholte Trunow und fuhr mit seinem schwarzen Finger über das Papier.

»Ich streiche keinen!« schrie ich mit aller Kraft. »Es waren zehn, jetzt sind's acht, im Stab wird man's dir nicht nachsehen, Pascha . . .«

»Im Stab wird man's uns nachsehen, weil wir unglücklich sind«, antwortete Trunow und rückte immer näher zu mir, zerlumpt, heiser, in Pulverdampf gehüllt. Plötzlich hielt er inne, hob seinen blutigen Kopf zum Himmel und sagte mit bitterem Vorwurf: »Mach nur Krach, auch die dort machen Krach.«

Und er deutete auf vier Punkte am Himmel, vier Bomber, die zwischen den blinkenden Schwanenwolken dahinglitten. Es waren Maschinen vom Geschwader des Majors Fount-le-Roy, große Schlachtflugzeuge.

»Aufgesessen!« riefen die Zugführer und führten die Schwadron im Trab zum Walde. Trunow aber ritt nicht mit. Er blieb bei dem Stationsgebäude und preßte sich schweigend an die Mauer. Andrjuschka Wosmiletow und zwei Maschinengewehrschützen, barfüßige Burschen mit himbeerfarbenen Reithosen, standen aufgeregt neben ihm.

»Macht euch fertig, Jungens«, sagte Trunow; das Blut war aus seinem Gesicht gewichen. »Da ist meine Meldung an Pugatschow.« Und Trunow schrieb mit großen Bauernbuchstaben auf ein schief abgerissenes Stück Papier: »Da es mit mir zu Ende geht, halte ich es für meine Pflicht, mit zwei Maschinengewehren hierzubleiben, um den Feind wenn möglich abzuschießen; zugleich übergebe ich das Kommando dem Zugführer Semjon Golow.«

Er steckte das Blatt Papier in einen Umschlag, setzte sich auf die Erde und zog mühsam seine Stiefel aus.

»Nehmt sie«, sagte er und gab den beiden Maschinengewehrschützen den Brief und die Stiefel. »Nehmt sie, es sind neue Stiefel . . .«

»Viel Glück, Kommandeur«, murmelten die Soldaten als Antwort, sie traten von einem Fuß auf den anderen und zögerten fortzugehen.

»Auch euch viel Glück«, sagte Trunow. »Wir müssen's schaffen, Jungens.« Dann ging er zum Maschinengewehr, das auf dem Hügel neben dem Stationshäuschen stand. Dort wartete Andrjuschka Wosmiletow auf ihn, der Liebhaber für Trödelkram.

»Wir müssen's schaffen«, sagte Trunow und rückte am Maschinengewehr. »Bleibst du bei mir, Andrej?«

»Herr Jesus«, antwortete erschrocken Andrjuschka, schluckte, erblaßte und lachte laut. »Heilige Muttergottes.«

Und er richtete das zweite Maschinengewehr gegen die Flugzeuge.

Die Flugzeuge zogen immer engere Kreise über der Station, stießen knatternd herab und beschrieben einen Bogen. Rot blinkte die Sonne auf dem Gelb ihrer Flügel.

Derweilen saßen wir, die 4. Schwadron, im Walde. Dort im Walde erlebten wir den ungleichen Kampf zwischen Pascha Trunow und dem Major der amerikanischen Armee, Reginald Fount-le-Roy. Dem Major und seinen drei Bombenwerfern waren Kühnheit und Bravour nicht abzusprechen. Sie stießen bis auf dreihundert Meter herab. Zunächst brach Andrjuschka, dann Trunow im Feuer der Maschinengewehre zusammen. Die Gurte, die die Unsrigen verschossen, machten den Amerikanern nicht das geringste aus. Sie flogen weiter, ohne die Schwadron im Walde zu bemerken. So konnten wir nach Verlauf einer halben Stunde die Leichen der Gefallenen holen. Den Leichnam Andrjuschka Wosmiletows nahmen zwei seiner Verwandten mit, die in unsrer Schwadron dienten, und Trunow, unsern toten Kommandeur, überführten wir nach dem gotischen Sokal und beerdigten ihn dort an einem würdigen Platz mitten in der Stadt, auf einem Blumenbeet.

Übersetzt von Dmitri Umanski

Zwei Iwans

Zweimal schon war der Diakon Iwan Aggew von der Front davongelaufen. Er war deshalb ins Moskauer Strafregiment gesteckt worden. Der Oberkommandierende, Sergej Sergejewitsch Kamenew, besichtigte das Regiment in Moshaisk, bevor es an die Front ging.

»Ich brauche solche Leute nicht«, erklärte der Oberkommandierende. »Zurück mit ihnen nach Moskau, Latrinen reinigen!«

In Moskau wurde aus den Leuten schlecht und recht eine Marschkompanie formiert. Der Diakon war auch drin. Er kam an die polnische Front und stellte sich dort taub. Der Feldscher Barsuzki von der Verbandsstelle, der sich eine Woche lang mit Aggew abgab, konnte seiner Verstocktheit nicht Herr werden.

»Hol ihn der Kuckuck, diesen Tauben«, sagte Barsuzki zum Sanitätsgehilfen Soitschenko. »Besorg vom Troß ein Fuhrwerk, wir schicken ihn nach Rowno zur Untersuchung.«

Soitschenko ging zum Troß und kam mit drei Wagen zurück. Auf dem ersten saß der Kutscher Iwan Akinfijew.

»Iwan«, sagte Soitschenko zu ihm. »Du fährst den Tauben nach Rowno.«

»Gut, ich schaff ihn hin.«

»Und bringst mir eine Einweisungsbestätigung.«

»Sehr wohl«, erwiderte Akinfijew. »Aber was hat es mit seiner Taubheit auf sich?«

»Das Hemd ist ihm näher als der Rock«, sagte Soitschenko. »Das ist alles. Ein Drückeberger ist er, und kein Tauber.«

»Gut, ich schaff ihn hin«, wiederholte Akinfijew und fuhr hinter den anderen Wagen her.

Vor der Verbandsstelle hielten die drei Fuhrwerke. Im ersten sollte eine Schwester fahren, die ins Hinterland abkommandiert war, im zweiten ein Kosak mit Nierenentzündung, im dritten Iwan Aggew, der Diakon.

Als es soweit war, rief Soitschenko den Feldscher Barsuzki.

»Unser Drückeberger fährt fort«, sagte er zu ihm. »Ich habe ihn einem Fahrer des Revolutionstribunals gegen Quittung übergeben. Gleich fahren sie los.«

Barsuzki sah zum Fenster hinaus, erblickte die Fuhrwerke und stürzte aus dem Haus, hochrot im Gesicht, ohne Mütze.

»He, du wirst ihn mir noch umbringen!« schrie er Akinfijew zu. »Der Diakon muß auf einen anderen Wagen.«

»Auf welchen denn?« riefen die umstehenden Kosaken und lachten. »Unser Iwan erreicht ihn auf jedem.«

Iwan Akinfijew stand mit der Peitsche in der Hand bei seinen Pferden. Er lüftete die Mütze und sagte höflich: »Guten Tag, Genosse Feldscher.«

»Guten Tag, Freund«, antwortete Barsuzki. »Du bist doch ein wildes Tier. Der Diakon muß auf einen anderen Wagen.«

»Es wär mir interessant zu erfahren«, sagte mit schriller Stimme der Kosak, und seine Oberlippe stülpte sich auf und zitterte über den blendendweißen Zähnen. »Es wär mir interessant zu erfahren, ob man jetzt, wo der Feind uns so unaussprechlich zusetzt, wo er uns an die Gurgel gepackt hat, wo er sich wie eine Last an unsere Beine hängt und unsere Hände mit Schlangen umstrickt, ob man da, in einer solchen Stunde, wo's auf Leben und Tod geht, taub sein darf.«

»Da, hört, wie Iwan hinter den Kommissaren steht!« rief Korotkow, der Kutscher des ersten Fuhrwerks. »Mit Leib und Seele.«

»Was heißt, Iwan!« murmelte Barsuzki, sich abwendend. »Wir alle stehen hinter ihnen. Trotzdem muß alles, was man macht, nach den Befehlen sein.«

»Aber er kann ja hören, unser Tauber«, unterbrach ihn Akinfijew. Er drehte die Peitsche zwischen seinen dicken Fingern und zwinkerte dem Diakon lachend zu. Der saß auf dem Wagen, ließ die mächtigen Schultern hängen und bewegte den Kopf.

»Na los, in Gottes Namen!« schrie der Feldscher verzweifelt. »Du bist mir für ihn verantwortlich, Iwan!«

»Bin ich, einverstanden«, erwiderte Akinfijew nachdenklich und nickte. »Setz dich bequemer hin«, sagte er zum Diakon, ohne sich umzuwenden. »Noch bequemer«, wiederholte der Kosak und faßte nach den Zügeln.

Die Wagen fuhren hintereinander und jagten die Chaussee entlang. Voran Korotkow; Akinfijew war der dritte, er pfiff ein Lied und schwenkte die Zügel. So waren sie etwa fünfzehn Werst dahingeflogen, als sie in der Dämmerung überraschend auf den Feind stießen.

An jenem Tag, dem 22. Juli, hatten die Polen in raschem Vorstoß Kosin überrannt und waren uns in den Rücken gefallen. Sie nahmen viele Leute der 2. Division gefangen. Gegen die Polen im Raum von Kosin wurden die Schwadronen der 6. Division eingesetzt, doch brachte das schnelle Manövrieren Verwirrung in unsre Troßbewegung. Die Wagen des Revolutionstribunals irrten zwei Tage und zwei Nächte lang zwischen den brodelnden Kesseln der Kämpfe umher, und erst in der dritten Nacht kamen sie auf die Straße, auf der die Stäbe der Etappe sich zurückzogen.

Auf dieser Straße traf ich sie um Mitternacht. Es war nach der Schlacht bei Chotin. Mich erfüllten Trauer und Verzweiflung. In der Schlacht bei Chotin war mein Pferd getötet worden. Ich hatte mich danach einem Sanitätswagen zugesellt und Verwundete aufgelesen. Die Gesunden mußten dann aber den Wagen verlassen, und so blieb ich allein bei einer zerfallenen Hütte zurück. Auf mutwilligen Rossen flog die Nacht heran. Das Geschrei der Trosse erfüllte die Finsternis, und Stöhnen umgürtete die Erde. Die Wege erloschen. Dem kühlen Leib der Nacht entschlüpften Sterne, und verlassene Dörfer flammten am Horizont.

Ich lud mir den Sattel auf die Schulter und ging einen zerstampften Feldrain entlang; an einer Biegung des Weges blieb ich stehen, um meine Notdurft zu verrichten. Beim Zuknöpfen der Hose spürte ich Spritzer auf meiner Hand. Ich steckte meine Laterne an, wandte mich um und sah auf der Erde den Leichnam eines Polen liegen. Mein Urin war ihm übers Gesicht gelaufen. Neben ihm lagen ein Notizbuch und die Stücke eines zerfetzten Piłsudski-Flugblattes. Das Notizbuch verzeichnete kleine Ausgaben, das Repertoire des Krakauer Dramatischen Theaters und den Geburtstag einer Frau, die Marie-Luise hieß. Mit dem Aufruf Piłsudskis, des Marschalls und Oberkommandierenden der polnischen Armee, wischte ich meinem unbekannten Bruder die stinkende Flüssigkeit aus dem Gesicht — und ging weiter, gebeugt unter der Last des Sattels.

In diesem Augenblick knarrten nahebei Räder.

»Halt!« schrie ich. »Wer da?«

Auf mutwilligen Rossen flog die Nacht heran, Brände züngelten am Horizont.

»Vom Revolutionstribunal«, antwortete eine Stimme, gedämpft von der Finsternis.

Ich lief hin und stieß auf einen Wagen.

»Mein Pferd ist mir getötet worden«, sagte ich laut. »Lawrik hieß es.«

Niemand antwortete. Ich kletterte in den Wagen, legte mir den Sattel unter den Kopf und schlief ein. Erst beim Morgengrauen wurde ich munter, ich lag warm zwischen fauligem Heu und dem Körper Iwan Akinfijews, der zufällig mein Nachbar war. Er wurde etwas später wach als ich.

»Es ist hell geworden, Gott sei Dank!« sagte er, zog seinen Revolver hervor und schoß dem Diakon, der vor uns saß und die Pferde lenkte, haarscharf am Ohr vorbei. Das spärliche graue Haar auf dessen gewaltiger Glatze bewegte sich. Noch einmal schoß Akinfijew, diesmal am andern Ohr vorbei, und steckte den Revolver wieder in die Tasche.

»Schönen guten Morgen, Iwan«, sagte er zum Diakon, während er ächzend die Stiefel anzog. »Frühstücken wir!«

»Bursche!« schrie ich. »Was tust du da?«

»Ich tue noch immer nicht genug«, entgegnete Akinfijew und zog ein Stück Brot hervor. »Er spielt mir schon drei Tage lang den Kranken vor.«

Da mischte sich Korotkow vom ersten Wagen ins Gespräch; ich kannte ihn vom 31. Regiment her. Er erzählte mir die ganze Geschichte des Diakons von Anfang an. Akinfijew hörte aufmerksam zu, dann zog er eine gebratene Ochsenkeule unter dem Sattel vor. Sie war in Sackleinwand eingeschlagen, Stroh klebte daran.

Der Diakon kroch vom Bock zu uns herab und schnitt mit dem Taschenmesser für jeden ein Stück von dem grünen Fleisch ab. Nach dem Frühstück wickelte Akinfijew die Ochsenkeule wieder in den Sack und schob ihn ins Heu.

»Iwan«, sagte er zu Aggew, dem Diakon. »He, vorwärts, laß uns dem Teufel zu Leibe rücken. Wir müssen sowieso Rast halten und die Pferde tränken.«

Er zog ein Arzneifläschchen und eine Tarnowskispritze aus der Tasche und reichte beides dem Diakon. Dann stiegen sie vom Wagen und gingen zwanzig Schritte weit ins Feld.

»Schwester!« rief Korotkow vom dritten Wagen. »Stelle deine Augen auf weite Distanz ein, sonst wirst du noch blind werden von Akinfijews Überfluß.«

Die Frau murmelte etwas und wandte sich ab.

Akinfijew streifte das Hemd hoch, der Diakon ließ sich vor ihm auf die Knie nieder und machte ihm eine Einspritzung. Dann wischte er die Spritze mit einem Lappen ab und besah sie sich gegen das Licht. Akinfijew zog sich die Hosen hoch, trat unbemerkt hinter den Diakon, und wieder krachte der Revolver am Ohr des Diakons.

»Meinen besten Dank, Iwan«, sagte er, die Hose zuknöpfend.

Der Diakon legte das Fläschchen ins Gras und stand auf. Seine wenigen Haare standen hoch.

»Mich wird das höchste Gericht richten«, sagte er dumpf. »Du, Iwan, bist nicht über mich gesetzt.«

»Jetzt kann ein jeder jeden richten«, fiel der Kutscher des zweiten Wagens ein, der wie bucklig dahockte, »und auch den Tod vollziehen. Sehr einfach.«

»Besser schon«, stieß Aggew hervor und richtete sich auf, »du bringst mich um, Iwan.«

»Unsinn, Diakon«, sagte Korotkow und trat auf ihn zu. »Bedenke, mit wem du fährst. Ein anderer hätte dir längst den Hals umgedreht wie einer Ente, ohne auszuspeien, er aber fischt die Wahrheit aus dir heraus und bringt dir was bei, du entweihter Pope.«

»Besser schon«, wiederholte der Diakon hartnäckig und trat vor, »du bringst mich um, Iwan.«

»Du wirst dich schon selbst umbringen, du Aas«, zischte Akinfijew erblassend. »Selbst wirst du dir die Grube graben, und selbst wirst du dich verscharren.«

Er warf die Arme hoch, riß seinen Kragen auf und stürzte in einem Anfall zu Boden. »Ach, du mein Mütterchen«, schrie er wild und hieb sich eine Handvoll Sand ins Gesicht. »Ach, du mein Mütterchen, du meine Sowjetmacht.«

»Iwan«, sprach Korotkow und legte ihm sacht die Hand auf die Schulter. »Iwan, laß's gut sein, lieber Freund, gräm dich nicht. Wir müssen weiter, Iwan.«

Korotkow sog den Mund voll Wasser und spritzte es über Akinfijew hin, dann hob er ihn auf den Wagen. Der Diakon nahm wieder auf dem Bock Platz, und wir fuhren weiter.

Bis zum Flecken Werby waren es nicht mehr als zwei Werst. Dort hatten sich an jenem Morgen unzählige Trosse gestaut. Von der 11. Division, der 14. und der 4. Juden ohne Rock standen mit hochgezogenen Schultern vor ihren Türen wie gerupfte Vögel. Kosaken strichen in den Höfen herum, requirierten Handtücher und aßen unreife Pflaumen. Akinfijew kroch sogleich ins Heu und schlief ein. Ich nahm eine Decke vom Wagen und ging, mir ein schattiges Plätzchen zu suchen. Aber das Feld beiderseits der Straße lag voll Kot. Ein bärtiger Bauer mit kupfern eingefaßter Brille und Tirolerhut las, abseits von den anderen, die Zeitung. Er fing meinen Blick auf und sagte: »Menschen nennen wir uns, aber wir besudeln alles schlimmer als Schakale. Vor der Erde schämt man sich.«

Er senkte den Blick und sah durch seine große Brille wieder auf die Zeitung.

Ich wandte mich nun nach links dem Wäldchen zu. Da sah ich den Diakon auf mich zukommen.

»Austreten«, murmelte der Diakon, ergriff meine Hand und küßte sie. »Sie sind ein guter Herr«, flüsterte er, das Gesicht verziehend, er zitterte und atmete schwer. »Ich bitte Sie, schreiben Sie in einer freien Minute meiner Frau in der Stadt Kassimow, sie soll mich beweinen . . .«

»Sind Sie taub, Vater Diakon«, schrie ich ihm ins Gesicht, »oder nicht?«

»Verzeihung«, sagte er und legte die Hand ans Ohr.

»Sind Sie taub, Aggew, oder nicht?«

»Zu Befehl, taub«, antwortete er hastig. »Vor drei Tagen war mein Gehör noch bestens in Ordnung, aber Genosse Akinfijew hat es mir mit seiner Schießerei zerstört; er ist verpflichtet, mich nach Rowno zu schaffen, der Genosse Akinfijew, aber ich nehme an, er wird mich kaum hinschaffen.«

Der Diakon fiel auf die Knie, beugte seinen Kopf mit dem langen Popenhaar und kroch zwischen den Wagen durch, erhob sich wieder, schlüpfte unter den Zügeln hervor und trat zu Korotkow. Der schüttete ihm Tabak in die Hand, sie drehten sich Zigaretten und gaben sich gegenseitig Feuer.

»So ist's besser«, sagte Korotkow und rückte ein Stück zur Seite.

Da erwachte Akinfijew. Er wickelte die Ochsenkeule aus dem Sack, zerschnitt das grüne Fleisch mit dem Messer und gab jedem ein Stück. Beim Anblick des faulen Fleisches wurde mir übel, und angeekelt gab ich es zurück.

»Lebt wohl, Jungens«, sagte ich. »Gute Fahrt.«

»Leb wohl«, erwiderte Korotkow.

Ich nahm den Sattel vom Wagen und ging. Im Weggehen hörte ich das endlose Gebrumm Akinfijews.

»Iwan«, sagte er zu Aggew. »Du hast einen großen Bock geschossen, Iwan. Du hättest Angst haben sollen vor meinem Namen; du hast dich aber auf meinen Wagen gesetzt. Bevor du mir in die Hände gefallen bist, hast du dir deine Späße erlauben können. Aber nun zahl ich's dir heim, Iwan, ich zahl's dir heim, mein Ehrenwort.«

Übersetzt von Dmitri Umanski

Fortsetzung der Geschichte eines Pferdes

Vier Monate war es her, da nahm Sawizki, unser ehemaliger Divisionschef, dem Kommandeur der 1. Schwadron, Chlebnikow, den weißen Hengst weg. Chlebnikow hatte daraufhin die Armee verlassen. Nun hatte Sawizki einen Brief von ihm erhalten.

Chlebnikow an Sawizki

»... und ich kann keinen Groll mehr gegen Budjonnys Reiterarmee hegen. Ich hab viel Leid erfahren in dieser Armee und bewahre die Erinnerung daran im Herzen reiner als ein Heiligtum. Und Ihnen, Genosse Sawizki, dem weltberühmten Helden, entbietet die werktätige Masse des Gebietes Witebsk, wo ich Vorsitzender des Revolutionskomitees bin, ihren proletarischen Gruß ›Auf zur Weltrevolution!‹ und wünscht, daß der bewußte Schimmelhengst Sie noch lange Jahre auf guten Wegen tragen möge zum Besten der geliebten Freiheit und unserer Bruderrepubliken, in denen wir ein wachsames Auge haben wollen, was die Verwaltung in Stadt und Land angeht ...«

Sawizki an Chlebnikow

»Teurer Genosse Chlebnikow! Der Brief, den Du mir geschrieben hast, ist für die gemeinsame Sache sehr lobenswert, besonders wenn man bedenkt, wie Du gelitten haben mußt, da Du Dir die Augen mit dem eigenen Fell verhängt hast und aus unserer Kommunistischen Partei der Bolschewiki ausgetreten bist. Unsere Kommunistische Partei, Genosse Chlebnikow, ist eine eiserne Schar von Kämpfern, die ihr Blut in vorderster Reihe vergießen, und wenn dem Eisen Blut entströmt, da gibt es keine Scherze, Genosse, da geht es um Sieg oder Tod. Das gleiche gilt für unsere gemeinsame Sache, deren Sieg ich wohl nicht mehr erleben werde, weil die Kämpfe schwer sind und ich alle Tage den Bestand meiner Kommandeure auffüllen muß. Seit dreißig Tagen decke ich, dem unmittelbaren Feuer der Infanterie, der Artillerie und der Flugzeuge des Feindes ausgesetzt, mit der Nachhut die unbesiegbare Erste Reiterarmee. Tot ist Tardy, tot ist Luchmannikow, tot ist Lykoschenko, tot ist Gulewoi, tot ist Trunow, und der Schimmelhengst ist nicht mehr unter mir, so daß Du, Genosse Chlebnikow, da das Kriegsglück wetterwendisch ist, nicht darauf rechnen kannst, Deinen geliebten Divisionskommandeur Sawizki noch einmal zu sehen; wiedersehen werden wir uns, wie man so sagt, im Himmelreich. Da es aber bei dem Alten da oben gar kein Himmelreich geben soll, sondern ein richtiggehendes Bordell, und man vom Tripper auf Erden schon genug hat, darum treffen wir uns vielleicht gar nicht mehr. Somit leb wohl.«

Übersetzt von Dmitri Umanski

Die Witwe

Der Regimentskommandeur Scheweljow liegt im Sterben. Ihm zu Füßen sitzt auf dem Wagen eine Frau. Nacht ist über ihm, Geschützfeuer blitzt auf, und Ljowka, der Kutscher des Divisionskommandeurs, rührt im Kochgeschirr die Suppe. Ljowkas Haarschopf hängt überm Feuer. Im Gebüsch rascheln die angekoppelten Pferde. Ljowka rührt mit einem Stock die Suppe und sagt zu Scheweljow, der ausgestreckt auf dem Sanitätswagen liegt:

»Ich hab in der Stadt Tjumrek gearbeitet, Genosse, als Parforcefahrer und auch als Leichtathlet. Das Städtchen ist für eine Dame freilich ziemlich eintönig. Kaum hatten mich dort die Dämchen erblickt — da liefen sie mir das Haus ein: ›Lew Gawrilytsch, schlagen Sie es nicht ab, einen Imbiß à la carte mit mir einzunehmen. Sie werden über verlorene Zeit nicht zu klagen haben . . .‹ Ich ging mit solch einer in ein Gasthaus. Wir bestellten zwei Portionen Kalbfleisch und eine halbe Flasche Schnaps. Wir sitzen ganz still nebeneinander, trinken . . . Plötzlich merke ich, wie sich ein unbekannter, nicht schlecht und sogar reinlich gekleideter Herr zu mir ranschiebt; der Visage sehe ich großen Dünkel an, und er ist angeheitert.

›Verzeihen Sie‹, sagt er. ›Ich möchte nur mal wissen, welcher Nationalität Sie sind.‹

›Was fällt Ihnen ein, mein Herr‹, antworte ich, ›mich wegen meiner Nationalität zu belästigen, noch dazu, wo ich in Damengesellschaft bin!‹

Sagt er darauf: ›Sie wollen ein Athlet sein? Beim französischen Boxen ist Ihresgleichen im Handumdrehen am Boden. Lassen Sie mich Ihre Nationalität wissen.‹

Nun, ich haue noch nicht zu.

›Was wollen Sie, Herr, dessen Vor- und Vatersnamen ich nicht einmal kenne? Wozu eine solche Herausforderung, die darauf hinausläuft, daß hier sogleich und unbedingt jemand sein Leben läßt, mit anderen Worten, sich hinlegt und seinen letzten Atemzug tut?‹ Den letzten Atemzug!« wiederholt Ljowka begeistert, streckt die Hände zum Himmel empor und hüllt sich in den Flor der Nacht.

Der unermüdliche Wind, der reine Nachtwind singt, er ist voll Melodie und wiegt die Seele. Die Sterne blinken im Dunkeln wie Trauringe, sie fallen auf Ljowka, irren durch das Gestrüpp seines Haares und erlöschen.

»Lew, komm her«, flüstert plötzlich Scheweljow mit blauen Lippen. »Das Gold, das ich habe, gehört Saschka, Ringe, Pferdegeschirr, alles ihr. Wir haben recht und schlecht miteinander gelebt, ich will sie dafür belohnen. Die Kleider, die Unterhosen und den Orden für hohen Heldenmut schick meiner Mutter am Terek. Schick ihr alles mit einem Brief und schreib darin: ›Der Kommandeur läßt Dich grüßen, und Du sollst nicht weinen. Die Hütte gehört Dir, Mutter, leb darin. Wenn Dir jemand zu nahe tritt, eile zu Budjonny und sag ihm, Du seist Scheweljows Mutter.‹ — Das Pferd Abramak vermach ich dem Regiment, ich vermach's ihm, es soll meiner Seele gedenken.«

»Das mit dem Pferd hab ich verstanden«, murmelt Ljowka und fuchtelt mit den Händen. »Saschka!« schreit er der Frau zu. »Hast du gehört, was er gesagt hat? Sage vor ihm, ob du der Alten das ihrige geben wirst oder nicht.«

»Könnt mich gern haben mitsamt eurer Alten«, antwortet Saschka und geht aufrecht wie eine Blinde ins Gebüsch.

»Wirst du ihr ihren Teil geben?« Ljowka eilt ihr nach und packt sie an der Gurgel. »Sag es vor ihm.«

»Ja, ich geb es ihr, laß los!«

Als Ljowka diese Zusage von ihr erpreßt hat, nimmt er

das Kochgeschirr vom Feuer und flößt dem Sterbenden Brühe ein. Der Mund Scheweljows ist starr, die Suppe rinnt ihm übers Gesicht, der Löffel klirrt gegen seine blinkenden, toten Zähne, und die Kugeln singen immer wehmütiger und lauter in der dunklen Weite der Nacht.

»Mit Gewehren schießt es, das Pack!« sagt Ljowka.

»Von dem Gesindel ist nichts anderes zu erwarten!« erwidert Scheweljow. »Sein Maschinengewehrfeuer reißt uns die rechte Flanke auf.«

Und mit geschlossenen Augen, feierlich wie ein aufgebahrter Toter, lauscht Scheweljow mit seinen großen, wächsernen Ohren dem Lärm der Schlacht. Ljowka neben ihm kaut schmatzend und schnaufend ein Stück Fleisch. Als er fertig ist, leckt er sich die Lippen und geht zu Saschka in die Mulde.

»Saschka«, sagt er bebend, rülpst und macht eine Handbewegung. »Saschka, wie vor Gott sage ich dir: An uns hängen die Sünden wie die Kletten. Man lebt nur einmal, und man krepiert nur einmal. Laß mich es tun, Saschka; ich werd es dir danken, und wenn's mein Blut kostet. Mit ihm ist's vorbei, Saschka. Vor Gott aber geht das Leben weiter.«

Sie setzen sich ins hohe Gras. Der Mond kriecht zögernd hinter den Wolken hervor und bleibt über Saschkas entblößtem Knie stehen.

»Ihr wärmt euch dort«, murmelt Scheweljow, »und der Feind, schaut nur, jagt die 14. Division . . .«

Ljowka schnauft, es knackt im Gebüsch. Der Mond steht düster wie ein Bettler am Himmel. In der Ferne flammt Mündungsfeuer. Das Federgras rauscht auf der ruhelosen Erde, und die Auguststerne sinken nieder ins Gras.

Saschka kehrt auf ihren Platz zurück. Sie löst dem Verwundeten den Verband und beleuchtet mit der Laterne seine eiternde Wunde.

»Morgen ist's mit dir aus«, sagt sie und reibt Scheweljow den kalten Schweiß von der Stirn. »Im Darm sitzt er dir, der Tod.«

In diesem Augenblick erschüttert ein vielstimmiger, schwerer Einschlag die Erde. Vier neue Brigaden, die vom vereinigten feindlichen Kommando in den Kampf geworfen worden sind, beginnen ihr Bombardement auf Busk. Sie wollen unsere Verbindungslinien zerstören. Da, wo der Bug sich teilt, steht alsbald die ganze Gegend in Flammen. Am Horizont breiten sich gefügige Feuersbrünste aus, und aus Flammenschlünden fliegen die schweren Vögel des Beschusses. Busk brennt. Ljowka jagt in der schwankenden Kalesche des Kommandeurs der 6. Division los. Er hält die himbeerroten Zügel stramm in der Hand und rast durch den Wald, daß die Baumstümpfe den Lack von den Rädern reißen. Hinter ihm her fliegt der kleine Wagen, auf dem Scheweljow liegt. Umsichtig lenkt Saschka die Pferde, die an den Strängen zerren.

So erreichen sie die Verbandsstelle am Waldrand. Ljowka spannt die Pferde aus und geht zum Sanitäter nach einer Pferdedecke. Er geht durch den Wald, wo Wagen neben Wagen steht. Unter den Wagen liegen die Sanitäterinnen. Über den Schafspelzen der Soldaten zittert schüchterne Morgenröte. Stiefel liegen hingeworfen da, die Münder der Schlafenden sind offen: schiefe, schwarze Löcher.

Ljowka kehrt mit einer Decke zu Scheweljow zurück, küßt ihn auf die Stirn und deckt ihn bis über den Kopf zu. Da tritt Saschka zum Wagen, löst das Kopftuch unterm Kinn, klopft das Stroh vom Kleid.

»Pawlik«, sagt sie. »Ach, Jesus Christus!« und wirft sich mit ihrem großen Körper über den Toten.

»Sie bringt sich um«, erklärt Ljowka. »Nichts dagegen, die beiden haben sich gut verstanden. Jetzt wird sie sich wieder unter der ganzen Schwadron abstrampeln müssen. Das ist kein Vergnügen.«

Und er fuhr weiter nach Busk, wo der Stab der 6. Kavalleriedivision in Quartier lag.

Zehn Werst von der Stadt entfernt waren Kämpfe mit Sawinkowkosaken im Gange. Die Verräter standen unter dem Befehl von Hauptmann Jakowlew, der zu den Polen übergelaufen war; sie kämpften erbittert. Da Ljowka den Divisionskommandeur im Stab nicht antraf — der Kommandeur weilte schon den zweiten Tag bei der Truppe —, kehrte er in sein Quartier zurück. Er striegelte die Pferde, goß Wasser über die Räder der Kalesche und legte sich in die Scheune schlafen. Dem frischen Heu, mit dem die Scheune bis obenhin gefüllt war, entströmte sinnverwirrender Duft. Nachdem Ljowka ausgeschlafen hatte, setzte er sich zu Tisch. Die Wirtin brachte ihm Salzkartoffeln mit saurer Milch. Gerade wollte er sich ans Essen machen, als wehmütiger Trompetenklang und das Getrappel zahlreicher Hufe ertönten. Durch die winklige galizische Straße bewegte sich die Schwadron mit Trompeten und Standarten — Scheweljows Leichnam, auf einer Lafette aufgebahrt und mit Fahnen bedeckt, wurde zur letzten Ruhestätte geleitet. Saschka ritt auf Scheweljows Pferd hinter dem Sarge, aus den letzten Reihen der Reiter stieg ein Kosakenlied auf.

Die Schwadron zog durch die Hauptstraße und bog zum Fluß ein. Da eilte Ljowka barfüßig und ohne Mütze der davonreitenden Truppe nach und packte das Pferd des Schwadronskommandeurs beim Zügel.

Weder der Divisionskommandeur, der an der Straßenkreuzung haltmachte und dem toten Kommandeur die letzte Ehrenbezeigung erwies, noch sein Stab konnten hören, was Ljowka dem Schwadronskommandeur sagte.

»Unterhosen«, klang es abgerissen durch den Wind zu uns herüber. »Seine Mutter am Terek«, hörten wir Ljowkas zusammenhangloses Geschrei. Der Schwadronskommandeur wandte sich von ihm ab und wies auf Saschka. Die Frau schüttelte den Kopf und ritt weiter. Da sprang Ljowka zu ihr aufs Pferd, packte sie an den Haaren, bog ihr den Kopf zurück und schlug ihr mit der Faust ins Gesicht. Saschka wischte sich mit dem Rock das Blut ab und ritt weiter. Ljowka sprang vom Pferd, warf den Haarschopf zurück und zog die rote Schärpe um die Hüften straff. Indessen führten die Trompeten die Schwadron mit wehmütigem Klang dem blauen Strich des Bug entgegen.

Ljowka kehrte zu uns zurück und schrie mit funkelnden Augen:

»Ich hab ihr tüchtig eins in die Fresse gehauen. ›Ich werd die Sachen seiner Mutter schicken, wenn's mir paßt‹, hat sie gesagt, ›ich denk schon dran.‹ — Wenn du dran denkst, dann vergiß es auch nicht, du Schlangengezücht. Aber wenn du's vergißt, dann wirst du wieder daran erinnert. Und vergißt du's zum zweitenmal, dann wirst du zum zweitenmal daran erinnert.«

Übersetzt von Dmitri Umanski

Zamość

Der Divisionskommandeur und sein Stab lagen drei Werst vor Zamość auf einem Stoppelfeld. Die Truppen wollten die Stadt zur Nacht angreifen. Laut Armeebefehl hatten wir unser Nachtlager in Zamość aufzuschlagen. Der Divisionskommandeur wartete nur noch auf die Meldung vom Sieg.

Es regnete. Über die nasse Erde trieben Wind und Finsternis. Die Sterne hingen hinter tintenschwarzem Gewölk. Die erschöpften Pferde schnaubten und stampften in der Dunkelheit. Es gab kein Futter für sie. Ich wand mir die Zügel meines Pferdes ums Bein, hüllte mich in meinen Mantel und legte mich in eine Grube, darin stand Wasser. Die nasse Erde empfing mich wohltuend ruhig wie ein Grab. Das Pferd zerrte an den Zügeln und zog mich am Bein. Es hatte ein Büschel Gras entdeckt, es wollte fressen.

Bald war ich eingeschlafen. Im Traum seh ich eine Scheune und darin Heu in Haufen, über der Scheune steigt vom Drusch goldener Staub auf: Weizengarben fliegen zum Himmel empor. Der Julitag geht dem Abend zu, das Dickicht der untergehenden Sonne überwuchert das Dorf.

Ich liege ausgestreckt auf meinem stillen Lager; die weiche Berührung des Heus unter meinem Nacken läßt mich erschauern. Die Scheunentür geht knarrend auf. Eine Frau im Ballkleid tritt zu mir, hebt behutsam wie eine nährende Mutter ihre Brust aus der schwarzen Spitze ihres Leibchens und hebt sie gegen die meine. Süße Qual rührt meine Seele tief auf, und Schweißtropfen, Tropfen lebendig rinnenden Schweißes, sieden zwischen unseren Brüsten.

Margot! will ich rufen. Die Erde zerrt mich an der Kette ihres Elends wie einen widerspenstigen Hund, aber ich hab Sie gesehen, Margot. Das will ich rufen, aber ich kann meine in plötzlicher Kälte erstarrten Kiefer nicht voneinander trennen. Da tritt die Frau zurück von mir und fällt auf die Knie.

Herr Jesus, sagt sie. Empfange die Seele deines verstorbenen Sklaven. Sie legt zwei alte Fünfkopekenstücke auf meine Lider und stopft duftendes Heu in meinen offenen Mund. Ein Schrei will sich von meinen zusammengepreßten Kiefern lösen, meine erlöschenden Pupillen bewegen sich langsam unter den Kupfermünzen, ich kann meine Hände nicht auseinanderfalten und . . . wachte auf.

Ein Bauer mit zerzaustem Bart kauerte vor mir. Er hielt ein Gewehr in der Hand. Wie ein schwarzer Balken lag der Rücken meines Pferdes quer über dem Himmel. Die Schlinge der Zügel schnitt in mein Bein, das Bein hing in der Luft.

»Bist eingeschlafen, Landsmann«, sagte der Bauer und lächelte mit Augen, denen der Schlaf fehlte. »Das Pferd hat dich gut eine halbe Werst weit gezogen.«

Ich löste die Riemen und erhob mich. Mein Gesicht war vom Steppengras blutig geschnitten.

Da, wenige Schritte vor uns, lag die vorderste Kampflinie. Ich konnte die Schornsteine von Zamość sehen, die verstohlen blinkenden Lichter in den Gassen seines Gottes und den Feuerwehrturm mit der zerschossenen Laterne. Das feuchte Morgengrauen umfloß uns wie Chloroformschwaden. Über dem polnischen Lager stiegen grüne Leuchtkugeln empor. Sie zitterten in der Luft, entblätterten sich wie Rosen im Mondlicht und erloschen.

Fern in der Stille hörte ich Stöhnen. Ringsum schwebte der Brodem heimlichen Mordes.

»Da wird jemand umgebracht«, sagte ich. »Wer wird da umgebracht?«

»Der Pole regt sich«, antwortete der Bauer. »Der Pole schneidet dem Juden die Kehle durch.«

Der Bauer legte das Gewehr aus der rechten Hand in die linke. Sein Bart drehte sich seitwärts, er sah mich freundlich an und sagte: »Lang sind die Nächte im Niemandsland, endlos sind diese Nächte. Da hat der Mensch Lust, mit jemand anders zu sprechen, aber wo diesen anderen hernehmen?«

Der Bauer nötigte mich, von seiner Zigarette Feuer zu nehmen.

»Der Jude ist an allem schuld«, sagte er. »An unserm und an euerm Unglück. Nach dem Krieg werden nur noch ganz wenige da sein. Wieviel Juden mag's auf der Welt geben?«

»Etwa zehn Millionen«, antwortete ich und rückte dem Pferd das Zaumzeug zurecht.

»Es werden nur zweihunderttausend übrigbleiben!« rief der Bauer und berührte meine Hand, als hätte er Angst, daß ich fortginge. Aber ich sprang in den Sattel und ritt zum Stab.

Der Divisionskommandeur wollte eben losreiten. Die Ordonnanzen standen in strammer Haltung, im Stehen schlafend. Abgesessene Kavallerie kroch die nassen Hügel hinan.

»Sie ziehen die Schrauben an«, murmelte der Divisionskommandeur und setzte sein Pferd in Trab.

Wir folgten ihm, es ging auf Sitaniec zu.

Wieder regnete es. Auf den Wegen schwammen tote Mäuse. Der Herbst hielt unsere Herzen umklammert, und die Bäume an den Wegkreuzungen schwankten wie nackte Tote, die auf die Beine gestellt sind.

Wir erreichten Sitaniec früh am Morgen. Ich zog zu Wolkow, dem Quartiermeister des Stabes. Er hatte für uns beide eine freie Hütte am Dorfrand ausfindig gemacht.

»Bring Wein!« rief ich der Bäuerin zu. »Wein, Fleisch und Brot!«

Die Alte saß auf dem Fußboden und fütterte aus der Hand ein junges Kalb, das sie unterm Bett versteckt hielt.

»Ich habe nichts«, antwortete sie gleichgültig. »Ich erinnere mich nicht mehr an die Zeit, da ich etwas hatte.«

Ich setzte mich an den Tisch, schnallte den Revolver ab und schlief ein.

Eine Viertelstunde später öffnete ich die Augen und sah Wolkow über das Fensterbrett gebückt stehen. Er schrieb einen Brief an seine Braut.

»Sehr verehrte Valja«, schrieb er. »Erinnern Sie sich meiner?«

Ich las die erste Zeile. Dann zog ich Streichhölzer aus der Tasche und zündete auf dem Fußboden einen Haufen Stroh an. Das Feuer schlug hoch, mir entgegen. Die Alte warf sich mit der Brust auf das Feuer und erstickte es.

»Was tust du, Pan?« sagte sie und wich erschreckt zurück.

Wolkow wandte sich um, sah die Wirtin mit ausdruckslosem Blick an und fuhr fort, seinen Brief zu schreiben.

»Ich werde dich verbrennen, Alte«, murmelte ich, wieder einschlafend, »dich und dein gestohlenes Kalb.«

»Wart«, kreischte das Weib. Sie lief hinaus und kehrte mit einer Kanne Milch und Brot zurück. Wir hatten knapp die Hälfte davon gegessen, als im Hof Schüsse fielen, immer dichter fielen sie. Das Ticken des Maschinengewehrs riß nicht ab und ging uns auf die Nerven. Wir tranken schnell die Milch aus, und Wolkow ging auf den Hof nachsehen, was draußen vorging.

»Ich habe dein Pferd gesattelt«, sagte er zu mir durchs Fenster. »Meins ist tot. Ganze Arbeit haben sie gemacht, hundert Schritt von hier stehen ihre Maschinengewehre.«

So war uns beiden nur ein Pferd geblieben. Es trug uns mit Mühe aus Sitaniec hinaus. Ich saß im Sattel, Wolkow hinter mir.

Troßwagen jagten polternd dahin und versanken im Schmutz. Der Morgen tröpfelte auf uns herab wie Chloroform auf einen Lazarettisch.

»Bist du verheiratet, Ljutow?« fragte hinter mir plötzlich Wolkow.

»Meine Frau hat mich verlassen«, antwortete ich und schlummerte für einige Augenblicke ein. Mir träumte, ich schliefe im Bett.

Schweigen.

Unser Pferd strauchelt.

»Noch zwei Werst, und die Stute bleibt stehen«, sagt Wolkow.

Schweigen.

»Wir haben den Feldzug verloren«, murmelt Wolkow und schnauft.

»Ja«, sage ich.

Übersetzt von Dmitri Umanski

Der Verrat

»Genosse Untersuchungsrichter Burdenko. Auf Ihre Frage antworte ich, daß ich das Parteibuch Nummer Vierundzwanzignullnull besitze, ausgestellt vom Parteikomitee in Krasnodar für Nikita Balmaschow. Zu meinem Lebenslauf bis 1914 erkläre ich, daß mein Leben ein häusliches war, da ich mich bei meinen Eltern mit Landarbeit beschäftigt habe und vom Acker weg in die Reihen der Imperialisten gegangen bin, um den Bürger Poincaré und die Henker der deutschen Revolution, Ebert-Noske, zu verteidigen, die, wie's scheint, geschlafen und im Schlaf geträumt haben, wie meinem Heimatdorf Sankt Iwan im Kuban Hilfe zu bringen wäre. Und so ging die Sache, bis Genosse Lenin mein blindwütiges Bajonett zur Umkehr bewegte und auf andres Gedärm richtete, auf neue Weichteile, die eigentlichermaßen Ziel und Zweck seiner Bestimmung sind. Seit damals trage ich die Nummer Vierundzwanzignullnull am Ende meines klarsichtigen Bajonetts, und es ist beschämend und geradezu lächerlich, jetzt von Ihnen, Genosse Untersuchungsrichter Burdenko, einen solchen Humbug über das unbedeutende Lazarett in N. zu vernehmen. Weder habe ich auf dieses Lazarett geschossen, noch habe ich es überfallen, was überhaupt ganz unmöglich gewesen ist; denn wir alle drei, nämlich Golowizyn, Kustow und ich, waren verwundet und hatten in unseren Knochen heftiges Fieber. Wir überfielen das Lazarett nicht, sondern standen nur in Lazarettkitteln inmitten des freien Volkes jüdischer Nationalität auf dem Stadtplatz und weinten. Und was die Beschädigung der drei Glasscheiben anbelangt, die wir mit einer Offizierspistole zerschossen haben, so sage ich aus tiefstem Herzen, daß diese Fensterscheiben ihrer Bestimmung nicht entsprachen, da selbige sich in einer Vorratskammer befanden, die ihrer keineswegs bedurfte. Und Doktor Jawein, der aus einem Lazarettfenster unsere aus Gram veranstaltete Schießerei mit ansah, lachte über uns in einem fort, was die obenerwähnten freien Juden des Ortes Kosin ebenfalls bestätigen können. Gegen Doktor Jawein gebe ich, Genosse Untersuchungsrichter, auch noch an, daß er sich auch schon damals über uns lustig gemacht hat, als wir drei Verwundete, nämlich Golowizyn, Kustow und ich, ins Lazarett eingeliefert wurden und er gleich bei den ersten Worten gar sehr grob zu uns sagte: ›Soldaten, nehmt ein Bad und legt sofort eure Waffen und Kleider ab, ich fürchte, sie verbreiten Krankheiten, deshalb lasse ich sie gleich in die Kleiderkammer bringen.‹ Und als solchermaßen der Soldat Kustow vor sich ein Tier, nicht aber einen Menschen sah, setzte er sein zerschmettertes Bein vor und fragte, wen denn ein scharfer Kubaner Säbel wohl krank machen könne außer Feinde unserer Revolution. Und über die Kleiderkammer wünsche er zu wissen, ob sie einem Soldaten unterstehe, der auch wirklich ein Parteimitglied ist, oder umgekehrt einer von der parteilosen Masse. Und da merkte der Doktor

Jawein offenbar, daß wir den Verrat sehr gut zu durchschauen verstanden. Er wandte uns den Rücken und schickte uns lächelnd, ohne ein Wort zu sagen, in den Krankensaal. Wir humpelten mit unseren zerschossenen Beinen rein und schwenkten die Armstümpfe, wir stützten uns gegenseitig, da wir doch alle drei Landsleute aus der Staniza Sankt Iwan sind, nämlich der Genosse Golowizyn, der Genosse Kustow und ich, Landsleute mit dem gleichen Schicksal; wer ein zerschossenes Bein hatte, der stützte sich auf den Arm des Genossen, und wem ein Arm fehlte, der lehnte sich an die Schulter des Genossen. Wir gehorchten dem gegebenen Befehl und gingen in den Krankensaal, wo wir Kulturarbeit und Begeisterung für die proletarische Sache vorzufinden erwarteten. Aber es ist interessant zu erfahren, was wir im Krankensaal fanden: Wir fanden dort Rotarmisten, es war lauter Infanterie, die auf Betten saßen und Dame spielten, und neben ihnen an den Fenstern standen stattliche schmucke Krankenschwestern und machten Äugelchen nach links und nach rechts. Als wir das sahen, blieben wir wie vom Blitz getroffen stehen.

›Habt ihr Schluß gemacht mit dem Krieg, Burschen?‹ rief ich den Verwundeten zu.

›Ja, Schluß!‹ antworteten die Verwundeten und setzten die Steine, die aus Brotteig geknetet waren.

›Zu früh‹, antwortete ich den Verwundeten, ›zu früh habt ihr Schluß gemacht mit dem Krieg, Infanterie, wo der Feind fünfzehn Werst von hier auf weichen Pfoten heranschleicht, und wo man in der Zeitung ›Der Rote Kavallerist‹ über unsere internationale Lage lesen kann, daß sie schrecklich ist und daß der Horizont voll Gewitterwolken steht.‹

Aber meine Worte prallten von der heldenhaften Infanterie ab wie Schafmist von der Regimentstrommel. Und aus dem ganzen Gespräch kam für uns nur das raus, daß uns die Krankenschwestern zu den Betten führten und wieder davon zu schwätzen begannen, wir sollten die Waffen ablegen, als wären wir schon besiegt. Dadurch haben sie den Genossen Kustow so aufgeregt, daß man gar nicht sagen kann, wie sehr, und er riß seinen Verband ab, der sich auf seiner linken Schulter befand, oberhalb des blutenden Krieger- und Proletarierherzens. Angesichts seines Grams schwiegen die Krankenschwestern still, jedoch nur kurze Zeit, dann trieben sie wieder ihren Spott, wie es eben die parteilose Masse tut, und zuletzt schickten sie Leute zu uns, die sich einen Jux daraus machen wollten, uns im Schlaf die Kleider vom Leibe zu zerren. Wir sollten von wegen Kulturarbeit eine Theaterrolle in Weiberkleidern spielen, was uns gar schlecht zu Gesicht gestanden hätte.

Unbarmherzige Krankenschwestern! Mehr als einmal haben sie versucht, uns mit Schlafpulver einen tiefen Schlaf zu geben, um uns die Kleider vom Leibe zu ziehen. Deshalb haben wir uns nur abwechselnd zur Ruhe gelegt, haben ein Auge stets offengehalten und sind selbst zur Verrichtung der kleinen Notdurft in voller Uniform gegangen, die Pistole in der Hand. Nachdem wir derart eine Woche und einen Tag lang gelitten hatten, fingen wir an, irrezureden und Gespenster zu sehen; und schließlich, als wir am 4. August, dem uns zur Last gelegten Tag, morgens erwachten, merkten wir eine Veränderung an uns, wir lagen nämlich in Kitteln da, jeder unter einer Nummer, ganz wie Zuchthäusler, ohne Pistole und ohne die Kleidung, die unsere Mütter, schwache alte Frauen vom Kuban, für uns gewebt haben. Und wir sahen die liebe Sonne prächtig leuchten, während die Infanterie, unter der wir drei roten Reiter litten, uns verspottete, zusammen mit den unbarmherzigen Schwestern, die uns am Abend zuvor Schlafpulver eingegeben hatten und nun mit ihren jungen Brüsten wackelten und uns in Schalen Kakao brachten mit so viel Milch, daß man drin schwimmen konnte. Sie haben ein lustiges Theater aufgeführt: Die Infanteristen klapperten zum Erschrecken laut mit ihren Krücken und zwickten uns in die Seite wie käufliche Dirnen, wie um zu sagen: ›Budjonnys Erste Reiterarmee hat auch mit dem Krieg Schluß gemacht!‹ Doch nein, ihr schönlockigen Genossen, die ihr euch wunderliche Wänste angemästet habt, wo nachts spektakeln wie ein Maschinengewehr, die Erste Reiterarmee hat mit dem Krieg noch nicht Schluß gemacht! Wir drei sind in den Hof gegangen, angeblich um auszutreten, und begaben uns von dort mit Fieber in unsern blauen Wunden zu dem Bürger Boidermann, dem Vorsitzenden des Distriktrevolutionskomitees, ohne den, Genosse Untersuchungsrichter Burdenko, die Sache mit der Schießerei möglicherweise unterblieben wäre, denn er hat uns den Verstand ganz gehörig verwirrt. Und obgleich wir Ihnen gegen den Bürger Boidermann kein bestimmtes Material in die Hand geben können, teile ich Ihnen doch mit, daß wir beim Eintreten ins Zimmer des Vorsitzenden des Revolutionskomitees auf einen älteren Bürger im Pelz, dem Aussehen nach Jude, aufmerksam wurden. Der Bürger Boidermann saß am Tisch, an einem Tisch voll Papiere, es war nicht schön anzusehen. Er schaute hin und her, und man sah, er konnte sich in diesen Papieren nicht zurechtfinden, er hatte Kummer mit diesen Papieren, um so mehr als einige unbekannte, aber verdienstvolle Krieger drohend vor ihn, den Bürger Boidermann, hintraten und Lebensmittel verlangten, während gleichzeitig Ortsfunktionäre auf die Konterrevolution in den umliegenden Dörfern hinwiesen und außerdem noch andere kleinere Funktionäre aus dem Zentrum bei ihm erschienen, die baldigst und ohne jeden Aufschub vor dem Revolutionskomitee heiraten wollten . . . Und auch wir trugen mit erhobener Stimme unsern Fall vor, den Verrat im Lazarett. Doch der Bürger Boidermann blickte uns nur mit hervorquellenden Augen an und schaute wieder hin und her und klopfte uns dann sehr sanft auf die Schulter, was für eine Behörde gar nicht schicklich und ihrer unwürdig ist. Er gab uns jedoch keinerlei Resolution, sondern erklärte nur: ›Genossen Krieger, wenn euch die Sowjetmacht dauert, dann verlaßt diesen Raum.‹ Womit wir selbstverständlich nicht einverstanden waren. Wir verlangten, er solle uns seinen Ausweis zeigen, und da er das nicht tat, verloren wir vollständig den Kopf. Dermaßen kopflos, traten wir hinaus auf den Platz vorm Lazarett, wo wir die Miliz, bestehend aus einem Mann von der Kavallerie, entwaffneten und unter Tränen in die drei nichtigen Fensterscheiben in der oben beschriebenen Vorratskammer schossen. Doktor Jawein verzog angesichts dieses unzulässigen Vorfalls das Gesicht und lachte dazu, während doch der Genosse Kustow vier Tage später an seiner Krankheit sterben mußte.

In seinem kurzen roten Leben hatte sich der Genosse Kustow noch nie so erregt wie über diesen Verrat, der uns mal aus dem Fenster zublinzelte und mal im Spott über das grobe Proletariat zum Ausdruck kam — doch das Proletariat, Genossen, weiß selbst, daß es grob ist, und leidet darunter; die Seele brennt und sprengt wie Feuer das Gefängnis unseres Körpers.

Der Verrat, sage ich Ihnen, Genosse Untersuchungsrichter Burdenko, lacht über uns aus dem Fenster, der Verrat geht barfüßig um in unserm Haus, der Verrat trägt die Stiefel auf dem Buckel, damit die Dielenbretter nicht knarren in dem Haus, in das er eingebrochen ist.«

Übersetzt von Dmitri Umanski

Tschesniki

Die 6. Division hatte sich im Walde beim Dorf Tschesniki gesammelt und wartete auf das Signal zur Attacke. Aber Pawlitschenko, der Chef der Sechsten, harrte noch der 2. Brigade und gab das Signal nicht. Da ritt Woroschilow zum Divisionschef heran. Mit dem Maul seines Pferdes stieß er ihn vor die Brust und sagte:

»Wir verlieren Zeit, Chef der Sechsten, viel Zeit.«

»Die 2. Brigade«, antwortete Pawlitschenko dumpf, »ist auf dem Weg zur Kampfstätte, so wie Sie's befohlen haben.«

»Wir verlieren Zeit, Chef der Sechsten, viel Zeit«, wiederholte Woroschilow und zog heftig an seinem Riemenzeug.

Pawlitschenko wich einen Schritt zurück.

»Wenn's noch ein Gewissen gibt«, rief er schrill und knetete die feuchten Finger, »wenn's noch ein Gewissen gibt, bitte mich nicht zu drängen, Genosse Woroschilow.«

»Nicht drängen soll ich ihn«, flüsterte Klim Woroschilow, Mitglied des Revolutionären Kriegsrats, und schloß die Augen. Er saß auf dem Pferd, die Lider gesenkt, und bewegte schweigend die Lippen. Ein Kosak in Bastschuhen und mit einem Melonenhut auf dem Kopf beäugte ihn verständnislos. Die galoppierenden Schwadronen brausten durch den Wald wie eine Windsbraut und brachen durchs Gezweig. Woroschilow kraulte mit der Mauserpistole seinem Pferd die Mähne.

»Armeekommandeur!« rief er und wandte sich zu Budjonny. »Gib den Truppen noch ein paar Worte mit auf den Weg! Da drüben steht er auf dem Huckel, der Pole, steht da wie eine Bildsäule und feixt über dich.«

Die Polen waren tatsächlich durch den Feldstecher zu erkennen.

Der Armeestab saß auf, und die Kosaken strömten von allen Seiten herzu.

Iwan Akinfijew, ehemals Kutscher vom Revolutionstribunal, ritt vorbei und stieß mich mit dem Steigbügel an.

»Du bist bei der Truppe, Iwan?« sagte ich. »Dir fehlen doch ein paar Rippen.«

»Pfeif drauf, auf die Rippen!« antwortete Akinfijew, der schief zu Pferde saß. »Laß uns hören, was der Mann dort erzählt.«

Er ritt weiter und drängte sich an Budjonny heran. Der gab sich einen Ruck und sagte leise: »Jungs«, sagte er, »unsre Lage ist schlecht, wir brauchen mehr Schmiß, Jungs.«

»Wir werden's Warschau schon besorgen!« schrie der Kosak mit Bastschuhen und Melonenhut, rollte die Augen und durchschnitt mit dem Säbel die Luft.

»Wir werden's Warschau besorgen!« schrie Woroschilow, riß das Pferd auf die Hinterhand hoch und sprengte mitten hinein in die Schwadronen.

»Kämpfer und Kommandeure!« rief er leidenschaftlich. »In Moskau, der alten Hauptstadt, steht eine bislang einzigartige Macht im Kampf. Die Arbeiter-und-Bauern-Regierung, die erste in der Welt, befiehlt euch Kämpfern und Kommandeuren, den Feind anzugreifen und den Sieg zu erringen.«

»Säbel blank zum Gefecht!« sang Pawlitschenkos Stimme weit hinterm Armeekommandeur, und seine aufgestülpten, himbeerfarbenen Lippen glänzten schaumig inmitten der Kämpferreihen. Der rote Kosakenrock des Divisionschefs war zerfetzt, sein fleischiges Gesicht verzerrt. Mit der Klinge seines kostbaren Säbels bezeugte er Woroschilow die Ehre.

»Meinem Revolutionseid gemäß«, sagte der Chef der Sechsten heiser und blickte sich um, »melde ich dem Revolutionären Kriegsrat der Ersten Reiterarmee: Die unbesiegbare 2. Kavalleriebrigade ist auf dem Wege zur Kampfstätte.«

»Dann los!« antwortete Woroschilow und winkte ab. Er lockerte die Zügel. Sie ritten nebeneinander, er und Budjonny, ritten auf langgestreckten Fuchsstuten, trugen die gleichen Uniformröcke und glänzende Hosen mit Silberstreifen. Ihnen folgten mit Schlachtrufen die Soldaten, bleich blinkte der Stahl im Blutwasser der Herbstsonne. Allein, ich hörte aus dem Kosakengeheul keine Eintracht, und in Erwartung des Angriffs ging ich tiefer in den Wald, bis zur Verpflegungsstelle.

Dort lag im Fieberdelirium ein verwundeter Rotarmist, und Stjopka Duplistschew, ein dümmliches Kosaklein, striegelte den Rassehengst Orkan, der dem Divisionschef gehörte und von Ljuljuscha, der Rostower Rekordstute, abstammte. Der Verwundete flüsterte hastig vor sich hin — von Schuja, einer Färse, vom Flachshecheln; Duplistschew indes übertönte sein klägliches Flüstern, er sang das Lied vom Offiziersburschen und dem dicken Generalsweib, sang immer lauter, schwang den Striegel und bürstete das Pferd. Da unterbrach ihn Saschka, die üppig gewordene Saschka, das Schwadronsliebchen. Sie ritt zu dem Burschen heran und sprang vom Pferd.

»Na, machen wir's?« fragte Saschka.

»Pack dich!« antwortete Duplistschew, kehrte ihr den Rücken zu und flocht Orkan Bänder in die Mähne.

»Bist du dein eigner Herr, Stjopka«, fragte Saschka, »oder bist du 'n Stiebellecker?«

»Pack dich«, antwortete Stjopka, »ich bin mein eigner Herr.«

Er flocht weiter seine Bänder, doch mittendrin schrie er mir verzweifelt zu:

»Da sehn Sie's, Kirill Wassiljitsch, haben Sie mal acht, mit was für Schmähungen sie nach mir schmeißt. Den ganzen Monat schon muß ich Unaussprechliches von ihr leiden. Wo ich mich hindreh — sie ist da; wo immer ich hingeh — sie versperrt mir den Weg: Laß den Hengst rüber, laß den Hengst rüber! Und dabei tut mir der Divisionschef tagtäglich einschärfen: Stjopka, sagt er, dir werden viele auf die Pelle rücken von wegen dem Hengst da, doch du darfst es nicht leiden bis in sein viertes Jahr . . .«

»Bei euch soll man's womöglich schon leiden, wenn ihr fünfzehn seid«, murmelte Saschka und wandte sich ab. »Mit fünfzehn womöglich schon, und trotzdem, man sagt nichts, läßt die Knirpse ran.«

Sie ging zu ihrer Stute, zog den Sattelgurt stramm und machte sich zum Aufbruch bereit.

Die Sporen an ihren Schuhen klirrten, ihre dünnen, kotbesprenkelten Strümpfe waren mit Heuhalmen verziert, ihre gewaltigen Brüste schlugen nach dem Rücken zu aus.

»Einen Rubel hab ich mitgebracht«, sagte Saschka abseits und setzte den Schuh mit dem Sporn in den Steigbügel. »Jawohl, nun nehm ich ihn eben wieder mit.«

Die Frau holte zwei nagelneue Fünfzigkopekenstücke hervor, wog sie auf der flachen Hand und barg sie wieder am Busen.

»Na, machen wir's?« sagte da auf einmal Duplistschew,

der kein Auge von den Silberstücken gelassen hatte, und führte den Hengst hinzu.

Saschka wählte eine leicht geneigte Stelle auf der Lichtung und stellte die Stute zurecht.

»Du bist ja nun nicht der einzige, der hier 'n Hengst hat«, sagte sie zu Stjopka und wies Orkan die Richtung. »Aber mein Stutchen ist ein Prachttier, zwei Jahre nicht gedeckt, da hab ich mir gedacht, wirst ihr mal gutes Blut beschaffen.«

Saschka war mit dem Hengst zuwege gekommen und führte hernach ihr Pferd beiseite.

»Nun hast du deine Füllung, mein Mädchen«, flüsterte sie, küßte ihre Stute auf die feuchten, scheckigen Lippen mit den herabhängenden Speichelfäden, schmiegte sich an das Pferdemaul und horchte dann auf den stampfenden Lärm im Walde.

»Die 2. Brigade kommt«, sagte Saschka streng und drehte sich nach mir um. »Wir müssen hin, Ljutytsch.«

»Ob sie kommt oder nicht«, schrie Duplistschew, und die Kehle war ihm wie zugeschnürt, »'s Geld für'n Hengst rück raus!«

»Das Geld ist auch bei mir gut aufgehoben«, murmelte Saschka und schwang sich in den Sattel.

Ich folgte ihr, und wir jagten dahin im Galopp. Hinter uns her tönten Duplistschews Wutgeheul und der trockene Knall eines Schusses.

»Habt mal acht!« schrie das Kosaklein und hastete durch den Wald.

Der Wind sprang zwischen den Zweigen umher wie ein verrückt gewordener Hase, an den galizischen Eichen vorbei flog die 2. Brigade, ruhig wölkte der Staub der Kanonade über der Erde wie über einer friedlichen Hütte. Und auf das Zeichen des Divisionschefs begannen wir die Attacke, die unvergeßliche Attacke auf Tschesniki.

Übersetzt von Thomas Reschke

Nach dem Kampf

Dies ist die Geschichte meines Zwistes mit Akinfijew.

Am 31. kam es zur Attacke bei Tschesniki. Unsere Schwadronen hatten sich im Walde beim Dorf gesammelt und warfen sich in der sechsten Abendstunde auf den Feind. Er erwartete uns auf einer Anhöhe, drei Werst entfernt. Die drei Werst legten wir im Galopp auf unseren ausgepumpten Pferden zurück. Als wir den Hang hinaufsprengten, sahen wir vor uns eine Todesmauer aus schwarzen Monturen und bleichen Gesichtern. Es waren die Kosaken, die uns zu Beginn der Polenkämpfe verraten hatten und von Hauptmann Jakowlew zu einer Brigade formiert worden waren. Der Hauptmann hatte seine Reiter im Karree aufgestellt und erwartete uns mit blankem Säbel. In seinem Mund funkelte ein Goldzahn, der schwarze Bart lag auf seiner Brust wie die Ikone auf dem Leichnam. Als wir auf zwanzig Schritt heran waren, hämmerten die feindlichen Maschinengewehre los; in unseren Reihen sanken Verwundete vom Pferd. Wir ritten über sie hinweg und prallten auf den Feind, doch das Karree wankte nicht, und wir ergriffen die Flucht.

So trugen die Sawinkowleute einen kurzfristigen Sieg über die 6. Division davon. Sie trugen diesen Sieg davon, weil sie der Lava unserer heranstürmenden Schwadronen offenen Auges entgegengesehen hatten. Der Hauptmann behielt diesmal die Oberhand, und wir flohen, ohne daß sich unsre Säbel vom erbärmlichen Verräterblut gerötet hätten.

Unsre ganze Division, fünftausend Mann, preschte die Hänge hinab, von niemandem verfolgt. Der Feind blieb auf dem Hügel. Er traute seinem unwahrscheinlichen Sieg nicht und konnte sich nicht zur Verfolgung entschließen. So kamen wir mit dem Leben davon und flogen ohne Verluste ins Tal hinunter, wo uns Winogradow, der Politleiter der Sechsten, anhielt. Auf seinem wilden Renner umherrasend, jagte er die fliehenden Kosaken in den Kampf zurück.

»Ljutow!« schrie er, als er meiner ansichtig wurde.

»Bring mir die Kämpfer zur Umkehr, sonst reiß ich dir die Seele aus dem Leib!«

Mit dem Mauserkolben hieb Winogradow auf seinen taumelnden Hengst ein und rief zeternd die Leute zusammen. Ich machte mich von ihm los und ritt zu dem Kirgisen Gulimow, der nicht weit von mir dahinjagte.

»Zurück, Gulimow, nach oben«, sagte ich. »Dreh das Pferd um.«

»Deinen Stutenschwanz dreh um«, antwortete Gulimow und spähte um sich. Diebisch spähte er um sich, dann schoß er und versengte mir die Haare überm Ohr.

»Deins dreh um«, flüsterte Gulimow, packte mich an der Schulter und wollte mit der freien Hand blankziehen. Der Säbel klemmte in der Scheide, zitternd blickte der Kirgise um sich. Er umklammerte meine Schulter, und sein Kopf kam immer näher auf mich zu.

»Deins mag vorangehen«, wiederholte er kaum hörbar. »Meins folgt dir nach.« Und stieß mich mit der Klinge des blankgekommenen Säbels leicht vor die Brust. Angesichts der beklemmenden Nähe des Todes wurde mir übel, mit der Hand schob ich das Gesicht des Kirgisen weg, das heiß war wie ein Stein in der Sonne, und kratzte es auf, so tief ich konnte. Warmes Blut sickerte unter meinen Nägeln hervor, kitzelte sie, und ich ritt weg von Gulimow, keuchend wie nach einem langen Weg. Mein geschundener Freund, das Pferd, ging im Schritt. Ich ritt und sah nicht, wohin, ich ritt und drehte mich nicht um, bis ich auf Worobjow traf, den Kommandeur der 1. Schwadron. Worobjow suchte seine Quartiermacher und konnte sie nicht finden. Zu zweit erreichten wir das Dorf Tschesniki und setzten uns dort auf ein Bänkchen, zusammen mit Akinfijew, dem ehemaligen Kutscher vom Revolutionstribunal. An uns vorüber ging Saschka, Krankenschwester im 31. Kavallerieregiment. Zwei Kommandeure setzten sich zu uns auf die Bank. Sie dösten schweigend, der eine hatte eine Quetschung erlitten, er schüttelte unaufhörlich den Kopf und zwinkerte mit hervorquellenden Augen.

Saschka ging ins Lazarett, seinetwegen Bescheid sagen, und kehrte dann zu uns zurück, ihr Pferd am Zügel hinter sich herziehend. Die Stute sträubte sich und glitt mit den Hufen im feuchten Lehm aus.

»Wo willst du hin mit geschwellten Segeln?« fragte Worobjow die Schwester. »Setz dich zu uns, Saschka.«

»Zu euch setz ich mich nicht«, antwortete Saschka und klatschte der Stute die Hand auf den Bauch. »Zu euch nicht.«

»Wieso denn das?« rief Worobjow lachend. »Willst wohl nicht mehr mit Mannsbildern Tee trinken, Saschka?«

»Mit dir nicht.« Die Frau wandte sich dem Kommandeur zu und schleuderte die Zügel weit von sich. »Mit dir will ich nicht mehr Tee trinken, Worobjow, weil ich euch Helden heut gesehen hab und weil ich dich in deiner ganzen Häßlichkeit gesehen hab, Kommandeur.«

»Wenn du's gesehen hast«, murmelte Worobjow, »hättest du doch schießen können.«

»Schießen?« sagte Saschka wütend und riß sich die Sanitäterbinde vom Ärmel. »Damit vielleicht?«

In diesem Moment schob sich Akinfijew zu uns heran, der ehemalige Kutscher vom Revolutionstribunal, mit dem ich noch eine alte Rechnung zu begleichen hatte.

»Du hattest nichts zum Schießen, Saschka, du nicht«, sagte er beschwichtigend. »Dir macht niemand 'n Vorwurf, nur möcht ich denen Vorwürfe machen, die im Kampf stümpern und keine Patronen in ihren Nagant schieben . . . Du bist in den Angriff gegangen«, schrie mich Akinfijew plötzlich an, und sein Gesicht verkrampfte sich, »bist losgezogen und hast keine Patronen eingeschoben. Warum nicht?«

»Pack dich, Iwan«, sagte ich zu Akinfijew, doch er ließ nicht ab von mir, rückte immer näher, schief, epileptisch und ohne Rippen.

»Der Pole kann ruhig auf dich los, aber du tust ihm nichts«, knurrte der Kosak, drehte sich und schlingerte mit den zerschlagenen Hüften. »Warum nicht?«

»Der Pole kann ruhig auf mich los«, antwortete ich herausfordernd, »aber ich tu ihm nichts.«

»Bist also ein Molokane?« zischte Akinfijew und trat zurück.

»Bin also ein Molokane«, sagte ich noch lauter. »Was willst du?«

»Ich will wissen, ob du bei klarem Verstand bist«, schrie Iwan mit wildem Triumph, »bei klarem Verstand, und betreffs der Molokanen kenne ich das Gesetz: Abknallen kann man die, denn sie vertrauen auf Gott.«

Das Geschrei des Kosaken lockte eine Menge Leute herbei. Ich wollte mich entfernen, doch er lief mir nach und schlug mir die Faust in den Rücken.

»Du hast keine Patronen eingeschoben«, flüsterte Akinfijew mit versagender Stimme über meinem Ohr und wollte mir mit seinen Daumen den Mund auseinanderreißen, »du vertraust auf Gott, du Verräter.«

Der Epileptiker riß und zerrte an meinem Mund, ich stieß ihn zurück und hieb ihm ins Gesicht. Akinfijew stürzte seitlich zu Boden und schlug sich blutig.

Da trat Saschka mit schaukelnden Brüsten zu ihm, übergoß ihn mit Wasser und nahm ihm einen langen Zahn aus dem Mund, der in dem schwarzen Schlund gewackelt hatte wie eine Birke an einer kahlen Chaussee.

»Die Hähne haben nichts anderes im Kopf«, sagte Saschka, »als zu raufen, ich aber möcht am liebsten die Augen schließen wegen all dieser Sachen heut.«

Sie sagte das voll Trauer und führte den zerschlagenen Akinfijew mit sich fort, ich aber schleppte mich ins Dorf Tschesniki, das im rastlosen, galizischen Regen triefte.

Es triefte und quoll auf, und aus seinen tristen Wunden rann roter Lehm. Über mir erstrahlte der erste Stern und stürzte in die Wolken. Der Regen peitschte die Silberweiden und verlor an Kraft. Gleich einem Vogelschwarm flog der Abend zum Himmel hinauf, und die Dunkelheit setzte mir ihren feuchten Kranz auf. Ich war erschöpft und schleppte mich gebeugt unter dem Totenkranz dahin, vom Schicksal die einfachste aller Gaben erflehend — die Fähigkeit, einen Menschen zu töten.

Übersetzt von Thomas Reschke

Das Lied

Im Dorfe Budjatitschi bekam ich Quartier bei einer bösen Frau, sie war Witwe, sie war arm. Ich habe manches Schloß von ihren Vorratskammern abgeschlagen, aber nie etwas Eßbares darin gefunden.

Mir blieb nur noch übrig, es mit List zu versuchen. Eines Tages, als ich vor Einbruch der Dämmerung heimkehrte, sah ich gerade noch, wie das Weib die Herdöffnung mit dem Ofenblech abdeckte. In der Hütte duftete es nach Kohlsuppe — wer weiß, vielleicht war sogar Fleisch drin? Ich roch geradezu das Fleisch in der Suppe und legte meinen Revolver auf den Tisch. Aber die Alte ließ sich nicht einschüchtern. Ihre schmutzigen Finger und ihr Gesicht zuckten krampfhaft; erregt und mit seltsamem Haß blickte sie mich an. Doch nichts hätte sie zu retten vermocht: Ich hätte ihr mit dem Revolver die Verstocktheit ausgetrieben, wenn mich nicht Saschka Konjajew, genannt Saschka Christus, gestört hätte.

Er trat ins Haus mit einer Harmonika unterm Arm, in ausgetretenen Stiefeln, die um seine schönen Beine schlotterten.

»Laß uns singen!« sagte er und hob die Augen zu mir, sie waren voll blauer, mattblinkender Eiskristalle. »Laß uns singen«, wiederholte Saschka. Er setzte sich auf die Bank und begann zu spielen. Ein verträumtes einleitendes Motiv, das klang wie die weite Ferne.

Der Kosak brach ab und blickte mit seinen blauen Augen wehmütig vor sich hin. Dann wandte er sich um und begann ein Kubaner Lied, von dem er wußte, daß ich es gerne hörte.

»Stern der Felder«, sang er, »Stern der Felder über meinem Vaterhaus und meiner Mutter leidgeprüfte Hand . . .«

Ich liebte dieses Lied. Das wußte Saschka; gemeinsam hatten wir es zum erstenmal im Jahre 19 an der Donmündung, in der Staniza Kagalnizkaja gehört.

Ein Mann, der in Schongewässern fischte, hatte es uns vorgesungen. In den Schongewässern hatten die Fische gelaicht und Vögel in zahlloser Menge genistet. Überhaupt ist der Fischreichtum an der Donmündung außerordentlich. Man kann die Fische mit Schöpfkellen, sogar mit Händen fangen. Senkt man ein Ruder ins Wasser, so bleibt es stehen, die Fische halten es fest und ziehen es mit sich. Wir selber haben das ausprobiert und werden die Schongewässer bei Kagalnizkaja niemals vergessen. Die Behörden haben das Fischen dort mit Fug und Recht verboten; aber im Jahre 19 lag die Donmündung im Feuer des Krieges, und der Fischer Jakow, der sein unerlaubtes Werk vor unseren Augen betrieb, schenkte unserm Schwadronssänger Saschka Christus eine Harmonika, damit wir beide Augen zudrückten. Er lehrte Saschka seine Lieder, darunter viele alte Melodien, die die Seele ergriffen. Wir hatten Nachsicht mit dem schlauen Fischer geübt, weil wir seine Lieder brauchten. Zumal noch niemand das Ende des Krieges absehen konnte und Saschka mit Klängen und Tränen unseren schweren Weg ebnete. Eine blutige Spur zeichnete unseren Weg, aber über unserer Spur schwebte das Lied. So war es im Kubanland und bei den grünen Feldzügen, so war es in Uralsk und in den kaukasischen Bergen, so ist es bis auf diesen Tag geblieben. Wir brauchen die Lieder: Das Ende des Krieges ist nicht abzusehen, und Saschka Christus, der Sänger der Schwadron, ist zum Sterben noch zu jung.

An jenem Abend, da die Wirtin mich um die Suppe betrog, machte mich Saschka mit seiner gedämpften, vibrierenden Stimme sanftmütig.

»Stern der Felder über meinem Vaterhaus und meiner Mutter leidgeprüfte Hand . . .«

Ich lag im Winkel auf fauligem Stroh und hörte Saschka zu. Die Sehnsucht zehrte an meinem Leib, die Sehnsucht schüttelte das muffige Stroh unter mir. Durch die heiße Flut meiner Sehnsucht sah ich die Alte kaum, die ihre welke Wange in die Hand stützte. Sie stand, den wundgekratzten Kopf gesenkt, regungslos an der Wand und rührte sich nicht, auch dann nicht, als Saschka sein Spiel beendet hatte. Er legte die Harmonika weg, lachte und gähnte wie nach langem Schlaf; dann, als er den Schmutz bemerkte, fegte er den Unrat von der Bank und ging, den Wassereimer zu füllen.

»Siehst du, mein Herz«, sagte die Frau zu ihm, als er zurückkehrte. Sie rieb ihren Rücken an der Tür und deutete auf mich. »Dein Vorgesetzter da ist vor dir reingekommen, hat mich angeschrien, hat mit den Füßen gestampft, hat alle Schlösser aufgebrochen und mir mit dem Revolver gedroht. Das ist eine Sünde vor Gott, mir mit dem Revolver zu drohen, mir, einer Frau . . .«

Sie rieb sich wieder den Rücken an der Tür und warf einen Schafpelz über ihren Sohn, der mit Lumpen zugedeckt in dem großen Bett unter dem Heiligenbild lag und schnarchte. Der Knabe war taubstumm und hatte einen aufgedunsenen, weißblonden Kopf und unförmige Füße, gleich denen eines ausgewachsenen Bauern. Die Mutter wischte ihm die schmutzige Nase und trat zurück zum Tisch.

»Liebe Frau«, sagte Saschka darauf und legte die Hand auf ihre Schulter. »Wenn Sie Lust haben . . . Ich könnt Ihnen zu Gefallen sein . . .«

Aber die Frau tat, als habe sie seine Worte nicht gehört.

»Ich habe überhaupt keine Suppe gesehen«, sagte sie, die Wange in die Hand gestützt. »Von meinen Suppen ist längst nichts mehr da. Immer drohen mir die Leute mit dem Revolver; und kommt mal ein guter Mensch, mit dem ich mich vergnügen könnte — ach, ich bin schon so von Kräften, daß ich an der Sünde keine Freude mehr finde . . .«

So klagte sie mit mißmutiger Stimme. Vor sich hin murmelnd schob sie den taubstummen Knaben an die Wand. Saschka legte sich zu ihr in die Lumpen des Bettes. Und ich versuchte einzuschlafen; ich dachte an schöne Dinge, um mit schönen Gedanken einzuschlafen.

Übersetzt von Dmitri Umanski

Der Sohn des Rabbi

Erinnerst du dich an Shitomir, Wassili? An den Teterew? Und an jenen Abend, da der junge Sabbat den Sonnenuntergang entlangging und mit seinen roten Hacken die Sterne niederdrückte?

Die schmale Mondsichel badete ihre Spitze in den schwarzen Wassern des Teterew. Der seltsame Gedalja, der Begründer der IV. Internationale, führte uns zum Abendgebet zu Rabbi Motale Bracławski. Im rötlichen Abenddunst schüttelte er die Hahnenfedern von seinem Zylinder. Im Zimmer des Rabbi flammten die Raubtierpupillen der Kerzen. Breitschultrige Juden murmelten dumpf über Gebetbüchern, und der alte Narr der Tschernobyler Zaddiken klimperte in seiner zerrissenen Tasche mit Kupfermünzen.

Erinnerst du dich noch an diese Nacht, Wassili? Draußen wieherten Pferde und schrien Kosaken. Draußen gähnte die Wüste des Krieges. Rabbi Motale Bracławski hatte seine dürren Finger in den Tallis gekrallt und betete an der Wand nach Osten. Dann wurde der Vorhang vor der heiligen Lade geöffnet. Und wir erblickten im wehmütigen Glanz der Kerzen die Thorarollen in Bezügen aus purpurrotem Samt und blauer Seide und über der Thora das leblose, demütige und wunderschöne Gesicht Elias, des Rabbi-Sohnes, des letzten Prinzen der Dynastie.

Drei Tage ist es nun her, Wassili, da sind die Regimenter der 12. Armee bei Kowel zurückgewichen. Die Stadt lag unter dem schmählichen Beschuß der Sieger. Unser Heer wankte und geriet in Verwirrung. Über die Rücken der toten Felder glitt der Eisenbahnzug der Politischen Abteilung. Die Bauernscharen neben dem Zug trugen auf dem Buckel den Soldatentod, den Typhus. Sie sprangen auf die Trittbretter unseres Zuges und stürzten, von den Stößen unserer Gewehrkolben getroffen, wieder hinab. Sie schnaubten, kratzten sich, trotteten weiter, schwiegen. Nach zwölf Werst, als ich keine Kartoffeln mehr für sie hatte, warf ich ihnen einen Haufen Flugblätter hinaus. Doch nur ein einziger von ihnen griff mit schmutziger Totenhand nach einem Flugblatt. In ihm erkannte ich Elia, den Sohn des Rabbi aus Shitomir. Ich erkannte ihn sofort. Es war schmerzlich, Wassili, den Prinzen anzuschauen, die Hose war runtergerutscht, und die Last seines Tornisters drückte ihn nieder. Entgegen den Vorschriften zogen wir ihn zu uns in den Wagen. Seine nackten Knie, die ungelenk waren wie die eines alten Weibes, schlugen gegen das verrostete Eisen des Trittbrettes. Zwei vollbusige Stenotypistinnen in Matrosenblusen schleppten den langen unbeholfenen Körper des Sterbenden in die Redaktion, wo wir ihn in eine Ecke legten. Die Kosaken in breiten, roten Hosen zogen ihm die runtergerutschten Beinkleider hoch. Gehalten haben ihn die beiden Mädchen, ihre krummen Beine fest gegen den Boden gestemmt, sie waren harmlose Weibchen und blickten teilnahmslos auf seine Genitalien, auf die abgezehrte, krause Männlichkeit eines dahingehenden Semiten. Und ich, der ihn auf einem meiner nächtlichen Gänge kennengelernt hatte, ordnete die Habseligkeiten des Rotarmisten Bracławski, die verstreut umherlagen: seine Ausweise als Agitator und Notizen des jüdischen Dichters. Die Bilder von Lenin und Maimonides, Lenins eiserner Dickschädel und das matte seidenweiche Antlitz des Maimonides. In den »Beschlüssen des VI. Parteitages« steckte eine Frauenlocke, schiefe Zeilen hebräischer Verse bedeckten die Ränder kommunistischer Flugblätter. In wehmütigem, dünnem Regen trafen sie mich, die Seiten aus dem »Hohenlied« und die Revolverpatronen. Und der wehmütige Regen des Erlöschens wusch mir den Staub aus dem Haar. Ich sagte zu dem Jüngling in der Ecke, der auf einem zerschlissenen Strohsack im Sterben lag:

»Vor vier Monaten hat mich Gedalja, der Altwarenhändler, an einem Freitagabend zu Ihrem Vater, dem Rabbi Motale, geführt. Damals waren Sie noch nicht in der Partei, Bracławski.«

»Ich war schon damals in der Partei«, antwortete der Jüngling, er kratzte sich die Brust, und Fieber schüttelte ihn. »Aber ich habe meine Mutter nicht verlassen können ...«

»Und jetzt, Elia?«

»Die Mutter ist in der Revolution nur eine Episode«, flüsterte er leiser werdend. »Mein Buchstabe, der Buchstabe ›B‹, kam an die Reihe, und die Parteiorganisation schickte mich an die Front ...«

»Und so kamen Sie nach Kowel, Elia?«

»Ja, ich kam nach Kowel«, schrie er verzweifelt. »Das Kulakenpack drückte unsere Front ein. Ich übernahm das neuformierte Regiment — aber umsonst war's: Ich hatte keine Artillerie ...«

Er starb, noch bevor wir in Rowno eintrafen. Er starb, der letzte Prinz, inmitten von Gedichten, Amuletten und Fußlappen. Wir beerdigten ihn auf einer gottverlassenen Station. Und ich, dessen uralten Leib die Stürme der Phantasie fast sprengen, ich empfing den letzten Hauch meines Bruders.

Übersetzt von Dmitri Umanski

Argamak

Ich wollte zur kämpfenden Truppe. Der Divisionskommandeur runzelte die Stirn, als er davon hörte.

»Wo treibt's dich hin? Wenn du dort schlappmachst, hast du nichts zu lachen.«

Ich beharrte auf meinem Wunsch. Doch damit nicht genug. Meine Wahl fiel auf die verwegenste aller Divisionen, die Sechste. Ich wurde der 4. Schwadron des 23. Kavallerieregiments zugeteilt. Schwadronskommandeur war Baulin, Schlosser aus einem Werk in Brjansk, an Jahren fast noch ein Kind. Um gesetzter zu erscheinen, hatte er sich einen Bart stehen lassen. Aschgraue Büschel kräuselten sich auf seinem Kinn. Trotz seiner zweiundzwanzig Jahre kannte Baulin keine Eitelkeit. Diese Eigenschaft, die Tausende von Baulins hatten, war ein wichtiger Faktor für den Sieg der Revolution. Baulin war hart, wortkarg, unbeugsam. Sein Lebensweg lag fest. Zweifel an der Richtigkeit dieses Weges gab es für ihn nicht. Entbehrungen machten ihm nichts aus. Er konnte im Sitzen schlafen. Wenn er schlief, preßte er eine Hand mit der anderen, und das Erwachen war bei ihm ein unmerklicher Übergang vom Vergessen zum Hellwachsein.

Nachsicht hatte ich unter Baulins Kommando nicht zu erwarten. Mein Dienst begann mit einem raren Glücksomen — man gab mir ein Pferd. Weder in der Kavalleriereserve noch bei den Bauern waren Pferde vorhanden. Ein Zufall half mir. Der Kosak Tichomolow hatte eigenmächtig zwei gefangene Offiziere erschossen. Er hatte Befehl, sie zum Brigadestab zu bringen, wo man sich von ihnen wichtige Aussagen erhoffte. Tichomolow brachte sie nicht hin. Zuerst sollte er vors Revolutionstribunal, dann überlegte man sich's anders. Schwadronskommandeur Baulin strafte ihn schlimmer als jedes Tribunal — er nahm Tichomolow seinen Hengst Argamak weg und versetzte den Kosaken zum Troß.

Die Qualen, die ich mit Argamak auszustehen hatte, überstiegen nachgerade das Maß menschlicher Kräfte. Tichomolow hatte das Pferd vom Terek mitgebracht, wo er zu Hause war. Es war an den Kosakentrab gewöhnt, eine besondere, harte, ungestüme Gangart. Argamaks Schritt war weitgreifend und eigensinnig. Mit diesem teuflischen Schritt trug er mich aus den Reihen der anderen, ich kam von der Schwadron ab und irrte, weil der Orientierungssinn mir abging, Tage und Nächte auf der Suche nach meinen Leuten umher, geriet in gegnerische Stellungen, nächtigte in Schluchten, kam an fremde Regimenter und wurde wieder davongejagt. Meine kavalleristischen Kenntnisse beschränkten sich auf das, was ich im Krieg gegen die Deutschen in einer Artillerieeinheit der 15. Infanteriedivision gelernt hatte. Meist hatte ich auf der Munitionskiste gesessen, und nur selten war es vorgekommen, daß wir auf den Zugpferden der Geschütze ritten. An den harten, schaukelnden Schritt Argamaks konnte ich mich nicht gewöhnen. Tichomolow hatte dem Pferd alle die Teufel vererbt, die seinen Sturz bewirkt hatten. Wie ein Sack wurde ich auf dem langen, dürren Rücken des Hengstes durchgerüttelt. Ich scheuerte ihm den Rücken wund. Auf die Schwären setzten sich metallisch glänzende Fliegen. Reifen geronnenen schwarzen Bluts umgürteten den Pferdebauch. Da Argamak auch noch ungeschickt beschlagen war, stieß er sich wund, seine Hinterbeine schwollen an den Fesseln an und wurden dick wie Elefantenbeine. Er magerte ab. In seinen Augen flackerte das Feuer des geschundenen Pferdes, ein Feuer von Hysterie und Starrsinn. Er ließ sich nicht satteln.

»Zuschanden geritten hast du das Pferd, Vieräugiger«, sagte der Zugführer.

In meiner Gegenwart schwiegen die Kosaken, aber hinter meinem Rücken heckten sie was aus, wie Räuber was aushecken, unbeweglich, träge und hinterhältig. Sie baten mich nicht einmal mehr, ihnen ihre Briefe zu schreiben.

Die Reiterarmee nahm Nowograd-Wolynsk. Täglich mußten wir sechzig, achtzig Kilometer zurücklegen. Wir näherten uns Rowno. Gerastet wurde kaum noch. Ich hatte Nacht für Nacht denselben Traum: Ich trabe auf Argamak dahin. Längs der Straße brennen Lagerfeuer. Die Kosaken kochen ab. Ich reite an ihnen vorbei, ohne von ihren Blicken verfolgt zu werden. Die einen grüßen, die anderen sehen nicht mal auf, ich interessiere sie nicht. Was bedeutet das? Ihre Gleichgültigkeit beweist, daß an mir nichts Besonderes ist, daß ich reite wie alle und daß es an mir nichts zu sehen gibt. Ich trabe weiter meines Wegs und bin glücklich. Die Wirklichkeit konnte meine Sehnsucht nach Ruhe und Glück nicht stillen, deshalb hatte ich diesen Traum.

Tichomolow war nirgends zu sehen. Irgendwo am Ende der Kolonne, im schwerfälligen Zug der mit Plunder vollgestopften Fuhrwerke, belauerte er mich.

»Paschka erkundigt sich dauernd nach dir«, sagte mir der Zugführer einmal.

»Was will er denn?«

»Er wird's schon wissen.«

»Denkt er vielleicht, ich wollte ihm weh tun?«

»Hast du's etwa nicht getan?«

Paschkas Haß drang durch Wälder und Flüsse zu mir. Ich spürte ihn auf der Haut und duckte mich fröstelnd. Blutunterlaufene Augen stierten mir unablässig nach.

»Warum hast du mir einen Feind angehängt?« fragte ich den Schwadronskommandeur Baulin.

Der ritt vorüber und gähnte.

»Das ist nicht meine Sorge«, antwortete er, ohne sich umzusehen. »Deine Sorge ist es.«

Argamaks Rücken heilte zu, brach dann aber wieder auf. Und obwohl ich drei Schweißdecken unter den Sattel legte, was mir das Reiten noch mehr erschwerte, schlossen sich die Schwären nicht. Der Gedanke, auf offenen Wunden zu sitzen, machte mich ganz elend.

Ein Kosak aus unserem Zug, Bisjukow mit Namen, war Tichomolows Landsmann, er kannte dessen Vater vom Terek.

»Paschkan sein Vater«, sagte mir Bisjukow eines Tages, »der züchtet nur Pferde, die ihm gefallen. Ein scharfer Reiter ist er und bärenstark. Er kommt zur Herde, sich ein Pferd aussuchen. Man bringt ihm eins. Breitbeinig pflanzt er sich vor dem Tier auf, guckt. Was ist? Das ist: Mit seiner Riesenfaust holt er aus, setzt sie dem Pferd zwischen die Augen, und aus ist's! Warum hast du das Tier umgebracht, Kalistrat? Weil ich, sagt er, schrecklich was dawider hab, auf diesem Pferd zu reiten. Dieses Pferd hat mir mißfallen, sagt er, und wenn mir was mißfällt, dann auf den Tod . . . Ein scharfer Reiter, da gibt's nichts!«

Und dieser Argamak, den Paschkas Vater am Leben gelassen, den er ausgesucht hatte, der war nun an mich geraten. Wie sollte es weitergehen? Ich schmiedete viele Pläne. Der Krieg befreite mich von meinen Sorgen.

Die Reiterarmee griff Rowno an. Die Stadt wurde genommen. Zwei Tage und Nächte verweilten wir darin. In der folgenden Nacht wurden wir von den Polen bedrängt. Sie lieferten uns das Gefecht, um ihren zurückweichenden Truppenteilen den Abzug zu ermöglichen. Das Manöver gelang. Ein Orkan, peitschender Regen, ein schweres Sommergewitter, das die Welt mit Strömen schwarzen Wassers überflutete, kam den Polen zu Hilfe. Wir räumten die Stadt für einen Tag. In dem nächtlichen Scharmützel fiel der Serbe Dundić, der Tapferste von allen. In diesem Scharmützel focht auch Paschka Tichomolow. Die Polen warfen sich auf seinen Troß. Das Gelände war eben, ohne Deckung. Paschka stellte seine Wagen in einer Kampfordnung auf, die er allein kannte. So mochten die Römer ihre Wagen aufgestellt haben. Paschka hatte, weiß der Himmel woher, auch ein Maschinengewehr. Er hatte es wohl gestohlen und für den Notfall versteckt. Mit diesem Maschinengewehr schlug er den Angriff ab und rettete den Besitz und den Troß, bis auf zwei Fuhrwerke, deren Pferde getötet wurden.

»Du legst die besten Kämpfer auf Eis«, sagte man zu Baulin ein paar Tage nach diesem Gefecht im Brigadestab.

»Wird schon seinen Grund haben, wenn ich's tue.«

»Paß auf, du schneidest dich ins eigne Fleisch.«

Paschka wurde nicht amnestiert, aber wir wußten, daß er wiederkommen würde. Er kam, die bloßen Füße in Galoschen. Von seinen verletzten Fingern hingen schwarze Mullstreifen. Sie wehten hinter ihm her wie Schleierfetzen. Es war in Budjatitschi, auf dem Platz vor der katholischen Kirche, wo unsere Pferde am Gestänge angebunden standen. Baulin saß auf den Kirchenstufen und badete seine Füße in einem Zuber mit heißem Wasser. Seine Zehen waren vereitert. Sie sahen rosig aus wie Eisen, das zu härten beginnt. Auf der Stirn klebten ihm Strähnen seines strohigen Jünglingshaares. Die Sonne brannte auf die Ziegel und Dachschindeln der Kirche herab. Bisjukow, der neben dem Schwadronskommandeur stand, schob ihm eine Zigarette in den Mund und gab ihm Feuer. Tichomolow ging, die Schleierfetzen hinter sich herschleifend, zu der Pferdestange. Seine Galoschen schlappten. Argamak streckte den lagen Hals vor und wieherte seinem Herrn zu, wieherte leise und winselnd wie ein Pferd in der Wüste. Auf seinem Rücken hatten sich die Blutwasserfäden zwischen den wunden Fleischstreifen zu einem Spitzenmuster verwoben. Paschka stellte sich neben das Pferd. Die schmutzigen Mullbänder lagen unbeweglich auf der Erde.

»So sieht's aus«, stieß der Kosak kaum hörbar hervor.

Ich trat zu ihm. »Versöhnen wir uns, Paschka. Ich bin froh, daß das Pferd wieder zu dir kommt. Bin nicht fertiggeworden mit ihm. Na, versöhnen wir uns?«

»Noch ist nicht Ostern, wo man sich versöhnt«, sagte der Zugführer, der sich hinter mir eine Zigarette drehte. Er hatte die Pluderhosen heruntergeschoben und das Hemd über der kupferfarbenen Brust aufgeknöpft, er ruhte auf den Kirchenstufen aus.

»Küß ihn doch gleich zur Versöhnung, Paschka«, stichelte Bisjukow, Tichomolows Landsmann, der Paschkas Vater Kalistrat kannte. »Er wünscht sich doch mit dir zu versöhnen.«

Ich war einsam unter diesen Menschen, deren Freundschaft ich nicht zu gewinnen vermochte.

Paschka stand wie angeschmiedet vor dem Pferd. Argamak atmete stark und frei und streckte ihm das Maul entgegen.

»So sieht's aus«, wiederholte der Kosak, wandte sich jäh zu mir um und schleuderte mir ins Gesicht: »Ich will mich nicht mit dir versöhnen.«

Mit den Galoschen schlurrend, entfernte er sich auf der kalkigen, von der Tagesglut verbrannten Straße und fegte mit seinen Binden den Staub des Dorfplatzes. Argamak folgte ihm wie ein Hund. Der Zügel baumelte unter seinem Maul, der lange Hals war vorgestreckt. Baulin war noch immer damit beschäftigt, in dem Zuber die rötlich-eiserne Fäulnis von seinen Füßen zu schaben.

»Du hast mir einen Feind angehängt«, sagte ich zu ihm. »Womit hab ich das verdient?«

Der Schwadronskommandeur hob den Kopf.

»Ich durchschau dich«, sagte er, »ich durchschau dich ganz und gar. Du willst partout ohne Feinde leben. Um ohne Feinde zu leben, bist du zu allem bereit.«

»Küß ihn doch gleich zur Versöhnung«, stichelte Bisjukow und wandte sich ab.

Auf Baulins Stirn trat ein Glutfleck. Seine Wange zuckte.

»Weißt du was?« sagte er, und sein Atem ging keuchend. »Ich hab's satt. Scher dich zu des Teufels Großmutter.«

So bekam ich den Laufpaß und ließ mich zur 6.Schwadron versetzen. Hier ging es mir besser. Argamak hatte mich immerhin die Tichomolowsche Reitweise gelehrt. Monate vergingen. Mein Traum erfüllte sich. Die Kosaken verfolgten mich und mein Pferd nicht mehr mit Blicken.

Übersetzt von Thomas Reschke

ZUR »REITERARMEE«

Ihr Tag

Ich habe Halsschmerzen und gehe zur Schwester der 1. Regimentsstabsschwadron. Eine Hütte, verqualmt, voll Dunst und Gestank. Auf den Bänken flegeln sich Soldaten, rauchen, kratzen sich, reißen Zoten. In einer Ecke hantiert die Schwester. Geräuschlos, ohne Hast verbindet sie der Reihe nach die Verwundeten. Ein paar Frechlinge stören sie nach Kräften. Sie alle sind Meister im unflätigen, lästerlichen Fluchen. Plötzlich — Alarm. Befehl: Aufgesessen! Die Schwadron formiert sich. Wir rücken aus.

Die Schwester zäumt allein ihr Pferd auf, schnürt den Hafersack, räumt ihre Tasche ein und reitet los. Ihr dünnes Fähnchen flattert im Wind, durch die Löcher in den verschlissenen Schuhen starren die rotgefrorenen Zehen. Es regnet. Mühsam ziehen die abgehetzten Pferde ihre Hufe aus dem zähen, widerwärtigen wolynischen Schlamm. Durch Mark und Bein dringt die Nässe. Die Schwester hat keine Kutte, keinen Mantel. Neben ihr grölt einer ein zotiges Lied. Die Schwester summt leise ihr Lied: vom Tod für die Revolution, von unserem künftigen, besseren Los. Ein paar fallen ein, und in die regnerische Herbstdämmerung ergießt sich unser Lied, unser nie verklingender Freiheitsruf.

Am Abend Sturmangriff. Mit weichem, unheilschwerem Knall detonieren die Granaten, immer schneller, in fiebernder Unruhe hämmern die Maschinengewehre.

Unter höllischem Beschuß, mit kalter Todesverachtung

verbindet die Schwester die Verwundeten, schleppt sie auf ihren Schultern vom Schlachtfeld.

Der Sturmangriff ist vorüber. Wieder ermüdender Ritt. Nacht, Regen. Dumpf schweigen die Soldaten, nur das heiße Flüstern der Schwester ist zu hören, sie spricht den Verwundeten Trost zu. Eine Stunde später — das gewohnte Bild: eine verdreckte, dunkle Hütte, darin der Zug, und in einer Ecke bei spärlichem Licht die Schwester: sie verbindet, verbindet, verbindet . . .

Flüche hängen schwer in der Luft. Die Schwester erträgt es nicht, sie antwortet bissig; lange lacht man über sie. Niemand hilft, niemand richtet ihr das Stroh zur Nacht, niemand schüttelt die Kissen auf.

Das sind sie, unsere heroischen Schwestern! Hut ab vor diesen Schwestern! Soldaten und Kommandeure, achtet die Schwestern! Schließlich muß man einen Unterschied machen zwischen den Flittchen im Troß, die unsere Armee beschmutzen, und den Märtyrerinnen von Schwestern, die ihr alle Ehre machen.

Übersetzt von Werner Rode

Gristschuk

Die zweite Tour in die Siedlung endete unerfreulich. Wir waren nach Proviant gefahren und kehrten gegen Mittag zurück. Friedlich schluckte Gristschuks Rücken vor meinen Augen. Kurz vorm Dorf legte er akkurat die Zügel zusammen, seufzte und kletterte vom Bock. Er kroch zu mir hinter in den Wagen und streckte sich aus. Sein kalter Kopf wackelte auf meinen Knien, die Pferde liefen im Schritt, und das gilbe Gewebe der Ruhe sank wie ein Leichengewand auf Gristschuks Gesicht.

»Bin ausgehungert«, antwortete er höflich auf meinen entsetzten Schrei und schloß müde die Lider.

So fuhr ich in das Dorf mit dem über den Wagen lang hingestreckten Kutscher.

Zu Hause setzte ich ihm Brot und Kartoffeln vor. Er aß lustlos, nickte zuweilen ein und rutschte weg. Dann ging er mitten auf den Hof und legte sich mit ausgebreiteten Armen auf die Erde, das Gesicht nach oben.

»Du schweigst in einem fort, Gristschuk«, sagte ich erregt. »Wie soll ich dich verstehen, unverständlicher Gristschuk?«

Er schwieg sich aus und wandte das Gesicht ab. Erst nachts, als wir einander wärmend im Heu lagen, erfuhr ich ein Kapitel aus seiner stummen Geschichte.

Russische Kriegsgefangene errichteten an der Nordsee Küstenbefestigungen. Für die Zeit der Feldarbeiten wurden sie ins Innere Deutschlands geschafft. Den Gristschuk nahm sich ein einsamer schwachsinniger Bauer. Sein Wahnsinn war Schweigen. Mit Schlägen und Essensentzug brachte er Gristschuk bei, sich durch Zeichen mit ihm zu verständigen. Vier Jahre schwiegen sie und lebten in Frieden miteinander. Gristschuk konnte die Sprache nicht erlernen, weil er sie nicht hörte. Nach der deutschen Revolution ging er nach Rußland. Der Bauer begleitete ihn bis zum Dorfrand. Der Deutsche zeigte auf die Kirche, auf sein Herz, auf das grenzenlose und leere Blau des Horizonts. Er lehnte seinen struppigen grauen Kopf an Gristschuks Schulter. So standen sie in stummer Umarmung. Dann fuchtelte der Deutsche mit den Händen und lief kraftlosen und unsicheren Schrittes zurück ins Dorf.

Übersetzt von Werner Rode

Bei unserm Väterchen Machno

Sechs Machno-Leute hatten in der vergangenen Nacht ein Dienstmädchen vergewaltigt. Als mir das am Morgen zu Ohren kam, beschloß ich, in Erfahrung zu bringen, wie eine Frau nach sechsmaliger Vergewaltigung aussieht. Ich traf sie in der Küche. Sie wusch Wäsche, über den Bottich gebeugt. Sie war ein dickes Weibsbild mit blühenden Wangen. Nur das geruhsame Leben auf der fruchtbaren ukrainischen Erde kann eine Jüdin mit solchen kreatürlichen Säften füllen und ihrem Gesicht solchen Fettglanz geben. Die Beine des Mädchens, fett, ziegelrot und kugelförmig geschwollen, rochen aufdringlich nach frischgeschlachtetem Fleisch. Mir schien, als zeugten von ihrer gestrigen Jungfernschaft nur noch die Wangen, die röter flammten als sonst, und die gesenkten Augen.

Außer dem Dienstmädchen war in der Küche das Bürschchen Kikin, Melder im Stab unsres Väterchens Machno. Er galt im Stab als Hanswurst, und es machte ihm nichts aus, im unpassendsten Moment auf den Händen zu laufen. Schon öfters hatte ich ihn vor dem Spiegel erwischt. Das eine Bein in der zerlumpten Hose gebeugt, zwinkerte er sich selber zu, klatschte sich auf den nackten Jungenbauch, sang Kampflieder und schnitt grandiose Grimassen, über die er sich selber halbtot lachte. Die Phantasie dieses Bengels arbeitete ungewöhnlich lebhaft. Diesmal sah ich ihn wieder bei einer sonderbaren Beschäftigung — er beklebte einen deutschen Stahlhelm mit Goldpapierstreifen.

»Wie viele hast du gestern bedient, Ruchlja?« fragte er und betrachtete mit eingekniffenen Augen seinen geschmückten Helm.

Das Mädchen schwieg.

»Sechse hast du bedient«, fuhr der Junge fort, »aber es gibt Weiber, die können bis zu zwanzig Mann bedienen. Unsre Bande hat in Krapiwno eine Bauersfrau behämmert, so lange behämmert, bis die Kerls das Keuchen kriegten, aber die war auch dicker als du . . .«

»Hol Wasser«, sagte das Mädchen.

Kikin brachte einen Eimer Wasser vom Hof. Dann schlurfte er auf bloßen Füßen zum Spiegel, stülpte sich den Helm mit den Goldpapierstreifen auf und musterte aufmerksam sein Spiegelbild. Es entzückte ihn. Er steckte in jedes Nasenloch einen Finger und guckte hingerissen zu, wie durch das Drücken von innen sich die Form seiner Nase veränderte.

»Ich geh mit auf den Feldzug«, sagte er und wandte sich wieder der Jüdin zu, »aber sag's keinem, Ruchlja. Stezenko nimmt mich in seine Schwadron. Da krieg ich wenigstens 'ne Uniform, da bin ich gut angesehn und find Kumpels unter den Soldaten, nicht so wie bei diesem Plunderkommando . . . Gestern, wie sie dich erwischt hatten und ich dir den Kopf festhielt, da hab ich zu Matwej Wassiljewitsch gesagt, was is, Matwej Wassiljewitsch, hab ich gesagt, jetzt is schon der vierte dran, und ich kann immer bloß den Kopf halten. Sie waren schon zum zweitenmal drauf, Matwej Wassiljewitsch, und ich, weil ich ein minderjähriger Junge bin und nicht in eurer Kumpanei, mich darf jeder kränken . . . Du, Ruchlja, hast ja wohl dem seine Antwort selber gehört: Wir wollen dich gar nicht kränken, Kikin, hat er gesagt, wenn die vom Stubendienst alle durch sind, kannst du auch drauf . . . Sie haben mich ja dann auch gelassen, sicher . . . Das war, wie sie dich schon ins Wäldchen geschleift hatten, da hat Matwej Wassiljewitsch gesagt — geh rauf, Kikin, wenn du Lust hast. Nein, hab ich zu Matwej Wassiljewitsch gesagt, ich hab keine Lust, nach Waska raufzugehen, sonst muß ich's mein Leben lang bereuen . . .«

Kikin schnaufte ärgerlich und verstummte. Er legte sich auf den Fußboden und starrte in die Ferne, barfuß, schlaksig, traurig, mit nacktem Bauch und mit dem funkelnden Helm auf den strohgelben Haaren.

»Da redet das Volk von den Machno-Leuten und von ihrer Tapferkeit«, stieß er mürrisch hervor, »aber du brauchst bloß ganz bißchen Salz mit ihnen zu essen, bis du spitzkriegst, daß jeder von ihnen ein Heimtücker ist.«

Die Jüdin hob ihr blutübergossenes Gesicht vom Bottich, streifte den Jungen mit flüchtigem Blick und verließ die Küche mit den schwerfälligen Schritten eines Kavalleristen, der nach langem Ritt die geschwollenen Füße wieder auf die Erde setzt. Der allein gebliebene Junge ließ den Blick gelangweilt durch die Küche gleiten, stemmte die Hände gegen den Boden, warf die Beine hoch und trabte, die Füße reglos gereckt, auf den Händen los.

Übersetzt von Thomas Reschke

Eine emsige Frau

Drei Machno-Leute — Gniloschkurow und noch zwei — hatten sich mit einer Frau geeinigt, deren Liebesdienste in Anspruch zu nehmen. Für zwei Pfund Zucker willigte sie ein, die drei zu empfangen, doch beim dritten konnte sie nicht mehr und taumelte durchs Zimmer. Sie floh auf den Hof und traf hier mit Machno zusammen. Er zog ihr die Peitsche über und spaltete ihr die Oberlippe; auch Gniloschkurow bekam sein Teil ab.

Das passierte morgens in der neunten Stunde, der Tag verging in Plackereien, und nun ist Nacht, und es regnet — ein raunender, unaufhaltsamer Nieselregen. Er rauscht hinter der Wand, vor mir im Fenster hängt ein einsamer Stern. Kamenka ist im Dunkel versunken; das lebende Getto erfüllt lebende Finsternis, in der sich die Machno-Leute unablässig zu schaffen machen. Ein Pferd wiehert dünn wie eine sehnsüchtige Frau, am Dorfrand knarren schlaflos die MG-Wagen, und die Kanonade legt sich verstummend auf der nassen, schwarzen Erde schlafen.

Hinten in der Straße leuchtet einsam das Fenster des Atamans. Ein frohlockender Scheinwerfer, zerschneidet es die Armseligkeit der Herbstnacht und flimmert im Regen. Dort in Väterchens Stab spielt ein Blasorchester zu Ehren von Antonina Wassiljewna, der Krankenschwester, die zum erstenmal bei Machno nächtigt. Die melancholischen tiefen Trompeten schmettern immer lauter, und die Partisanen vor meinem Fenster lauschen der dröhnenden Melodie der alten Märsche. Zu dritt sitzen sie vor meinem Fenster — Gniloschkurow mit seinen Kumpanen, und dann kommt Kikin angetrollt, das besessene Kosaklein. Er wirft die Beine in die Luft, stellt sich auf die Hände, singt und kreischt und verstummt mühsam wie nach einem Anfall.

»Blondi«, flüstert plötzlich Gniloschkurow, »Blondi«, sagt er schwermütig, »wieso kann das möglich sein, wo sie doch nach mir zwei hat reiten lassen, und das ganz prima . . . Wie ich mir den Riemen wieder umschnalle, da spricht sie noch, Onkelchen, sagt sie, merci für die Gesellschaft, ich mag Sie. Anelja heiß ich, sagt sie, so einen Namen hab ich — Anelja . . . Und jetzt denk ich mir, Blondi, die muß am Morgen ein böses Kraut gegessen haben, hat's gegessen, und nun wollte zu unserm Unglück auch Petka noch rauf . . .«

»Nun wollte auch Petka noch rauf«, sagte der fünfzehnjährige Kikin, setzte sich hin und brannte sich eine Zigarette an. »Mann, sagt sie zu Petka, seien Sie nett, meine letzte Kraft ist hin, springt hoch, will sich rausschlängeln, aber die Jungs breiten die Arme aus, wollen sie nicht zur Tür rauslassen, und sie keucht und schnauft.« Kikin stand auf und lachte mit blitzenden Augen. »Sie läuft raus, und in der Tür steht Väterchen . . . Stopp, sagt er, Sie haben doch bestimmt die Syphilis, gleich hier hack ich Sie zusammen, und er zieht ihr eins über, und sie, das merkt man, will ihm dawiderreden.«

»Ist aber auch nicht zu leugnen«, mengt sich da, Kikin unterbrechend, Petka Orlows zarte und bedächtige Stimme ein, »nicht zu leugnen ist, es gibt Gierhälse unter den Menschen, erbarmungslose Gierhälse . . . Ich hatte ihr doch gesagt, wir sind drei, Anelja, hol noch 'ne Freundin zu, teilt ihr euch eben den Zucker, und sie hilft dir . . . Nein, sagt sie, ich werd's schon aushalten, ich hab drei Kinder zu ernähren, bin ja schließlich kein Jüngferchen . . .«

»Emsige Frau«, versicherte ihm Gniloschkurow, der noch immer unter meinem Fenster saß, »emsig bis zum Gehtnichtmehr.«

Er verstummte. Wieder höre ich den Regen rauschen. Noch immer flüstert er und singt und stöhnt auf den

Dächern. Der Wind packt ihn und drückt ihn zur Seite. Auf Machnos Hof verebbt das feierliche Schmettern der Trompeten. Das Licht in seinem Zimmer brennt nur noch mit halber Kraft. Da erhob sich Gniloschkurow vom Bänkchen und brach mit seinem Körper den trüben Geisterschein des Mondes. Er gähnte, schlug das Hemd hoch, kratzte sich den ungewöhnlich weißen Bauch und ging zur Scheune, um zu schlafen. Petka Orlows zarte Stimme schwebte ihm nach.

»In Guljai-Pole, da war ein zugewanderter Bauer namens Iwan Golub«, sagte Petka, »ein friedlicher Mensch, trank nicht, war lustig bei der Arbeit, der hat sich zuviel aufgeladen und sich zu Tode verhoben . . . Die Leute in Guljai-Pole haben ihn sehr betrauert und sind allesamt, das ganze Dorf, hinter dem Sarg her, obwohl er fremd war, aber alle hinterher.«

Auf die Scheunentür zugehend, murmelte Petka vom verstorbenen Iwan, murmelte immer leiser, bewegter.

»Erbarmungslose Menschen gibt's«, antwortete ihm Gniloschkurow im Einschlafen, »die gibt's, hast recht.«

Gniloschkurow schlief ein, die beiden andern auch, nur ich bleibe am Fenster. Meine Augen spüren die stimmlose Dunkelheit, das Tier der Erinnerung kratzt mich, und der Schlaf will nicht kommen . . .

Sie saß seit dem Morgen in der Hauptstraße und bot Beeren feil. Die Machno-Leute bezahlten mit guten Scheinen. Sie hatte den üppigen, leichten Körper einer Blondine. Gniloschkurow hockte mit vorgerecktem Bauch auf dem Bänkchen und wärmte sich. Er döste und wartete, und die Frau, die es eilig hatte, ihre Ware zu verkaufen, heftete die blauen Augen auf ihn und überzog sich langsam mit zarter Röte.

»Anelja«, flüsterte ich ihren Namen, »Anelja.«

Übersetzt von Thomas Reschke

Der Kuß

Anfang August schickte uns der Armeestab zur Umgruppierung nach Budjatitschi. Die Ortschaft war zu Kriegsbeginn von den Polen erobert worden, aber bald wieder an uns zurückgegangen. Die Brigade zog im Morgengrauen in den Ort ein; ich kam tags an. Die besten Quartiere waren schon besetzt, ich konnte gerade noch bei einem Schullehrer unterkommen. In dem niedrigen Zimmer, zwischen Kübeln mit fruchttragenden Zitronenbäumen, saß in einem Sessel ein gelähmter Greis. Er trug einen Tirolerhut mit einer kleinen Feder; auf die aschebestäubte Brust herab wallte ihm ein grauer Bart. Zwinkernd und lallend brachte er eine Bitte vor. Ich wusch mich, ging in den Stab und kehrte erst nachts zurück. Mischka Surowzew, meine Ordonnanz, ein Orenburger Kosak, erstattete mir Bericht über die Lage: Das Haus bewohne außer dem gelähmten Alten eine gewisse Tomilina — Jelisaweta Alexejewna —, seine Tochter, und deren fünfjähriges Söhnchen Mischa, ein Namensvetter von Surowzew. Die Tochter, Witwe eines Offiziers, der im Weltkrieg gefallen war, halte sich brav, würde aber, wie Surowzew zu wissen meinte, einen anständigen Menschen nicht zurückweisen.

»Das biegen wir hin«, sagte er, entfernte sich in die Küche und klapperte dort mit Geschirr. Die Lehrerstochter half ihm. Während Surowzew in der Küche hantierte, erzählte er ihr von meinem Mut, von zwei polnischen Offizieren, die ich im Kampf vom Pferd heruntergeholt hätte, und wie sehr die Sowjetmacht mich schätze. Ihm antwortete die verhaltene, leise Stimme der Tomilina.

»Wohin bettest du dich zur Nacht?« fragte Surowzew sie zum Schluß. »Leg dich nur näher zu uns ran, schließlich sind wir Menschen von Fleisch und Blut.«

Er trug eine Riesenpfanne mit Rührei ins Zimmer und stellte sie auf den Tisch. »Sie ist einverstanden«, erklärte er, während er Platz nahm. »Sie sagt es bloß nicht.«

Im selben Augenblick vernahm ich unterdrücktes Flüstern, Rascheln und vorsichtiges Hin- und Hertappen. Wir hatten unser Frontgericht noch nicht verzehrt, als Greise auf Krücken und in Tücher gemummte Altweiblein nacheinander das Haus betraten. Das Bett des kleinen Mischa schleppten sie ins Eßzimmer, in den Zitronenhain, neben den Sessel des Großvaters. Wie Schafe bei Unwetter rotteten sich die hilflosen Gäste, die die Ehre Jelisaweta Alexejewnas zu verteidigen gedachten, in einem Haufen zusammen und verbarrikadierten mit ihren Leibern die Tür; lautlos spielten sie die ganze Nacht hindurch Karten, verkündeten flüsternd ihr Remis und erstarrten bei jedem Geräusch. Hinter dieser Tür fand ich keinen Schlaf, so unbehaglich, so betreten fühlte ich mich; kaum konnte ich es erwarten, daß der Tag anbrach.

»Möchten Sie bitte zur Kenntnis nehmen«, sagte ich der Tomilina, als ich ihr im Korridor begegnete, »möchten Sie bitte zur Kenntnis nehmen, daß ich die juristische Fakultät absolviert habe und zu den sogenannten gebildeten Leuten gehöre.«

Sie stand wie versteinert, mit hängenden Schultern, in einem altmodischen Überwurf, der ihre schlanke Figur wie angegossen umschloß. Die blauen Augen sahen mich an, ohne zu blinzeln, weit geöffnet und voll Tränen.

Nach zwei Tagen waren wir Freunde. Die Angst und die Unkenntnis, in der die Lehrersfamilie lebte, eine Familie guter und schwacher Menschen, waren grenzenlos. Die polnischen Beamten hatten ihnen weisgemacht, Rußland sei in Rauch und Barbarei untergegangen wie seinerzeit Rom. Bange kindliche Freude überkam sie, als ich ihnen von Lenin, vom zukunftstosenden Moskau und dem Künstlertheater erzählte. Des Abends besuchten uns zweiundzwanzigjährige bolschewistische Generale mit verfitzten rötlichen Bärten. Wir rauchten Moskauer Zigaretten, verzehrten das Abendbrot, das Jelisaweta Alexejewna aus Armeeproviant bereitete, und sangen Studentenlieder. Vornübergebeugt, heißhungrig hörte der Gelähmte in seinem Sessel zu, und das Tirolerhütchen auf seinem Kopf wippte im Takt unserer

Lieder. Des Alten hatte sich in diesen Tagen eine stürmische, vage Hoffnung bemächtigt, und um sein Glück durch nichts zu verdunkeln, übersah er geflissentlich ein gewisses blutrünstiges Protzen unsererseits und die lauthalse Naivität, mit der wir damals alle Weltprobleme lösten.

Nach dem Sieg über die Polen — so ward es im Familienrat beschlossen — sollten die Tomilins nach Moskau übersiedeln. Den Alten würden wir von einem berühmten Professor behandeln lassen, Jelisaweta Alexejewna sollte an Lehrgängen teilnehmen, und Mischka brächten wir in der Schule neben den Patriarchenteichen unter, die einst auch seine Mutter besucht hatte. Die Zukunft gehörte unbestritten uns, der Krieg war die stürmische Vorbereitung zum Glück, und das Glück selbst war eine Eigenschaft unseres Charakters. Ungeklärt blieben nur die Details, und im Streit um diese Details vergingen Nächte, gigantische Nächte, in denen sich der Kerzenstummel im trüben Glas der Fuselflasche spiegelte. Jelisaweta Alexejewna, sichtlich aufgeblüht, war unsere stumme Zuhörerin. Noch nie hatte ich ein überschwenglicheres, freieres und dabei furchtsameres Wesen gesehen. Manchen Abend brachte uns der listige Surowzew mit einem Korbwagen, den wir am Kuban beschlagnahmt hatten, zu einem Hügel, wo das verlassene Haus der Fürsten Gasiorowski im Abendrot lohte. Die mageren, aber langen und rassigen Gäule an den roten Zügeln griffen einträchtig aus; sorglos baumelte das Gehänge an Surowzews Ohr. Aus einem tiefen Graben, den ein gelber Blumenteppich bedeckte, stiegen runde Türme. Brüchige Mauern zeichneten in den Himmel eine krumme, von rubinrotem Blut geschwellte Linie, im Hagebuttenstrauch nickten Beeren, und eine Stufe, der Rest einer Treppe, über die einst polnische Könige geschritten waren, schimmerte bläulich im Gebüsch. Auf dieser Stufe saßen wir, als ich den Kopf Jelisaweta Alexejewnas an mich zog und sie küßte. Langsam wich sie zurück, richtete sich auf und lehnte sich Halt suchend an die Mauer. Sie stand reglos, ein feurig staubiger Strahl umspielte ihr erloschenes Gesicht, dann erschauerte sie und hob wie lauschend den Kopf; ihre Finger stießen sich von der Mauer ab; unsicher und fliehenden Gangs eilte sie abwärts. Ich rief sie, doch ich bekam keine Antwort. Unten schlummerte lang ausgestreckt im Korbwagen Surowzew mit rosigen Wangen. Nachts, als alle schliefen, schlich ich in das Zimmer Jelisaweta Alexejewnas. Sie las, das Buch weit von sich gestreckt; die auf dem Tisch ruhende Hand wirkte leblos. Jelisaweta Alexejewna fuhr auf das Klopfen herum und erhob sich.

»Nein«, sagte sie, mir tief in die Augen blickend, »nein, lieber Freund«, umschloß mein Gesicht mit ihren nackten, langen Armen und preßte die Lippen in einem endlosen, stummen Kuß auf meinen Mund.

Das Schrillen des Telefons im Nebenzimmer stieß uns auseinander. Der Stabsadjudant war am Apparat.

»Wir brechen auf«, sagte er. »Melden Sie sich sofort beim Brigadekommandeur!«

Ich hetzte los, ohne Mütze, unterwegs meine Papiere verstauend. Aus den Höfen wurden Pferde herausgeführt. Im Dunkeln jagten Reiter unter lauten Zurufen vorüber. Beim Brigadekommandeur, der sich im Stehen den Filzüberwurf festband, erfuhren wir, daß die Polen die Front bei Lublin durchbrochen hatten und daß uns ein Umgehungsmanöver übertragen war. Beide Regimenter sollten in einer Stunde aufbrechen.

Der Alte, aus dem Schlaf geweckt, beobachtete mich unruhig unter den Blättern eines Zitronenbaums hervor.

»Sagen Sie, daß Sie zurückkommen!« wiederholte er fortwährend und wackelte mit dem Kopf.

Einen Halbpelz über der batistnen Nachtjacke, geleitete uns Jelisaweta Alexejewna auf die Straße. Im Dunkeln preschte die unsichtbare Schwadron wie toll dahin. Bevor wir ins Feld einbogen, blickte ich zurück. Jelisaweta Alexejewna hatte sich niedergebeugt, sie zog dem Jungen, der vor ihr stand, die Joppe zurecht, und das flackernde Licht der Lampe auf dem Fensterbrett floß über ihren zarten Nacken . . .

Nach einem Tagesritt von hundert Kilometern vereinigten wir uns mit der 14. Kavalleriedivision und gingen unter Kämpfen zurück. Wir schliefen im Sattel. An den Rastorten glitten wir vom Schlaf übermannt zu Boden, und die Pferde schleiften uns am Zügel über die Stoppeläcker. Der Herbst begann, lautlos rieselte der galizische Regen herab. Ein einziger wortkarger, zerzauster Körper, schlugen wir Haken und beschrieben Kreise, gingen den Polen in die Falle und schlüpften wieder heraus. Wir hatten jeden Zeitbegriff verloren. Als wir uns zum Nachtlager in der Kirche zu Tostschenskaja niederließen, war ich mir gar nicht bewußt, daß wir nur neun Werst von Budjatitschi entfernt lagen. Surowzew erinnerte mich daran. Wir tauschten einen Blick.

»Schlimm, daß die Gäule so abgerackert sind«, sagte er vergnügt. »Sonst würden wir hinreiten.«

»Ausgeschlossen!« antwortete ich. »Man würde es merken.«

Und wir ritten los. An unseren Sätteln vertäut hingen Angebinde — ein Zuckerhut, ein Cape, abgefüttert mit rötlichem Pelz, und ein lebendiges zweiwöchiges Zicklein. Der Weg führte durch wogenden nassen Wald; ein stählerner Stern geisterte in den Wipfeln der Eichen. In knapp einer Stunde ritten wir in den Flecken ein; der Ort war in der Mitte ausgebrannt und voll mehlbestäubter Fahrzeuge, Geschützwagen und gebrochenen Deichseln. Ohne vom Pferd zu steigen, klopfte ich an das bewußte Fenster — eine weiße Wolke wirbelte durchs Zimmer. In ihrer Batistjacke mit flatterndem Spitzenbesatz kam Jelisaweta Alexejewna auf die Treppe herausgelaufen. Mit heißer Hand nahm sie meine Rechte und führte mich ins Haus. Im großen Zimmer hing Männerwäsche auf den zerknickten Zitronenbäumen. Auf Bettstellen dicht nebeneinander wie im Lazarett schliefen fremde Männer. Die schmutzigen Füße vorgestreckt, die erstarrten Münder verzerrt, schrien sie heiser auf im Schlaf und atmeten gierig und geräuschvoll. Das Haus hielt unsere Beutekommission besetzt, die Tomilins waren in einem Zimmer zusammengepfercht.

»Wann bringen Sie uns fort von hier?« fragte Jelisaweta Alexejewna, meine Hand pressend.

Der Alte war aufgewacht und wackelte mit dem Kopf. Der kleine Mischa drückte, still und glückselig lachend, das Zicklein an sich. Über ihm stand protzig Surowzew und schüttelte aus den Taschen seiner weiten Kosakenhosen Sporen, durchschossene Münzen, eine Pfeife an einer gelben Kordel.

Dieses Haus, das die Beutekommission besetzt hielt, barg keinen Winkel, wohin man sich hätte zurückziehen können, und ich ging mit Jelisaweta Alexejewna in den Bretteranbau, in dem Kartoffeln und Honigwaben für den Winter aufbewahrt wurden. Dort, in der Abstellkammer, erkannte ich, welch unabwendbarer, verhängnisvoller Weg der Weg des Kusses war, der beim Schloß der Fürsten Gasiorowski begonnen hatte.

Kurz vor Morgengrauen klopfte Surowzew uns wach.

»Wann bringen Sie uns fort?« fragte Jelisaweta Alexejewna mit abgewandtem Blick.

Ich schwieg und begab mich ins Haus, um von dem Alten Abschied zu nehmen.

»Schlimm ist, daß wir keine Zeit haben.« Surowzew verstellte mir den Weg. »Wir reiten los.«

Er drängte mich auf die Straße hinaus und brachte mir mein Pferd. Jelisaweta Alexejewna reichte mir die erkaltete Hand. Wie immer hielt sie den Kopf gerade.

Die Gäule, die nachts ausgeruht hatten, griffen munter aus. Im dunklen Geäst der Eichen erhob sich der feurige Sonnenball. Mein Herz war voll vom Jubel des jungen Tages.

Im Wald tat sich eine Lichtung auf, ich lenkte mein Pferd hin und rief, mich umwendend, Surowzew zu:

»Wir hätten doch noch bleiben können. Hast mich früh aufgescheucht.«

»Gar nicht früh«, erwiderte er und ritt an meine Seite, die nassen, funkensprühenden Zweige mit der Hand abwehrend. »Wäre nicht der Alte gewesen, hätt ich Sie noch früher aufgescheucht. Aber der Alte fing an zu schwätzen, wurde unruhig und warf sich ächzend auf die Seite. Als ich hinzusprang, war er tot, verschieden.«

Der Wald hörte auf. Wir ritten auf wegloses Ackerland. Ab und zu erhob sich Surowzew im Sattel, hielt Ausschau und pfiff vor sich hin; er erschnüffelte genau die Richtung, die wir einschlagen mußten, sog sie gewissermaßen mit der Luft ein, duckte sich und galoppierte weiter.

Wir kehrten beizeiten zurück. In der Schwadron blies man gerade Wecken. Die Sonne schien warm und verhieß einen glühenden Tag. An diesem Morgen überschritt unsere Brigade die ehemalige Staatsgrenze des Polnischen Reiches.

Übersetzt von Maria Riwkin

GESCHICHTEN AUS ODESSA

Der König

Die Trauung war zu Ende. Der Rabbiner ließ sich in den Sessel sinken. Dann trat er aus dem Haus und sah über die gedeckten Tische hin, die auf dem Hof in einer Reihe aufgestellt waren. Die Reihe war so lang, daß die Tafel bis hinter das Tor auf die Hospitalstraße hinausreichte. Die Tische waren mit Samt gedeckt und sahen aus wie eine Schlange, der man bunte Flicken auf den Leib genäht hat, und die orangefarbenen und roten Samtflicken schienen mit tiefer Stimme zu singen.

Die Wohnungen waren zu Küchen geworden. In den verrußten Türen zuckte der Widerschein trunkener, unförmiger Flammen. Und zwischen Flammen und Rauch walteten alte Weiber mit wabbelndem Kinn und schmierigen Brüsten. Schweiß, rot wie Blut, rot wie der Schaum am Maul eines tollwütigen Hundes und durchtränkt vom süßlichen Geruch menschlicher Fleischmassen, rann diese Brüste herab. Drei Köchinnen, die Geschirrspülerinnen nicht eingerechnet, waren für den Hochzeitstag gedungen, und allen stand die achtzigjährige Reisel vor, ehrwürdig wie die Thorarolle, winzig und bucklig.

Ein junger Bursche, den Gästen unbekannt, stahl sich vor dem Nachtmahl in den Hof. Er fragte nach Benja Krik und führte Benja Krik beiseite.

»Hören Sie, König«, sagte der junge Bursche. »Ich habe Ihnen ein paar Worte zu sagen. Mich schickt Tante Chana von der Kostezkaja zu Ihnen.«

»Schon gut«, antwortete Benja Krik, König genannt. »Was haben Sie zu sagen?«

»Unser Polizeirevier hat gestern einen neuen Kommissar bekommen, läßt Tante Chana Ihnen sagen.«

»Das habe ich schon vorgestern gewußt«, antwortete Benja Krik. »Und weiter?«

»Er hat das Revier versammelt und eine Rede gehalten.«

»Neue Besen kehren gut«, antwortete Benja Krik. »Er plant eine Razzia. Was weiter?«

»Und wann die Razzia stattfindet, wissen Sie das auch schon, König?«

»Morgen.«

»König, sie findet noch heute statt.«

»Wer hat dir das gesagt, Bursche?«

»Das hat mir Tante Chana gesagt. Sie kennen doch Tante Chana?«

»Ich kenne Tante Chana. Weiter!«

»Er hat das ganze Revier versammelt und gesagt: ›Wir müssen Benja Krik unschädlich machen, denn dort, wo es einen Zaren gibt, darf es keinen König geben. Heute, da Benja Krik seine Schwester verheiratet und alle auf der Hochzeit sind — heute muß die Razzia vorgenommen werden.‹«

»Weiter!«

»Da haben die Spitzel Angst bekommen und gesagt: ›Wenn wir heute eine Razzia machen, wo Benja Krik ein Fest feiert, wird Benja mächtig in Zorn geraten, und es wird viel Blut fließen.‹ Da hat der Kommissar gesagt: ›Mein Ehrgefühl gilt mir mehr.‹«

»Gut, geh!« antwortete der König.

»Was soll ich Tante Chana über die Razzia sagen?«

»Sag ihr, daß Benja Bescheid weiß.«

Und der Bursche ging. Drei Freunde Benja Kriks folgten ihm. Sie sagten, sie kämen in einer halben Stunde zurück. Und sie waren in der Tat eine halbe Stunde später wieder da. Das war alles.

Zu Tisch setzte man sich nicht nach dem Alter. Närrisches Alter ist nicht weniger jämmerlich als feige Jugend. Und nicht der Reichtum bestimmte die Ordnung bei Tisch. Das Futter einer schweren Geldbörse ist aus Tränen genäht.

Auf dem Ehrenplatz saß der Bräutigam mit der Braut. Denn es war ihr Tag. Ihnen zur Seite saß Sender Eichbaum, der Schwiegervater des Königs. Denn dies war sein Recht. Man muß die Geschichte des Sender Eichbaum kennen, um das zu verstehen. Seine Geschichte ist wahrhaftig nicht alltäglich.

Wie wurde Benja Krik, der Bandit und König aller Banditen, Schwiegersohn eines Mannes, dem nur eine einzige Kuh zu sechzig Milchkühen fehlte? Durch nichts anderes als einen Banditenstreich. Ein Jahr zuvor hatte Benja an Eichbaum einen Brief geschrieben:

»Monsieur Eichbaum, legen Sie bitte morgen früh unter das Tor Sofienstraße 17 einen Betrag von 20000 Rubel. Tun Sie das nicht, so erwartet Sie etwas Unerhörtes, wonach ganz Odessa von Ihnen sprechen wird. Hochachtungsvoll Benja, der König.«

Drei Briefe, einer bestimmter als der andere, blieben ohne Antwort. Erst dann traf Benja seine Maßnahmen, und neun Mann mit langen Stöcken kamen nachts zu Eichbaum auf den Hof. Die Stöcke waren mit geteertem Werg umwickelt. Hell flammten in Eichbaums Viehhof neun Sterne auf. Benja schlug die Schlösser an den Stallungen ab und führte eine Kuh nach der anderen hinaus. Empfangen wurden sie von einem Burschen mit einem Messer in der Hand. Er schlug die Kühe mit wuchtigem Hieb zu Boden und stieß ihnen das Messer in ihr Kuhherz. Auf der blutgetränkten Erde blühten die Fackeln wie feurige Rosen. Schüsse knallten. Die herbeieilenden Mägde wurden von Benja mit Schüssen zurückgetrieben. Nach ihm schossen die Spießgesellen, auch sie schossen in die Luft, denn wenn man nicht in die Luft schießt, kann man leicht einen Menschen töten. Als die sechste Kuh mit Todesgebrüll vor den Füßen des Königs verendete, kam Eichbaum in Unterhosen auf den Hof gelaufen und fragte: »Was treibst du da, Benja?«

»Wenn ich das Geld nicht bekomme, bleibt Ihnen keine einzige Kuh.«

»Komm mit mir ins Haus, Benja.«

Dort wurden sie einig. Die niedergestochenen Kühe wurden geteilt, Eichbaum bekam die Garantie, daß sein Eigentum und seine Person fernerhin unangetastet bleiben würden, die Garantie wurde schriftlich fixiert und in aller Form versiegelt. Aber das Wunder geschah erst hernach.

In jener grausigen Nacht, da die abgestochenen Kühe brüllten, die Kälber im Blut ihrer Mütter hin und her rutschten, die Fackeln wie schwarzhäutige Mädchen tanzten und die Milchmägde unter den Browningschüssen über ihren Köpfen kreischend zurückwichen, war Benja der Tochter des alten Eichbaum, Zilja, im ausgeschnittenen Hemd ansichtig geworden. Und des Königs Sieg wurde seine Niederlage.

Zwei Tage danach erstattete Benja dem Eichbaum ohne jede vorherige Mitteilung das gesamte erpreßte Geld zurück. Und am Abend besuchte er ihn. Er trug einen goldgelben Anzug, und unter seiner Manschette blitzte ein Brillantarmband. Er kam zu Eichbaum, ihn um die Hand seiner Tochter Zilja zu bitten. Den Alten traf ein leichter Schlag, von dem er sich aber schnell wieder erholte. In dem Alten steckte noch Leben für zwanzig Jahre.

»Eichbaum«, sagte der König zu ihm. »Wenn Sie sterben, werde ich sie auf dem schönsten jüdischen Friedhof neben der Einfahrt begraben lassen. Ich werde Ihnen einen Grabstein aus rosa Marmor errichten. Ich werde Sie zum Vorsteher der Synagoge von Brody machen. Ich entsage meinem Beruf, Eichbaum, ich trete in Ihr Geschäft als Kompagnon ein. Wir werden zweihundert Kühe haben, Eichbaum. Ich werde alle andren Milchhändler ausstechen. In der Straße, wo Sie wohnen, wird sich kein Dieb mehr zeigen. Ich baue für Sie in der Umgebung der Stadt eine Villa. Sie sind in Ihrer Jugend auch kein Heiliger gewesen. Über die Sache mit dem gefälschten Testament wollen wir lieber nicht laut sprechen. Und Ihr Schwiegersohn wird ein

König sein, kein rotznasiger Kerl, sondern ein König, Eichbaum.«

Benja Krik erreichte, was er wollte, denn er war leidenschaftlich, und die Leidenschaft beherrscht die Welten. Die Neuvermählten verbrachten drei Monate im gesegneten Bessarabien, zwischen Weinreben, bei reichem Mahl und im Schweiße ihrer Liebe. Dann kehrte Benja nach Odessa zurück, um seine vierzigjährige Schwester Deborah zu verheiraten, die an der Basedowschen Krankheit litt.

Und nun, da wir die Geschichte des Sender Eichbaum kennen, wollen wir uns wieder der Hochzeit Deborahs, der Schwester des Königs, zuwenden.

Als Abendbrot wurden Truthähne, gebratene Hühner, Gänse, gefüllter Fisch und Fischsuppe serviert, in der Zitronensaft wie Perlmutter glänzte. Über den toten Gänseköpfen wippten Blumen wie üppige Federbüsche. Aber hatte die Brandung des Meeres etwa Geflügelbraten ans Ufer von Odessa geworfen?

Das Edelste aller Konterbande, alles, was die Länder unserer Erde berühmt gemacht, übte in jener sternfunkelnden blauen Nacht seine betörende und lähmende Wirkung: Der ausländische Wein machte das Innere warm, die Beine in süßer Pein schwer, das Hirn matt, und das Rülpsen, das er erregte, klang wie der Stoß einer Trompete. Der schwarze Koch der »Plutarch«, die tags zuvor aus Port Said eingelaufen war, hatte dickbauchige Flaschen Jamaikarum, öligen Madeirawein, Zigarren aus den Plantagen von Pierpont Morgan und Orangen aus Jerusalem durch den Zoll geschmuggelt. All das hatte die Brandung ans Ufer von Odessa geworfen. All das bekamen die Odessaer Bettler zuweilen auf jüdischen Hochzeiten vorgesetzt. Auf der Hochzeit der Deborah Krik bekamen sie Jamaikarum, sie soffen sich voll wie die unreinen Schweine und trommelten laut mit ihren Krücken auf die Erde. Eichbaum öffnete seine Weste, er beobachtete mit halbgeschlossenen Augen die bewegte Hochzeitsschar und rülpste behaglich. Das Orchester spielte einen Tusch. Es war wie bei einer Divisionsparade.

Ein Tusch löste den andern ab. Die Banditen, die in geschlossenen Reihen saßen, waren anfangs durch die Anwesenheit der Fremden befangen gewesen. Dann aber gingen sie aus sich heraus, Ljowa Kazap zerschlug auf dem Kopf seiner Geliebten eine Schnapsflasche, und Monja, der Artillerist, schoß in die Luft. Die Begeisterung erreichte ihren Höhepunkt, als die Neuvermählten nach Sitte und Brauch beschenkt wurden. Die Synagogendiener sprangen auf die Tische und riefen unter dem Gebraus eines Tusches im Singsang die Zahl der Rubel und Silberlöffel aus, die jeweils auf den Tisch kamen. Und hier zeigten die Freunde des Königs, was blaues Blut und edles Vorstadt-Rittertum wert waren. Mit beispiellos lässiger Bewegung warfen sie Goldmünzen, Ringe und Korallenketten auf die Silberteller.

Die Aristokraten der Moldawanka waren angetan mit himbeerroten Westen, schokoladenbraunes Tuch umspannte ihre Schultern und himmelblaues Leder ihre fleischigen Beine. Aufrecht und mit vorgestreckten Bäuchen saßen die Banditen da, klatschten im Takt zur Musik, riefen »Bitter!« und warfen der Braut grölend Blumen zu, während sie, die vierzigjährige Deborah Krik, Schwester des Benja Krik, Schwester des Königs, von Krankheit verunstaltet, mit großem Kropf und hervortretenden Augen, auf einem Berg von Kissen neben dem schmächtigen Jungen hockte, der, mit dem Geld Eichbaums gekauft, trübsinnigen Gedanken nachhing.

Die herkömmliche Beschenkung ging dem Ende zu. Die Synagogendiener waren heiser, und der Kontrabaß lag im Widerstreit mit der Geige. Über dem Hof hing plötzlich leiser Rauchgeruch.

»Benja«, sagte Vater Krik, der alte Kutscher, der bei allen Lastkutschern im Ruf eines Grobians stand. »Benja, weißt du, was mir scheint? Mir scheint, bei uns brennt der Ruß.«

»Väterchen«, antwortete der König seinem betrunkenen Vater. »Essen Sie, bitte, und trinken Sie weiter und kümmern Sie sich nicht darum.«

Papa Krik befolgte den Rat seines Sohnes. Er aß und

trank, aber der Rauch wurde immer ätzender, und alsbald hatte sich der Himmelsrand rot gefärbt. Und da stieß wie ein schmaler Säbel eine Feuerzunge hoch. Die Gäste sprangen auf und schnupperten wie Hunde in der Luft. Die Weiber kreischten, die Banditen blickten einander verstohlen an. Benja, der nichts zu merken schien, war untröstlich.

»Man stört mir die Feier«, schrie er verzweifelt. »Ich bitte euch, meine Lieben, eßt und trinkt!«

Da erschien auf dem Hof wieder jener junge Bursche, der schon vor dem Nachtmahl dagewesen war.

»König«, sagte er, »ich habe Ihnen ein paar Worte zu sagen.«

»Sprich!« erlaubte ihm der König. »Du hast wohl des öfteren ein paar Worte zu sagen.«

»König«, sagte kichernd der fremde Bursche. »Es ist geradezu komisch — das Polizeirevier brennt wie eine Kerze.«

Die Krämer schwiegen mit einem Mal still, die Banditen lächelten. Die sechzigjährige Manja, die Stammutter aller Vorstadtbanditen, steckte zwei Finger in den Mund und pfiff so durchdringend, daß ihre Nachbarn zurückprallten.

»Manja, Sie sind nicht bei der Arbeit«, bemerkte Benja Krik. »Bewahren Sie kaltes Blut, Manja.«

Der junge Bursche, der die erstaunliche Neuigkeit gebracht hatte, krümmte sich vor Lachen.

»An die vierzig Mann hatten das Revier verlassen«, erzählte er, die Kinnbacken bewegend, »um die Razzia abzuhalten. Aber sie waren kaum fünfzehn Schritte gegangen, als die Flammen aus dem Haus schlugen. Gehen Sie nur hin, da gibt's was zu sehen . . .«

Benja verbot seinen Gästen, die Brandstätte aufzusuchen. Aber er selbst machte sich mit zwei seiner Gefährten auf den Weg. Das Haus brannte an allen vier Ecken. Mit wackelndem Steiß liefen Wachleute die rauchverhangenen Treppen hinauf und warfen Holzkästen aus den Fenstern. Die Inhaftierten machten sich das allgemeine Chaos zunutze und stahlen sich davon. Mit Eifer arbeiteten die Feuerwehrleute, aber der nächstgelegene Hydrant gab kein Wasser. Der Polizeikommissar, jener neue Besen, der gut kehren sollte, stand auf dem gegenüberliegenden Gehsteig und kaute an seinem Schnurrbart, der ihm in den Mund hing. Der neue Besen stand regungslos — und Benja, der an ihm vorbeiging, salutierte militärisch.

»Gehorsamster Diener, Euer Hochwohlgeboren«, sprach er mitfühlend. »Was sagen Sie zu diesem Unglück? Das ist doch entsetzlich!«

Er blickte auf das brennende Gebäude, schüttelte den Kopf und schmatzte mit den Lippen: »Ei, ei, ei.«

Als Benja heimkehrte, waren die bunten Laternen im Hof erloschen und die Gäste fortgegangen. Am Himmel stand Morgenröte. Die Musikanten waren eingeschlafen, den Kopf auf die Griffbretter ihrer Kontrabässe gestützt. Nur Deborah dachte nicht an Schlaf, sie stieß ihren verstörten Mann mit beiden Händen zur Tür des Schlafzimmers hin und sah ihn so lüstern an wie eine Katze, die eine Maus im Maule hält und sie ganz sachte mit den Zähnen abtastet.

Übersetzt von Dmitri Umanski

Wie es in Odessa gemacht wurde

Ich begann.

»Reb Arie Leib«, sagte ich zu dem Alten, »laßt uns von Benja Krik sprechen. Von seinem blitzschnellen Aufstieg und seinem schrecklichen Ende. Drei Schatten versperren die Wege meiner Phantasie. Einer ist der einäugige Froim Gratsch. Kann sich denn der Stahl seiner Taten nicht mit der Kraft des Königs Benja Krik messen? Dann Kolka Pakowski. Die Wildheit dieses Mannes enthält alles, was man zum Herrschen braucht. Und wieso hat Chaim Drong den Glanz des neuen Sterns nicht erkannt? Und warum ist nur Benja Krik auf die höchste Sprosse der Strickleiter gelangt, während alle anderen zurückgeblieben sind auf den unsicheren Tausprossen?«

Reb Arie Leib saß schweigend auf der Friedhofsmauer. Vor uns breitete sich die grüne Ruhe der Gräber. Ein Mensch, der nach einer Antwort dürstet, muß sich mit Geduld wappnen. Einem Menschen, der über Kenntnisse verfügt, steht Würde an. Deshalb saß Arie Leib auf der Friedhofsmauer und schwieg.

Schließlich sagte er:

»Warum gerade er? Sie wollen wissen, warum nicht die andern? Also vergessen Sie für einen Augenblick, daß Sie auf der Nase eine Brille und in der Seele den Herbst tragen. Hören Sie auf, an Ihrem Schreibtisch zu randalieren, während Sie vor den Menschen verlegen stottern. Stellen Sie sich für einen Augenblick vor, Sie randalierten auf dem Stadtplatz und stotterten auf dem Papier, Sie wären ein Tiger, ein Löwe, eine Katze. Sie könnten mit einer russischen Frau schlafen, und die russische Frau würde mit Ihnen zufrieden sein. Sie wären fünfundzwanzig Jahre alt. Sie würden, wären am Himmel und an der Erde Ringe festgemacht, die Ringe ergreifen und den Himmel zur Erde herabziehen. Und Ihr Herr Vater wäre ein Lastkutscher und hieße Mendel Krik. Woran denkt ein solcher Vater? Er denkt daran, wo er ein Glas Schnaps trinken und wem er eins in die Fresse hauen könnte; an seine Pferde denkt er und sonst an nichts mehr. Sie wollen leben, er aber zwingt Sie, zwanzigmal am Tag zu sterben. Was hätten Sie anstelle von Benja Krik getan? Nichts hätten Sie getan. Er aber hat etwas getan. Deshalb ist er der König, Sie aber sind eine taube Nuß geblieben.

Er, der Benja, ging zu Froim Gratsch, der schon damals nur mit einem Auge in die Welt blickte und der war, der er heute ist. Er sagte zu Froim:

›Nimm mich auf. Ich will mich auf deine Seite schlagen. Wisse, die Seite, auf die ich mich schlage, wird im Gewinn sein.‹

Gratsch frage ihn:

›Wer bist du, woher kommst du und was treibst du?‹

›Mach einen Versuch mit mir, Froim‹, antwortete Benja, ›und hören wir auf, unnütz Brei breitzutreten.‹

›Gut, hören wir auf, Brei breitzutreten‹, antwortete Froim. ›Ich will mit dir einen Versuch machen.‹

Und die Banditen kamen zusammen, um über Benja zu beraten. Ich habe dieser Beratung nicht beigewohnt. Allein, man sagt, sie hätten beraten. Der Älteste war damals der inzwischen verstorbene Ljowka Byk.

›Was ist wohl bei diesem Bentschik unter der Mütze los?‹ fragte der selige Byk.

Und der einäugige Gratsch äußerte seine Meinung:

›Benja spricht wenig, dafür aber wohlgefällig. Er redet wenig, aber man wünscht, er möchte mehr sagen.‹

›Ist es so‹, rief der selige Ljowka, ›dann soll er seine Prüfung bei Tartakowski bestehen!‹

Bei Tartakowski soll er seine Prüfung bestehen, beschlossen sie, und alle, die noch ein Gewissen hatten, erröteten bei diesem Beschluß. Warum erröteten sie? Das erfahren Sie, wenn Sie mir folgen.

Tartakowski hieß bei uns der ›Anderthalbjude‹ oder die ›Neun Überfälle‹. Er hieß der Anderthalbjude, weil kein Jude so viel Frechheit und Geld besaß wie Tartakowski. Er war von größerem Wuchs als der größte Wachmann in Odessa und wog schwerer als das dickste Judenweib. Und er hieß die ›Neun Überfälle‹, weil die Firma Ljowka Byk und Co. nicht acht Überfälle und nicht zehn, sondern eben neun Überfälle auf sein Büro unternommen hatte. Das Schicksal wollte, daß dem Benja zu einer Zeit, da er noch nicht König war, die Ehre zuteil ward, auf den Anderthalbjuden den zehnten Überfall auszuführen. Als ihm Froim das mitteilte, sagte Benja ›ja‹, schlug die Tür zu und ging. Warum schlug er die Tür zu? Das werden Sie erfahren, wenn Sie mir folgen.

Tartakowski hat eine Mörderseele, aber er ist einer von uns. Er stammt von uns ab. Er ist unser Fleisch und Blut, als habe uns die gleiche Mutter geboren. Halb Odessa ist in seinen Geschäften angestellt. Viel Leid mußte er von seinen eigenen Leuten aus der Moldawanka erdulden. Zweimal haben sie ihn entführt, um Lösegeld zu bekommen, und einmal, bei einem Pogrom, haben sie ihn mit Chorgesang beerdigt. Der Pogrompöbel hatte dazumal die Juden auf der Großen Arnautskaja geplündert. Tartakowski war vor ihm geflüchtet und begegnete auf der Sofienstraße einem Trauerzug mit einem Chor. Er fragte:

›Wer wird da mit einem Chor beerdigt?‹

Vorübergehende antworteten ihm, man beerdige Tartakowski. Der Trauerzug erreichte den Vorstadtfriedhof. Und da holten unsere Leute ein Maschinengewehr aus dem Sarg und eröffneten das Feuer auf den Pogrompöbel. Das hatte der Anderthalbjude nicht voraussehen können. Der Anderthalbjude erschrak zu Tode. Welcher Herr an seiner Stelle wäre nicht erschrocken gewesen?

Der zehnte Überfall auf einen, der bereits einmal beerdigt wurde, ist eine ungehörige Sache. Benja, der damals noch nicht König war, begriff das besser als jeder andere. Aber er hatte Gratsch zugesagt, und noch am gleichen Tage schrieb er Tartakowski einen Brief, der lautete wie alle Briefe dieser Art:

›Sehr geehrter Rubin Ossipowitsch! Wollen Sie bitte die Freundlichkeit haben, am Samstag unter der Regentonne einen Betrag in Höhe von soundso viel Rubel zu hinterlegen‹ und so weiter. ›Sollten Sie das nicht tun, und ich weiß, daß Sie sich das in letzter Zeit des öfteren erlaubt haben, so erwarten Sie große Unannehmlichkeiten in Ihrem Hause. Hochachtungsvoll der Ihnen bekannte Benzion Krik.‹

Tartakowski ließ es sich nicht verdrießen und antwortete sofort:

›Benja! Wärst Du ein Narr, so hätte ich Dir wie einem Narren geschrieben. Aber ich weiß, daß Du kein Narr bist, und Gott behüte mich, Dich für einen solchen zu halten. Du scheinst den dummen Jungen spielen zu wollen. Weißt Du denn nicht, daß dies Jahr die Ernte in Argentinien so vortrefflich ist, daß wir unseren Weizen nicht loswerden können und darauf sitzenbleiben? Und ich kann Dir — Hand aufs Herz — sagen, daß es mich in meinen alten Jahren schwer ankommt, ein so bitteres Brot zu essen und so viel Unglück zu ertragen, nachdem ich zeit meines Lebens wie der letzte Lastträger gearbeitet habe. Was habe ich nun davon, daß ich mein Lebtag wie ein Zuchthäusler gearbeitet habe? Geschwüre, Schmerzen, Sorgen und Schlaflosigkeit. Laß diese Dummheiten, Benja! Dein Dir, mehr als Du glaubst, freundschaftlich gesinnter Rubin Tartakowski.‹

Der Anderthalbjude hatte das Seinige getan. Er hatte den Brief geschrieben. Aber die Post beförderte den Brief nicht an die angegebene Adresse. Benja, der keine Antwort bekam, wurde böse. Eines Tages erschien er mit vier Freunden im Büro Tartakowskis. Vier Burschen mit Masken und Revolvern stürmten ins Zimmer.

›Hände hoch!‹ riefen sie und fuchtelten mit den Revolvern.

›Arbeite ruhiger, Salomon‹, bemerkte Benja zu einem, der besonders laut schrie. ›Hör auf, bei der Arbeit nervös zu sein.‹ Und er wandte sich dem Prokuristen zu, der weiß wie der Tod und gelb wie Lehm war, und fragte ihn:

›Ist der Anderthalbjude im Geschäft?‹

›Er ist nicht im Geschäft‹, antwortete der Prokurist, der Muginstein hieß und den Vornamen Joseph trug. Er war ein unverheirateter Sohn der Tante Pessja, einer Geflügelhändlerin vom Seredinski-Platz.

›Wer vertritt dann den Herrn?‹ fingen sie an, den unglückseligen Muginstein auszufragen.

›Ich vertrete ihn‹, antwortete der Prokurist, grün wie Gras.

›Dann öffne uns mit Gottes Hilfe die Kasse!‹ befahl Benja, und die Oper in drei Akten begann.

Der nervöse Salomon steckte Geld, Papiere, Uhren und Stempel in den Koffer, der selige Joseph stand vor ihm mit erhobenen Händen, während Benja Geschichten aus dem Leben des jüdischen Volkes erzählte.

›Wenn er sich schon aufspielt wie ein Rothschild‹, sagte

Benja im Hinblick auf Tartakowski, ›dann soll er entsprechend bluten. Sag selbst, Muginstein, wie einem Freund: Er erhält von mir einen Geschäftsbrief; warum kann er nicht für fünf Kopeken in eine Straßenbahn steigen und zu mir in die Wohnung kommen, um mit meiner Familie ein Gläschen Schnaps zu trinken und zu essen, was uns Gott gegeben hat? Was hindert ihn, mit mir frei von der Leber weg zu reden? »Benja«, hätte er sagen können, »so und so ist es, da hast du meine Bilanz, wart noch ein paar Tage, laß mich Atem holen, laß mir noch eine Zeitlang die Hände frei.« Was hätte ich ihm geantwortet? Ein Schwein kann sich mit einem Schwein nicht verständigen. Aber ein Mensch mit einem Menschen kann es. Muginstein, hast du mich verstanden?‹

›Ich habe Sie verstanden‹, sagte Muginstein. Aber er log, es war ihm unverständlich, wozu der Anderthalbjude, ein angesehener, reicher Mann, mit der Straßenbahn zur Familie des Kutschers Mendel Krik zum Essen fahren sollte.

Inzwischen aber strich das Unheil an den Fenstern entlang, wie der Bettler in der Früh. Lärmend stürzte das Unheil ins Büro. Und obwohl es in Person des Juden Sawka Buzis kam, war es betrunken wie ein Wasserträger.

›Hohoho!‹ schrie der Jude Sawka. ›Verzeih mir, Bentschik, ich habe mich verspätet.‹ Und er trampelte mit den Füßen und fuchtelte mit den Händen. Dann schoß er, und die Kugel traf Muginstein in den Bauch.

Braucht es da noch Worte? Es war ein Mensch und ist nicht mehr. Es hat ein Junggeselle gelebt, unschuldig wie ein Vogel im Gezweig, und wegen einer Dummheit muß er mir nichts, dir nichts sein Leben lassen. Ein Jude kommt daher, der einem Matrosen ähnlich sieht, und schießt nicht auf eine Flasche in der Schießbude, sondern auf einen lebendigen Menschen. Braucht es da noch Worte?

›Weg aus dem Büro!‹ rief Benja. Er lief als letzter hinaus. Doch hatte er noch Zeit, Buzis zuzurufen: ›Ich schwöre dir beim Grab meiner Mutter, Sawka, daß du bald neben ihm liegen wirst!‹

Antworten Sie mir, junger Mann, Sie, der Sie die Kupons von den fremden Aktien schneiden, wie hätten Sie anstelle Benja Kriks gehandelt? Sie wissen nicht, wie Sie hätten handeln sollen. Er aber wußte es. Darum ist er ein König! Wir beide aber sitzen auf der Mauer des Zweiten Jüdischen Friedhofs und schützen uns mit der Hand vor der Sonne.

Der unglückliche Sohn der Tante Pessja starb nicht sofort. Man brachte ihn ins Krankenhaus, und eine Stunde später erschien Benja. Er ließ den Oberarzt und die Krankenschwester rufen und sagte zu ihnen, die Hände in den Taschen seiner kremfarbenen Hose:

›Ich hab Interesse an der Genesung des kranken Muginstein. Ich erlaube mir, mich für alle Fälle vorzustellen: Benzion Krik. Gebt ihm Kampfer, Sauerstoffkissen, ein Einzelzimmer und das Beste vom Besten. Geschieht das nicht, werden auf jeden Doktor, sei er auch Doktor der Philosophie, drei Meter Erde geschüttet werden.‹

Dennoch starb Muginstein in derselben Nacht. Und da erhob der Anderthalbjude ein Geschrei, daß es in ganz Odessa wiederhallte.

›Wo beginnt die Polizei‹, brüllte er, ›und wo endet Benja?‹

›Die Polizei endet dort, wo Benja beginnt‹, antworteten ihm kluge Leute, aber Tartakowski wollte sich nicht beruhigen, und es geschah, daß ein rotes Auto mit einem Grammophon auf dem Seredinski-Platz erstmals den Marsch aus der Oper ›Bajazzo‹ spielte. Am hellichten Tag kam der Wagen dahergesaust und hielt vor dem Haus, wo die Tante Pessja wohnte.

Räder quietschten, Kupfer glänzte, Qualm stieg auf, es roch nach Benzin, und die Hupe spielte Arien. Einer sprang aus dem Auto und ging in die Küche, wo die kleine Tante Pessja auf dem nackten Fußboden in Schreikrämpfen lag. Der Anderthalbjude saß auf einem Stuhl und fuchtelte mit den Armen.

›Du Hundsbrut!‹ rief er, als er den Gast erblickte. ›Du Vagabund, daß dich die Erde verschlucke! Hast dir was Schönes ausgedacht, lebendige Menschen umzubringen.‹

›Msjö Tartakowski‹, antwortete ihm Benja mit leiser Stimme. ›Heute ist's der zweite Tag, daß ich den teuren Verstorbenen wie meinen Bruder beweine. Aber ich weiß, daß Sie auf meine jungen Tränen spucken. Und doch sollten Sie sich schämen, Msjö Tartakowski. In welch eisernem Kassenschrank halten Sie Ihre Scham versteckt? Sie hatten die Stirn, der Mutter unseres seligen Joseph hundert schäbige Rubel zu schicken. Meine Haare sind mir samt dem Hirn zu Berge gestiegen, als ich davon gehört habe.‹

Hier machte Benja eine Pause. Er trug einen schokoladenbraunen Rock, kremfarbene Hosen und himbeerrote Schuhe.

›Zehntausend zahlen Sie sofort auf die Hand!‹ brüllte er plötzlich los. ›Zehntausend sofort und eine Rente bis zu ihrem Tode, möge sie auch hundertzwanzig Jahre leben. Und wenn nicht, so werden wir diesen Raum gemeinsam verlassen, Msjö Tartakowski, und in mein Auto steigen.‹

Dann beschimpften sich die beiden fürchterlich — der Anderthalbjude und Benja. Ich war nicht dabei, aber die dabei waren, wissen es, daß sie sich auf fünftausend sofort und eine monatliche Rente von fünfzig Rubel geeinigt haben.

›Tante Pessja‹, sagte Benja zu der Alten, die zerzaust auf dem Boden lag, ›wenn Sie mein Leben brauchen, nehmen Sie es hin. Alle begehen Fehler, sogar Gott. Einen Riesenfehler hat Gott begangen, Tante Pessja. War es denn seitens Gottes kein Fehler, Juden in Rußland anzusiedeln, damit sie dort wie in der Hölle leiden? Wäre es nicht besser gewesen, diese Juden lebten in der Schweiz, umgeben von erstrangigen Seen, von Bergluft und lauter Franzosen? Alle begehen Fehler, sogar Gott. Sperren Sie Ihre Ohren auf, Tante Pessja. Sie haben jetzt fünftausend in der Hand und fünfzig monatlich bis zu ihrem Tode — leben Sie hundertzwanzig Jahre. Und Joseph bekommt ein Begräbnis erster Klasse: sechs Pferde wie sechs Löwen, zwei Wagen mit Kränzen, den Sängerchor aus der größten Synagoge. Und Minkowski selbst wird kommen, Ihrem dahingegangenen Sohne die Totengebete zu lesen.‹

Am nächsten Morgen fand das Begräbnis statt. Fragen Sie den Friedhofsbettler nach dieser Beerdigung. Fragen Sie die Synagogendiener und die Geflügelhändler oder die Weiber aus dem Zweiten Armenhaus. Odessa hatte eine solche Beerdigung noch nicht gesehen, und die Welt wird keine solche mehr sehen. An diesem Tage hatten die Schutzleute weiße Handschuhe an. In den mit Grün ausgeschmückten Synagogen brannte elektrisches Licht. Die Portale standen weit offen. Auf den weißen Pferden der Trauerwagen wippten schwarze Federbüsche. Sechzig Sänger gingen an der Spitze der Prozession. Die Sänger waren Knaben, aber sie sangen mit Frauenstimme. Die Ältesten aus der Synagoge der Geflügelhändler führten Tante Pessja am Arm, ihnen folgten die Mitglieder des Vereins jüdischer Angestellter und danach Rechtsanwälte, Ärzte und Hebammen. Neben Tante Pessja zur Rechten gingen die Geflügelhändlerinnen vom Alten Markt und ihr zur Linken die ehrwürdigen Milchfrauen aus Bugajewka in goldgelben Schals. Wie Gendarmen bei einer reglementierten Parade stampften sie mit den Füßen. Ihre breiten Hüften rochen nach Meer und Milch. Das Ende des Zuges bildeten die Angestellten des Rubin Tartakowski. Sie waren hundert an der Zahl oder auch zweihundert oder gar zweitausend. Sie trugen schwarze Gehröcke mit Seidenaufschlägen und neue Stiefel, die wie junge Schweine im Sack quietschten.

Ich spreche zu Ihnen, wie der Allmächtige auf dem Berg Sinai im brennenden Dornbusch gesprochen hat. Behalten Sie meine Worte im Ohr! Alles, was ich gesehen habe, habe ich mit eigenen Augen gesehen, hier, von der Mauer des Zweiten Friedhofes aus, und neben mir haben der lispelnde Moses und der Simson vom Leichenbestattungsbüro gesessen. Ich habe es gesehen, ich, der stolze Jude Arie Leib, der inmitten der Leichen lebt.

Der Leichenwagen hielt vor der Friedhofssynagoge. Man stellte den Sarg auf die Stufen. Tante Pessja zitterte wie ein Vögelchen. Der Kantor stieg aus seinem Wagen und stimmte ein Totenlied an. Sechzig Sänger fielen ein. In diesem Augenblick brauste in rasendem Tempo das rote Auto um die Ecke. Es spielte »Lache, Bajazzo« und hielt an. Die Leute schwiegen wie vom Donner gerührt. Die Bäume schwiegen, die Sänger, die Bettler. Vier Männer waren unter dem roten Verdeck, sie stiegen aus, näherten sich gemessenen Schrittes dem Leichenwagen und legten darauf einen Kranz aus prächtigen Rosen. Und als die Trauerfeier zu Ende war, hoben die vier Männer den Sarg auf ihre stahlharten Schultern und setzten sich mit glühenden Augen und gewölbter Brust an die Spitze des Zuges. Ihnen folgten die Mitglieder des Vereins jüdischer Angestellter.

Als erster ging Benja Krik, den damals noch niemand König nannte. Als erster trat er zum Grabe, stieg auf den Wall aufgeschütteter Erde und streckte die Hand aus.

›Was machen Sie da, junger Mann?‹ wandte sich Kofmann von der Leichenbestattungsgesellschaft an ihn.

›Ich möchte ein paar Worte sagen‹, antwortete Benja Krik.

Und er sprach Gedenkworte für den Toten. Jeder, der sie hören wollte, hat sie gehört. Auch ich, Arie Leib, und der lispelnde Moses, der neben mir auf der Mauer saß, wir haben diese Worte gehört.

›Meine Herren und Damen‹, sagte Benja Krik. ›Meine Herren und Damen‹, sagte er, und die Sonne stand über seinem Kopf wie ein Wachtposten mit Gewehr. ›Sie sind erschienen, um einem ehrlichen Werktätigen, der wegen eines Kupfergroschens ums Leben kam, die letzte Ehre zu erweisen. In meinem Namen und im Namen aller Nichtanwesenden danke ich Ihnen dafür. Meine Herren und Damen! Was hat unser teurer Joseph in seinem Leben gesehen? Nichts, was der Rede wert gewesen wäre. Womit beschäftigte er sich? Er zählte fremdes Geld. Für wen hat er sein Leben hingegeben? Er hat es für die Klasse der Werktätigen hingegeben! Es gibt Menschen, die dem Tode geweiht sind. Und es gibt Menschen, die noch nicht begonnen haben zu leben. Und so hat die Kugel eine todgeweihte Brust getroffen und Joseph hingerafft, der in seinem Leben nichts gesehen hat, was der Rede wert gewesen wäre. Es gibt Menschen, die Schnaps zu trinken verstehen, und es gibt Menschen, die Schnaps nicht zu trinken verstehen, aber ihn trotzdem trinken. Und so vermögen die ersten davon Schmerz und Freude zu empfinden, und die zweiten müssen für jene leiden, die Schnaps trinken, ohne daß sie ihn zu trinken verstehen. Daher bitte ich Sie, meine Herren und Damen, nachdem wir für unseren armen Joseph gebetet haben, auch dem Ihnen unbekannten, aber bereits verstorbenen Saweli Buzis das Geleit zu seiner letzten Ruhestätte zu geben.‹

Nachdem Benja Krik zu Ende gesprochen, stieg er von dem Erdwall herab. Es schwiegen die Menschen, die Bäume und die Friedhofsbettler. Zwei Totengräber brachten einen zweiten Sarg aus rohem Holz, sie stellten ihn neben das Nachbargrab. Der Kantor sprach stotternd das Gebet. Als erster warf Benja Erde auf den Sarg und trat dann zu Sawkas Grab. Wie Schafe folgten ihm alle Rechtsanwälte und Damen mit Broschen. Er ließ den Kantor für Sawka alle Totengebete lesen, und sechzig Sänger sangen dazu. Nie hätte sich Sawka eine solche Totenfeier träumen lassen — glauben Sie das dem Arie Leib, einem alten Mann.

Man sagt, an diesem Tage habe der Anderthalbjude beschlossen, sein Geschäft aufzugeben. Ich war nicht dabei. Daß aber weder der Kantor noch die Sänger, noch die Leichenbestattungsgesellschaft für die beiden Beerdigungen Geld verlangt haben — das habe ich mit den Augen des Arie Leib gesehen. Und Arie Leib, das bin ich. Mehr konnte ich nicht sehen, da die Menschen, die sich von Sawkas Grab wegstahlen, plötzlich wie vor einem Brand die Flucht ergriffen. Sie flüchteten in Kutschen, in Wagen und zu Fuß. Und die vier, die mit dem roten Auto gekommen waren, fuhren mit demselben Auto wieder weg. Das Grammophon spielte den Marsch, der Wagen setzte sich in Bewegung und raste davon.

›Ein König!‹ rief der lispelnde Moses, der mir stets die besten Plätze auf der Mauer wegnahm.

Und jetzt wissen Sie alles. Sie wissen, wer ihn erstmals ›König‹ genannt hat. Es war Moses. Sie wissen, warum er weder den einäugigen Gratsch noch den rasenden Kolka so genannt hat. Sie wissen alles. Aber was nützt das, da Sie noch immer auf der Nase die Brille und in der Seele den Herbst tragen?«

Übersetzt von Dmitri Umanski

Der Vater

Froim Gratsch war dereinst verheiratet gewesen. Das war lange her, zwanzig Jahre schon. Seine Frau hatte ihm eine Tochter geboren und war bei der Entbindung gestorben. Das Kind erhielt den Namen Basska. Die Großmutter mütterlicherseits lebte in Tultschino. Die Alte liebte ihren Schwiegersohn nicht. Sie pflegte von ihm zu sagen:

»Froim ist von Beruf Lastkutscher, und er hat Rappen, aber Froims Seele ist schwärzer als die Farbe seiner Pferde.«

Weil die Alte ihren Schwiegersohn nicht liebte, nahm sie das Neugeborene zu sich. Sie lebte mit dem Mädchen zwanzig Jahre lang, dann starb sie, und Basska kehrte zu ihrem Vater zurück. Das trug sich folgendermaßen zu:

Es war an einem Mittwoch, dem fünften Tage des Monats, und Froim Gratsch hatte Weizen aus den Lagerhäusern der Gesellschaft »Dreyfus« zum Dampfer »Caledonia« im Hafen gefahren. Gegen Abend kehrte er heim. An der Ecke Prochorowstraße begegnete ihm der Schmied Iwan Pjatirubel.

»Gott zum Gruß, Gratsch«, sagte Iwan Pjatirubel. »Eine Frau klopft an dein Haus.«

Gratsch fuhr weiter und erblickte auf seinem Hof eine Frau von ungewöhnlichem Wuchs. Sie hatte breite Hüften und ziegelrote Wangen.

»Väterchen«, sagte die Frau in dröhnendem Baß. »Ganz dösig ist mir schon im Kopf, so langweilig war mir. Den ganzen Tag habe ich auf Sie gewartet. Die Großmutter in Tultschino ist gestorben.«

Gratsch stand auf seinem Wagen und starrte mit aufgerissenen Augen seine Tochter an.

»Tanze mir da nicht vor den Pferden rum!« schrie er aufgebracht. »Nimm das Deichselpferd am Zaum — du verletzt mir noch die Pferde.«

Gratsch stand auf dem Wagen und schwang die Peitsche. Basska nahm das Deichselpferd am Zaum und führte die Pferde in den Stall, schirrte sie ab und ging in die Küche. Das Mädchen hängte die Fußlappen des Vaters auf die Leine, scheuerte die rußige Teekanne mit Sand und setzte den gußeisernen Tiegel mit Fleischklößchen aufs Feuer.

»Der Schmutz bei Ihnen, Väterchen, ist nicht zu ertragen«, sagte sie und warf die stinkenden Lammfelle, die auf dem Fußboden lagen, aus dem Fenster. »Aber ich will bei Ihnen Ordnung schaffen«, sagte Basska, während sie dem Vater das Abendessen vorsetzte. Der Alte trank aus einem Emaillebecher Schnaps und verzehrte Fleischklöße, die nach glücklicher Kindheit rochen. Dann nahm er die Peitsche und ging hinaus vors Tor. Basska zog ihre Männerschuhe an und ihr orangefarbenes Kleid, drückte ihren Hut mit den Vögelein darauf in die Stirn und folgte dem Vater. Sie ließ sich vor dem Tor nieder auf der Bank. Der Abend zog an der Bank vorbei, das glänzende Auge der Sonne tauchte ins Meer hinter Peressyp, und der Himmel ward rot wie das Datum der Feiertage im Kalender. Alle Geschäfte auf der Dalnizkaja hatten bereits geschlossen, und die Banditen waren auf dem Wege zum Freudenhaus des Josska Samuelsohn. Sie fuhren in funkelnden Equipagen, prächtig aufgeputzt in bunten Röcken wie Kolibrivögel, und ließen ihre Augen rollen. Den einen Fuß hatten sie aufs Trittbrett gesetzt, und in ihren stahlharten Händen hielten sie vorgestreckt Blumensträuße in Seidenpapier. Die Wagen fuhren langsam, in jedem saß einer mit einem Blumenstrauß, und die Kutscher hoch oben auf dem Bock paradierten, mit farbigen Bändern geschmückt, wie die Brautführer bei einer Hochzeit. Alte

Jüdinnen in Spitzenhäubchen verfolgten mit teilnahmslosem Blick das gewohnte Schauspiel. Ihnen, den alten Jüdinnen, war alles gleichgültig. Die Söhne der Ladenbesitzer und Schiffsbaumeister aber sahen mit Neid auf die »Könige aus der Moldawanka«.

Salomontschik Kaplun, Sohn des Kolonialwarenhändlers, und Monja der Artillerist, Sohn eines Schmugglers, gehörten zu denen, die das Auge nur mit Mühe vom Glanze des fremden Erfolges abwenden konnten. Die beiden schlenderten an Basska Gratsch vorüber, mit wiegenden Hüften wie Mädchen, die die Liebe kennen, flüsterten miteinander und taten mit Handbewegungen kund, wie innig sie Basska umarmen würden, wenn sie nur Lust bezeige; Basska ihrerseits hatte sofort Lust, da sie ein einfaches Mädchen aus Tultschino, einem weltentlegenen, eigennützigen Provinzstädtchen, war. Basska wog fünf Pud nebst einigen Pfund und hatte bisher nur mit dem spitzzüngigen Nachwuchs podolischer Makler, umherziehender Büchertrödler, Holzhändler und ähnlicher Leute Umgang gehabt. Und noch nie hatte sie solche Burschen wie Salomontschik Kaplun gesehen. Bei seinem Anblick scharrte sie mit ihren männerbeschuhten dicken Füßen in der Erde und sagte zu ihrem Vater: »Väterchen«, sagte sie mit Donnerstimme, »schauen Sie dieses Herrchen an — es hat Puppenfüßchen, geradezu erdrücken könnte ich die!«

»Eh, Pan Gratsch«, flüsterte der alte Jude Golubtschik, der neben ihnen saß. »Ich sehe, Euer Kind würde recht gern auf die Wiese ins Gras gehen.«

»Noch eine Sorge auf dem Hals«, erwiderte Froim Gratsch dem Golubtschik, mit der Peitsche spielend, und ging ins Haus. Er schlief ruhig ein, denn er glaubte dem Alten nicht. Er glaubte dem Alten nicht, aber er hätte ihm glauben sollen. Golubtschik hatte recht. Golubtschik beschäftigte sich in der Straße mit Heiratsvermittlung, betete nachts bei Leichnamen in wohlhabenden Häusern und wußte vom Leben, was davon zu wissen war. Froim Gratsch hatte nicht recht. Recht hatte Golubtschik.

Von diesem Tage an saß Basska alle Abende vor dem Haustor auf der Bank und nähte an ihrer Aussteuer. Berge von Linnen glitten über ihre gespreizten, mächtigen Knie. Schwangere Frauen saßen neben ihr und sogen sich voll mit leeren Worten wie die Kuheuter auf der Weide mit der rosigen Milch des Frühlings. Zu dieser Zeit kamen die Männer der Schwätzerinnen von der Arbeit heim. Sie wuschen unterm Pumpenauslauf ihre struppigen Bärte und traten ihren Platz krummen alten Weibern ab. Die badeten dralle Säuglinge in Trögen, klatschten den Enkeln auf die glänzenden Schenkel und wickelten sie in ihre abgetragenen Röcke. So bot sich der Basska aus Tultschino das Leben der Moldawanka dar, unserer freigebigen Mutter, das Leben, das aus Kindersäugen, Windelntrocknen und Nächten im Ehebett besteht. Nächten, die den Trieb der Vorstadt und die Beharrlichkeit des Soldaten in sich trugen. Das Mädchen verlangte nach solchem Leben, allein sie mußte bald erfahren, daß die Tochter des einäugigen Gratsch keine erwünschte Partie war. Da hörte sie auf, ihren Vater Väterchen zu nennen.

»Rothaariger Dieb!« schrie sie ihn des Abends an. »Setz dich endlich zu Tisch.«

Und so blieb es, bis sich Basska sechs Nachthemden und sechs Paar Hosen mit Spitzenbesatz genäht hatte. Nachdem sie die Spitzen angesetzt hatte, brach sie in Tränen aus und sagte mit dünner, fremder Stimme zu dem gleichmütigen Gratsch:

»Ein jedes Mädchen«, sagte sie zu ihm, »hat seine Interessen im Leben, nur ich lebe wie der Nachtwächter eines Lagerhauses. Tun Sie etwas für mich, Väterchen, oder ich mach meinem Leben ein Ende.«

Gratsch hörte seine Tochter an und begab sich tags darauf in seinem Mantel aus Segeltuch zum Kolonialwarenhändler Kaplun am Priwosnaja-Platz.

Über dem Geschäft Kapluns blinkte ein vergoldetes Schild. Es war das schönste und vornehmste Geschäft am Priwosnaja-Platz und roch nach weiten Meeren und geheimnisvoller Ferne mit einem herrlichen Leben. Im kühlen Hintergrund des Geschäftes goß ein Junge Blumen mit einer Kanne und sang ein Lied, das eigentlich nur Erwachsenen zu singen ansteht. Salomontschik, des Besitzers Sohn, stand hinter dem Ladentisch, wo Oliven aus Griechenland, Öl aus Marseille, Malagawein aus Lissabon, Sardinen der Firma »Philipp & Lant«, Kaffeebohnen und Cayennepfeffer sich lockend feilboten.

Kaplun selbst saß in Hemdsärmeln in der Sonnenglut auf der Glasveranda und aß eine Melone — eine rote Melone mit schwarzen Körnern, die schmal waren wie die Augen spitzbübischer Chinesinnen. Kapluns Bauch lag auf dem Tisch in der Sonne, die ihm nichts anzuhaben schien. Als der Kolonialwarenhändler den Kutscher Gratsch im Segeltuchmantel erblickte, wurde er blaß.

»Guten Tag, Msjö Gratsch«, sagte er zurückweichend. »Golubtschik hat mich auf Ihren Besuch vorbereitet, ich habe für Sie ein Pfund Tee zurückgelegt, eine wahre Kostbarkeit.«

Und er sprach von der neuen Teesorte, die holländische Schiffe in Odessa eingeführt hatten. Gratsch hörte ihm eine Weile geduldig zu; dann aber unterbrach er ihn, da er ein einfacher Mann und ohne Falsch war.

»Ich bin ein einfacher Mann und ohne Falsch«, sagte Froim. »Ich habe mit meinen Pferden zu tun und kenne nur meinen Beruf. Ich gebe Basska neue Wäsche mit und einiges Erspartes, aber ich selbst stehe hinter Basska; und wem das zu wenig ist, der soll im Feuer schmoren.«

»Schmoren?« fragte hastig Kaplun und faßte leise die Hand des Kutschers. »Wozu solche Worte, Msjö Gratsch. Sie sind ein Mensch, der einem anderen gewiß helfen könnte, und doch fügen auch Sie dem anderen zuweilen Kränkungen zu. Sie sind nicht der Rabbiner von Krakau, und ich bin nicht mit der Nichte von Moses Montefiore getraut worden, aber ... aber Madame Kaplun ist Madame Kaplun und eine großherrschaftliche Dame, und Gott selbst weiß nicht, was sie eigentlich will ...«

»Aber ich weiß es«, unterbrach Gratsch den Kolonialwarenhändler ganz ruhig. »Ich weiß es: Salomontschik will Basska, aber Madame Kaplun will mich nicht.«

»Ja, ich will Sie nicht«, schrie da Madame Kaplun, die flammend und mit wogendem Busen auf die Glasveranda trat, sie hatte hinter der Tür gelauscht. »Ich will Sie nicht, Gratsch, wie ein Mensch den Tod nicht will. Ich will Sie nicht, wie eine Braut keine Pickel im Gesicht haben will. Vergessen Sie nicht, daß auch unser seliger Großvater Kolonialwarenhändler war, daß wir in unserer Branche bleiben müssen.«

»Bleiben Sie in ihrer Branche«, antwortete Gratsch der flammenden Madame Kaplun und ging heim.

Dort erwartete ihn Basska in ihrem orangefarbenen Kleid. Aber der Alte sah sie nicht an, er breitete seinen Pelz unter dem Wagen aus, legte sich hin und schlief so lange, bis Basskas mächtige Hand ihn packte.

»Rothaariger Dieb!« zischte das Mädchen. »Wie soll ich Ihre Kutschermanieren ertragen? Weshalb schweigen Sie wie ein Klotz, Dieb?«

»Basska«, erwiderte ihr Gratsch mit furchtbarer Ruhe. »Salomontschik möchte dich, aber Madame Kaplun möchte mich nicht. Dort sucht man einen Kolonialwarenhändler.«

Der Alte zupfte an seinem Pelz und kroch wieder unter den Wagen. Basska lief davon.

Dies trug sich an einem Sonnabend zu, am Tag der Ruhe.

Das purpurrote Auge des Sonnenuntergangs erblickte Gratsch unter seinem Wagen schnarchend. Der flammende Strahl traf den krumm Daliegenden mit brennendem Vorwurf und trieb ihn auf die Straße hinaus, die im Staub wogte wie grüner Roggen im Wind. Tataren kamen die Dalnizkaja-Straße herauf. Tataren und Türken mit ihren Mullahs. Sie kehrten von einer Pilgerfahrt aus Mekka zurück in ihre heimatlichen Orenburger Steppen und nach Transkaukasien. Sie waren per Schiff nach Odessa gekommen und schritten nun vom Hafen zum Gasthof der Ljubka Schneeweiß, genannt Ljubka Kosak. Die steifen gestreiften Gewänder

der Tataren atmeten den bronzenen Schweiß der Wüste. Ihre Feze waren mit weißen Tüchern umwunden, zum Zeichen, daß sie vom Grabe des Propheten heimkehrten. Die Pilger gingen bis zur Straßenecke und bogen dann in Ljubkas Hof ein. Dort versperrte ihnen jedoch eine Menschenmenge den Weg. Ljubka Schneeweiß, die Geldtasche an der Seite, prügelte einen betrunkenen Bauern zum Hof hinaus. Sie schlug ihm mit der geballten Faust ins Gesicht, wie auf eine Trommel, und hielt ihn mit der Linken, damit er nicht umsinke. Blut rann dem Bauern aus Mund und Ohren, aber er war sichtlich mit seinen Gedanken anderswo und blickte Ljubka wie eine Fremde an. Schließlich sank er auf die Steine nieder und schlief sogleich ein. Ljubka versetzte ihm noch einen Fußtritt und ging ins Haus zurück. Hinter ihr schloß der Wächter Jewsel das Tor und winkte mit der Hand dem daherkommenden Froim Gratsch zu.

»Gott zum Gruß, Gratsch«, sagte er. »Wenn Sie ein Stück Leben sehen wollen, kehren Sie bei uns ein, da geschehen komische Dinge.«

Der Wächter führte Gratsch in die Tiefe des Hofes, wo die tags zuvor aus Mekka eingetroffenen Wallfahrer an der Hintermauer saßen. Ein alter Türke mit grünem Turban lag grün und leicht wie ein Blatt auf der Erde. Schweißperlen bedeckten sein Gesicht, er atmete schwer und hatte die Augen verdreht.

»Da«, sagte Jewsel und faßte an den Orden auf seinem abgewetzten Rock. »Da haben Sie eine lebendige Szene aus der Oper ›Die türkische Krankheit‹. Es geht mit ihm zu Ende, mit dem Alten, aber der Arzt darf nicht geholt werden, denn dem, welcher auf dem Rückweg von ihrem Gott Mohammed stirbt, ist nach ihrer Lehre das höchste Glück zuteil geworden. Chalwasch, da kommt der Doktor, um dich zu heilen«, schrie Jewsel dem sterbenden Türken zu und lachte laut.

Der Türke sah den Wächter voll Haß und kindlicher Angst an und wandte sich ab. Zufrieden mit seinem Spaß führte Jewsel den alten Gratsch auf die andere Seite des

Hofes zum Weinkeller. Dort brannten Lampen und spielte Musik. Alte Juden mit schmutzigen Bärten spielten rumänische und jüdische Weisen. Mendel Krik erzählte bei einem Glas Wein, wie ihn die eigenen Söhne, Benja, der ältere, und Ljowka, der jüngere, zum Krüppel gehauen hatten. Er erzählte mit heiserer und schrecklicher Stimme, zuweilen schrie er und bedeutete den anderen, ihm in den Mund mit den Zahnstummeln zu sehen und die Narben auf seinem Leib zu befühlen. Die Zaddiken aus Wolynien standen mit Porzellangesichtern hinter seinem Stuhl und hörten starr die unerhörten Prahlereien Mendel Kriks mit an. Sie staunten über alles, was sie hörten, und Gratsch verachtete sie deshalb.

»Alter Prahler!« murmelte er und bestellte Wein.

Dann ließ Froim die Wirtin Ljubka Kosak rufen, die sich eben an der Tür in derben Schimpfworten erging und im Stehen einen Schnaps trank.

»Sprich!« schrie sie und schielte Froim von oben herab an.

»Madame Ljubka«, antwortete ihr Froim und forderte sie auf, neben ihm Platz zu nehmen. »Sie sind eine kluge Frau, und ich wende mich an Sie wie an meine Mutter. Ich baue auf Sie, zuerst auf Gott, dann auf Sie . . .«

»Sprich!« schrie Ljubka, lief einige Male im Keller auf und ab und nahm wieder neben ihm Platz.

Und Gratsch sprach:

»In den Kolonien hatten die Deutschen eine reiche Weizenernte, und in Konstantinopel werden die Landwirtschaftsprodukte halb verschenkt. Ein Pud Oliven kostet in Konstantinopel drei Rubel, und hier wird das Pfund zu dreißig Kopeken verkauft. Die Kolonialwarenhändler führen jetzt ein schönes Leben bei uns, Madame Ljubka, sie haben sich den Wanst vollgeschlagen und gehen spazieren, und wenn man sie ein wenig rannähme, wäre aus ihnen gut was rauszuholen . . . Ich bin aber in meiner Arbeit allein, Ljowka Byk ist tot, ich habe keine Hilfe, bin allein wie Gott im Himmel . . .«

»Und Benja Krik«, sagte darauf Ljubka. »Er hat doch die

Sache mit Tartakowski ganz gut gemacht, genügt dir Benja Krik nicht?«

»Benja Krik?« wiederholte Gratsch überrascht und nachdenklich. »Ist er noch ledig?«

»Er ist ledig«, sagte Ljubka. »Verheirate ihn mit Basska, gib ihm Geld, mach einen Menschen aus ihm.«

»Benja Krik«, wiederholte der Alte wie ein fernes Echo. »An ihn habe ich gar nicht gedacht.«

Vor sich hinmurmelnd, erhob er sich. Ljubka lief voran, und Froim folgte ihr langsam. Sie durchschritten den Hof und stiegen zum ersten Stock hinauf, wo die Mädchen wohnten, die Ljubka für ihre Gäste angestellt hatte.

»Unser Bräutigam ist bei Katjuscha«, sagte Ljubka zu Gratsch. »Warte auf mich im Gang.« Sie öffnete die Tür des letzten Zimmers, darin Benja Krik mit dem Mädchen Katjuscha schlief.

»Hast dir's lange genug gut gehen lassen«, sagte die Wirtin zu dem Burschen. »Zuerst muß man sich ein gutes Auskommen schaffen, Bentschik, und dann kann dem Vergnügen nachgegangen werden ... Froim Gratsch sucht dich. Er sucht jemand für seine Geschäfte und kann niemand finden ...«

Und sie erzählte ihm alles, was sie von Basska und den Geschäften des einäugigen Gratsch wußte.

»Ich will's mir überlegen«, antwortete Benja und zog das Laken über Katjuschas nackte Beine. »Ich will's mir überlegen, der Alte soll auf mich warten.«

»Warte auf ihn«, sagte Ljubka zu Froim, der auf dem Gang stehengeblieben war. »Warte auf ihn, er will sich's überlegen.«

Die Wirtin schob Froim einen Stuhl hin, und er versank in endloses Warten. Er wartete geduldig wie der Bauer in einer Kanzlei. Hinter der Wand stöhnte und lachte Katjuscha. Der Alte döste zwei Stunden lang, zwei Stunden, vielleicht auch noch länger. Es war schon Nacht geworden, der Himmel war schwarz, die Milchstraße füllte sich flimmernd mit dem kalten Gold der Sterne. Ljubkas Keller hatte bereits geschlossen. Die Betrunkenen lagen im Hof herum wie zerhackte Möbel. Gegen Mitternacht starb der alte Mullah im grünen Turban. Landeinwärts erklang vom Meer, von den englischen Schiffen, für kurze Augenblicke Musik, Waldhörner und Trompeten schmetterten dort, schmetterten und verstummten, aber Katjuscha, die pflichteifrige Katjuscha, hörte nicht auf, ihr buntbemaltes Paradies, das russische, rotwangige, für Benja Krik in Glut zu halten. Sie stöhnte und lachte hinter der Wand. Der alte Froim saß regungslos vor der Tür. Er wartete bis ein Uhr nachts, dann klopfte er an.

»Mann Gottes!« sagte er. »Hältst du mich zum besten?«

Daraufhin öffnete Benja Katjuschas Tür.

»Msjö Gratsch«, sagte er verlegen und strahlend zugleich, sich mit dem Laken bedeckend. »Wir Jungen denken, die Frauen seien eine Ware, doch sie sind nur Stroh, das sich von selber entzündet!«

Er kleidete sich an, richtete Katjuscha das Bett, schüttelte ihr das Kissen auf und verließ mit dem Alten das Haus. Sie gingen zum russischen Friedhof, und dort brachten Benja Krik und der krumme Gratsch, der alte Bandit, ihre Interessen in Einklang. Sie kamen darin überein, daß Basskas Mitgift dreitausend Rubel, zwei rassige Pferde und eine Perlenkette ausmachen sollte. Und daß Kaplun vom Priwosnaja-Platz für seinen Standesdünkel eine Lehre erteilt werde. Er sollte dafür an Benja, Basskas Bräutigam, zweitausend Rubel bezahlen. Kaplun hatte sich an den Konstantinopeler Oliven bereichert und kein Erbarmen mit Basskas erster Liebe gehabt. Deshalb sollte Benja Krik den Kaplun um zweitausend Rubel erleichtern.

»Das werd ich besorgen, Papa«, sagte er zu seinem künftigen Schwiegervater. »Gott wird uns helfen, und wir werden alle Kolonialwarenhändler züchtigen.«

Das ward bei Sonnenaufgang gesagt, als die Nacht schon um war. Und hier beginnt eine neue Geschichte, die Geschichte vom Niedergang des Hauses Kaplun, seines langsamen Verfalls, die Geschichte von Brandstiftungen und nächtlichen Schießereien. So ist das Schicksal des hochmütigen Kaplun und des Mädchens Basska in jener Nacht entschieden worden, da ihr Vater und ihr frischgebackener Bräutigam vor dem russischen Friedhof spazierengingen, zu einer Stunde, da die jungen Burschen die Mädchen hinter die Friedhofsmauer zogen und zwischen den Grabsteinen saftige Küsse schmatzten.

Übersetzt von Dmitri Umanski

Ljubka Kosak

Das Haus der Ljubka Schneeweiß steht in der Vorstadt Moldawanka, Dalnizkaja- Ecke Balkowskaja-Straße. Es gibt darin einen Weinkeller, einen Gasthof, eine Getreidehandlung und einen Taubenschlag für hundert Paar Krjukower und Nikolajewer Tauben. Eigentümer all dieser Unternehmen und dazu des Anteils Nr. 46 an den Odessaer Steinbrüchen ist Ljubka Schneeweiß, genannt Ljubka Kosak. Allein der Taubenschlag gehört dem Wächter Jewsel, einem pensionierten Soldaten mit einem Orden. Sonntags geht Jewsel mit seinen Tauben auf den Markt und verkauft sie an Beamte aus der Stadt und Knaben aus der Nachbarschaft. Außerdem leben noch Pessja Mindl, Köchin und Kupplerin ihres Zeichens, und der Verwalter Zudetschkis auf dem Hof der Ljubka, ein kleiner Jude, der nach Wuchs und Bart unserm Moldawankaer Rabbiner Ben Zacharias ausnehmend ähnlich sieht.

Von Zudetschkis ist manches Interessante zu erzählen. Als erstes die Geschichte, wie er in Ljubka Kosaks Gasthof Verwalter wurde.

Zehn Jahre ist es her, da hatte Zudetschkis einem Gutsbesitzer den Kauf einer Dreschmaschine mit Pferdegespann vermittelt und den Gutsbesitzer am Abend zu Ljubka gebracht, um auf das Geschäft mit einem Gläschen Schnaps anzustoßen. Der Käufer trug einen lang herabhängenden Schnurrbart und Lackstiefel. Pessja Mindl bot ihm zum

Nachtmahl gefüllten Fisch an, nach jüdischer Art zubereitet, und zu später Stunde ein sehr angenehmes Fräulein namens Nastja. Der Gutsbesitzer blieb zur Nacht. Am nächsten Morgen kam Jewsel vor Ljubkas Tür, wo Zudetschkis zusammengekauert schlief.

»He«, sagte Jewsel und rüttelte ihn. »Gestern abend haben Sie geprahlt, der Gutsbesitzer habe durch Ihre Vermittlung eine Dreschmaschine gekauft — nun nehmen Sie gefälligst zur Kenntnis, daß er sich bereits ausgeschlafen hat und in aller Frühe davon ist, der Gauner. Zahlen Sie uns die zwei Rubel fürs Essen und vier Rubel für das Fräulein. Sie sind ja ein ganz geriebener Betrüger!«

Aber Zudetschkis zahlte das Geld nicht. Jewsel stieß ihn in Ljubkas Zimmer und schloß hinter ihm die Tür ab.

»Da bleibst du drin!« sagte der Wächter. »Wenn Ljubka vom Steinbruch kommt, wird sie dir mit Gottes Hilfe die Seele austreiben. Amen.«

»Verbrecher!« antwortete Zudetschkis dem Soldaten und spähte im Zimmer umher. »Du kennst nichts außer deinen Tauben, du Verbrecher, ich aber glaube noch an Gott, der mich von hier herausführen wird, wie er die Juden aus Ägypten und später aus der Wüste geführt hat.«

Vieles noch wollte der kleine Makler dem Jewsel sagen, aber der Soldat stapfte in seinen Stiefeln davon und nahm den Schlüssel mit sich. Zudetschkis wandte sich um und sah beim Fenster die Kupplerin Pessja Mindl. Sie las in einem Buch mit Goldschnitt, »Das Wunder und die Seele von Baal Schem«, und schaukelte mit dem Fuß die Holzwiege, in der Ljubkas Sohn Davidka lag und weinte.

»Ich sehe, daß in dieser Strafkolonie vortreffliche Ordnung herrscht«, sagte Zudetschkis zu Pessja Mindl. »Da liegt ein Kind und schreit sich zu Tode, in der Seele tut es einem weh, und Sie dickes Weibsbild hocken da wie ein Stein im Walde, statt ihm den Schnuller in den Mund zu stecken.«

»Tun Sie's, bitte sehr«, antwortete Pessja Mindl, ohne vom Buch aufzuschauen. »Aber von Ihnen, Sie alter Betrüger, wird er ihn nicht nehmen. Denn er ist groß wie ein

Bauer und will weiter nichts als die Milch seiner Mama haben, doch seine Mama rennt auf ihrem Steinbruch herum, sitzt in der Bärenschenke mit den Juden beim Tee, kauft im Hafen Schmuggelware und denkt an ihren Sohn wie an den vorjährigen Schnee.«

»Ja«, sagte da der kleine Makler zu sich selbst. »Du bist in den Händen des Pharao, Zudetschkis!« Er trat zur Wand nach Osten, sprach murmelnd das Morgengebet mit allen Zusätzen und nahm dann den weinenden Säugling auf. Davidka schaute ihn erstaunt an und strampelte mit seinen himbeerroten, schweißglänzenden Beinchen. Der Alte begann im Zimmer auf und ab zu gehen, sich wiegend wie der Zaddik beim Beten, und sang ein Lied, das kein Ende hatte.

»A – a – a«, sang er, »allen Kindern lange Nasen, nur unserm Davidka Kuchen, daß er schlafe Tag wie Nacht ... A – a – a allen Kindern Fäuste ...«

Und Zudetschkis zeigte dem Sohne Ljubkas seine kleine graubehaarte Faust und fuhr fort in seinem Lied, das er sang, bis der Junge eingeschlafen war und die Sonne mitten am strahlenden Himmel stand. Mitten am Himmel stand die Sonne und zitterte in der Hitze wie eine Fliege. Die struppigen Bauern aus Nerubaisk und Tatarka, die in Ljubkas Gasthof abgestiegen waren, krochen unter ihre Wagen und schliefen dort seltsam verrenkt. Ein betrunkener Arbeiter ging zum Tor, ließ Hobel und Säge fallen, warf sich zu Boden, wo er gerade stand, und schnarchte los. Über ihm hingen ein Schwarm grüner Fliegen und das blaue Leuchten des Juli. Nahe bei dem Betrunkenen saßen runzlige deutsche Kolonisten, die Ljubka von der bessarabischen Grenze Wein gebracht hatten. Sie sogen an ihren gebogenen Pfeifen, und der Rauch kroch hoch zwischen den silbrigen Borsten ihrer unrasierten Greisenwangen. Die Sonne hing am Himmel wie die Zunge aus dem Maul eines dürstenden Hundes, in der Ferne rauschte das gewaltige Meer bei Peressyp, und die Masten der Schiffe schwankten auf dem grünen Wasser der Bucht von Odessa. Der Tag saß im weißgestrichenen Boot und kam dem Abend entgegengefahren. Und gegen Abend, um fünf Uhr, kehrte Ljubka aus der Stadt zurück. Sie ritt einen Grauschimmel mit hängendem Bauch und wehender Mähne. Ein dickbeiniger Junge im Kattunhemd öffnete ihr das Tor, und Jewsel faßte das Pferd am Zügel. Da rief Zudetschkis aus seinem Gefängnis herunter: »Meine Verehrung, Madame Schneeweiß, und guten Tag. Sehen Sie — Sie sind für drei Jahre in geschäftlichen Angelegenheiten weggewesen und ich hatte das hungrige Kind zu warten . . .«

»Halt den Schnabel!« antwortete Ljubka dem Alten und stieg aus dem Sattel. »Wer reißt da sein Maul auf in meinem Fenster?«

»Zudetschkis ist's, ein alter Gauner«, antwortete der Soldat mit dem Orden und fing an, ihr die Geschichte des Gutsbesitzers zu erzählen, wurde jedoch von dem Makler im Fenster unterbrochen.

»Frechheit!« winselte der und schleuderte seine Mütze in den Hof. »Welch eine Frechheit, einem ein fremdes Kind aufzudrängen und selbst auf drei Jahre zu verschwinden. Kommen Sie, kommen Sie, geben Sie ihm die Brust . . .«

»Ich komme schon, du Hochstapler«, murmelte Ljubka. Sie lief die Treppe hinauf, betrat das Zimmer und zog die Brust aus der staubigen Bluse.

Der Knabe streckte sich ihr entgegen und biß in die große Brustwarze, Milch aber kam keine daraus. Der Mutter trat die Stirnader hervor, und Zudetschkis schüttelte den Kopf und sagte:

»Sie wollen alles besitzen, gierige Ljubka; die ganze Welt wollen Sie an sich raffen, wie die Kinder ein Tischtuch mit Brotkrumen an sich ziehen; wollen den besten Weizen und die besten Weintrauben; wollen das Weißbrot in der Sonne backen, aber ihr kleines Kind — ein Kind wie ein Sternlein — muß sich die Seele aus dem Leibe schreien nach Milch!«

»Woher soll die Milch kommen«, schrie die Frau und preßte ihre Brust, »wenn die ›Plutarch‹ heute eingelaufen ist und ich fünfzehn Kilometer in der Hitze zurückgelegt habe? Und Sie, Sie singen da ein langes Lied, alter Jude — zahlen Sie lieber die sechs Rubel!«

Aber Zudetschkis zahlte das Geld nicht. Er entblößte seinen Arm und drückte seinen mageren, schmutzigen Ellenbogen Ljubka auf den Mund.

»Ersticke, Zuchthäuslerin!« sagte er und spuckte in die Ecke.

Ljubka hielt einen Augenblick verdutzt still, dann schob sie den Ellenbogen vom Mund, schloß die Tür von außen ab und ging in den Hof, wo Mister Trottyburn auf sie wartete; der glich einem Kloß aus rohem Fleisch. Mister Trottyburn war der Obermechaniker der »Plutarch«. Er hatte zwei Matrosen bei sich. Einen Engländer und einen Malaien. Sie hatten Schmuggelware aus Port Said gebracht. Die Kiste war schwer; sie setzten sie hart auf die Erde, und zum Vorschein kamen Zigarren und japanische Seide. Viele Weiber eilten herbei, zwei Zigeunerinnen drängten sich durch die Menge.

»Weg, ihr Gesindel!« rief ihnen Ljubka zu. Sie führte die Seeleute an einen Tisch im Schatten einer Akazie. Jewsel servierte Wein, und Mister Trottyburn breitete seine Ware aus. Er holte aus dem Ballen Zigaretten, feine Seide, Kokain, Feilen, unbanderolierten Virginiatabak und dunklen Wein, den er auf der Insel Chios gekauft hatte. Als für jede Ware der Preis festgesetzt war, stießen sie mit bessarabischem Wein an, der nach Sonne und Wanzen roch. Die Dämmerung wälzte sich in den Hof; wie die abendliche Woge eines breiten Flusses wälzte sich die Dämmerung herein, und der betrunkene Malaie berührte Ljubkas Brust. Er befühlte sie erst mit einem Finger, dann der Reihe nach mit allen Fingern. Seine gelben und zärtlichen Augen hingen über dem Tisch wie Papierlampions in der chinesischen Straße. Leise fing er an, ein Lied zu singen; da bekam er von Ljubka einen Stoß mit der Faust und fiel zu Boden.

»Sehen Sie, wie der sich darauf versteht«, sagte Ljubka zu Mister Trottyburn. »Durch diesen Malaien verlier ich noch die letzte Milch, und der Jude da hat mich fast aufgefressen, weil ich keine habe.«

Sie wies auf Zudetschkis, der am Fenster stand und seine

Socken wusch. Die kleine Lampe im Zimmer Zudetschkis' rußte, die Waschschüssel schäumte und zischte. Er beugte sich aus dem Fenster, da er fühlte, daß von ihm die Rede war.

»Helft mir, Leute!« schrie er verzweifelt.

»Kusch dich, Affengesicht!« Ljubka lachte. »Kusch dich!« Und schleuderte einen Stein gegen den Alten. Sie traf aber nicht und griff nach einer leeren Weinflasche. Mister Trottyburn, der Obermechaniker, nahm ihr jedoch die Flasche aus der Hand, zielte und warf sie ins offene Fenster.

»Mrs. Ljubka«, sagte er darauf und erhob sich, bemüht, seiner trunkenen Beine Herr zu werden. »Viele ehrbare Leute kommen zu mir, Mrs. Ljubka, um Ware zu kaufen, aber ich gebe sie niemandem, weder Mister Kuninsohn noch Mister Batju oder Mister Kuptschik, niemandem außer Ihnen, da es mir angenehm ist, ihrer Rede zu lauschen, Mrs. Ljubka.«

Und als er fester auf seinen schwankenden Beinen stand, faßte er seine Matrosen, den Engländer und den Malaien, um die Schultern, zog sie auf den Hof, und sie fingen an zu tanzen. Sie tanzten in tiefem Schweigen, und der orangerote Stern, der bis zum Rand des Horizonts herabgeglitten war, sah mit großen Augen auf sie nieder. Dann nahmen sie ihr Geld in Empfang, faßten einander unter und traten auf die Straße, schaukelnd wie Schiffslampen. Vor sich sahen sie das Meer, das schwarze Wasser der Bucht von Odessa, die Spielzeugwimpel an den aufragenden Masten und im weiten Schoß der Erde zahlreiche Lichter. Ljubka begleitete die tanzenden Gäste bis zur Pier, dann stand sie allein auf der leeren Straße, ihren eigenen Gedanken zulächelnd, und kehrte heim. Der Junge im Kattunhemd schloß verschlafen hinter ihr das Tor. Jewsel brachte der Wirtin die Tageseinnahme, und sie ging in ihr Zimmer, wo die Kupplerin Pessja Mindl schlief und Zudetschkis mit nackten Füßen die Wiege bewegte.

»Ach, wie haben Sie uns gequält, unbarmherzige Ljubka«, sagte er, das Kind aus der Wiege nehmend. »Da, lernen Sie von mir ein Kind warten, Sie Rabenmutter.«

Er legte Ljubka einen feinen Kamm auf die Brust und gab ihr den Sohn ins Bett. Das Kind reckte den Kopf zur Mutter, stach sich schmerzhaft an dem Kamm und begann zu weinen. Der Alte hielt dem Kind den Schnuller hin, aber Davidka wandte sich ab.

»Was treiben Sie da für Zauberei, alter Gauner«, murmelte Ljubka im Einschlafen.

»Schweigen Sie, Sie Rabenmutter«, antwortete Zudetschkis. »Schweigen Sie und lernen Sie ein Kind warten, daß die Erde Sie verschlinge!«

Das Kind stach sich wieder am Kamm, griff zögernd nach dem Nuckel und sog daran.

»Da sehen Sie«, sagte Zudetschkis und lachte. »Ich habe Ihr Kind entwöhnt — kommen Sie zu mir in die Lehre, daß die Erde Sie verschlinge!«

Davidka lag glückselig in der Wiege, er sog am Nuckel, Speichel rann ihm aus dem Mund. Ljubka erwachte und blinzelte. Sie erblickte ihren Sohn und den Mond, der ins Fenster schien. Der Mond sprang zwischen den schwarzen Wolken dahin wie ein verirrtes Kalb.

»Nun gut«, sagte Ljubka schließlich. »Laß Zudetschkis hinaus, Pessja Mindl, und morgen kann er sich ein Pfund amerikanischen Tabak holen.«

Zudetschkis kam tags darauf, sich das Pfund unbanderolierten Virginiatabak zu holen. Er bekam ihn und dazu noch ein Viertel Pfund Tee. Und eine Woche später, als ich zu Jewsel kam, um Tauben zu kaufen, sah ich auf Ljubkas Hof einen neuen Verwalter. Er war winzig klein, wie unser Rabbiner Ben Zacharias. Der neue Verwalter war Zudetschkis.

Fünfzehn Jahre bekleidete er diesen Posten, und in dieser Zeit habe ich eine Menge Geschichten über ihn gehört. Und ich werde sie, wenn ich kann, alle der Reihe nach erzählen; denn es sind interessante Geschichten.

Übersetzt von Dmitri Umanski

ZU DEN »GESCHICHTEN AUS ODESSA«

Sonnenuntergang

Eines Tages erblickte Ljowka, der jüngste Krik, Ljubkas Tochter Tabl. Tabl heißt auf russisch Taube. Erblickte sie und ging für drei Tage aus dem Haus. Der Staub fremder Straßen und die Geranien in fremden Fenstern spendeten ihm Trost. Nach drei Tagen kehrte er heim und traf im Vorgarten seinen Vater. Der Vater war beim Vespern. Madame Gorobtschik saß neben ihrem Mann mit bitterbösen Augen.

»Geh weg, ungehobelter Sohn«, sagte Väterchen Krik, als er Ljowka sah.

»Tateleben«, erwiderte Ljowka, »nehmen Sie eine Stimmgabel und stimmen Sie Ihre Ohren.«

»Was soll's?«

»Da ist ein Mädchen«, sagte der Sohn. »Sie hat blondes Haar. Tabl heißt sie. Tabl bedeutet auf russisch Taube. Auf dieses Mädchen hab ich ein Auge geworfen.«

»Du hast ein Auge auf eine Schlampe geworfen«, sagte Väterchen Krik. »Ihre Mutter hat ein Bordell.«

Auf diese väterlichen Worte hin krempelte Ljowka die Ärmel hoch und hob die frevlerische Hand gegen den Vater. Aber Madame Gorobtschik sprang auf und stellte sich zwischen sie.

»Mendel«, kreischte sie, »gib ihm eins in die Fassade! Elf Buletten hat er mir weggenascht.«

»Elf Buletten hast du der Mame weggenascht!« brüllte Mendel und ging auf den Sohn los. Der aber entschlüpfte und lief vom Hof, und Bentschik, sein älterer Bruder, folgte ihm auf dem Fuß. Bis in die Nacht hinein irrten sie durch die Straßen, keuchend vor heftig gärendem Rachedurst, und schließlich sprach Ljowka zu seinem Bruder Benja, demselben Benja, der in wenigen Monaten Benja der König sein sollte.

»Bentschik«, sprach er, »nehmen wir's auf uns, und die Leute werden uns die Füße küssen. Erledigen wir den Taten, den die Moldawanka nicht mehr Mendel Krik nennt. Mendel Pogrom nennt sie ihn. Erledigen wir den Taten. Können wir noch länger warten?«

»Noch ist die Zeit nicht gekommen«, erwiderte Bentschik. »Aber die Zeit geht ihren Gang. Hör auf ihren Schritt und mach ihr Platz. Tritt beiseite, Ljowka.«

Und Ljowka trat beiseite, um der Zeit Platz zu machen. Sie setzte sich in Bewegung, die urewige Eintreiberin Zeit, und begegnete auf ihrem Weg Dwoira, der Schwester des Königs, Manasse, dem Kutscher, und dem russischen Mädchen Marussja Jewtuschenko.

Noch vor zehn Jahren kannte ich Männer, die Mendel Pogroms Tochter Dwoira haben wollten, aber heute wabbelt an Dwoira ein Doppelkinn, und ihre Augen quellen aus den Höhlen. Niemand will Dwoira haben. Und doch fand sich neulich ein bejahrter Witwer mit erwachsenen Töchtern. Er brauchte ein Fuhrwerk, einen Anderthalbtonner, samt Pferdepaar. Als Dwoira davon erfuhr, wusch sie ihr grünes Kleid und hängte es im Hof auf. Sie wollte den Witwer besuchen, um festzustellen, wie bejahrt er sei, was für Pferde er brauche und ob sie ihn haben könne. Aber Väterchen Krik wollte von Witwern nichts wissen. Er nahm das grüne Kleid, versteckte es in seinem Wagen und fuhr vom Hof. Dwoira heizte das Plätteisen, wollte ihr Kleid bügeln, fand es aber nicht. Da fiel Dwoira zu Boden und bekam einen Anfall. Die Brüder schleppten sie zur Wasserleitung und begossen sie mit Wasser. Habt ihr nun eine Vorstellung von der Hand des Vaters, der den Beinamen Pogrom trägt?

Nun zu Manasse, dem alten Kutscher, der mit den Gäulen Hofdame und Salomo dem Weisen fuhr. Zu seinem Unglück hörte er, daß der alte Buzis wie auch Froim Gratsch und Chaim Drong ihre Pferde mit Gummi beschlagen ließen. Dies vor Augen, begab sich Manasse zu Pjatirubel und ließ Salomo den Weisen ebenfalls mit Gummi beschlagen. Manasse liebte Salomo den Weisen, aber Väterchen Krik sprach zu ihm:

»Ich bin nicht Chaim Drong und nicht Nikolaus II., daß meine Pferde auf Gummi arbeiten.«

Sprach's, packte Manasse am Kragen, hob ihn hoch und fuhr mit seinem Wagen vom Hof. An seiner ausgestreckten Hand hing Manasse wie an einem Galgen.

Am Himmel glomm das Abendrot, ein Abendrot dick wie Marmelade, die Glocke auf der Alexej-Kirche stöhnte, hinter Blishnije Melnizy* senkte sich die Sonne, und Ljowka, der Sohn des Prinzipals, trottete dem Fuhrwerk nach wie der Hund seinem Herrn.

Eine zahllose Menge folgte den Kriks wie einem Unfallwagen, und Manasse hing unermüdlich an der eisernen Hand.

»Tateleben«, sagte da Ljowka zum Vater, »Sie pressen in Ihrer ausgestreckten Hand mein Herz. Lassen Sie's los, soll es in den Staub rollen.«

Aber Mendel Krik drehte sich nicht einmal um. Die Pferde liefen im Galopp, die Räder rasselten, und die Leute hatten eine perfekte Zirkusvorstellung. Das Fuhrwerk bog in die Dalnizkaja ein, zu Iwan Pjatirubels Schmiede. Mendel schleifte den Kutscher Manasse längs der Wand zur Schmiedeesse und warf ihn auf eine Haufen Eisen. Da lief Ljowka nach einem Eimer Wasser und leerte ihn auf den alten Kutscher Manasse. Habt ihr nun eine Vorstellung von der Hand Mendels, des alten Krik, der den Beinamen Pogrom trägt?

»Die Zeit geht ihren Gang«, hatte Bentschik gesagt, und sein Bruder Ljowka war beiseite getreten, um der Zeit Platz

* Stadtteil von Odessa

zu machen. So stand Ljowka abseits, bis Marussja Jewtuschenko in Umstände kam.

»Die Marussja ist verfallen«, tuschelten sich die Leute zu, und Väterchen Krik schmunzelte, als er sie so reden hörte.

»Die Marussja ist verfallen«, sagte er und lachte wie ein Kind. »Wai Israel, wer ist diese Marussja?«

Just in diesem Augenblick kam Bentschik aus dem Pferdestall und legte dem Vater die Hand auf die Schulter.

»Ich hab für Frauen viel übrig«, sagte Bentschik streng und gab dem Vater fünfundzwanzig Rubel, denn er wollte, daß die Auskratzung vom Arzt im Krankenhaus gemacht werde und nicht bei Marussja zu Hause.

»Ich geb ihr das Geld«, entgegnete der Vater, »und sie läßt sich auskratzen, sonst will ich keine frohe Minute mehr haben.«

Am nächsten Morgen fuhr er mit Bandit und der Liebreichen zur gewohnten Stunde los. Doch zur Mittagszeit erschien auf dem Krikschen Hof Marussja Jewtuschenko.

»Bentschik«, sagte sie, »ich hab dich geliebt, verflucht sollst du sein.«

Und sie schleuderte ihm zehn Rubel ins Gesicht. Zwei Scheine zu fünf, das waren noch nie mehr als zehn.

»Erledigen wir den Taten«, sagte Bentschik zu seinem Bruder Ljowka, und sie setzten sich auf die Bank am Tor. Zu ihnen aber setzte sich Semjon, der Sohn des Hausmeisters Anissim, ein Mensch von sieben Jahren. Wer hätte sagen können, daß so ein siebenjähriges Nichts schon lieben und hassen kann? Wer hätte gedacht, daß es Mendel Pogrom liebte? Doch es liebte ihn.

Die Brüder saßen auf der Bank und rechneten nach, wie alt der Vater war und welches Schuldkonto seine sechzig Jahre belastete, und Semjon, der Sohn des Hausmeisters Anissim, saß neben ihnen.

Zu dieser Stunde hatte die Sonne Blishnije Melnizy noch nicht erreicht. Wie Blut aus einem aufgeschlitzten Eberleib überströmte sie die Wolken, und auf der Straße rumpelten die Fuhren des alten Buzis nach vollbrachtem Tagewerk heimwärts. Die Weiber melkten die Kühe schon zum drittenmal, und die Mägde von Madame Parabeljum trugen ihr die Eimer mit der Abendmilch auf die Vortreppe. Madame Parabeljum stand auf der Vortreppe und klatschte in die Hände.

»Frauen!« rief sie. »Hiesige Frauen und fremde Frauen, Berta Iwanowna, Eisverkäufer und Kefirverkäufer! Holt euch die Abendmilch!«

Berta Iwanowna, die Deutschlehrerin, die für eine Stunde zwei Quart Milch bekam, empfing ihre Portion als erste. Gleich darauf erschien Dwoira Krik, um zu sehen, wieviel Wasser und wieviel Soda Madame Parabeljum in ihre Milch panschte.

Aber Bentschik rief die Schwester beiseite.

»Heute abend«, sagte er, »wenn du siehst, daß der Alte uns fertigmacht, schleich zu ihm und hau ihm das Sieb über den Schädel. Mag die Firma Mendel Krik und Söhne zum Teufel gehen.«

»Amen, zur guten Stunde sei's gesagt«, entgegnete Dwoira und trat vor das Tor. Da sah sie, daß Semjon, Anissims Sohn, nicht mehr auf dem Hof war und daß die ganze Moldawanka angerückt kam, die Kriks zu besuchen.

Rudelweise rückte die Moldawanka an, als wäre im Hof der Kriks Appell. Man kam wie am zweiten Ostertag zum Jahrmarktplatz. Iwan Pjatirubel, der Schmiedemeister, brachte seine schwangere Schwiegertochter und die Enkel mit. Der alte Buzis kam mit seiner derzeit an der Küste weilenden Nichte aus Kamenez-Podolsk. Tabl erschien in Begleitung eines Russen. Auf seinen Arm gestützt, spielte sie mit der Schleife in ihrem Zopf. Als letzte sprengte Ljubka auf einem falben Hengst herbei. Nur Froim Gratsch kam allein, das Haar rostrot, einäugig und in einem Umhang aus Segeltuch.

Man lagerte sich im Vorgarten und wickelte die mitgebrachten Eßpakete aus. Die Arbeiter zogen die Schuhe aus, schickten die Kinder nach Bier und legten die Köpfe auf die

Bäuche ihrer Frauen. Ljowka aber sprach zu Bentschik, seinem Bruder.

»Mendel Pogrom ist unser Vater«, sprach er, »und Madame Gorobtschik ist unsere Mutter. Aber die Menschen sind Viecher, Bentschik. Wir mühen uns ab für Viehzeug.«

»Laß uns überlegen«, erwiderte Bentschik, doch er hatte diese Worte kaum ausgesprochen, als die Golowkowskaja von Getöse widerhallte. Die Sonne flog hoch hinauf und drehte sich wie eine rote Schale auf einer Speerspitze. Der Wagen des Alten preschte auf das Tor zu. Die Liebreiche schäumte, Bandit riß an den Zügeln. Der Alte schwang die Peitsche über den rasenden Gäulen. Seine gespreizten Beine wirkten gigantisch, himbeerroter Schweiß perlte auf seinem Gesicht, und er grölte mit trunkener Stimme Lieder. Da glitt Semjon, Anissims Sohn, schlangenartig an jemandes Beinen vorbei, sprang auf die Straße und schrie aus Leibeskräften:

»Onkelchen Krik, kehren Sie um! Ihre Söhne wollen Sie verwamsen!«

Aber es war zu spät. Väterchen Krik jagte bereits mit den dampfenden Gäulen in den Hof. Er hob die Peitsche, er öffnete den Mund und . . . blieb stumm. Die Kampierenden im Vorgarten glotzten ihn an. Bentschik stand auf der linken Flanke beim Taubenschlag. Ljowka stand auf der rechten Flanke bei der Hausmeisterwohnung.

»Dienstleute und Dienstherren!« sagte Mendel Krik kaum hörbar und senkte die Peitsche. »Da, seht mein Fleisch und Blut, das die Hand gegen mich hebt.«

Der Alte sprang vom Wagen, warf sich auf Benja und zertrümmerte ihm mit der Faust das Nasenbein. Doch Ljowka war schon zur Stelle und tat, was er konnte. Wie ein neues Spiel Karten mischte er das Gesicht des Vaters. Aber der Alte war aus Teufelshaut genäht, und die Löcher dieser Haut waren mit Gußeisen gesäumt. Er verrenkte Ljowka die Arme und warf ihn neben dem Bruder zu Boden. Er setzte sich Ljowka auf die Brust, und die Frauen schlossen die

Augen, um die herausgebrochenen Zähne des Alten und sein blutüberströmtes Gesicht nicht zu sehen.

Im nämlichen Augenblick vernahmen die Bewohner der unbeschreiblichen Moldawanka die schnellen Schritte Dwoiras und ihre Stimme.

»Für Ljowka«, sagte sie, »für Bentschik, für mich, Dwoira, und für alle Menschen«, und schlug dem Vater das Sieb über den Schädel. Alle sprangen auf und rannten armeschwenkend herzu. Man schleppte den Alten zur Wasserleitung wie seinerzeit Dwoira und drehte den Hahn auf. Wie Wasser floß das Blut durch die Rinne, und das Wasser floß wie Blut. Madame Gorobtschik drängte sich seitlich durch die Menge und kam, wie ein Sperling hüpfend, heran.

»Sag was, Mendel«, flüsterte sie, »schrei was, Mendel ...«

Doch als sie die Stille im Hof wahrnahm, als sie sah, daß die Gäule, von der Arbeit gekommen, noch nicht ausgespannt waren und niemand Wasser auf die heißgelaufenen Räder goß, schnellte sie zurück und humpelte hastig durch den Hof wie ein Hund auf drei Beinen. Nunmehr traten die achtbaren Dienstherren hinzu. Den Bart hochgereckt, lag Väterchen Krik da.

»Aus«, sagte Froim Gratsch und wandte sich ab.

»Feierabend«, sagte Chaim Drong, aber der Schmiedemeister Iwan Pjatirubel fuchtelte ihm mit dem Zeigefinger vor der Nase.

»Dreie gegen einen«, sagte Pjatirubel. »Schande über die ganze Moldawanka! Aber noch ist nicht Abend. Noch habe ich den Kerl nicht gesehen, der den alten Krik erledigen könnte ...«

»Es ist schon Abend«, unterbrach ihn Arie Leib, der plötzlich aufgetaucht war. »Es ist schon Abend, Iwan Pjatirubel. Sag nicht ›nein‹, Russe, wenn dir das Leben ›ja‹ entgegenschreit.«

Neben Väterchen niederhockend, wischte ihm Arie Leib mit seinem Sacktuch über die Lippen, küßte ihn auf die Stirn und erzählte ihm von König David, dem König der

Juden, der viele Frauen, viele Ländereien und viele Schätze besessen hatte und doch beizeiten zu weinen wußte.

»Jammre nicht, Arie Leib«, fuhr ihn Chaim Drong an und puffte ihn in den Rücken. »Halt uns keine Grabrede, bist hier nicht auf deinem Friedhof!«

Und zu Väterchen Krik gewandt, sagte Chaim Drong:

»Steh auf, alter Lastkutscher, spül dir die Gurgel, sag was Deftiges, alter Grobsack, wie du das so schön kannst, und mach mir für morgen früh zwei Fuhrwerke fertig. Hab Abfälle wegzuschaffen.«

Alle ringsum warteten, was Mendel in bezug auf die Fuhrwerke antworten werde. Doch Mendel schwieg lange. Dann öffnete er die Augen und riß den schmutz- und haarverklebten Mund auf, und zwischen seinen Lippen hervor trat Blut.

»Ich hab keine Fuhrwerke«, sagte Väterchen Krik. »Meine Söhne haben mich erschlagen. Sollen die Söhne verfügen.«

Nun waren aber diejenigen, die über das bittere Erbe von Mendel Krik zu verfügen hatten, nicht gerade zu beneiden. Nicht zu beneiden waren sie, weil die Futterkrippen im Pferdestall längst verfault waren und die Hälfte der Räder neu bereift werden mußte. Das Schild über dem Tor barst auseinander, nicht ein Wort darauf war lesbar, und den Kutschern vermoderte das letzte Hemd am Leib. Die halbe Stadt war an Mendel Krik verschuldet, aber die Pferde hatten zugleich mit dem Hafer, den sie aus den Krippen fraßen, die Ziffern weggeleckt, die mit Kreide an die Wand geschrieben waren. Von früh bis spät kamen zu den bestürzten Erben Bauern und verlangten Geld für Häcksel und Gerste. Von früh bis spät kamen Frauen und lösten verpfändete Goldringe und vernickelte Samoware ein. Keine Ruhe war dem Hause Krik mehr vergönnt, aber Benja, der in wenigen Monaten Benja der König sein sollte, ließ sich nicht unterkriegen und bestellte ein neues Firmenschild »Fuhrunternehmen Mendel Krik und Söhne«, mit Goldlettern auf lichtblauem Grund, umwunden von bronzierten

Hufeisen. Er kaufte den Kutschern gestreiften Drillich für Unterzeug, erwarb einzigartiges Holz zur Reparatur der Wagen, dingte Pjatirubel für eine volle Woche und führte für jeden Auftraggeber Quittungen ein. Am Abend des nächsten Tages, müßt ihr wissen, hatte er seine Kräfte mehr verausgabt, als wenn er fünfzehn Touren vom Melonenkai zum Odessaer Güterbahnhof gemacht hätte. Und am Abend, müßt ihr wissen, fand er im Haus nicht eine Krume Brot und nicht einen gewaschenen Teller. Nun könnt ihr im ganzen Umfang erfassen, wie hartgesotten Madame Gorobtschik in ihrer Niedertracht war. Der Kehricht lag in den Zimmern nicht weggefegt, die einmalige Kalbfleischsülze war den Hunden vorgeworfen worden. Madame Gorobtschik aber hockte am Lager ihres Mannes wie eine mit Spülicht begossene Krähe auf einem Frühlingszweig.

»Gib acht auf die beiden«, sagte da Bentschik zu seinem jüngeren Bruder. »Halte sie unterm Mikroskop, diese Jungvermählten. Mir schwant, sie hecken was aus gegen uns.«

Also sprach Bentschik, der mit seinen Benja-König-Augen alle bis ins Innerste durchschaute, zu seinem Bruder Ljowka. Aber Ljowka, der Hirtenknabe, glaubte es nicht und legte sich schlafen. Väterchen schnarchte bereits auf seinen Brettern, und Madame Gorobtschik wälzte sich von einer Seite auf die andere. Sie bespuckte die Wand und schleimte auf den Boden. Ihre Schlechtigkeit ließ sie nicht zur Ruhe kommen. Zu guter Letzt aber fiel auch sie in Schlaf. Wie Soldaten beim Ausrichten flirrten vorm Fenster die Sterne, grüne Sterne auf dunkelblauem Grund. Das Grammophon schräg gegenüber bei Petka Owsjanizy spielte jüdische Weisen, dann verstummte auch das Grammophon. Die Nacht tat das Ihre, und die Luft, reiche Luft, strömte durchs Fenster zu Ljowka, dem jüngsten Krik. Er liebte diese Luft, der Ljowka. Er lag und atmete und schlief und genoß. Köstliches Wohlbehagen erfüllte ihn, und dieses Gefühl hielt an, bis vom väterlichen Lager Rascheln und Knarren zu ihm drang. Da öffnete er spaltbreit die Lider und spitzte die Ohren. Wie eine witternde Maus hatte Väterchen Krik den Kopf erhoben und kroch dann herab von seinem Lager. Unterm Kissen holte er ein Säckchen mit Klimpergeld hervor und warf sich die Stiefel über die Schulter. Ljowka ließ ihn gehen. Weit konnte der alte Satan ja nicht kommen. Als der Junge dann hinter dem Vater hinausschlüpfte, sah er Bentschik von der anderen Hofseite längs der Wand heranrobben. Der Alte schlich sich unhörbar zu den Wagen, steckte den Kopf in den Pferdestall und pfiff den Gäulen. Die Gäule trabten zu ihm und rieben ihre Mäuler an seinem Kopf. Nacht war im Hof, durchwoben von Sternen, blauer Luft und Stille.

»Pst!« Ljowka legte den Finger an die Lippen, und Bentschik, von der anderen Hofseite näher rückend, legte gleichfalls den Finger an die Lippen. Wie kleinen Kindern hatte Väterchen den Gäulen gepfiffen, dann verlor er sich zwischen den Fuhren und tauchte beim Hoftor wieder auf.

»Anissim«, rief er leise und klopfte ans Fenster der Hausmeisterwohnung. »Anissim, Herzchen, öffne mir das Tor.«

Anissim, das Haar zottig wie Heu, trat aus der Hausmeisterwohnung.

»Alter Herr«, sagte er, »ich bitte Euch von ganzem Herzen, erniedrigt Euch nicht vor mir einfachem Mann. Legt Euch schlafen, Herr.«

»Du wirst mir das Tor öffnen«, flüsterte Väterchen noch leiser. »Ich weiß es, Anissim, Herzchen.«

»Geh zurück ins Haus, Anissim«, sagte da Bentschik, kam zur Hausmeisterwohnung und legte seinem Väterchen die Hand auf die Schulter. Und Anissim sah dicht vor sich das Gesicht von Mendel Pogrom, weiß wie Papier, und er wandte sich ab, denn den Anblick seines Herrn mit einem solchen Gesicht konnte er nicht ertragen.

»Schlag mich nicht, Bentschik«, sagte der alte Krik zurückweichend. »Wo haben die Qualen deines Vaters ein Ende ...«

»Oh, erbärmlicher Vater«, erwiderte Bentschik. »Wie konnten Sie das sagen, was sie eben sagten!«

»Ich konnte es!« heulte Mendel auf und schlug sich mit der Faust an den Kopf. »Ich konnte es, Bentschik!« brüllte er mit allen Kräften und wankte wie ein Fallsüchtiger. »Da ist er rings um mich, der Hof, in dem ich ein halbes Menschenalter verbracht habe. Dieser Hof, er sah mich als Vater meiner Kinder, als Mann meiner Frau, als Herrn meiner Pferde. Er sah meine Macht, meine zwanzig Hengste, meine zwölf eisenbeschlagenen Fuhrwerke. Er sah meine Beine, gewaltig wie Säulen, und meine Hände, meine bösen Hände. Und jetzt macht mir auf, liebe Söhne. Laßt es heute noch einmal so sein, wie ich es will. Laßt mich von diesem Hof gehen, der zu viel gesehen hat.«

»Tateleben«, erwiderte Benja mit gesenktem Blick, »kehren Sie zurück zu Ihrer Gattin.«

Aber es war gar nicht nötig, zu ihr, zu Madame Gorobtschik, zurückzukehren. Sie kam selber zum Tor geeilt und stürzte, die alten, gelben Beine hochwerfend, zu Boden.

»Wai«, schrie sie, sich auf der Erde wälzend, »Mendel Pogrom und meine Söhne, meine Brut! Was habt ihr mit mir gemacht, meine Brut, wo habt ihr meine Haare gelassen, meinen Leib, wo sind sie, meine Zähne, wo ist meine Jugend?«

Die Alte wimmerte, riß sich das Hemd von den Schultern und wirbelte, wieder auf die Beine gekommen, um die eigene Achse wie ein Hund, der sich in den Schwanz beißen will. Sie zerkratzte den Söhnen das Gesicht, sie küßte den Söhnen das Gesicht, und sie grub ihnen ihre Fingernägel in die Wangen.

»Alter Ganef«, schrie Madame Gorobtschik, umsprang ihren Mann, drehte ihm den Schnurrbart, zog daran. »Alter Ganef, mein alter Mendel . . .«

Die Nachbarn erwachten von ihrem Geschrei, der ganze Hof lief am Tor zusammen, und die nacktbäuchigen Kinder trillerten mit Pfeifen. Die Moldawanka sammelte sich um den Skandal. Und Benja Krik, vor den Augen der Nachbarn vor Scham ergrauend, jagte seine Jungvermählten ins Haus. Mit einem Stock trieb er die Leute auseinander, drängte sie zum Tor, doch Ljowka, der jüngere Bruder, packte ihn am Kragen und schüttelte ihn wie einen Birnbaum.

»Bentschik«, sagte er, »wir quälen den Alten . . . Tränen würgen mich, Bentschik.«

»So, Tränen würgen dich«, erwiderte Bentschik, sammelte Speichel im Mund und spie ihn Ljowka ins Gesicht. »Ach, erbärmlicher Bruder«, zischte er, »gemeiner Bruder, gib mir freie Hand und wirf mir keine Knüppel zwischen die Beine.«

Und Ljowka gab ihm freie Hand. Er nächtigte im Pferdestall und verschwand vor Morgengrauen aus dem Haus. Der Staub fremder Straßen und die Geranien in fremden Fenstern spendeten ihm Trost. Er durchmaß die Wege der Trübsal, irrte zwei Tage umher und sah, als er am dritten heimkehrte, überm Hause Krik lichtblau ein Schild leuchten. Das blaue Schild stach ihm ins Herz, Samtdecken verwirrten sein Auge, Samtdecken lagen auf den Tischen, und im Vorgarten dröhnte das Gelächter vieler Gäste. Dwoira ging im weißen Häubchen zwischen den Gästen einher, frischgestärkte Weiber blitzten im Gras wie emaillierte Teekannen, und torkelnde Arbeiter, bereits hemdsärmlig, ergriffen Ljowka und schubsten ihn ins Zimmer. Dort saß schon mit gestriemtem Gesicht Mendel Krik, der älteste Krik. Uscher Bojarski, Inhaber der Firma »Chef-d'œuvre«, sein buckliger Zuschneider Jefim und Benja Krik umschwirrten den verunstalteten Alten.

»Jefim«, sagte Uscher Bojarski zu seinem Zuschneider, »haben Sie die Güte, etwas näher zu treten und Monsieur Krik für einen hochprima farbigen Anzug Maß zu nehmen, so als wär's für Sie selbst. Und gestatten Sie sich die bescheidene Anfrage, auf was für Stoff man reflektiert, englisches Marinetuch, zweireihig gearbeitet, englische Festlandware, einreihig gearbeitet, Łódźer leichtes oder Moskauer schweres Tuch.«

»Was für eine Robe möchten Sie für sich angefertigt haben?« fragte da Benja sein Väterchen. »Unterrichten Sie Monsieur Bojarski von Ihrem Wunsch.«

»Wie dein Herz zu deinem Vater steht«, erwiderte Väterchen Krik und strich sich eine Träne aus dem Auge, »so laß sie anfertigen . . .«

»Alldieweil Tate kein Mariner ist«, unterbrach Benja den Vater, »dürfte Festlandware das geeignetste sein. Machen Sie ihm zunächst einen Anzug für alle Tage.«

Monsieur Bojarski beugte sich vor und legte die Hand ans Ohr.

»Lassen Sie mich Ihre Gedanken wissen«, sagte er.

»Meine Gedanken sind die: Ein Jude (der sich sein Leben lang abgestrampelt hat, bloß, barfuß und verdreckt wie ein Verbannter auf Sachalin ... Und jetzt, wo er mit Gottes Hilfe in die Jahre gekommen ist, muß mit diesem lebenslangen Zwang Schluß gemacht werden. Sabbat muß wieder Sabbat sein ...).«

Übersetzt von Maria Riwkin

Das Ende des Armenhauses

Niemand ging es während der Hungersnot in Odessa so gut wie den Insassen des Armenhauses auf dem Zweiten Jüdischen Friedhof. Der Tuchhändler Kofmann hatte es dereinst zum Andenken an seine Frau Isabella an der Friedhofsmauer errichten lassen. Zwar war über diese Nachbarschaft im Café Fankoni nicht wenig gewitzelt worden, aber wie recht hatte Kofmann daran getan.

Nach der Revolution ergriffen die auf dem Friedhof untergebrachten alten Weiblein und Männlein Besitz von den Ämtern der Totengräber, Kantoren und Leichenwäscherinnen, legten sich einen Eichensarg zu mit Decke und Silberfransen und vermieteten den Sarg an arme Leute.

Bretter gab es zu dieser Zeit in Odessa nicht, und so war der Mietsarg ständig in Betrieb. Zu Hause und während der Trauerfeier lag der Tote in dem Eichenkasten, ins Grab aber legte man ihn im bloßen Leichengewand. So verlangte es ein vergessenenes jüdisches Gesetz. Die Weisen hatten gelehrt, den Würmern nicht zu wehren, sich mit Aas zu mischen, denn Aas ist unrein. »Von Erde bist du genommen, und zu Erde sollst du werden.«

Dem Wiederaufleben des alten Gesetzes hatten es die Mummelgreise zu verdanken, daß zu ihrer Ration eine Zukost kam, wie sie sich in jenen Jahren niemand träumen ließ. Des Abends setzten sie sich zum Schmaus im Weinkeller von Salman Kriworutschka nieder, und was übrigblieb, ließen sie den Nachbarn zugute kommen.

Nichts störte ihr Wohlleben bis zu dem Tag, an dem in den deutschen Kolonien ein Aufstand ausbrach und Hersch Lugowoi, der Garnisonskommandant, im Kampf getötet wurde.

Er wurde mit militärischen Ehren bestattet. Truppen trafen auf dem Friedhof ein mit Orchester, Feldküchen und Karren mit Maschinengewehren. An dem offenen Grab wurden Reden gehalten und Schwüre abgelegt.

»Genosse Hersch«, schrie Ljonka Broitmann, der Divisionskommandeur, so laut er konnte, »ist im Jahre 1911 in die SDAPR der Bolschewiki eingetreten, wo er als Propagandist und Verbindungsmann gearbeitet hat. Seit 1913 war Genosse Hersch gemeinsam mit Sonja Jankowskaja, Iwan Skolow und Monoszon in Nikolajew Repressalien ausgesetzt . . .«

Arie Leib, der Heimälteste, stand mit seinen Leuten bereit. Ljonka hatte seine Grabrede noch nicht zu Ende gebracht, als die Alten sich anschickten, den Sarg auf die Seite zu wälzen, um den mit einer Fahne bedeckten Leichnam rauszukippen. Ljonka stieß Arie Leib unauffällig mit dem Sporn an.

»Pack dich!« sagte er. »Aber sofort! . . . Hersch hat es um die Republik verdient . . .«

Vor den Augen der versteinerten Alten wurde Lugowoi samt Eichenkasten, Fransen und der schwarzen Decke begraben, in die mit Silberfäden Davidszeichen und Verse aus einem hebräischen Totengebet gewebt waren.

»Wir sind tote Menschen«, sagte Arie Leib nach der Beerdigung zu seinen Leuten. »Wir sind in des Pharao Hand.«

Er stürzte zum Friedhofsdirektor und bat ihn um Bretter

für einen neuen Sarg und um Tuch für eine Decke. Broidin sagte zu, tat aber nichts. In seinen Plänen war eine Bereicherung der Alten nicht vorgesehen. Er sagte im Büro:

»Die erwerbslosen Kommunalarbeiter liegen mir mehr am Herzen als diese Spekulanten.«

Broidin hatte zugesagt, tat aber nichts. Im Weinkeller von Salman Kriworutschka hagelten auf sein Haupt und auf die Häupter der Mitglieder des Kommunalarbeiterverbandes alle talmudischen Verwünschungen herab. Die Alten verfluchten das Mark in den Knochen ihres Stammesgenossen Broidin und der Verbandsmitglieder, den frischen Samen im Leibe ihrer Frauen und wünschten jedem gesondert den Schlagfluß und Geschwüre.

Ihre Einkünfte gingen zurück. Die Ration bestand nunmehr aus einer bläulichen Fischgrätenbrühe und ungeschmälzter Gerstengrütze als zweitem Gang.

Ein Odessaer Greis löffelt jede Brühe, woraus sie auch sei, wenn sie nur mit Lorbeerblatt, Knoblauch und Pfeffer angerichtet ist. Doch die erwähnte Brühe enthielt nichts dergleichen.

Das Armenhaus namens Isabella Kofmann teilte das Los aller. Der Grimm der ausgehungerten Alten wuchs. Er entlud sich auf das Haupt eines Menschen, der das am allerwenigsten erwartet hatte. Dieser Mensch war die Ärztin Judith Schmeißer, die ins Armenhaus gekommen war, um seine Insassen zu impfen.

Das Gouvernements-Exekutivkomitee hatte eine obligatorische Pockenschutzimpfung verfügt. Judith Schmeißer breitete ihre Instrumente auf dem Tisch aus und entzündete den Spiritusbrenner. Vor den Fenstern standen die smaragdgrünen Mauern der Friedhofsbüsche. Das blaue Zünglein der Flamme mischte sich mit den Juniblitzen.

Judith zunächst stand Meier Beskonetschny, ein abgezehrter Greis. Mißmutig beobachtete er sie bei ihrem Tun.

»Gestatten Sie, daß ich Sie impfe«, sagte Judith und holte mit der Lanzette aus. Sie zog den blauen Knotenstock seines Arms aus den Lumpen hervor.

Der Alte riß den Arm zurück.

»Ich hab nichts, wo man reinpieken kann!«

»Es tut nicht weh.« Judith hob die Stimme. »Ins Fleisch tut's nicht weh.«

»Ich hab kein Fleisch«, sagte Meier Beskonetschny. »Ich hab nichts zum Reinpieken!«

Aus einer Zimmerecke antwortete ihm dumpfes Geheul. Es war Doba Lea, ehemals Köchin auf Beschneidungsfeiern. Meier zog das verwitterte Gesicht schief.

»Das Leben ist Wirrsal«, murmelte er, »die Welt ein Bordell, und die Menschen sind Gauner.«

Der Kneifer auf Judiths Näschen begann zu hüpfen, ihr Busen unter dem gestärkten Kittel wogte. Sie öffnete den Mund, um den Nutzen der Impfung zu erklären, aber Arie Leib, der Heimälteste, kam ihr zuvor.

»Mein Fräulein«, sagte er, »uns hat ebenso eine Mamme geboren wie Sie. Diese Frau, unsere Mamme, hat uns geboren, damit wir leben und nicht, damit wir uns quälen. Sie wollte, daß wir gut leben, und sie hatte recht, wie eine Mutter immer recht hat. Ein Mensch, dem genügt, was Broidin ihm zukommen läßt, ein solcher Mensch ist das Material nicht wert, das auf ihn verwendet wurde. Ihr Ziel, mein Fräulein, besteht darin, gegen Pocken zu impfen, und mit Gottes Hilfe impfen Sie. Unser Ziel besteht darin, unser Leben zu Ende zu leben, nicht aber, es in Qualen hinzuopfern, und mitnichten erfüllen wir dieses Ziel.«

Doba Lea, eine schnurrbärtige Alte mit Löwengesicht, heulte noch lauter, als sie diese Worte vernahm. Sie heulte in tiefem Baß.

»Das Leben ist Wirrsal«, wiederholte Meier Beskonetschny, »die Menschen sind Gauner.«

Der gelähmte Simon Wolf packte das Steuer seines Wägelchens und rollte unter Quietschen, die Handteller nach außen gekehrt, zur Tür. Das Käppi auf seinem gedunsenen himbeerroten Schädel war verrutscht.

Hinter Simon Wolf wälzten sich die dreißig Männlein und Weiblein brüllend und mit verzerrten Gesichtern auf die Hauptallee. Sie fuchtelten mit den Krückstöcken und schrien wie hungrige Esel.

Als der Wächter sie sah, schlug er das Friedhofstor zu. Verwundert hielten die Totengräber mit erhobenen Spaten, an denen Erde und Wurzelfasern pappten, in ihrer Arbeit inne.

Der Lärm lockte den bärtigen Broidin herbei. Er erschien in Ledergamaschen, Radfahrerkappe und enger Jacke.

»Gauner!« schrie ihm Simon Wolf ins Gesicht. »Wir haben nichts zum Reinpieken. Wir haben kein Fleisch an unsern Armen.«

Doba Lea fletschte die Zähne und heulte auf. Mit dem Wägelchen des Gelähmten drang sie auf Broidin ein. Arie Leib begann wie immer mit Sinnbildern, mit Parabeln, von weither geholt und zu einem nicht allen sichtbaren Zweck.

Er begann mit dem Gleichnis vom Rabbi Josia, der den Kindern sein irdisches Gut gab, dem Eheweib das Herz, Gott dem Herrn die Furcht und dem Kaiser den Zins, sich selber aber nur ein Plätzchen unter einem Ölbaum ließ, wo die Abendsonne am längsten weilte. Von Rabbi Josia ging Arie Leib zu den Brettern über für einen neuen Sarg und zur Ration.

Broidin stand da, breitbeinig, in Ledergamaschen, und hörte gesenkten Auges zu. Das braune Gehege seines Bartes lag reglos auf dem neuen Militärrock. Er schien traurigen und friedlichen Gedanken nachzuhängen.

»Arie Leib, du wirst mir verzeihen.« Broidin seufzte, als er sich nun an den Friedhofssalomo wandte. »Du wirst mir verzeihen, wenn ich sage, daß ich nicht anders kann, als in dir einen Hintergedanken und ein politisches Element zu sehen. Ich kann nicht anders, als hinter deinem Rücken, Arie Leib, die zu sehen, die wissen, was sie tun, genauso wie auch du weißt, was du tust.«

Nun hob Broidin die Augen. Sie füllten sich sogleich mit dem weißen Wasser der Wut. Die wabbelnden Hügel seiner Pupillen hefteten sich auf die Alten.

»Arie Leib«, sagte Broidin mit dröhnender Stimme, »lies die Telegramme aus der Tatarischen Republik, wo Unmengen von Tataren wie verrückt hungern! Lies den Aufruf der Petersburger Proletarier, die an ihren Werkbänken arbeiten und mit knurrendem Magen warten . . .«

»Ich hab keine Zeit zu warten«, unterbrach Arie Leib den Direktor, »ich hab keine Zeit.«

»Es gibt Menschen«, donnerte Broidin los, taub gegen alles, »die schlechter leben als du, und es gibt Tausende, die leben noch schlechter als die, die schlechter leben als du. Du säst Verdruß, Arie Leib, du kommst in Bedrängnis. Ihr werdet tote Menschen sein, wenn ich mich von euch wende. Ihr seid des Todes, wenn ich meinen Weg gehe und ihr den euren geht. Du bist des Todes, Arie Leib. Und du, Simon Wolf! Und auch du bist des Todes, Meier Beskonetschny. Doch vor eurem Tode sagt mir bitte, ich möchte das wissen, haben wir eine Sowjetmacht oder haben wir am Ende keine? Wenn wir keine haben und ich hab mich geirrt, dann führt mich zu Herrn Berson, Ecke DeRibas- und Katharinenstraße, wo ich mein Leben lang als Westenschneider gearbeitet habe . . . Sage mir, daß ich mich geirrt habe, Arie Leib.«

Der Friedhofsdirektor trat dicht an die Krüppel heran. Seine wabbelnden Augäpfel wölbten sich ihnen entgegen. Wie ein Scheinwerferstrahl, wie eine Flammenzunge glitt sein Blick über die erstarrte, stöhnende Herde. Broidins Ledergamaschen knarrten, Schweiß schäumte auf seinem zerfurchten Gesicht, immer näher rückte er Arie Leib und verlangte Antwort — ob er sich irre, wenn er glaube, die Sowjetmacht sei bereits gekommen.

Arie Leib schwieg. Dieses Schweigen hätte sein Verderben werden können, wenn nicht am Ende der Allee Fedka Stepun aufgetaucht wäre, barfüßig und im Matrosenhemd.

Fedka hatte bei Rostow eine Quetschung erlitten und wohnte bis zu seiner Genesung in einer Hütte neben dem Friedhof; er trug eine Pfeife an einer orangegelben Polizistenschnur und einen Revolver ohne Tasche.

Fedka war betrunken. Steinerne Ringellöckchen lagen auf seiner Stirn. Unter den Löckchen zuckte krampfhaft das breitknochige Gesicht. Er näherte sich dem Grab Lugowois mit den welken Kränzen.

»Wo warst du, Lugowoi«, fragte Fedka den Toten, »als ich Rostow genommen hab?«

Der Matrose knirschte mit den Zähnen, ließ die Polizeipfeife trillern und holte den Revolver unter dem Gürtel hervor. Der brünierte Revolverlauf blitzte.

»Wir haben die Zaren gestürzt!« schrie Fedka. »Es gibt keine Zaren mehr! Alle sollen ohne Sarg liegen!«

Der Matrose umklammerte den Revolver. Seine Brust war entblößt. Darauf sah man das Wort »Riwa« und einen Drachen, der den Kopf zur Brustwarze drehte.

Die Totengräber drängten sich mit den erhobenen Spaten um Fedka. Die Leichenwäscherinnen hatten ihre Zellen verlassen und schickten sich an, in Doba Leas Heulen einzufallen. Die heulenden Wogen brachen sich an dem geschlossenen Friedhofstor.

Draußen standen Hinterbliebene, die ihre Toten auf Karren gebracht hatten, und begehrten lauthals Einlaß. Pausenlos trommelten die Bettler mit ihren Krücken ans Gitter.

»Wir haben die Zaren gestürzt!« Der Matrose schoß in die Luft.

Alles entfloh im Galopp durch die Allee. Tiefe Blässe überzog Broidins Gesicht. Er hob die Hand, bewilligte alle Forderungen des Armenhauses und ging nach soldatischer Kehrtwendung in sein Büro. Im selben Augenblick flog das Tor auf. Die Karren vor sich her schiebend, rollten die Hinterbliebenen ihre Toten behend die Pfade entlang, und über den ausgehobenen Gräbern stimmten die Pseudokantoren mit durchdringendem Falsett ihr »El molej rachim«* an. Am Abend feierten sie ihren Sieg bei Kriworutschka. Fedka wurden drei Quarte bessarabischen Weines kredenzt.

»Hewel hawalim«**, sagte Arie Leib, mit dem Matrosen

* Hebräisches Totengebet
** Eitelkeit der Eitelkeiten

anstoßend. »Du bist eine Seele von Mensch, mit dir läßt sich's leben. Kuloi hewel*.«

Die Wirtin, Kriworutschkas Frau, spülte hinter der Wand Gläser.

»Wenn ein Russe mal einen guten Charakter hat«, meinte Madame Kriworutschka, »ist das wahrhaftigen Gottes eine Pracht.«

Fedka wurde in der zweiten Morgenstunde hinausgeleitet.

»Hewel hawalim.« Die fremden unheimlichen Worte vor sich hin lallend, torkelte er durch die Stepowaja. »Kuloi hewel.«

Tags darauf bekamen die Armenhausinsassen je vier Stück Würfelzucker und Fleisch zum Borstsch. Am Abend führte man sie ins Stadttheater zu einer von der Sozialfürsorge veranstalteten Vorstellung. Zur Aufführung kam die Oper »Carmen«. Erstmals in ihrem Leben sahen die Kranken und Krüppel die vergoldeten Balkone des Odessaer Theaters, den Samt seiner Balustraden, den öligen Glanz seiner Kronleuchter. In den Pausen gab man ihnen Schnitten mit Leberwurst.

Ein Militärlastwagen brachte die Alten zum Friedhof zurück. Puffend und krachend fuhr er durch die holprigen Straßen. Die Alten dösten mit abstehenden Bäuchen, rülpsten im Schlaf und zitterten vor Sattheit wie Hunde, die sich müde gelaufen haben.

Am Morgen stand Arie Leib als erster auf. Als er sich zum Beten nach Osten wandte, erblickte er an der Tür eine Bekanntmachung. Auf diesem Blatt Papier tat Broidin kund, daß das Armenhaus zwecks Renovierung geschlossen werde und alle Insassen sich selbigen Tages in der Gouvernementsabteilung der Sozialfürsorge zu melden hätten zur Umregistrierung nach Kennzeichen ihrer Verwendungsfähigkeit.

Die Sonne kam hinter den Wipfeln des grünen Friedhofswäldchens hervor. Arie Leib hob die Finger an die Augen. Aus den geblendeten Augen rann eine Träne.

* Alles ist eitel

Hell blinkend führte die Kastanienallee zur Totenkammer. Die Kastanien waren erblüht, die Bäume trugen hohe weiße Blüten auf gespreizten Pfoten. Eine fremde Frau, die Brust von einem Umschlagtuch fest umspannt, hantierte in der Totenkammer, darin alles neu hergerichtet war — die Wände waren mit Tanne geschmückt, die Tische blankgescheuert. Die Frau wusch einen Säugling. Geschickt schwenkte sie ihn von einer Seite auf die andere. Wie ein Brillantenstrahl rieselte das Wasser über den eingefallenen, fleckigen Rücken.

Broidin, in Ledergamaschen, saß auf den Stufen der Totenkammer. Er machte den Eindruck eines Menschen, der ausruht. Hatte seine Kappe abgenommen und wischte sich die Stirn mit einem gelben Taschentuch.

»Im Verband hab ich's dem Genossen Andrejtschik auch gesagt«, sprach die Frau in singendem Tonfall. »Wir gehen der Arbeit nicht aus dem Weg. Soll man sich ruhig in Jekaterinoslaw nach uns erkundigen. Jekaterinoslaw weiß, wie wir arbeiten.«

»Machen Sie nur, Genossin Blum, machen Sie nur«, sagte Broidin friedfertig und steckte das gelbe Taschentuch weg. »Mit mir läßt sich's auskommen ... mit mir läßt sich's auskommen«, wiederholte er und richtete die funkelnden Augen auf Arie Leib, der sich zur Treppe geschleppt hatte. »Nur darf man mir nicht in die Suppe spucken ...«

Broidin stockte mitten in der Rede. Vorm Tor war eine Droschke vorgefahren, bespannt mit einem hohen Rappen. Der Droschke entstieg der Leiter der Kommunalwirtschaft in einem Hemd mit Umlegekragen. Broidin faßte ihn unter und führte ihn zum Friedhof.

Der alte Schneidergeselle zeigte seinem Vorgesetzten die unter den Granitplatten verborgene jahrhundertealte Geschichte Odessas. Er zeigte ihm die Grabsteine und Grüfte der Weizenexporteure, Schiffsmakler und Negozianten, die an der Stelle der Siedlung Chadshibei das russische Marseille errichtet hatten. Sie lagen hier, mit dem Gesicht zum Tor, die Aškenazy, Hessen und Efrussy, diese geschniegelten

Pfennigfuchser und philosophierenden Lebemänner, die den Grundstein für Reichtümer und für die Odessaer Anekdoten gelegt hatten. Sie lagen unter Grabmälern aus Labrador und rosa Marmor, durch Kastanien- und Akazienreihen vom niederen Volk getrennt, das sich an die Mauern drückte.

»Sie ließen einen bei Lebzeiten nicht leben« — Broidin schlug mit dem Stiefel gegen ein Grabmal — »und gönnten einem auch nach dem Tode keine Ruh.«

Angeregt erzählte er dem Leiter der Kommunalwirtschaft von seinem Plan zur Umgestaltung der Friedhöfe und von der Kampagne, die er gegen die Beerdigungssippschaft eingeleitet hatte.

»Und die da müssen auch weg!« Der Leiter wies auf die Bettler, die vorm Tor Aufstellung genommen hatten.

»Kommt noch«, erwiderte Broidin. »Mit der Zeit kommt alles.«

»Nur zu!« sagte der Leiter Majorow. »Bei dir klappt die Sache, Väterchen. Nur weiter so!«

Er hatte schon ein Bein auf den Droschkentritt gesetzt, als er sich an Fedka erinnerte.

»Was fürn Hanswurst war denn das?«

»Der Junge hatte eine Quetschung«, sagte Broidin gesenkten Auges. »Er ist manchmal unbeherrscht. Aber man hat's ihm klargemacht, er wird sich entschuldigen.«

»Bei dem läuft's!« sagte Majorow zu seinem Begleiter, als er wegfuhr. »Der schmeißt den Laden.«

Das hohe Pferd brachte ihn und den Leiter der Abteilung Bauwesen zur Stadt. Unterwegs begegneten sie den aus dem Armenhaus vertriebenen Männlein und Weiblein. Still trotteten die Alten des Wegs, humpelnd und unter ihren Bündeln gekrümmt. Forsche Rotarmisten hielten sie in Reihen zusammen. Die Wägelchen der Gelähmten quietschten. Pfeifender Atem, demütiges Röcheln entrang sich der Brust der ausgedienten Kommis, der abgebauten Kantoren, der hochzeitlichen Possenreißer und der Köchinnen bei Beschneidungsfeiern.

Die Sonne stand hoch. Gepeinigt von der Hitze, schleppte sich der Haufen Lumpen dahin. Ihr Weg führte sie über eine freudlose, ausgebrannte, steinige Chaussee, an Lehmhütten vorbei, vorbei an Feldern, die von Steinen erdrückt wurden, an klaffenden, zerschossenen Häusern und am Pestberg vorbei. Ein unsäglich trauriger Weg führte einst in Odessa aus der Stadt zum Friedhof.

Übersetzt von Maria Riwkin

Karl-Jankel

In meiner Kindheit stand in der Vorstadt Peressyp die Schmiede von Joina Brutmann. Drin trafen sich Pferdehändler, Fuhrleute, in Odessa Lastkutscher genannt, und Schlächter von den städtischen Viehhöfen. Die Schmiede stand an der Baltaer Straße. Wer sie als Beobachtungsposten erwählte, konnte die Bauern abfangen, die Hafer und bessarabischen Wein in die Stadt brachten. Joina war ein schüchterner, kleiner Mann, aber dem Wein sprach er wacker zu; in ihm wohnte die Seele des Odessaer Juden.

Zu meiner Zeit wuchsen ihm drei Söhne heran. Der Vater reichte ihnen bis zum Gürtel. Am Peressyper Strand philosophierte ich erstmals über die gewaltigen, in der Natur verborgenen Kräfte. Die drei — wohlgenährte Stiere, mit glutroten Schultern und schaufelartigen Füßen — trugen den dürren kleinen Joina wie ein Baby zum Wasser hinunter. Und doch hatte er sie gezeugt und kein anderer. Darüber bestand nicht der leiseste Zweifel. Des Schmiedes Weib besuchte zweimal wöchentlich die Synagoge: am Freitagabend und am Sabbatmorgen; die Synagoge war eine chassidische. Wie Derwische, bis zur Verzückung tanzte man dort beim Passahfest. Und den Emissären, die von den galizischen Zaddiken durch die südlichen Gouvernements geschickt wurden, entrichtete sie anstandslos ihren Tribut.

Der Schmied kümmerte sich wenig um die Beziehungen seiner Frau zu Gott; nach Feierabend stieg er hinab in den Weinkeller beim Schlachthof und hörte sich, billigen rosa Wein schlürfend, still an, worüber man sprach, sei es über Viehpreise oder über Politik.

Ihrem Wuchs und ihrer Kraft nach glichen die Söhne der Mutter. Zwei von ihnen gingen, als sie herangewachsen waren, zu den Partisanen. Der älteste Brutmann fiel bei Wosnessensk, der andere, Semjon, trat zu Primakow über, in die Division der roten Kosakenschaft. Er wurde Kommandeur eines Kosakenregiments. Ihm und noch ein paar kleinstädtischen Burschen verdankte die seltsame Gattung jüdischer Haudegen, Reiter und Partisanen ihren Ursprung.

Der dritte Sohn war traditionsgemäß Schmied geworden. Er arbeitete in seiner Vaterstadt in der Pflugfabrik von Hen und hatte weder geheiratet noch Kinder gezeugt.

Die Kinder von Semjon zogen mit ihm und seiner Division umher. Die Alte brauchte einen Enkel, dem sie von Baal Schem erzählen konnte. Diesen Enkel schenkte ihr die jüngste Tochter Polja. Das einzige Mädchen in der Familie — schüchtern, kurzsichtig und von zarter Haut — war dem kleinen Joina nachgeraten. Viele hielten um ihre Hand an. Polja erwählte Owsej Belozerkowski. Wir begriffen diese Wahl nicht. Noch weniger begriffen wir, daß das junge Paar, wie wir vom Hörensagen wußten, glücklich war. Die Frauen haben ihren Haushalt. Ein Außenstehender sieht nicht, wie die Töpfe zerschlagen werden. Doch in diesem Fall zerschlug Owsej Belozerkowski die Töpfe vor aller Augen. Ein Jahr nach der Hochzeit verklagte er seine Schwiegermutter Brana Brutmann. Die Alte hatte, als Owsej dienstlich verreist und Polja zur Behandlung einer Brustdrüsenentzündung zum Arzt gegangen war, den neugeborenen Enkel entführt und zu dem Bader Naftula Hertschik gebracht, wo an dem Knäblein in Anwesenheit von zehn Wracks, zehn steinalten Bettelgreisen, Stammgästen der chassidischen Synagoge, der Ritus der Beschneidung vollzogen wurde.

Diese Neuigkeit erfuhr Owsej Belozerkowski nach seiner Rückkehr. Owsej war Kandidat der Partei. Er suchte den Zellensekretär Gostorg Bytschatsch auf, um sich mit ihm zu beraten.

»Du bist moralisch besudelt worden«, sagte ihm Bytschatsch. »Das darfst du nicht auf dir sitzen lassen.«

Die Odessaer Staatsanwaltschaft entschloß sich zu einem Schauprozeß in der Petrowski-Fabrik. Der Bader Naftula Hertschik und Brana Brutmann, zweiundsechzigjährig, sahen sich auf die Anklagebank versetzt.

Naftula Hertschik gehörte ebensogut zum städtischen Eigentum Odessas wie das Richelieu-Denkmal. Eine zerschlissene, speckige Hebammentasche in der Hand, pflegte er an unseren Fenstern auf der Dalnizkaja vorüberzugehen. Die Tasche barg seine anspruchslosen Instrumente. Mal kramte er ein Messerchen daraus hervor, mal eine Flasche Schnaps nebst einem Lebkuchen. Er roch an dem Lebkuchen, bevor er trank, und sobald er getrunken hatte, hob er zu beten an. Er war rothaarig, der Naftula, wie der erste rothaarige Mensch auf Erden. Wenn er abschnitt, was ihm zukam, ließ er das Blut nicht durch ein Glasröhrchen ab, sondern sog es mit seinen wulstigen Lippen aus. Das Blut verschmierte sich über seinen verfilzten Bart. Angeheitert begab er sich dann zu den Gästen. Seine Bärenäuglein leuchteten fröhlich. Rothaarig, wie der erste rothaarige Mensch auf Erden, segnete er näselnd den Schnaps. Mit der einen Hand kippte er den Wodka in den struppigen, schiefen Feuerkrater seines Mundes, in der anderen hielt er einen Teller. Darauf lagen ein Messerchen, rot vom Blut der Knäblein, und ein Stück Mull. Mit diesem Teller schritt Naftula, Spenden sammelnd, die Gäste ab, zwängte sich zwischen den Frauen durch, rempelte sie an, griff nach ihren Brüsten und schrie über die ganze Straße.

»Dicke Mammes«, schrie er mit funkelnden Korallenäuglein, »macht Knaben für Naftula, drescht Weizen auf euren Bäuchen, bemüht euch für Naftula. Macht Knaben, Mammes.«

Die Männer warfen ihm Geld auf den Teller. Die Frauen wischten ihm mit Servietten das Blut vom Bart. Und die Höfe in der Gluchaja- wie in der Hospitalstraße wurden nie leer. Sie wimmelten von Kindern wie die Flußmündungen vom Laich. Naftula seinerseits trottete mit seiner Tasche umher wie ein Steuereintreiber. Seinem Rundgang machte der Staatsanwalt Orlow ein Ende.

Der Staatsanwalt sprach mit Donnerstimme vom Pult herab; er wollte beweisen, daß der Bader ein Kultdiener sei.

»Glauben Sie an Gott?« fragte er Naftula.

»An Gott mag glauben, wer zweimal hunderttausend gewonnen hat«, erwiderte der Alte.

»Haben Sie sich nicht gewundert, daß die Bürgerin Brutmann Sie zu so später Stunde, im Regen, mit einem Neugeborenen im Arm, noch aufsuchte?«

»Ich wundere mich«, sagte Naftula, »wenn ein Mensch was Menschliches macht, aber wenn er was Verrücktes macht, wundere ich mich nicht.«

Diese Antworten befriedigten den Staatsanwalt nicht. Die Rede kam auf das Glasröhrchen. Der Staatsanwalt wollte nachweisen, daß der Angeklagte die Kinder der Gefahr einer Blutvergiftung aussetzte, indem er das Blut mit den Lippen aussog. Tief vor ihm, fast am Fußboden, wackelte der Kopf Naftulas, das struppige Nüßlein von einem Kopf. Naftula seufzte, schloß die Augen und fuhr sich mit der kleinen Faust über den eingefallenen Mund.

»Was murmeln Sie da, Bürger Hertschik?« fragte ihn der Vorsitzende.

Naftula richtete den erloschenen Blick auf den Staatsanwalt.

»Der selige Msjö Sußmann«, sagte er seufzend, »was Ihr verstorbener Herr Papa ist, hatte einen Kopf, so hell, wie man ihn zum zweitenmal nicht findet in der weiten Welt. Und er erlitt gottlob keinen Schlaganfall, als er mich vor dreißig Jahren zu Ihrem Bris* rief. Und sehen wir denn nicht, daß Sie ein großer Mann geworden sind bei der

* Ritus der Beschneidung

Sowjetmacht und daß Naftula mit dem Fetzchen Firlefanz nichts hat mitgehen lassen, was Ihnen später hätte nützen können?«

Er blinzelt mit den Bärenäuglein, wiegte seine kleine rote Nuß und verstummte. Ihm antworteten Lachsalven, dröhnendes Gelächter. Orlow, ein geborener Sußmann, schrie, mit den Armen fuchtelnd, Worte heraus, die in der Kanonade untergingen, und verlangte einen Vermerk ins Protokoll. Sascha Swetlow, Feuilletonist der »Odessaer Nachrichten«, schickte ihm aus der Presseloge einen Zettel. »Du bist ein Schöps, Sjoma«, hieß es darin. »Erschlage ihn mit Ironie, nur Spott kann töten. Dein Sascha.«

Der Saal beruhigte sich, als der Zeuge Belozerkowski hereingeführt wurde.

Der Zeuge wiederholte seine schriftliche Aussage. Er war baumlang, trug Reithosen und Kanonenstiefel. Nach seinen Worten hatten ihn die Kreisparteikomitees von Tiraspol und Balta bei der Erfassung von Ölkuchen tatkräftig unterstützt. Mitten in der Erfassungskampagne sei ihm depeschiert worden, daß er einen Sohn bekommen habe. Nach Rücksprache mit dem Orgleiter des Baltaer Kreisparteikomitees habe er sich entschlossen, die Arbeit zu Ende zu führen und sich mit einem Gratulationstelegramm zu begnügen. Zurückgekehrt sei er erst nach zwei Wochen. Insgesamt seien im Rayon 64000 Pud Ölkuchen gesammelt worden. In seiner Wohnung habe er außer der Zeugin Chartschenko, einer Nachbarin, von Beruf Waschfrau, und dem Sohn niemand vorgefunden. Seine Ehefrau sei in die Poliklinik gegangen, und die Zeugin Chartschenko habe eine Wiege geschaukelt, was ja gar nicht zeitgemäß sei, und ein Lied dazu gesungen. Da er die Zeugin Chartschenko als eine Alkoholikerin kenne, habe er es nicht für notwendig gehalten, sich in den Liedtext zu vertiefen, sei aber erstaunt gewesen, daß sie den Knaben Jascha nannte, denn er habe verfügt, dem Sohn zu Ehren des Lehrers Karl Marx den Namen Karl zu geben. Nachdem er das Kind ausgewickelt, habe er sich von seinem Unglück überzeugt.

Der Staatsanwalt stellte Fragen. Die Verteidigung erklärte, keine Frage zu haben. Der Gerichtsdiener führte die Zeugin Polina Belozerkowskaja herein. Wankend näherte sie sich der Barriere. Bläuliche Flecken, Zeichen der kürzlichen Schwangerschaft, entstellten ihr Gesicht, auf der Stirn perlten Schweißtropfen. Ihr Blick glitt über den kleinen Schmied, der sich feiertäglich herausgeputzt hatte — mit Bändchen und neuen Stiefeletten —, und über das kupferrote, schnurrbärtige Gesicht der Mutter. Die Zeugin Belozerkowskaja beantwortete nicht die Frage, was ihr zur Sache bekannt sei. Sie sagte, ihr Vater sei ein armer Mann gewesen, vierzig Jahre lang habe er in der Schmiede an der Baltaer Straße gearbeitet. Die Mutter habe sechs Kinder zur Welt gebracht, von denen drei nicht mehr lebten, ein Sohn sei roter Kommandeur, der andere arbeite in der Fabrik von Hen.

»Meine Mutter ist sehr fromm, das wissen alle. Sie hat immer darunter gelitten, daß ihre Kinder Gottlose sind, und der Gedanke war ihr unerträglich, daß ihre Enkel keine Juden sein sollten. Man darf nicht vergessen, aus was für einer Familie meine Mutter stammt. Der Flecken Medshibosh ist allen bekannt, die Frauen tragen dort bis heute noch Perücken . . .«

»Sagen Sie, Zeugin«, unterbrach sie eine schneidende Stimme. Polina verstummte, die Schweißtropfen auf ihrer Stirn röteten sich, als sickere Blut durch die dünne Haut. »Sagen Sie, Zeugin«, wiederholte die Stimme, die dem ehemaligen Advokaten Samuil Lining gehörte . . .

Wenn das Synedrion in unserer Zeit bestanden hätte, dann wäre Lining sein Haupt gewesen. Aber das Synedrion bestand nicht mehr, und Lining, der mit fünfundzwanzig Jahren russisch lesen und schreiben lernte, begann im vierten Jahrzehnt seines Lebens Kassationsklagen an den Senat aufzusetzen, die sich durch nichts von den Traktaten des Talmuds unterschieden . . .

Der Alte hatte während der Verhandlung geschlafen. Seine Jacke war mit Asche bestäubt. Beim Erscheinen Polja Belozerkowskajas war er aufgewacht.

»Sagen Sie, Zeugin« — knarrend bewegte sich die Fischreihe seines wackelnden, blauen Gebisses —, »wußten Sie, daß Ihr Mann verfügt hatte, den Sohn Karl zu nennen?«

»Ja.«

»Wie nannte ihn Ihre Mutter?«

»Jankel.«

»Und Sie, Zeugin, wie nannten Sie Ihren Sohn?«

»Ich nannte ihn ›Herzele‹.«

»Warum Herzele?«

»Ich nenne alle Kinder Herzele.«

»Fahren wir fort«, sagte Lining; sein Gebiß klappte herunter, er fing es mit der Unterlippe auf und verfrachtete es wieder in den Gaumen. »Fahren wir fort. Als das Kind am Abend zu dem Angeklagten Hertschik gebracht wurde, waren Sie nicht zu Hause, Sie waren in der Klinik ... Stimmt meine Darlegung?«

»Ich war in der Klinik.«

»In welcher Klinik wurden Sie behandelt?«

»In der Neshiner Straße, von Doktor Driso.«

»Bestimmt von Doktor Driso?«

»Ja.«

»Wissen Sie das genau?«

»Warum nicht?«

»Ich kann dem Gericht eine Bescheinigung vorlegen.« Das leblose Gesicht Linings erhob sich über dem Tisch. »Aus dieser Bescheinigung ersieht das Gericht, daß sich Doktor Driso in der fraglichen Zeit auf einem Pädiaterkongreß in Charkow befand und folglich abwesend war.«

Der Staatsanwalt wandte nichts dagegen ein, die Bescheinigung den Akten beizufügen.

»Fahren wir fort«, sagte Lining mit knarrendem Gebiß.

Die Zeugin hatte sich fast auf die Barriere gelegt. Ihr Flüstern war kaum vernehmbar.

»Vielleicht war es nicht Doktor Driso«, sagte sie, auf der Barriere liegend. »Ich kann mich nicht an alles erinnern, ich bin am Ende meiner Kraft.«

Lining kraulte sich mit dem Bleistift den gelben Bart,

rieb den krummen Rücken an der Bank und bewegte das Gebiß.

Auf die Bitte, den Krankenkassenschein vorzulegen, antwortete Polja Belozerkowskaja, sie habe ihn verloren.

»Fahren wir fort«, sagte der Alte.

Polina strich sich mit der Hand über die Stirn. Ihr Mann saß am Ende der Bank, gesondert von den anderen Zeugen. Er saß da, hoch aufgerichtet, die langen Beine in den Kanonenstiefeln unter sich gezogen. Die Sonne fiel auf sein Gesicht mit dem grimmigen Knochengeäst.

»Ich finde den Schein«, flüsterte Polina, und ihre Hände glitten von der Barriere herab.

In diesem Augenblick hörte man ein Kind schreien. Hinter der Tür schrie und schluchzte ein Kind.

»Was denkst du dir eigentlich, Polja!« rief die Alte mit Baßstimme. »Das Kind ist seit dem frühen Morgen nicht genährt worden. Es schreit sich noch die Seele aus dem Leib.«

Die Rotarmisten waren zusammengezuckt und griffen nach den Gewehren. Polina sank nieder, ihr Kopf fiel zurück und legte sich auf den Boden. Die Hände flogen hoch, griffen in die Luft und klatschten herab.

»Pause!« rief der Vorsitzende.

Im Saal entstand Tumult. Belozerkowski stakste, aus grünen Augenhöhlen hervorblickend, zu seiner Frau.

»Das Kind stillen!« riefen die Leute in den hinteren Reihen, die Hände als Sprachrohr vorm Mund.

»Man wird es schon stillen!« antwortete von fern eine Frauenstimme. »Als ob man auf euch gewartet hätte!«

»Sie haben das Mädel reinverwickelt«, sagte ein Arbeiter neben mir. »Das Mädel muß nun herhalten.«

»Eine Familie, Freund«, meinte sein Nachbar, »ist eine Sache, duster wie die Nacht. Was da nachts verfitzt wird, klaubt man tags nicht mehr auseinander.«

Die Sonne durchschnitt den Saal mit schrägen Strahlen. Schwerfällig wälzte sich die Menge hin und her, atmete Hitze und Schweiß. Ich arbeitete mich mit den Ellbogen zum Korridor durch. Die Tür zur Roten Ecke war angelehnt. Durch den Spalt drang das Ächzen und Schmatzen von Karl-Jankel. In der Roten Ecke hing ein Leninbild: Lenin spricht auf dem Platz vorm Finnischen Bahnhof vom Panzerwagen herab. Um das Gemälde gruppierten sich bunte Diagramme der Petrowski-Fabrik. Längs der Wand standen Fahnen und Gewehre in Holzgestellen. Den Kopf vornübergeneigt, gab eine Arbeiterin mit dem Gesicht einer Kirgisin Karl-Jankel die Brust. Dieser, ein dralles Menschlein von fünf Monaten in Strickstrümpfen, mit weißem Haarschopf, hatte sich an der Kirgisin festgesogen und stupste sie, kleine Seufzer ausstoßend, mit dem geballten Fäustchen in die Brust.

»Was die da für ein Geschrei machen!« sagte die Kirgisin. »Als ob sich niemand findet, der ihn nährt.«

In dem Raum hantierte noch ein Mädchen, siebzehnjährig, in rotem Kopftuch, mit Plusterbäckchen wie Beulen. Sie rieb die Gummiunterlage von Karl-Jankel trocken.

»Der wird bestimmt ein Militär«, sagte das Mädchen. »Wie der um sich schlägt!«

Die Kirgisin zog sanft die Brustwarze aus Karl-Jankels Mund. Der Junge brüllte los und warf verzweifelt den Kopf mit dem weißen Haarschopf zurück. Die Frau entblößte die andere Brust und gab sie ihm. Er stierte auf die Warze mit trüben Äuglein, in denen es plötzlich aufblitzte. Die schwarzen Augen nach unten gerichtet, sah die Kirgisin auf Karl-Jankel herab.

»Warum Militär?« sagte sie und rückte dem Jungen das Häubchen zurecht. »Pilot wird er werden, er wird am Himmel fliegen.«

Im Saal wurde die Verhandlung wieder aufgenommen.

Der Kampf entspann sich jetzt zwischen dem Staatsanwalt und den Sachverständigen, die ein ausweichendes Gutachten abgegeben hatten. Der öffentliche Ankläger stand auf und klopfte mit der Faust aufs Pult. Ich konnte auch die ersten Reihen des Publikums sehen — die galizischen Zaddiken, die ihre Bibermützen auf die Knie gelegt hatten. Sie waren zu dem Prozeß hergereist, auf dem — den Warschauer Zeitungen zufolge — die jüdische Religion verurteilt werden sollte. Die Gesichter der Rabbiner in der ersten Reihe verschwammen im Staubgeflimmer der Sonne.

»Nieder!« schrie ein Komsomolze, der sich zur Bühne durchgezwängt hatte.

Der Kampf entbrannte immer heftiger.

Karl-Jankel sog, mich sinnlos anstarrend, an der Brust der Kirgisin.

Vom Fenster draußen führten gerade Straßen fort, die ich als Kind und Jüngling durchstreift hatte — die Puschkinstraße ging zum Bahnhof, die Kleine Arnautskaja mündete in den Park am Meer.

Auf diesen Straßen bin ich groß geworden, nun ist die Reihe an Karl-Jankel; doch um mich hat sich niemand so gerauft wie um ihn — wer kümmerte sich schon um mich!

»Es kann nicht sein«, flüsterte ich vor mich hin, »daß du nicht glücklich wirst, Karl-Jankel. Es kann nicht sein, daß du nicht glücklicher wirst als ich.«

Übersetzt von Maria Riwkin

Froim Gratsch

Im Jahre 19 überfielen die Leute von Benja Krik die Nachhut der Weißen Truppen, stachen die Offiziere nieder und erbeuteten einen Teil des Trosses. Zur Belohnung forderten sie vom Odessaer Sowjet drei Tage »friedlichen Aufstand«, bekamen aber nicht die Erlaubnis und räumten deshalb alle Stoffgeschäfte auf dem Alexander-Prospekt aus. Danach verlegten sie ihre Tätigkeit auf die Gesellschaft für gegenseitige Kredithilfe. Sie ließen die Kunden passieren, betraten die Bank und wandten sich an die Angestellten mit der Bitte, die Säcke mit dem Geld und den Wertsachen in das auf der Straße wartende Auto zu schaffen. Es verging ein

Monat, ehe man sie vor den Lauf bekam. Damals fanden sich Leute, die erzählten, Aaron Peskin, Eigentümer einer Werkstatt, habe mit den Recherchen und Verhaftungen zu tun. Worin die Arbeit dieser Werkstatt bestand, war nicht klar. In Peskins Wohnung stand eine Werkbank, eine lange Maschine mit gekrümmter Bleiwalze; auf dem Fußboden lagen Späne und Karton für Bucheinbände.

An einem Frühlingsmorgen klopfte Peskins Freund Mischa Jablotschko an die Tür der Werkstatt.

»Aaron«, sagte der Gast zu Peskin, »draußen ist wunderbares Wetter. In meiner Person hast du einen Typ vor dir, der imstande ist, einen halben Liter und einen Feinschmekkerimbiß einzupacken und eine Spazierfahrt nach Arkadia zu unternehmen. Du magst über so ein Subjekt lachen, doch ich liebe es zuweilen, mir ein bißchen den Kopf zu lüften.«

Peskin kleidete sich an und fuhr mit Mischa Jablotschko in der Kutsche nach Arkadia. Sie vergnügten sich bis zum Abend. Als es dämmerte, betrat Mischa Jablotschko das Zimmer, in dem Madame Peskin ihre vierzehnjährige Tochter in einer Bütte badete.

»Seien Sie gegrüßt«, sagte Mischa und lüftete den Hut. »Wir haben die Zeit vortrefflich verbracht. Die Luft war heute unwahrscheinlich, doch muß man erst ordentlich gefuttert haben, ehe man mit Ihrem Mann spricht. Er hat einen lästigen Charakter.«

»Wem erzählen Sie das?« sagte Madame Peskin, faßte die Tochter an den Haaren und schüttelte sie hin und her. »Wo ist er, der Hochstapler?«

»Er ruht sich im Vorgarten aus.«

Mischa lüftete wieder den Hut, verabschiedete sich und fuhr mit der Kutsche fort. Da ihr Mann nicht kam, ging Madame Peskin in den Vorgarten, um ihn zu holen. Er saß im Panamahut an den Gartentisch gelehnt und grinste.

»Hochstapler«, sagte Madame Peskin zu ihm, »du lachst auch noch. Ich krieg einen Anfall wegen deiner Tochter, sie läßt sich den Kopf nicht waschen. Geh und rede mit deiner Tochter.«

Peskin schwieg und fletschte weiter die Zähne.

»Hochstapler«, begann Madame Peskin, sah dem Mann unter den Panamahut und schrie auf. Die Nachbarn kamen auf ihr Geschrei herbeigelaufen. »Er lebt nicht mehr«, sagte Madame Peskin zu ihnen. »Er ist tot.«

Das war ein Irrtum. Man hatte Peskin an zwei Stellen die Brust durchschossen und den Schädel eingeschlagen, doch er lebte noch. Er wurde in das jüdische Krankenhaus gebracht. Kein anderer als Doktor Silberberg operierte den Verwundeten, doch Peskin hatte Pech — er starb unter dem Messer. In derselben Nacht nahm die Tscheka einen Mann mit dem Spitznamen »Georgier« und dessen Freund Kolja Lapidus fest. Einer war der Kutscher von Mischa Jablotschko gewesen, der andere hatte die Equipage am Strand in Arkadia an der Biegung zur Steppe erwartet. Sie wurden nach dem Verhör, das nicht lange dauerte, erschossen. Nur Mischa Jablotschko entwischte. Seine Spur verlor sich, und es vergingen einige Tage, ehe auf den Hof zu Froim Gratsch eine alte Frau kam, die Sonnenblumenkerne verkaufte. Den Korb mit ihrer Ware trug sie am Arm. Eine ihrer Augenbrauen — ein zotteliger, kohlschwarzer Busch — war in die Höhe gezogen, die andere wölbte sich spärlich über dem Lid. Froim Gratsch saß, die Beine weit auseinandergestellt, am Pferdestall und spielte mit seinem Enkel Arkadi. Dieser Junge war vor drei Jahren dem mächtigen Mutterleib seiner Tochter Basska entschlüpft. Der Großvater reichte Arkadi einen Finger, jener ergriff ihn, hängte sich daran und schaukelte an ihm wie an einem Querbalken.

»Du bist ein Nichtsnutz«, sagte Froim zum Enkel und sah ihn mit dem einzigen Auge an.

Zu ihnen trat die Alte mit der buschigen Augenbraue und in Männerhalbstiefeln, die mit einem Strick umwunden waren.

»Froim«, sagte die Alte, »ich sage dir, daß diese Leute keine Menschlichkeit besitzen. Ihnen fehlt die Sprache. Sie würgen uns in den Kellern wie Hunde in der Grube. Vorm Tode lassen sie uns nicht reden. Man sollte sie mit den

Zähnen zerfleischen und ihnen das Herz herausreißen. Du schweigst, Froim«, fügte Mischa Jablotschko hinzu. »Die Jungs warten darauf, daß du nicht länger schweigst.«

Mischa erhob sich, nahm den Korb vom einen Arm auf den anderen und ging fort, die schwarze Braue hochziehend. Drei Mädchen mit geflochtenen Zöpfchen begegneten ihm am Alexej-Platz bei der Kirche. Sie hatten sich um die Taillen gefaßt und gingen spazieren.

»Meine Fräuleins«, sagte Mischa Jablotschko zu ihnen, »ich kann Ihnen zwar keinen Tee mit Gebäck anbieten . . .«

Er schüttete ihnen Sonnenblumenkerne aus dem Glas in die Kleidertaschen und verschwand hinter der Kirche.

Froim Gratsch blieb allein auf seinem Hof. Er saß unbeweglich und starrte mit seinem einzigen Auge in die Weite. Maultiere, den Ententetruppen abgejagt, kauten geräuschvoll Heu im Stall, wohlgenährte Stuten weideten mit den Fohlen auf dem Hof. Im Schatten unter der Kastanie spielten die Kutscher Karten und schlürften Wein aus Tonscherben. Heiße Windstöße prallten gegen die gekalkten Wände, die Sonne überflutete den Hof in blauer Starre. Froim erhob sich und ging auf die Straße. Er überquerte die Prochorowskaja, die mit dem zerfließenden, ärmlichen Rauch ihrer Küchen gegen den Himmel qualmte, und den Trödelmarkt, wo die Menschen einander die Stores und Gardinen verkauften, in die sie sich gewickelt hatten. Er erreichte die Katharinenstraße, bog am Denkmal der Kaiserin ab und betrat das Gebäude der Tscheka.

»Ich bin Froim«, sagte er zum Kommandanten, »ich muß zum Chef.«

Vorsitzender der Tscheka war dazumal Wladislaw Simen, der aus Moskau gekommen war. Als er von Froims Erscheinen erfuhr, rief er den Untersuchungsrichter Borowoi, um ihn nach dem Besucher zu befragen.

»Das ist ein großartiger Bursche«, antwortete Borowoi. »Jetzt wird ganz Odessa vor Ihren Augen vorbeiziehen.«

Der Kommandant führte in den Dienstraum einen alten Mann in einer Segeltuchjacke, groß wie ein Haus, rothaarig, mit einem geschlossenen Auge und einer verstümmelten Wange.

»Chef«, sagte der Ankömmling, »wen vernichtest du? Du vernichtest Adler. Womit willst du zurückbleiben, Chef, mit Kehricht?«

Simen machte eine Bewegung und öffnete seine Schublade.

»Ich bin leer«, sagte da Froim. »Ich habe nichts in den Händen, auch in den Stiefelschäften habe ich nichts, und am Tor auf der Straße habe ich ebenfalls niemanden aufgestellt. Laß meine Jungs frei, Chef, sag deinen Preis.«

Der Alte wurde in einen Sessel gesetzt, man brachte ihm Kognak. Borowoi ging aus dem Zimmer und versammelte bei sich die aus Moskau zugereisten Untersuchungsrichter und Kommissare.

»Ich werde Ihnen einen Burschen zeigen«, sagte er, »eine Epopöe ist das, einen zweiten von der Sorte gibt es nicht.«

Und Borowoi erzählte, daß der einäugige Froim, und nicht Benja Krik, das eigentliche Oberhaupt der vierzigtausend Odessaer Diebe sei. Sein Spiel sei verborgen, doch alles geschehe nach den Plänen des Alten: die Demolierung der Fabriken und des Schatzamtes in Odessa, die Überfälle auf die Weißen und ihre Verbündeten. Borowoi wartete, bis der Alte herauskäme, um mit ihm zu sprechen. Froim kam nicht. Des Wartens überdrüssig, machte sich der Untersuchungsrichter auf die Suche. Er durchforschte das ganze Gebäude und warf zum Schluß einen Blick in den Hinterhof. Dort lag Froim Gratsch ausgestreckt unter einer Zeltbahn an der efeubewachsenen Mauer. Neben seiner Leiche rauchten zwei Rotarmisten selbstgedrehte Zigaretten.

»Wie ein Bär, unverwüstlich«, sagte der ältere, als er Borowoi erblickte. »Wenn du den nicht totschlägst, lebt er ewig. Mit zehn Schüssen geht der immer noch auf dich los . . .«

Das Gesicht des Rotarmisten hatte sich gerötet, seine Augen blitzten, die Mütze war ihm auf die Seite gerutscht.

»Was redest du da zusammen«, unterbrach ihn der zweite. »Tot ist tot, alle sind gleich.«

»Nein, nicht alle!« rief der ältere aus. »Der eine bettelt, schreit, der andere sagt kein Wort. Wer will da behaupten, daß alle gleich seien!«

»Für mich sind sie alle gleich«, wiederholte der jüngere Rotarmist eigensinnig. »Alle haben ein und dasselbe Gesicht, ich seh da keinen Unterschied.«

Borowoi bückte sich und schlug die Zeltbahn hoch. Eine beredte Grimasse war auf dem Gesicht des Alten erstarrt.

Der Untersuchungsrichter kehrte in seinen Dienstraum zurück. Es war ein runder, mit Atlasseide bespannter Saal. Dort fand eine Sitzung statt über neue Regeln für die Schriftführung. Simen referierte über Unzulänglichkeiten, die er angetroffen hatte, über stümperhafte Gerichtsurteile, über Untersuchungsprotokolle, die ungereimt abgefaßt waren. Er bestand darauf, daß die Untersuchungsrichter, in Gruppen aufgeteilt, die Juristen zu schulen begännen und die Akten nach den von der Hauptverwaltung in Moskau bestätigten Formen und Mustern führten.

Borowoi, in seiner Ecke, hörte zu. Er saß allein, weit weg von den anderen. Nach der Sitzung trat Simen zu ihm und nahm ihn beim Arm.

»Du bist mir böse, ich weiß es«, sagte er. »Aber wir sind die Macht, Sascha, wir sind die Staatsmacht, das darf man nicht vergessen.«

»Ich bin nicht böse«, antwortete Borowoi und wandte sich ab. »Sie sind nicht aus Odessa. Sie können das nicht wissen, mit diesem Alten ist ein Stück Geschichte verbunden . . .«

Sie setzten sich nebeneinander, der dreiundzwanzigjährige Vorsitzende und sein Untergebener. Simen hielt Borowois Hand in der seinen und drückte sie.

»Antworte mir als Tschekist«, sagte er nach einer Pause. »Antworte mir als Revolutionär: Wozu ist dieser Mensch in der künftigen Gesellschaft nütze?«

»Ich weiß nicht.« Borowoi saß unbeweglich und starrte vor sich hin. »Wahrscheinlich zu nichts.«

Er gab sich einen Ruck und verscheuchte die Erinnerungen. Dann belebte er sich und erzählte den aus Moskau zugereisten Tschekisten wieder aus dem Leben Froim Gratschs, von seiner Gewandtheit, seiner Unfaßbarkeit, seiner Menschenverachtung, alle die erstaunlichen Geschichten, die nun der Vergangenheit angehören.

Übersetzt von Larissa Robiné

DIE GESCHICHTE MEINES TAUBENSCHLAGES

Die Geschichte meines Taubenschlages

Maxim Gorki gewidmet

Als Junge wünschte ich mir sehnlichst einen Taubenschlag. Zeit meines Lebens habe ich mir nichts so sehnlich gewünscht. Ich war neun Jahre alt, als mein Vater mir Geld für Holz und drei Paar Tauben versprach. Das war im Jahre 1904. Ich bereitete mich zur Aufnahmeprüfung ins Nikolajewer Gymnasium vor. Wir lebten damals in Nikolajew im Gouvernement Cherson. Dieses Gouvernement besteht heute nicht mehr, und die Stadt gehört nunmehr zum Rayon Odessa.

Ich war knapp neun Jahre alt und hatte Angst vor der Prüfung. In zwei Fächern, in Russisch und Rechnen, mußte ich die Prüfung mindestens mit Eins bestehen. Da laut Vorschrift nur fünf Prozent Juden ins Gymnasium aufgenommen wurden, war die Sache nicht leicht für uns. Von vierzig Knaben kamen nur zwei Juden in die Vorbereitungsklasse. Die Lehrer stellten den jüdischen Knaben kniffligе Fragen. Niemand wurde so schwer geprüft wie wir. Als der Vater mir nun die Tauben versprach, verlangte er, ich müsse zwei Einsen heimbringen. Da war ich sehr niedergedrückt, und kindliche Verzweiflung befiel mich. Ich ging seltsam benommen einher, wie zwischen Wachen und Träumen, und so ging ich auch zur Prüfung und — bestand sie besser als die andern.

Ich hatte einiges Talent für die Wissenschaften. Die Lehrer konnten mir bei aller Mißgunst Verstand und gutes

Gedächtnis nicht absprechen. Ich hatte Talent für die Wissenschaften und erhielt meine zwei Einsen. Aber dann kam plötzlich alles anders. Chariton Efrussi, ein Getreidehändler, der Weizen nach Marseille exportierte, ließ sich die Sache für seinen Sohn fünfhundert Rubel kosten, und aus meiner Eins wurde eine Einsminus. An meiner Stelle wurde der kleine Efrussi ins Gymnasium aufgenommen. Meinem Vater ging das damals sehr nahe. Hatte er mich doch seit meinem sechsten Lebensjahr in allen erdenklichen Wissenschaften unterweisen lassen. Er geriet so in Harnisch, daß er Efrussi persönlich züchtigen oder zwei Lastkutscher dazu dingen wollte. Meine Mutter beschwichtigte ihn jedoch, und ich bereitete mich nun darauf vor, im nächsten Jahr die Prüfung zum Eintritt in die erste Gymnasialklasse abzulegen. Ohne mein Wissen vereinbarten meine Eltern mit meinem Lehrer, den Stoff des Vorbereitungskurses und den der ersten Klasse in einem Jahr mit mir durchzugehen, und da ich mich allen Dingen ganz hingab, hatte ich drei Bücher alsbald auswendig gelernt, die Grammatik von Smirnowski, das Rechenbuch von Jewtuschewski und das Lehrbuch der russischen Geschichte von Puzykowitsch. Nach diesen Büchern wird heute nicht mehr gelehrt, ich aber lernte sie auswendig, Zeile für Zeile, und ein Jahr darauf bestand ich die Prüfung bei dem Lehrer Karawajew mit der besten Note, die vergeben wurde.

Karawajew, der in Moskau studiert hatte, war eine rebellische, aufsässige Natur, kaum dreißig Jahre alt. Auf seinen Wangen blühte wie bei Bauernjungen helles Rot, und auf der einen saß eine Warze mit einem Büschel aschblonder Katzenhaare. Außer Karawajew wohnte der Prüfung der Stellvertreter des Kurators, Pjatnizki, bei, der im Gymnasium und im ganzen Gouvernement für eine wichtige Person galt. Als mich der Kurator-Stellvertreter nach Peter I. fragte, fühlte ich mich plötzlich einer Ohnmacht nahe, das Ende schien auf mich zuzukommen und ein Abgrund sich aufzutun, ein Abgrund voll Verzückung und Verzweiflung.

Von Peter dem Großen wußte ich vieles aus dem Buch von Puzykowitsch, zudem kannte ich die Gedichte Puschkins. Schluckend deklamierte ich die Gedichte. Die menschlichen Gesichter stürzten mir plötzlich in die Augen und vermischten sich dort wie neue Karten in der Hand eines Spielers. Tief in meinen Augen vermischten sie sich, während ich zitternd und fast umsinkend, hastig, mit aller Kraft, die Puschkin-Verse herausschrie. Ich schrie lange, und niemand unterbrach mein wirres Gestammel. Durch einen purpurnen Schleier, meiner nicht mehr mächtig, sah ich vor mir das gesenkte alte Gesicht Pjatnizkis mit dem silbergrauen Bart. Er unterbrach mich nicht, und nur einmal sagte er zu Karawajew, der stolz war auf mich und auf Puschkin:

»Welch eine Nation«, flüsterte der Alte, »diese eure Juden. Sie haben den Teufel im Leibe.«

Und als ich verstummte, sprach er zu mir:

»Gut, du kannst gehen, mein Kleiner.«

Ich trat aus der Klasse auf den Gang hinaus, wo ich mich an die ungeweißte Wand lehnte. Allmählich wich die Beklemmung von mir. Ringsum spielten russische Knaben; dicht über mir neben der Treppe hing die Glocke; der Schuldiener schlummerte auf seinem wackligen Stuhl. Ich blickte ihn an und kam wieder zu mir. Jungen liefen von allen Seiten herbei. Vielleicht wollten sie mich hänseln, vielleicht auch mit mir spielen, doch da erschien Pjatnizki auf dem Gang. Er ging an mir vorbei und blieb einen Augenblick stehen. Der Gehrock auf seinem Rücken hob sich wie eine schwere langsame Welle. Ich sah die Bestürzung auf diesem fleischigen Herrenrücken und trat auf den Alten zu.

»Kinder«, sagte er zu den Gymnasiasten. »Laßt diesen Jungen in Ruh.« Und er legte mir seine dicke weiche Hand auf die Schulter. »Geh heim, mein Kleiner«, wandte sich Pjatnizki, der Stellvertreter des Kurators an mich, »und teil deinem Vater mit, daß du in die erste Klasse aufgenommen bist.«

Ein prächtiger Stern blinkte auf seiner Brust, die Orden klirrten, und sein großer, schwarzer Körper in Uniform ging mit steifen Schritten davon. Ihm war es sichtlich zu eng zwischen den düsteren Wänden; er zog dahin wie eine Barke durch einen tiefen Kanal und verschwand in der Tür des Direktorzimmers. Der kleine Schuldiener trug ihm mit feierlicher Umständlichkeit Tee hinein, ich aber lief in unseren Laden.

Im Laden saß ein Kunde, ein Bauer, er war unentschlossen und kratzte sich im Nacken. Bei meinem Anblick wandte sich mein Vater von ihm ab. Meinem Bericht begegnete er ohne Mißtrauen. Er ließ den Gehilfen den Laden schließen und eilte in die Sobornaja-Straße, um eine Gymnasiastenmütze mit Kokarde für mich zu kaufen. Er war vor Freude wie von Sinnen. Meine arme Mutter hatte Mühe, mich von ihm frei zu machen. Sie war blaß; denn sie las in meinen Augen das Schicksal. Sie streichelte mich und stieß mich dann unwillig zurück. Sie meinte, wir sollten abwarten, bis die Zeitungen die Namen der Aufgenommenen veröffentlichten. Gott würde uns strafen, und die Leute würden uns verspotten, wenn wir die Gymnasiastenuniform voreilig kauften. Sie war blaß; denn sie las in meinen Augen das Schicksal und sah mich voll schmerzlichen Mitleids an. Sie dachte daran, wieviel Unglück unsere Familie heimgesucht hatte.

Die Männer unserer Familie waren stets zu vertrauensselig und in ihrem Tun zu unbedacht gewesen. Wir hatten niemals Glück gehabt. Mein Großvater, seinerzeit Rabbiner in Belaja Zerkow, war wegen Religionsspötterei davongejagt worden. Er hatte noch vierzig Jahre lang in Armut und Geschäftigkeit gelebt, fremde Sprachen erlernt und in seinem achtzigsten Lebensjahr den Verstand verloren. Mein Onkel Lew, der Bruder meines Vaters, hatte die Talmudschule zu Woloshin besucht. Vor seiner Einberufung zum Militär im Jahre 92 hatte er sich davongemacht und die Tochter des Kiewer Militärintendanten mitgenommen. Sie waren nach Kalifornien, nach Los Angeles gegangen. Dort hatte er das Mädchen verlassen und war in einem Freudenhaus unter Negern und Malaien gestorben. Die amerikanische Polizei hatte uns seine Hinterlassenschaft übersandt — einen großen, eisenbeschlagenen braunen Koffer. Er enthielt Eisenhanteln, Frauenlocken, das Gebettuch vom Großvater, Peitschen mit Goldgriffen und Blütentee in Schatullen, die mit billigen Perlen geschmückt waren. Von der ganzen Familie waren nur noch der irrsinnige Onkel Simon in Odessa, mein Vater und ich am Leben. Doch mein Vater war zu vertrauensselig, er kränkte die Leute mit den Bezeigungen seiner naiven Liebe. Das konnten ihm die Leute nicht verzeihen und betrogen ihn. Mein Vater glaubte deshalb, ein böser Geist, ein geheimnisvolles Wesen walte in seinem Leben und verfolge ihn. Und so war ich der einzige in unserer Familie, der der Mutter Halt bot. Wie die meisten Juden war ich klein von Wuchs, schmächtig und litt vom vielen Lernen an Kopfweh. Dies alles sah meine Mutter, die weder der Bettlerstolz ihres Mannes verblendet hatte noch sein Glauben, daß unsere Familie einmal mächtiger und reicher sein werde als die anderen Menschen auf Erden. Sie erwartete kein Glück für uns und wollte keine Gymnasiastenuniform vor der Zeit kaufen. Sie erlaubte mir nur, beim Fotografen ein großes Bild zu bestellen.

Am 20. September 1905 wurde im Gymnasium eine Liste mit den Namen der in die erste Klasse Aufgenommenen ausgehängt. Auf dieser Liste stand auch mein Name. Alle meine Verwandten gingen hin, um einen Blick darauf zu tun. Auch Schoil, mein Großonkel, kam ins Gymnasium. Ich liebte diesen prahlerischen Alten, weil er auf dem Markt Fische verkaufte. Seine dicken Hände waren feucht, stets voll Fischschuppen und rochen nach kühlen, wunderbaren Welten. Was ihn vor gewöhnlichen Leuten besonders auszeichnete, waren seine Lügengeschichten über den polnischen Aufstand 1861. Ehemals war Schoil Schenkwirt in Skwira gewesen; er hatte gesehen, wie Graf Godłewski und die andern polnischen Insurgenten von den Soldaten Nikolais I. erschossen wurden. Aber vielleicht hatte er es auch nicht gesehen. Jetzt weiß ich, daß Schoil weiter nichts als ein einfältiger Alter und naiver Lügner war. Aber ich habe seine Geschichten nicht vergessen; denn sie waren köstlich. Also auch dieser einfältige Schoil kam ins Gymnasium, um die Liste mit meinem Namen zu lesen, und am Abend tanzte und lärmte er auf unserem bescheidenen Fest.

Mein Vater hatte aus Freude seine Bekannten zu einer kleinen Feier eingeladen, Getreidehändler, Grundstücksmakler und Handelsvertreter, die landwirtschaftliche Maschinen verkauften. Letzte priesen ihre Maschinen jedermann an, und Bauern wie Gutsbesitzer fürchteten sie, weil man sie nicht los wurde, ohne etwas gekauft zu haben. Unter allen Juden sind die Handelsvertreter die weltaufgeschlossensten und fröhlichsten. Auf unserer Feier sangen sie chassidische Lieder, die nur aus drei Worten bestanden, aber sehr lange und in vielen seltsamen Variationen gesungen wurden. Den Zauber dieser Variationen kann nur der empfinden, der das Passahfest bei den Chassiden erlebt oder in Wolynien ihre lärmerfüllten Synagogen besucht hat. Außer den Geschäftsleuten war auch der alte Liebermann bei uns zu Gast. Er hat mich die Thora und das Hebräische gelehrt. Wir redeten ihn mit Monsieur an. Er trank reichlich bessarabischen Wein; unter seiner roten Weste sahen die seidenen Gebetbänder hervor. Mir zu Ehren sprach er einen Toast in hebräischer Sprache. Der Alte gratulierte meinen Eltern in wohlgesetzter Rede und sagte, ich hätte bei der Prüfung alle meine Feinde besiegt, die russischen Knaben mit dicken Wangen und die Söhne unsrer hochmütigen Geldsäcke. So habe in alter Zeit David, der König der Juden, über Goliath gesiegt, und wie ich über Goliath triumphiert habe, so werde unser Volk kraft seines Geistes die Feinde ringsum überwinden, die unseres Blutes harrten. Bei diesen Worten traten M. Liebermann die Tränen ins Auge, und weinend trank er ein weiteres Glas Wein und rief: »Vivat!« Die Gäste nahmen ihn in die Mitte und tanzten mit ihm eine alte Quadrille, es war wie auf einer Hochzeit in einer jüdischen Kleinstadt.

Alle auf unserer Feier waren fröhlich, sogar meine Mutter trank mit, obwohl sie Alkohol nicht mochte und nicht verstand, daß man ihn gerne trank. Sie hielt deshalb alle Russen für Narren und begriff nicht, wie Frauen mit russischen Männern leben konnten.

Unsere glücklichen Tage kamen aber erst später. Sie kamen für die Mutter, als sie mir täglich vor dem Schulgang die Brote schmierte und wir durch die Geschäfte gingen, um die Schulutensilien für mich zu kaufen: eine Federbüchse, eine Spardose, eine Schultasche, neue Bücher in Pappeinband und Hefte in glänzenden Umschlägen. Niemand in der Welt empfindet neue Dinge so stark wie Kinder. Der Geruch des Neuen erregt sie wie einen Hund die Hasenspur. Das törichte Gefühl, das sie befällt, heißen wir später, so wir erwachsen sind, Begeisterung. Das reine Gefühl eines Kindes, neue Dinge zu besitzen, teilte ich auch meiner Mutter mit. Einen Monat lang freuten wir uns der Federbüchse und der Morgendämmerung, da ich am großen Tisch bei Licht Tee trank und meinen Ranzen packte. Und erst ein Vierteljahr später dachte ich wieder an die Tauben.

Alles war da, was ich brauchte — ein Rubel fünfzig und ein Taubenschlag. Den Taubenschlag hatte mir Schoil aus einer Kiste gezimmert. Er war braun gestrichen und hatte Nester für zwölf Paar Tauben, einige Sprossen auf dem Dach und ein besonderes Gitter, das ich mir ausgedacht hatte, um fremde Tauben anzulocken. Alles war bereit. Es war Sonntag, der 20. Oktober. Ich wollte mich auf den Weg machen zum Ochotnizki-Platz. Doch stieß ich auf unerwartete Hindernisse.

Die Geschichte, die ich erzähle, die Geschichte, wie ich das Gymnasium bezog, spielte im Herbst des Jahres 1905. Zar Nikolai hatte dem russischen Volke eine Verfassung gegeben. Leute in schäbigen Mänteln hatten die Prellsteine vorm Gebäude der Stadtduma bestiegen und zum Volk gesprochen. Des Nachts hatten wir in den Straßen Schießen gehört, und meine Mutter wollte mich nicht gehen lassen. Am Morgen des 20. Oktober ließen Knaben aus dem Nachbarhause einen Papierdrachen vorm Polizeirevier aufsteigen, und unser Wasserträger, der alles stehen- und liegengelassen hatte, erging sich mit pomadisiertem Haar und rotem Gesicht auf der Straße. Wir sahen die Söhne des Bäckermeisters Kalistow einen Turnbock auf die Straße ziehen und mitten auf dem Damm Bockspringen üben. Niemand verwehrte es ihnen, der Polizist Semjornikow stichelte sogar, ob sie nicht höher springen könnten. Semjornikow trug einen Gürtel aus Seide, und seine Stiefel glänzten wie nie zuvor. Das ungewöhnliche Aussehen des Polizisten beunruhigte meine Mutter am meisten. Seinetwegen vor allem wollte sie mich nicht gehen lassen. Ich schlich jedoch über die Hinterhöfe auf die Straße und lief bis hinter den Bahnhof zum Ochotnizki-Platz.

Auf dem Ochotnizki-Platz hatte Iwan Nikodimytsch, der Taubenhändler, seinen Stand. Er bot außer Tauben Kaninchen und einen Pfau zum Verkauf feil. Der Pfau saß mit gespreiztem Schweif auf einer Sprosse und drehte gleichgültig den Kopf. Von seinem Fuß hing eine Schnur herab, sie war ins Flechtwerk des Stuhles geknüpft, auf dem Iwan Nikodimytsch hockte. Ich erstand sogleich ein Paar rosafarbene Tauben mit prächtigen, buschigen Schwanzfedern und ein Paar Schopftauben und steckte sie in den Beutel auf meiner Brust. Des weiteren erregte ein Taubenpaar mit kurzem, körnigen Schnabel und freundlichem Aussehen mein Gefallen. Doch hatte ich nur noch vierzig Kopeken, und der Alte wollte es mir dafür nicht lassen. Eigentlich waren vierzig Kopeken ein angemessener Preis. Aber der Alte schätzte ihren Wert höher ein, er wandte sein Gesicht ab, das gelb war und von der stillen Leidenschaft eines Vogelfängers geprägt. Da er jedoch sah, daß andere Käufer nicht da waren, nickte er mir schließlich zu. Alles verlief nach Wunsch, und dennoch verlief alles schlecht.

Es war um die Mittagsstunde oder etwas später, da kam ein Mann in hohen Filzstiefeln über den Platz. Er ging leicht dahin auf seinen unförmigen Beinen, in seinem wettergegerbten Gesicht funkelten lebhafte Augen.

»Iwan Nikodimytsch«, sagte er im Vorbeigehen zu dem Vogelsteller. »Packen Sie ihre Sachen zusammen. Der Jerusalemer Adel unserer Stadt bekommt eine Verfassung. Auf dem Fischmarkt haben sie dem alten Babel das Sterbebrot gegeben.«

So sprach er und ging leichten Schritts zwischen den Käfigen dahin wie ein barfüßiger Landmann über den Feldrain.

»Warum?« murmelte Iwan Nikodimytsch. »Warum nur?« rief er lauter, verstaute seine Kaninchen und wandte sich dem Pfau zu. Mir hatte er die Krjukower Tauben für vierzig Kopeken in die Hand gedrückt. Ich barg sie an meiner Brust und sah zu, wie die Leute den Ochotnizki-Platz fluchtartig verließen. Als letzter der Pfau auf der Schulter Iwan Nikodimytschs. Er saß dort wie die Sonne im naßkalten Herbsthimmel, er saß wie der Monat Juli am rosigen Flußufer, wie der brennend heiße Juli im hohen, kühlen Gras. Der Markt lag verlassen da, und in der Nähe fielen Schüsse. Da lief ich los zum Bahnhof. Ich überquerte die Anlagen, die sich in meinen Augen drehten, und stürzte in eine menschenleere Gasse mit festgetretener gelber Erde. Am Ende der Gasse saß der beinamputierte Makarenko in seinem Rollstuhl. Er fuhr in seinem Stuhl durch die Stadt und verkaufte Zigaretten. Die Jungen aus unserer Straße kauften bei ihm, die Kinder liebten ihn. Ich flog die Gasse hinauf zu ihm hin.

»Makarenko«, sagte ich, atemlos vom Lauf, und streichelte die Schulter des Krüppels. »Hast du den alten Schoil gesehen?«

Aber er antwortete nicht. Sein derbes Gesicht glühte, es bestand aus rotem Fett, Fäusten und Eisen. Aufgeregt rutschte er im Rollstuhl hin und her, während seine Frau Katjuscha, mir den watteweichen Hintern zuwendend, die Sachen auflas.

»Was hast du gefunden?« fragte der Mann ohne Bein und rückte mit seinem ganzen Körper von der Frau ab, als ahnte er, daß ihm die Antwort mißfallen würde.

»Vierzehn Gamaschen«, sagte Katjuscha, ohne aufzublikken. »Sechs Deckenbezüge, und jetzt zähle ich die Hauben.«

»Hauben!« krächzte Makarenko, und ein Laut wie ein Schluchzen brach aus seiner Kehle. »Katjuscha, Gott scheint mich auserwählt zu haben, die Schuld der anderen zu büßen! Sie schleppen große Ballen Leinen weg. Die Leute haben alles, wie es sich gehört, und wir Hauben.«

In der Tat, da lief eine Frau die Gasse entlang, das hübsche Gesicht hochrot, in der einen Hand Hüte und in der anderen ein Stück Stoff. Sie rief nach ihren verlorengegangenen Kindern, und aus ihrer Stimme klangen Glück und Verzweiflung. Das Seidenkleid und der blaue Mantel wehten hinter ihrem dahinfliegenden Körper drein. Sie hörte Makarenko nicht, der ihr im Rollstuhl folgte. Der Krüppel bewegte krampfhaft die Handspeichen, die Räder lärmten, aber er konnte die Frau nicht einholen.

»Madamotschka!« schrie er gellend. »Wo, Madamotschka, haben Sie den Stoff her?«

Aber die Frau mit dem wehenden Kleid war nicht mehr zu sehen. An der Ecke bog ein Wagen in die Gasse ein, in dem aufrecht ein Bauernbursche stand.

»Wo sind denn alle Leute hin?« fragte der Bursche und zog die rote Lederleine über den Schindmähren straff, die im Kummet auf und nieder hüpften.

»Zum Soborny-Platz«, sagte Makarenko flehend. »Alle sind sie dorthin, mein Täubchen. Was du dort aufsammelst, bring mir . . . Ich kaufe alles . . .«

Der Bursche beugte sich vor über die Deichsel und hieb auf die gescheckten Gäule ein. Die Pferde hüpften mit ihren schmutzigen Hinterteilen wie Kälber und galoppierten davon. Die Gasse lag wieder gelb und leer da wie zuvor, und der Krüppel richtete seinen erlöschenden Blick auf mich.

»Hat mich denn Gott auserwählt zu leiden«, sagte er wie leblos. »Bin ich Gottes Sohn für euch, he?«

Und Makarenko streckte die lepröse Hand nach mir aus.

»Was hast du da in dem Beutel?« fragte er und nahm mir den Beutel weg, der warm an meinem Herzen geruht hatte.

Mit seiner dicken Hand brachte er Bewegung in die Tümmler und zog eine der rosafarbenen Tauben hervor.

Der Vogel lag mit emporgestreckten Beinen in der Hand Makarenkos.

»Tauben!« sagte Makarenko und kam mit kreischenden Rädern auf mich zu. »Tauben«, wiederholte er und versetzte mir einen Hieb auf die Wange.

Er hatte mir mit voller Wucht die Hand mit der Taube ins Gesicht geschlagen. Katjuschas dicker Wattehintern drehte sich vor meinen Augen, und ich stürzte in meinem neuen Gymnasiastenmantel zu Boden.

»Ihr Samen muß ausgerottet werden«, sagte Katjuscha und sah von den Hauben auf. »Ich hasse ihren Samen und ihre stinkenden Männer.«

Sie sagte noch etwas über unseren Samen, aber ich hörte nichts mehr. Ich lag auf der Erde, die Eingeweide des zerdrückten Vogels rutschten mir die Schläfe herab. Sie rutschten auf die Wangen, Blut rann mir ins Auge und machte mich halbblind. Das zarte Gedärm der Taube klebte mir auf der Stirn, und ich schloß das andere, noch offene Auge, um die Welt vor mir nicht zu sehen. Diese Welt war klein und grausam. Ich sah einen Stein vor mir liegen, einen Stein, verwittert wie das Gesicht einer alten Frau mit großen Kiefern, und nahebei ein Stück Schnur und eine Handvoll Federn, die noch zu atmen schienen. Die Welt war klein und grausam. Ich schloß die Augen, um sie nicht zu sehen, ich drückte mich an die Erde, die beruhigend stumm unter mir lag. Die festgetretene Erde glich in nichts unserem Leben und der ständigen Furcht vor den Prüfungen in unserem Leben. Über sie hin ritt in der Ferne das Unglück auf einem großen Pferd. Doch der Schall der Hufe wurde schwächer, bis er sich verlor, und Stille, jene schmerzliche Stille, die Kinder im Unglück zuweilen befällt, verwischte die Grenze zwischen meinem Körper und der regungslosen Erde. Die Erde roch nach Nässe und Tiefe, nach Grab und Blumen. Ich fühlte ihren Duft und weinte ohne Scheu. Ich ging durch eine fremde Straße, auf der weiße Schachteln verstreut lagen, ich ging, geschmückt mit blutigen Federn, allein und mitten auf dem Gehsteig, der sonntäglich rein gekehrt war, und weinte so bitterlich, aus tiefstem Inneren und von Herzen, so hemmungslos wie nie in meinem Leben. Die bereiften Telegrafendrähte über meinem Kopf summten. Ein Hofhund lief vor mir her. In einer Seitengasse hieb ein junger Bauer in Hemdsärmeln gegen den Fensterrahmen im Hause des Chariton Efrussi. Er hieb mit einem Holzhammer dagegen, und bei jedem Schlage bog sich sein Körper. Er holte tief Atem und lächelte das gutmütige Lächeln, das der Rausch, der Schweiß und seelische Kraft gebiert. Die Straße war erfüllt vom Bersten, Knirschen und Gesang des durch die Luft wirbelnden Holzes. Der Bauer hieb gegen das Fenster, weil er Freude empfand, sich kräftig zu regen, zu schwitzen und unverständliche Worte in fremder Sprache zu schreien. Er schrie und sang und riß die blauen Augen weit auf. Da tauchte eine Prozession am Ende der Straße auf. Sie kam vom Gebäude der Duma. Alte Männer mit gefärbten Bärten trugen das Bild des Zaren. Über dem Zug flatterten Kirchenfahnen mit Heiligenbildern, alte Weiber, erregt und fanatisch, stürmten vorüber. Der Bauer in Hemdsärmeln preßte beim Anblick des Zuges den Hammer gegen die Brust und lief den Fahnen nach. Ich wartete das Ende der Prozession ab und schlich heim. Unser Haus war leer. Die weißen Türen standen weit offen, der Rasen vorm Taubenschlag war niedergetreten. Kusma, der Hausmeister, war der einzige auf dem Hof. Er saß im Speicher vor dem Leichnam Schoils und betastete den Toten.

»Der Wind wirbelt dich herum wie ein Spänchen«, sagte der Alte, als er mich erblickte. »Ganze Ewigkeiten bist du weggeblieben! Sieh nur, was die Leute unserem Großvater angetan haben!«

Kusma schnaufte, wandte sich ab und zog aus dem Hosenschlitz meines Onkels einen Zander hervor. Und er zog noch einen Zander hervor: aus dem Mund, und obwohl mein Onkel tot war, lebte der eine noch und zuckte.

»Nur unsern Großvater haben sie umgebracht, sonst niemanden«, sagte Kusma und warf die Zander der Katze hin. »Er hat sie zu allen Teufeln gejagt, höllisch hat er sie mit Flüchen eingedeckt, der Gute ... Du mußt ihm Fünfkopekenstücke auf die Augen legen.«

Ich war damals zehn Jahre alt und wußte noch nicht, wozu ein Toter Münzen braucht.

»Kusma«, flüsterte ich, »rette uns ...«

Ich trat zu unserem Hausmeister und umarmte seinen alten, krummen Rücken mit der schiefen Schulter. Dahinter sah ich den Onkel liegen. Schoil lag da in den Sägespänen, mit eingedrückter Brust und aufragendem Bart und mit groben Schuhen an den nackten Füßen. Seine Beine lagen gespreizt, sie waren schmutzig, blaurot und starr. Kusma plagte sich ab, sie zusammenzudrücken, dann band er dem Toten den Unterkiefer hoch und überlegte, was er mit ihm noch tun könne. Er war geschäftig, als bemühte er sich um ein neuerworbenes Kleinod, und erst, als er den Bart des Verstorbenen gekämmt hatte, wurde er ruhiger.

»Höllisch hat er sie mit Flüchen eingedeckt«, sagte er lächelnd und sah den Toten liebevoll an. »Wären es Tataren gewesen, die hätte er verscheucht, aber es waren Russen, auch Weiber hatten sie mit, und diese Burschen verzeihen nicht gern, die kenne ich.«

Der Hausmeister bestreute den Toten mit Sägespänen, band seine Tischlermütze ab und faßte mich bei der Hand.

»Gehen wir zu deinem Vater«, murmelte er und umklammerte fest meine Hand. »Dein Vater sucht dich seit heut früh. Wenn ihm nur nichts zugestoßen ist!«

Und wir gingen zum Haus des Steuerinspektors, wo meine Eltern vor dem Pogrom Zuflucht genommen hatten.

Übersetzt von Dmitri Umanski

Meine erste Liebe

Als ich zehn Jahre alt war, verliebte ich mich in eine Frau namens Galina Apollonowna Rubzowa. Ihr Mann, ein Offizier, kehrte im Oktober 1905 aus dem Japanischen Krieg heim. Er brachte viele Koffer mit, insgesamt dreißig Pud schwer. Darin waren chinesische Kunstgegenstände, Paravents und wertvolle Handwaffen. Kusma sagte uns, Rubzow habe das Geld für diese Dinge in der technischen Verwaltung der Mandschurischen Armee leicht verdient. Auch die anderen sprachen so. Die Leute klatschten über die Rubzows, weil die Rubzows glücklich waren. Ihr Haus stand neben dem unseren, die Glasveranda lag sogar ein gutes Stück in unserem Grundstück, aber mein Vater verlor darüber nie ein Wort. Der alte Rubzow war Steuerinspektor. Er galt für gerecht und pflegte auch Umgang mit Juden. Als sein Sohn, der Offizier, aus dem Japanischen Krieg heimkehrte, bekamen wir alle Einblick in ihr einträchtiges, glückliches Zusammenleben. Galina Apollonowna ließ die Hand ihres Gatten tagelang nicht aus ihrer. Sie wandte keinen Blick von ihm, denn sie hatte ihren Mann anderthalb Jahre nicht gesehen. Ich aber erschrak vor ihrem Blick, Zittern befiel mich und ich mußte mich abwenden. In ihren Augen hatte ich das Leben der Erdenmenschen in seiner seltsamen Schamlosigkeit gesehen. Ich wollte schlafen, tief und fest schlafen, um dieses Leben zu vergessen, das all meine Träume übertraf. In ihrem Zimmer ging Galina Apollonowna meist mit gelöstem Haar umher, in roten Hausschuhen und in einem chinesischen Morgenrock. Der Spitzenbesatz ihres tief ausgeschnittenen Nachthemdes ließ die weiße Wölbung der schwer herabhängenden Brüste ein Stückchen frei, der Morgenrock zeigte mit rosa Seide gestickte Drachen, Vögel und Bäume.

Den ganzen Tag über trug sie auf feuchten Lippen ein verträumtes Lächeln. Sie ging umher und stieß gegen die unausgepackten Koffer und die Turngeräte, die auf dem

Fußboden lagen. Galina stieß dagegen, hob den Schlafrock bis übers Knie und sagte zu ihrem Mann:

»Küsse mich da, wo es weh tut.«

Und der Offizier beugte seine langen Beine in Dragonerhosen und eng anliegenden, gespornten Lackstiefeln und ließ sich auf den schmutzigen Fußboden nieder. Lächelnd rutschte er auf den Knien zu ihr und küßte die wunde Stelle, die Stelle, wo das Bein unterm Strumpfband leicht geschwollen war. Ich sah aus meinem Fenster zu, wie er sie küßte, und empfand quälenden Schmerz dabei. Doch ist es der Mühe nicht wert, davon zu erzählen, da Liebe und Eifersucht eines zehnjährigen Knaben der Liebe und Eifersucht eines erwachsenen Mannes gleich sind. Zwei Wochen lang hielt ich mich dem Fenster fern und mied Galina, bis mich ein Zufall mit ihr zusammenführte. Der Anlaß war der Judenpogrom im Jahre 1905 in Nikolajew und anderen Städten, wo Juden ansässig waren. Gedungene Mörder plünderten das Geschäft meines Vaters und töteten Onkel Schoil. Ich war nicht zugegen gewesen. Ich war in der Früh des Tages zum Vogelfänger Iwan Nikodimytsch gegangen, um Tauben zu kaufen. Zehn Jahre war ich alt, und fünf Jahre lang hatte ich mir inbrünstig Tauben gewünscht, und als ich sie endlich besaß, da wurden sie von dem Krüppel Makarenko an meinem Kopf zerschmettert. Kusma brachte mich dann ins Haus der Rubzows. Auf die Haustür der Rubzows war mit Kreide ein Kreuz gemalt, sie belästigte man nicht, und deshalb hatten meine Eltern in ihrem Haus Zuflucht genommen. Kusma führte mich auf die Glasveranda.

Dort saß meine Mutter, in einen grünen Umhang gehüllt, und neben ihr Galina.

»Gehen wir uns waschen«, sagte Galina. »Gehen wir, kleiner Rabbiner, dein Gesicht ist voll Federn, und die Federn sind voll Blut.«

Sie umarmte mich und führte mich durch den Korridor, wo es scharf roch. Mein Kopf ruhte an Galinas Hüfte, die sich bewegte und atmete. Wir betraten die Küche. Die Rubzowa hielt meinen Kopf unter die Wasserleitung. Eine

Gans schmorte auf dem Herd, blitzblankes Haushaltgerät hing an den Wänden, und daneben, in der Ecke, wo die Köchin schlief, hing der Zar Nikolai, mit Papierblumen geschmückt. Galina wusch mir das verkrustete Taubenblut von den Wangen.

»Du sollst schmuck sein wie ein Bräutigam, mein Liebling«, sagte sie, küßte mich mit ihren schwellenden Lippen auf den Mund und wandte sich ab. »Siehst du«, sagte sie dann leise, »dein Vater hat Sorgen, er irrt den ganzen Tag durch die Stadt, ruf deinen Vater, er soll herkommen.«

Und da erblickte ich im Fenster die leere Straße mit dem ungeheuren Himmel darüber und meinen rothaarigen Vater, der auf dem Fahrdamm ging. Er war ohne Hut, sein leichtes rotes Haar stand hoch. Die Hemdbrust, die nicht richtig festgeknöpft war, saß schief. Hinter meinem Vater ging Wlassow, ein Arbeiter, ausgemergelt, in die Lumpen seiner Soldatenuniform gehüllt.

»Hör doch!« sagte er mit freundlicher, heiserer Stimme und berührte ihn sacht mit den Händen. »Wir brauchen nicht die Freiheit, damit die Juden freien Handel treiben können . . . Der da arbeitet, sollte ein wenig Sonnenschein für seine Arbeit haben, für die schreckliche Last seiner Arbeit. Gib ihm davon, Freund, hörst du, gib ihm . . .«

Der Arbeiter sprach flehend weiter und berührte meinen Vater in einem fort. Sein Gesicht drückte abwechselnd rauschhafte Begeisterung, Müdigkeit und Kummer aus.

»Wir sollten wie die Molokanen leben«, murmelte er, auf seinen unsicheren Beinen schwankend. »Wie die Molokanen sollten wir leben, nur ohne den Gott des alten Glaubens, davon haben den Nutzen nur die Juden, niemand anders als sie.«

Und Wlassow schrie seinen Ingrimm heraus gegen den alten Gott, der nur mit den Juden Mitleid habe. Wlassow schrie und stolperte, seinen rätselhaften Gott vor Augen, aber plötzlich stand vor ihm eine Kosakenpatrouille. Ein Offizier in Lampashosen, mit silbernem Paradegürtel und hoher Schirmmütze ritt an der Spitze der Patrouille. Der

Offizier ritt langsam und blickte weder nach rechts noch nach links. Als reite er durch eine Schlucht, die den Blick nur nach vorn freiläßt.

»Hauptmann«, flüsterte mein Vater, als der Kosak auf gleicher Höhe mit ihm war. »Hauptmann«, flüsterte er mit eingezogenem Kopf und kniete im Kot nieder.

»Womit kann ich dienen?« antwortete der Offizier, noch immer nach vorn schauend, und führte die Hand im zitronengelben Lederhandschuh an den Mützenschirm.

Da vorn, Ecke Rybnaja-Straße, demolierten Pogromhelden unser Geschäft und warfen Kisten mit Nägeln und Werkzeug ebenso wie das neue Bild von mir in Gymnasiastenuniform auf die Straße.

»Sehen Sie«, fuhr mein Vater fort, ohne sich von den Knien zu erheben. »Die Leute machen die Früchte meiner Arbeit zunichte, warum, Hautpmann . . .«

»Ja«, sagte der Offizier, legte die Hand im zitronengelben Handschuh wieder an den Mützenschirm und zog am Zügel. Aber das Pferd rührte sich nicht von der Stelle. Mein Vater lag vor dem Pferd auf den Knien und hielt die kurzen, gutmütigen, zottigen Beine des Tieres umklammert.

»Ja«, wiederholte der Hauptmann, riß an den Zügeln und ritt davon.

Die Kosaken folgten ihm. Sie saßen gleichgültig in ihren hohen Sätteln, sie ritten durch ihre Schlucht und verschwanden in der abbiegenden Sobornaja.

Da stieß mich Galina an.

»Ruf deinen Vater her«, sagte sie. »Er hat seit heut früh nichts gegessen.«

Ich beugte mich aus dem Fenster.

Als der Vater meine Stimme hörte, wandte er sich um.

»Söhnchen«, murmelte er mit unsagbar zärtlicher Stimme.

Wir gingen zusammen auf die Veranda der Rubzows, wo meine Mutter in dem grünen Umhang lag. Neben ihrem Bett auf dem Fußboden lagen Hanteln und ein Expander.

»Ach, die abscheulichen Kopeken!« rief meine Mutter uns entgegen. »Ihretwegen hast du alles hingegeben, ein menschliches Leben, die Kinder und unser zweifelhaftes Glück . . . Abscheuliche Kopeken!« schrie sie mit heiserer, fremder Stimme, setzte sich im Bett auf und verstummte.

In der eintretenden Stille war nur mein Schlucken zu hören. Ich stand an der Wand mit tief in die Augen gedrückter Mütze und konnte mich des Schluckens nicht erwehren.

»Schäme dich, mein Liebling.« Galina lächelte ihr herablassendes Lächeln und schlug nach mir mit dem steifen Saum ihres Rockes. Sie trat in ihren roten Schuhen zum Fenster und ließ die chinesischen Vorhänge an den seltsam verzierten Gardinenleisten herab. Ihre nackten Arme ertranken in Seide, wie lebendig bewegte sich der Zopf an ihrer Hüfte, ich blickte sie bewundernd an.

Als ein Junge, der schon einiges wußte, sah ich auf sie wie auf eine ferne, von vielen Scheinwerfern angestrahlte Bühne. Und mich selbst sah ich als Miron, den Sohn des Kohlenhändlers, der sein Geschäft an unserer Ecke hatte. Ich fühlte mich als Mitkämpfer des jüdischen Selbstschutzes, und wie Miron ging ich in zerlöcherten, mit Bindfaden geschnürten Schuhen. Über der Schulter trug ich an grüner Schnur ein altes Gewehr. Ich kniete nieder hinter einem Bretterzaun und schoß auf die Mordbuben. Hinter dem Zaun lag ein freier, unbebauter Platz, wo Kohle staubig und in Haufen lag. Das alte Gewehr schoß schlecht, und die Mordbuben mit Bärten und weißen Zähnen kamen immer näher. Stolz empfand ich die Nähe des Todes — und hoch über mir in der blauen Luft erblickte ich Galina. Ich sah Schießscharten in der Mauer des gewaltigen Gebäudes, das aus Myriaden von Ziegeln erbaut war. Das purpurrote Gebäude drückte auf die Gasse, wo die graue Erde zertreten war. An einer der oberen Schießscharten stand Galina, herablassend lächelnd in unerreichbarer Höhe, und ihr Mann, der Offizier, stand halb entblößt hinter ihr und küßte sie auf den Nacken . . .

Während ich gegen das Schlucken ankämpfte, ließ ich meine Phantasie spielen, damit meine Liebe zu Galina Rubzowa bitterer, heißer und hoffnungsloser werde und vielleicht deshalb, weil das Maß des Schmerzes zu groß war für einen zehnjährigen Jungen. Die Phantasiegebilde hätten mich den Tod meiner Tauben und den Tod Schoils vergessen lassen, und wahrscheinlich hätte ich diese blutigen Vorgänge auch wirklich vergessen, wenn nicht in jenem Augenblick Kusma mit dem schrecklichen Juden Aba auf die Veranda getreten wäre.

Es dämmerte schon, als sie die Veranda betraten. Wir hatten die Lampe angesteckt, eine Lampe, die dürftiges Licht gab, schief war und flackerte — eine Gefährtin des Elends.

»Ich habe den Großvater herausgeputzt«, sagte Kusma eintretend. »Jetzt liegt er schön anzuschauen, und den Synagogendiener hab ich mitgebracht. Er soll die Gebete für den Alten sprechen.«

Kusma wies auf den Schammes Aba.

»Er möge nur seine Wehklage beginnen«, sagte der Hausmeister freundlich. »Doch sollten wir ihm zunächst den Bauch stopfen, daß er den lieben Gott die ganze Nacht lang behelligen kann.«

Kusma mit seiner gutmütigen, aufgeschlagenen und krummen Nase stand auf der Türschwelle und mochte die Absicht haben, so recht rührselig davon zu erzählen, wie er dem Toten die Kiefer zusammengebunden, aber der Vater kam ihm zuvor.

»Ich bitte Sie, Reb Aba«, sagte mein Vater, »beten Sie für den Verstorbenen, ich werde Ihnen dafür zahlen.«

»Ich fürchte, daß Sie mir nichts zahlen werden«, antwortete Aba in gleichmütigem Ton und legte sein bärtiges mürrisches Gesicht auf das Tischtuch. »Ich fürchte, Sie werden meinen Lohn nehmen und nach Argentinien fahren, nach Buenos Aires, und von meinem Lohn eine Engroshandlung eröffnen. Eine Engroshandlung«, wiederholte Aba, schmatzte verächtlich mit den Lippen und griff nach der Zeitung »Der Sohn des Vaterlandes«, die auf dem Tisch lag. Darin war vom Zarenmanifest des 17. Oktober und von der Freiheit die Rede.

». . . Bürger des freien Rußland«, buchstabierte Aba und

kaute an seinem Bart, den er sich in den Mund gestopft hatte. »Bürger des freien Rußland, seid gegrüßt im Namen Jesu Christi . . .«

Der alte Schammes hielt die Zeitung seitlich von sich, sie zitterte in seinen Händen. Er las sie schläfrig, mit gedehnter, singender Stimme und sonderbarer Betonung der russischen Worte, die ihm fremd waren. Sie klangen in Abas Munde wie in einem russischen Hafen das Gestammel eines eben eingetroffenen Negers. Aba brachte sogar meine Mutter zum Lachen.

»Ich begeh eine Sünde«, rief sie unter ihrem Umhang. »Ich lache, Aba. Sagen Sie lieber, wie Sie leben und wie es Ihrer Familie geht.«

»Fragen Sie mich etwas anderes«, murmelte Aba, den Bart zwischen den Zähnen, und las weiter.

»Frag ihn etwas anderes«, wiederholte mein Vater und trat in die Mitte des Zimmers. Seine tränenfeuchten Augen lächelten uns zu, dann drehten sie sich plötzlich in den Höhlen und starrten auf einen unsichtbaren Punkt.

»Oh, Schoil«, sagte der Vater mit unnatürlicher, angestrengter Stimme, »oh, Schoil, teurer Mensch . . .«

Wir spürten, daß er gleich losschreien würde, doch meine Mutter kam dem zuvor.

»Manus!« rief sie sehr erregt. Sie faßte den Vater an der Brust. »Sieh, wie schlecht es unserem Kinde geht, warum hörst du sein Schlucken nicht, Manus?«

Da verstummte mein Vater.

»Rahel«, sagte er bedrückt. »Ich kann dir nicht sagen, wie groß meine Trauer um Schoil ist.«

Er ging in die Küche und kehrte von dort mit einem Glas Wasser zurück.

»Trink, du Schauspieler«, sagte Aba zu mir. »Trink das Wasser. Es wird dir helfen wie der Weihrauch dem Toten.«

Er hatte recht: Das Wasser half mir nicht. Immer heftiger wurde mein Schlucken. Meiner Brust entrangen sich tierische Laute. Eine Schwellung, die zu befühlen angenehm war, trat an meinem Halse hervor. Sie atmete, schwoll an, preßte mit die Kehle zusammen und quoll über den Kragen. Mein Atem brodelte darin, er brodelte wie siedendes Wasser. Und als ich spätabends aufgehört hatte, der Junge mit den abstehenden Ohren zu sein, der ich zeit meines Lebens gewesen, und nur noch eine armselige Kreatur war, da trat meine Mutter, in ihren Schal gehüllt — sie schien mir plötzlich größer und schlanker zu sein —, zu der totenblassen Rubzowa.

»Liebe Galina«, sagte meine Mutter mit kräftiger, singender Stimme. »Wie sehr belästigen wir Sie und die liebe Nadeshda Wassiljewna — und all die Ihren. Ich schäme mich ja so, liebe Galina.«

Mit brennenden Wangen drängte meine Mutter Galina zur Tür hinaus, dann stürzte sie zu mir und steckte mir den Schal in den Mund, um mein Stöhnen zu unterdrücken.

»Sei tapfer, Söhnchen«, flüsterte sie. »Sei tapfer, deiner Mutter zuliebe.«

Aber selbst wenn ich es vermocht hätte, würde ich mich nicht beherrscht haben. Denn ich fühlte plötzlich keine Scham mehr . . .

So begann meine Krankheit. Ich war damals zehn Jahre alt. Am nächsten Morgen brachte man mich zum Arzt. Der Pogrom wütete weiter, aber uns geschah nichts. Der Arzt, ein wohlbeleibter Mann, stellte ein nervöses Leiden fest.

Er riet, ich sollte recht bald nach Odessa reisen, mich dort von einem Professor untersuchen lassen und später, wenn das Wetter wärmer werde, Seebäder nehmen.

Wir befolgten seinen Rat. Ich fuhr einige Tage darauf mit meiner Mutter nach Odessa zu Großvater Levi Jizchok und Onkel Simon. Früh des Morgens reisten wir mit dem Dampfer ab, und schon zu Mittag waren die braunen Wasser des Bug nicht mehr zu sehen, und ringsum wogte mächtige grüne See. Von nun an sollte ich bei meinem wahnsinnigen Großvater Levi Jizchok bleiben, ich hatte für immer von Nikolajew Abschied genommen, wo ich zehn Jahre meiner Kindheit verlebt hatte.

Übersetzt von Dmitri Umanski

Im Keller

Ich war ein verlogener Junge. Das kam vom Schmökern. Meine Phantasie war fortwährend entflammt. Ich schmökerte in den Schulstunden, in den Pausen, auf dem Heimweg und in der Nacht — unterm Tisch, vom lang herabhängenden Tischtuch verdeckt. Über den Büchern verpaßte ich alles auf der Welt — das Schulschwänzen und Rumtreiben im Hafen, die Eröffnung der Billardsaison in den Kaffeehäusern der Griechischen Straße, das Schwimmen im Langeron. Freunde hatte ich nicht. Wen reizte es schon, sich mit einem solchen Menschen abzugeben?

Eines Tages sah ich in den Händen unseres Primus Mark Borgmann ein Buch über Spinoza. Er hatte es gerade gelesen und brannte darauf, die ihn umringenden Jungen über die spanische Inquisition aufzuklären. Es war ein hochgelehrter Vortrag, den er hielt. Borgmanns Worte entbehrten jeder Poesie. Mich hielt es nicht länger, und ich fiel ihm ins Wort. Allen, die es hören wollten, erzählte ich vom alten Amsterdam, vom Gettodämmer, von den Philosophen — den Diamantschleifern. Die Bücherweisheit bereicherte ich um viel Selbsterdachtes. Anders ging es bei mir nicht. Meine Phantasie steigerte die dramatischen Szenen, erfand neue Ausgänge, schürzte die Anfänge noch geheimnisvoller. Der Tod Spinozas, sein freier, einsamer Tod, wurde in meiner Vorstellung zur Schlacht. Das Synedrion wollte dem Sterbenden ein Reuegeständnis abzwingen, doch er ließ sich nicht brechen. Auch Rubens verwickelte ich in die Geschichte. Ich glaubte zu sehen, wie Rubens zu Häupten Spinozas stand und ihm die Totenmaske abnahm.

Offenen Mundes lauschten meine Klassenkameraden der phantastischen Erzählung. Ich hatte sie voll Feuer erzählt. Ungern trennten wir uns beim Klingelzeichen. In der nächsten Pause trat Borgmann auf mich zu, faßte mich bei der Hand, und wir schlenderten zusammen auf und ab. Es dauerte nicht lange, und wir verstanden uns. Borgmann war nicht so stur, wie Primusse meist sind. Für seinen gescheiten Kopf war die Gymnasialweisheit ein Gekrakel am Rande eines wirklich weisen Buches, nach dem er wie besessen suchte. Wir zwölfjährigen Grünschnäbel wußten längst, daß ihm ein ungewöhnliches Gelehrtenleben bevorstand. Auf den Unterricht brauchte er sich nicht vorzubereiten, ihm genügte es, ihn anzuhören. Dieser nüchterne, beherrschte Junge schloß sich mir an, weil ich die Gabe hatte, alle Dinge der Welt auf den Kopf zu stellen, die einfachsten Dinge, wie sie einfacher nicht sein konnten.

In diesem Jahr kamen wir in die dritte Klasse. In fast allen Fächern hatte ich die Note Dreiminus. Ich war in meiner Versponnenheit so eigenartig, daß die Lehrer sich nicht entschließen konnten, mir eine Vier zu geben. Zu Anfang des Sommers lud Borgmann mich auf die Datscha seines Vaters ein. Sein Vater war Direktor der Russischen Außenhandelsbank. Er war einer der Männer, die Odessa zu einer Art Marseille oder Neapel gemacht hatten. In ihm lebte noch der Odessaer Negoziant vergangener Zeiten. Er zählte zu den skeptischen, umgänglichen Bonvivants. Borgmanns Vater vermied es, russisch zu sprechen; er bediente sich der groben, abgehackten Sprache der Kapitäne aus Liverpool.

Als im April die italienische Oper bei uns war, gab Borgmann in seiner Wohnung ein Essen für die Truppe. Der aufgedunsene Bankier — der letzte Negoziant von Odessa — unterhielt zwei Monate lang ein Techtelmechtel mit der vollbusigen Primadonna. Sie nahm Erinnerungen mit, die ihr Gewissen nicht belasteten, und ein Kollier, das mit Geschmack ausgesucht war und nicht allzuviel gekostet hatte.

Der alte Herr war argentinischer Konsul und Vorsitzender des Börsenvereins. In sein Haus also war ich eingeladen. Meine Tante — Bobka hieß sie — verbreitete es lauthals auf dem ganzen Hof. Sie staffierte mich aus, so gut sie konnte. Ich fuhr mit der Kleinbahn bis zur sechzehnten Station, Bolschoi Fontan. Die Datscha stand auf einem niedrigen roten Steilhang, dicht an der Küste. Auf dem Hang war ein Blumengarten mit Fuchsien und kugelig gestutzten Thujabäumen angelegt.

Ich kam aus einer ärmlichen und lebensuntüchtigen Familie. Die Einrichtung der Borgmannschen Datscha überwältigte mich. In den Alleen standen unter Laubbaldachinen weiße Korbsessel. Der Eßtisch verschwand fast unter Blumen, die Fenster hatten grüne Läden. Dem Haus vorgebaut war ein weitläufiger niedriger, Säulengang aus Holz.

Gegen Abend erschien der Bankdirektor. Nach dem Essen stellte er den Korbsessel an den Rand der Steilküste, mit dem Blick auf die bewegte Fläche des Meeres, streckte die Beine in weißen Hosen aus, zündete sich eine Zigarre an und vertiefte sich in den »Manchester Guardian«. Die Gäste, Damen aus Odessa, spielten auf der Veranda Poker. Am Tischende summte ein schlanker Samowar mit Elfenbeingriffen.

Die pokernden und genäschigen Damen mit ihrer parfümierten Wäsche und ihren ausladenden Hüften waren lässige Modepuppen, die heimlichen Lastern frönten. Sie knallten mit den Fächern und setzten Goldstücke. Durch die Hecke aus wildem Wein stahl sich die Sonne. Ihr Feuerball war riesig. Schwerer schien das schwarze Haar der Frauen von den kupfernen Reflexen. Die Funken der Abendsonne sprühten in Brillanten, mit denen die Luxusweibchen behängt waren: in der Grube zwischen den auseinanderstrebenden Brüsten, an den zart geschminkten Ohren und an den molligen, bläulichen Fingern.

Es wurde Abend. Eine Fledermaus schwirrte. Das Meer brandete schwärzer gegen den roten Fels. Mein zwölfjähriges Herz war geschwellt von der Freude und der Unbeschwertheit des fremden Reichtums. Hand in Hand wandelten mein Freund und ich durch eine abgelegene Allee. Borgmann sagte mir, er wolle Flugzeugingenieur werden. Es hieß, sein Vater werde zum Vertreter der Russischen Außenhandelsbank in London ernannt — so würde er, Mark, in England studieren können.

In unserem Haus, dem Haus von Tante Bobka, sprach niemand über derlei Dinge. Ich hatte als Gegenleistung für diese unendliche Herrlichkeit nichts zu bieten. So erzählte ich Mark, in unserem Hause sei zwar alles anders, doch hätten mein Großvater Levi Jizchok und mein Onkel die ganze Welt bereist und tausendfache Abenteuer bestanden. Ich schilderte diese Abenteuer der Reihe nach. Der Sinn für das Reale hatte mich sofort verlassen, und ich führte Onkel Wolf in den Russisch-Türkischen Krieg — nach Alexandria, Ägypten . . .

Die Nacht rankte sich an den Pappeln hoch, schwer lagen die Sterne auf den gebeugten Zweigen. Ich sprach und fuchtelte mit den Armen. Die Finger des künftigen Flugzeugingenieurs bebten in meiner Hand. Mühsam löste er sich von den Halluzinationen und versprach mir, mich am kommenden Sonntag zu besuchen. Dieses Versprechen in der Tasche, fuhr ich mit der Kleinbahn nach Hause, zu Bobka.

Die ganze Woche nach meinem Besuch spielte ich die Rolle eines Bankdirektors. Ich tätigte Millionengeschäfte mit Singapur und Port Said. Ich legte mir eine Jacht zu und segelte allein in der Welt umher. Am Sonnabend wurde es für mich höchste Zeit, in die Wirklichkeit zurückzufinden. Tags darauf sollte der junge Borgmann kommen. Nichts von dem, was ich ihm erzählt hatte, gab es. Es gab etwas anderes, weit Merkwürdigeres als das von mir Ersonnene, aber, knapp zwölf Jahre alt, wußte ich noch nicht, wie ich es mit der Wahrheit in dieser Welt zu halten hatte. Großvater Levi Jizchok, ein Rabbiner, der aus seinem Heimatstädtchen verjagt worden war, weil er Wechsel mit dem Namen des Grafen Branizki unterschrieben hatte, galt bei unseren Nachbarn und den Jungen unseres Viertels als Verrückter. Und Onkel Simon Wolf konnte ich wegen seines wunderlichen lauten Wesens, seiner Herrschsucht und sinnlosen Leidenschaftlichkeit nicht ausstehen. Nur mit Bobka ließ sich reden. Bobka barst vor Stolz, daß der Sohn des Bankdirektors mit mir befreundet war. Sie versprach sich von dieser Bekanntschaft den Anfang einer großen Karriere und buk für den Gast Marmeladenstrudel und Mohnpiroggen. Das ganze Herz unseres Stammes, das kampferprobte, standhafte Herz, lag in diesen Piroggen. Großvater mit dem verbeulten

Zylinder und den lappenumwickelten, geschwollenen Füßen schoben wir zu den Nachbarn ab, zur Familie Appelhot, und ich beschwor ihn, nicht eher zum Vorschein zu kommen, als bis der Gast gegangen war. Mit Simon Wolf klappte es auch. Er zog mit seinen Kumpanen in die Kaschemme »Zum Bären« Tee trinken. In dieser Kaschemme spülte man mit dem Tee Wodka hinunter, was mich hoffen ließ, daß Simon Wolf sich dort festsetzte. Hier muß ich einfügen, daß die Familie, der ich entstamme, nicht so war wie andere jüdische Familien. Bei uns gab es sogar Säufer, bei uns verführte man Generalstöchter und ließ sie sitzen, noch bevor man sie zur Grenze gebracht hatte, bei uns fälschte der Großvater Unterschriften und verfaßte Erpresserbriefe für verlassene Frauen.

Alle Anstrengungen verwandte ich darauf, Simon Wolf den ganzen Tag über fernzuhalten. Ich schenkte ihm drei Rubel, die ich gespart hatte. Drei Rubel vertun — das brauchte seine Zeit, Simon Wolf würde spät heimkehren, und der Sohn des Bankdirektors würde nie erfahren, daß mein Gerede von der Güte und der Kraft meines Onkels Lüge war. Das heißt, ließe man das Herz urteilen, dann war es eigentlich Wahrheit und keine Lüge, doch auf den ersten Blick machte es der krakeelende, schmierige Simon Wolf einem unmöglich, diese verborgene Wahrheit zu entdecken.

Am Sonntagmorgen warf sich Bobka in das zimtfarbene Tuchkleid. Ihre füllige, gute Brust wogte nach allen Seiten. Sie legte das dreieckige Kopftuch mit den gedruckten schwarzen Blumen um, das Tuch, das in der Synagoge am Versöhnungstag und zu Rosch-Haschana getragen wird. Bobka stellte Piroggen, Konfitüre und Brezeln auf den Tisch und begann zu warten. Wir wohnten im Keller. Borgmann hob die Brauen, als er über den holprigen Boden des Korridors schritt. Im Flur stand ein Faß mit Wasser. Borgmann war kaum eingetreten, als ich sein Augenmerk schon auf die verschiedensten Wunderdinge lenkte. Ich zeigte ihm den Wecker, den Großvater bis zum letzten Schräubchen mit eigenen Händen gebastelt hatte. Zu dieser Uhr gehörte eine

Lampe; immer wenn der Zeiger auf eine volle oder halbe Stunde rückte, leuchtete die Lampe auf. Ich zeigte ihm außerdem einen Bottich mit Stiefelwichse. Das Rezept dieser Stiefelwichse stellte eine Erfindung von Levi Jizchok dar: kein Mensch hat das Geheimnis seiner Erfindung je erfahren. Dann lasen Borgmann und ich ein paar Seiten aus Großvaters Manuskript. Es war hebräisch geschrieben, auf quadratische gelbe Bogen, groß wie Landkarten. Das Manuskript hieß: »Der Mann ohne Kopf.« Darin waren alle Nachbarn beschrieben, die Levi Jizchok in den siebzig Jahren seines Lebens gehabt hatte — zuerst in Skwira und Belaja Zerkow, dann in Odessa. Levi Jizchoks Helden waren Sargmacher, Kantoren, jüdische Trunkenbolde, Köchinnen bei Beschneidungsfeiern und Bader, die die rituelle Handlung vornahmen — allesamt zänkische Leute, Heuchler mit höckerigen Nasen, mit Pickeln auf dem Schädel und knochigem Steiß.

Während wir lasen, erschien Bobka im zimtfarbenen Kleid. Den Samowar auf dem Tablett, schwebte sie herein, umwogt von ihrer fülligen, guten Brust. Ich stellte vor. Bobka sagte: »Sehr angenehm«, streckte ihm die feuchten, steifen Finger hin und scharrte mit den Füßen. Alles ging so gut, wie es besser nicht gehen konnte. Die Appelhots ließen Großvater nicht fort. Ich schleppte seine Schätze einen nach dem anderen herbei: Grammatiken aller Sprachen und die sechsundsechzig Bände des Talmuds.

Mark war von dem Bottich mit Wichse, dem wundersamen Wecker und dem Talmudberg geblendet. Diese Dinge gab es in keinem anderen Hause zu sehen.

Wir tranken jeder zwei Glas Tee zum Strudel; Bobka war kopfnickend im Rückwärtsgang verschwunden. Ich geriet in freudige Erregung, warf mich in Positur und deklamierte die Verse, die ich über alles liebte. Über Cäsars Leiche gebeugt, wendet sich Antonius an das Volk von Rom:

> Mitbürger! Freunde! Römer! Hört mich an:
> Begraben will ich Cäsarn, nicht ihn preisen.

So beginnt Antonius das Spiel. Ich hielt erstickt inne und preßte die Hände an die Brust.

> Er war mein Freund, war mir gerecht und treu;
> Doch Brutus sagt, daß er voll Herrschsucht war,
> Und Brutus ist ein ehrenwerter Mann.
> Er brachte viel Gefangne heim nach Rom,
> Wofür das Lösegeld den Schatz gefüllt.
> Sah das der Herrschsucht wohl an Cäsar gleich?
> Wenn Arme zu ihm schrien, so weinte Cäsar:
> Die Herrschsucht sollt' aus härterm Stoff bestehn.
> Doch Brutus sagt, daß er voll Herrschsucht war,
> Und Brutus ist ein ehrenwerter Mann.
> Ihr alle saht, wie am Lupercusfest
> Ich dreimal ihm die Königskrone bot,
> Die dreimal er geweigert. War das Herrschsucht?
> Doch Brutus sagt, daß er voll Herrschsucht war,
> Und ist gewiß ein ehrenwerter Mann.

Vor meinen Augen, im Dunst des Universums, hing Brutus' Gesicht, weißer als Kreide. Das Volk von Rom drang raunend auf mich ein. Ich hob die Hand — Borgmanns Augen folgten ihr demütig —, meine geballte Faust bebte, ich hob die Hand ... und erblickte durchs Fenster Onkel Simon Wolf, der in Begleitung des Trödlers Leikach über den Hof kam. Sie schleppten einen aus Geweihen verfertigten Kleiderständer und eine rote Truhe mit Beschlägen in Form von Löwenrachen. Auch Bobka hatte sie durchs Fenster gesehen. Sie vergaß den Gast, stürzte zu uns ins Zimmer und faßte nach mir mit fliegenden Händen.

»Mein Herzblatt, er hat schon wieder Möbel gekauft.«

Borgmann erhob sich in seiner Schüleruniform und machte vor Verlegenheit eine Verbeugung. Die Kellertür krachte. Im Flur polterten Stiefel und schurrte die Truhe. Die Stimmen Simon Wolfs und des rothaarigen Leikach dröhnten ohrenbetäubend. Beide waren betrunken.

»Bobka!« brüllte Simon Wolf, »rate mal, wieviel ich für diese Hörner gezahlt habe!«

Er schmetterte wie eine Trompete, und doch klang seine Stimme unsicher. Trotz seines Rausches wußte er, wie verhaßt uns der rothaarige Leikach war, der ihn zu allen diesen Käufen anstachelte und uns mit unnötigem, sinnlosem Trödelkram überhäufte.

Bobka schwieg. Leikach wisperte Simon Wolf etwas ins Ohr. Um sein Schlangenzischen zu übertönen und meine Erregung zu ersticken, schrie ich mit Antonius' Worten:

> Noch gestern hätt' umsonst dem Worte Cäsars
> Die Welt sich widersetzt: Nun liegt er da,
> Und der Geringste neigt sich nicht vor ihm.
> O Bürger! Strebt' ich, Herz und Mut in euch
> Zur Wut und zur Empörung zu entflammen,
> So tät' ich Cassius und Brutus unrecht,
> Die ihr als ehrenwerte Männer kennt . . .

In diesem Augenblick hörte ich etwas fallen. Es war Bobka. Ein Schlag ihres Mannes hatte sie zu Boden geworfen. Wahrscheinlich hatte Bobka eine bittere Bemerkung über die Geweihe gemacht.

Die tägliche Vorstellung begann. Simon Wolfs kupferne Stimme füllte alle Ritzen des Weltalls.

»Ihr saugt mir das Mark aus den Knochen«, schrie mein Onkel mit Donnerstimme, »das Mark aus den Knochen saugt ihr mir, um eure Hundeschnauzen zu stopfen! Die Arbeit hat mir die Seele aus dem Leib geschunden. Arbeiten kann ich nicht, Hände hab ich nicht, Beine hab ich nicht. Einen Stein habt ihr mir um den Hals gehängt, ein Stein hängt mir am Hals . . .«

Er überschüttete mich und Bobka mit jüdischen Flüchen, verhieß uns, daß uns die Augen ausrinnen würden, daß unsere Kinder im Mutterleib verfaulen würden, daß wir nicht dazu kommen würden, einander zu beerdigen, und daß man uns an den Haaren ins Massengrab zerren würde.

Der kleine Borgmann hatte sich von seinem Platz erhoben, er war blaß und blickte von einem zum andern. Die jiddisch hervorgestoßenen Verwünschungen waren ihm unverständlich, doch mit der russischen Muttersprache war er vertraut. Simon Wolf verschmähte auch diese nicht. Der Sohn des Bankdirektors knüllte seine Schirmmütze in der Hand. Ich sah ihn doppelt und legte meine ganze Kraft darein, alles Übel der Welt zu überschreien. Meine Todesverzweiflung und der bereits erfolgte Tod Cäsars wurden eins. Ich war tot, und ich schrie. Ein Röcheln stieg auf vom Grund meines Seins.

Wofern ihr Tränen habt, bereitet euch,
Sie jetzo zu vergießen! Diesen Mantel,
Ihr kennt ihn alle; noch erinnr' ich mich
Des ersten Males, daß ihn Cäsar trug
In seinem Zelt, an einem Sommerabend —
Er überwand den Tag die Nervier —
Hier, schauet, fuhr des Cassius Dolch herein,
Seht, welchen Riß der tück'sche Casca machte!
Hier stieß der vielgeliebte Brutus durch,
Und als er den verfluchten Stahl hinwegriß,
Schaut her, wie ihm das Blut des Cäsars folgte . . .

Nichts in der Welt konnte Simon Wolf übertönen. Bobka hockte auf dem Fußboden, schluchzte und schniefte. Der unerschütterliche Leikach ruckelte mit der Truhe hinter der Trennwand.

Da kam es meinem närrischen Großvater bei, mir zu Hilfe zu eilen. Er riß den Appelhots aus, schlich vor unser Fenster und fing an, auf der Geige zu sägen — offenbar wollte er verhindern, daß Fremde Simon Wolfs Gebelfer hörten. Borgmann sah zum Fenster hin, das in Höhe des Erdbodens in der Wand eingelassen war, und fuhr entsetzt zurück. Mein unglückseliger Großvater verzerrte krampfhaft den starren blauen Mund. Er trug seinen verbeulten Zylinder, einen schwarzen wattierten Rock mit beinernen Knöpfen und an den Elefantenfüßen abgetretene Schuhe. Sein verräucherter strähniger Bart baumelte vorm Fenster hin und her. Mark ergriff die Flucht.

»Macht nichts«, murmelte er, während er entfloh, »macht wirklich nichts.«

Auf dem Hof tauchten seine Schüleruniform und die Schirmmütze mit den hochgeklappten Rändern noch einmal auf.

Als Mark gegangen war, wurde ich ruhiger. Ich wartete auf den Abend. Als der Großvater seinen quadratischen Bogen mit den hebräischen Krakeln vollgekritzelt hatte (er beschrieb die Appelhots, bei denen er auf meinen Wunsch den ganzen Tag zugebracht hatte) und auf der Bettstelle eingeschlummert war, schlich ich auf den Flur. Dort war der Fußboden aus Erde. Ich tastete mich im Dunkeln vorwärts, barfuß, in meinem langen, flickenbesetzten Hemd. Durch die Bretterritzen blitzten die Lichtreflexe der Pflastersteine. In der Ecke stand wie immer das Faß mit Wasser. Ich stieg hinein. Das Wasser zerschnitt mich mittendurch. Ich tauchte den Kopf unter, verschluckte mich, kam wieder hoch. Vom Wandbrett herab linste schläfrig die Katze. Beim zweiten Tauchen hielt ich es länger aus, um mich herum gluckste das Wasser, mein Stöhnen ging darin unter. Ich öffnete die Augen und erblickte am Boden des Fasses das Segel meines Hemdes und die aneinandergepreßten Beine. Wieder wurde ich schwach, und ich tauchte auf. Neben dem Faß stand Großvater. Sein einziger Zahn klirrte.

»Mein Enkel«, sagte er deutlich in verächtlichem Ton, »ich gehe Rizinus nehmen, damit ich etwas habe, was ich auf dein Grab tragen kann.«

Wie von Sinnen schrie ich auf und stürzte mich wieder ins Wasser. Großvaters kraftlose Hand zog mich heraus. Da weinte ich das erstemal an diesem Tag — und die Welt der Tränen war so überwältigend und so herrlich, daß alles außer den Tränen meinen Augen entschwand.

Ich erwachte auf dem Bett, in Decken eingemummt.

Großvater wanderte pfeifend im Zimmer auf und ab. Die dicke Bobka wärmte meine Hände an ihrer Brust.

»Wie er zittert, unser Dummchen«, sagte Bobka, »woher das Kind nur die Kraft nimmt, so zu zittern.«

Großvater zauste sich den Bart, pfiff und nahm seine Wanderung wieder auf. Hinter der Wand schnarchte qualvoll Simon Wolf. Da er sich tagsüber müde tobte, wachte er nachts nie auf.

Übersetzt von Karl-Heinz Jähn

Das Erwachen

Alle Leute unseres Kreises — Makler, Kleinhändler und Angestellte von Banken und Dampferkontoren — schickten ihre Kinder zum Musikunterricht. Unsere Väter hatten, da sie für sich selbst kein Fortkommen sahen, ein Lotteriespiel erdacht, in dem der Einsatz die heranwachsende Generation war. Dieser Wahnwitz war in Odessa weiter verbreitet als anderswo. Tatsächlich lieferte unsere Stadt jahrzehntelang die Wunderkinder für die Konzertbühnen der Welt. Aus Odessa stammten Mischa Elmann, Zimbalist und Gabrilowitsch, bei uns begann auch Jascha Heifez.

Wenn ein Knabe vier, fünf Jahre alt war, brachte die Mutter das winzige, schwächliche Wesen zu Herrn Sagurski. Sagurski unterhielt eine Wunderkinderfabrik, eine Fabrik für jüdische Zwerge mit Spitzenkrägelchen und Lackschuhchen. Er spürte seine Objekte in den Elendsvierteln der Moldawanka und den übelriechenden Höfen des Alten Basars auf. Sagurski vermittelte nur die Anfangsgründe, später kamen die Kinder zu Professor Auer nach Petersburg. Im Herzen dieser Kümmerlinge mit den aufgedunsenen blauen Köpfen lebte eine mächtige Harmonie. Sie wurden berühmte Virtuosen. Und so beschloß mein Vater eines Tages, es den anderen gleichzutun. Obwohl ich schon aus dem Alter der Wunderkinder heraus war — ich war vierzehn Jahre alt —, konnte man mich meiner Größe und Zartheit nach gut und gern als Achtjährigen ausgeben. Darauf setzte mein Vater alle Hoffnung.

Man führte mich zu Sagurski. Aus Achtung vor meinem Großvater erklärte er sich mit einem Entgelt von einem Rubel je Stunde einverstanden — ein sehr niedriger Preis. Mein Großvater, Levi Jizchok, war das Kuriosum der Stadt und ihre Zierde. Er lief in Zylinder und zerfetzten Schuhen umher und wußte in den undurchsichtigsten Dingen Bescheid. Man fragte ihn, was ein Gobelin sei, weshalb die Jakobiner Robespierre verraten hätten, wie Kunstseide hergestellt werde und was ein Kaiserschnitt sei. Mein Großvater konnte alle diese Fragen beantworten. Aus Achtung vor seiner Gelehrsamkeit und Geistesverwirrung nahm Sagurski von uns nur einen Rubel für jede Stunde. Dabei mühte er sich redlich mit mir, aus Angst vor meinem Großvater, denn nichts lohnte die Mühe. Wie Eisenspäne lösten sich die Töne von meiner Geige. Sie schnitten mir selbst ins Herz, doch mein Vater blieb fest. Zu Hause war nur noch von Mischa Elmann die Rede, den der Zar persönlich vom Militärdienst freigestellt habe. Zimbalist sei, erzählte mein Vater, dem englischen König vorgestellt worden und habe im Buckinghampalast gespielt; Gabrilowitschs Eltern hätten sich in Petersburg zwei Häuser gekauft. Die Wunderkinder brachten ihren Eltern Reichtum. Mein Vater hätte sich mit der Armut abgefunden, aber er brauchte Ruhm.

»Ausgeschlossen«, redeten ihm die Leute nach dem Munde, die für sein Geld zu Mittag aßen, »ausgeschlossen, daß der Enkel eines solchen Großvaters . . .«

Mich aber beschäftigten ganz andere Dinge. Wenn ich die Geigenetüden spielte, hatte ich auf dem Notenpult ein Buch von Turgenjew oder Dumas stehen, und während ich auf den Saiten herumkratzte, verschlang ich eine Seite nach der anderen. Tagsüber erzählte ich den Jungen aus der Nachbarschaft phantastische Geschichten, und in der Nacht brachte ich sie zu Papier. Das Schriftstellern war eine erbliche Beschäftigung in unserer Familie. Levi Jizchok, der nun schon im wunderlichen Greisenalter stand, hatte sein Leben lang an einem Roman geschrieben. Er hieß »Der Mann ohne Kopf«. Ich war ihm nachgeraten.

Mit Geigenkasten und Noten beladen, trabte ich dreimal in der Woche in die Wittestraße, die ehemalige Dworjanskaja, zu Sagurski. Dort saßen längs der Wände im Wartezimmer Jüdinnen, flammend rot vor Aufregung, an die mageren Knie Geigen gepreßt. Die Geigen waren weit größer als die Sprößlinge, denen es bestimmt war, dereinst im Buckinghampalast zu spielen.

Die Tür ins Allerheiligste öffnete sich. Taumelnd traten aus Sagurskis Zimmer sommersprossige Kinder mit großen Köpfen, halmdünnen Hälsen und hektisch roten Wangen. Hatte die Tür den nächsten Zwerg geschluckt, dann fiel sie wieder zu. Eine Schleife auf der Brust, den Kopf voller rostroter Locken, sang und dirigierte jenseits der Wand der dünnbeinige Lehrer mit Inbrunst. Als Manager der absonderlichen Lotterie besiedelte er die Moldawanka und die finsteren Gassen des Alten Basars mit gespenstischen Pizzikatos und Kantilenen, den Übungen, die später von dem alten Professor Auer auf teuflischen Glanz poliert wurden.

Ich hatte in dieser Sekte nichts verloren. Zwar war ich genauso ein Zwerg wie die anderen, doch die Stimme meiner Vorväter rief mich zu etwas anderem.

Das schwerste war der erste Schritt. Eines Tages verließ ich das Haus mit dem Geigenkasten, der Geige, den Noten und zwölf Rubel, dem Honorar für einen Unterrichtsmonat. Ich ging die Neshinskaja hinunter und hätte in die Dworjanskaja einbiegen müssen, um zu Sagurski zu gelangen, statt dessen lief ich die Tiraspoler Straße hinauf und war im Hafen. Die obligatorischen drei Stunden verflogen im Praktitscheski-Port. So begann meine Befreiung. Sagurskis Wartezimmer sah mich nicht wieder. Wichtigeres beschäftigte meine Sinne. Mit Nemanow, einem Schulkameraden, wurde ich Stammgast auf dem Dampfer »Kensington« bei einem alten Matrosen namens Mister Trottyburn.

Nemanow, ein Jahr jünger als ich, wickelte bereits mit acht Jahren die raffiniertesten Handelsgeschäfte der Welt ab. Er war ein Handelsgenie und hielt, was immer er versprach. Heute ist er Millionär in New York, Direktor der General Motors Company, einer Gesellschaft, die genauso mächtig ist wie Ford. Mit mir gab sich Nemanow nur ab, weil ich ihm wortlos gehorchte. Er kaufte von Mister Trottyburn eingeschmuggelte Tabakspfeifen, die der Bruder des alten Matrosen in Lincoln drechselte.

»Gentlemen«, sagte Mister Trottyburn zu uns. »Merken Sie sich, was ich Ihnen sage: Kinder muß man eigenhändig machen! Wer eine fabrikmäßig hergestellte Pfeife raucht, der kann sich ebensogut eine Klistierspritze in den Mund stecken. Wissen Sie, wer Benvenuto Cellini war? Das war ein Meister! Mein Bruder in Lincoln könnte Ihnen von ihm erzählen. Mein Bruder läßt jeden nach seiner Fasson selig werden. Doch er ist fest davon überzeugt, daß man seine Kinder mit eigenen und nicht mit fremden Händen zu machen hat. Und darin müssen wir ihm recht geben.«

Nemanow verkaufte Trottyburns Pfeifen an Bankdirektoren, ausländische Konsuln und reiche Griechen. Er verdiente daran hundert Prozent.

Die Pfeifen des Meisters in Lincoln atmeten Poesie. In jeder lag ein tiefer Sinn, ein Tropfen Ewigkeit. Die Mundstücke zierte ein leuchtender, gelber Stein, und die Etuis waren mit Atlasseide ausgelegt. Ich versuchte mir auszumalen, wie Matthew Trottyburn, der letzte Meister im Pfeifenschnitzen, im alten England lebte und sich dem Lauf der Dinge entgegenstemmte.

»Wir müssen ihm recht geben, Gentlemen: Seine Kinder muß man eigenhändig machen.«

Die schweren Wellen am Hafendamm trennten mich immer mehr von meinem zwiebeldurchtränkten, nach jüdischem Schicksal riechenden Zuhause. Vom Praktitscheski-Port übersiedelte ich hinter die Mole. Der Sandstreifen dort war das Revier der Jungen aus der nahen Primorskaja. Von morgens bis abends liefen die Jungen ohne Hosen umher, tauchten unter die Prahme, stiebitzten Kokosnüsse, die ihnen das Mittagsmahl ersetzten, und warteten auf die mit Melonen beladenen Kähne aus Cherson und Kamenka; die Melonen ließen sich wunderbar an der Kaimauer aufschlagen.

Mein Traum war es, schwimmen zu können. Wie sollte ich den bronzebraunen Bengeln eingestehen, daß ich, obwohl in Odessa geboren, bis zu meinem zehnten Lebensjahr das Meer nicht gesehen hatte und mit vierzehn Jahren noch nicht schwimmen konnte!

Erst spät stieß ich auf die Notwendigkeit, nützliche Dinge zu lernen. In meiner Kindheit führte ich, an die Gemara gefesselt, das Leben eines Stubengelehrten, als Erwachsener begann ich, auf Bäume zu klettern.

Das Schwimmen zu lernen erwies sich als unmöglich. Die Wasserscheu meiner Vorfahren — spanischer Rabbiner und Frankfurter Geldwechsler — zog mich auf den Grund. Das Wasser trug mich nicht. Abgekämpft, den Bauch voll Salzwasser, kehrte ich ans Ufer zurück — zu Geige und Noten. Ich war an die Werkzeuge meines Vergehens gefesselt und schleppte sie immer mit mir herum. Der Kampf der Rabbiner gegen das Meer hielt so lange an, bis sich der Wassergott jener Gegend, der Korrektor der »Odessaer Nachrichten«, Jefim Nikititsch Smolitsch, meiner erbarmte. In der Athletenbrust dieses Mannes wohnte Mitleid mit den jüdischen Knaben. Er nahm sich der Masse der rachitischen Kümmerlinge an. Nikititsch sammelte sie in den Wanzennestern der Moldawanka und führte sie ans Meer, wo er sie im Sand eingrub, mit ihnen Gymnastik trieb und im Wasser tauchte, ihnen Lieder beibrachte und stundenlang, in der prallen Sonne bratend, Geschichten von Fischern und Tieren erzählte. Den Erwachsenen erklärte er, Naturphilosoph zu sein. Die Kinder lachten bei seinen Geschichten aus vollem Hals, quietschten vor Vergnügen und schmiegten sich an ihn wie junge Hunde. Die Sonne betupfte sie mit eidechsenbraunen Sommersprossen.

Meinen Zweikampf mit den Wellen hatte der Alte stillschweigend beobachtet. Als er sah, daß keine Hoffnung für mich bestand und ich das Schwimmen nicht lernen würde, nahm er mich in den Kreis derer auf, die in seinem Herzen eine feste Heimstatt gefunden hatten. Es war mit allen Fasern bei uns, sein fröhliches Herz, ging nie andere Wege, forderte nichts für sich und war stets gütig. Kupferbraune Schultern, das Haupt eines alternden Gladiators, bronzene, ein bißchen krumme Beine — so lag er unter uns hinter der Mole als Gebieter über dieses Melonen und Petroleum tragende Gewässer. Ich liebte ihn so, wie ein leicht erregbarer und an Kopfweh leidender Junge einen Athleten nur lieben kann. Ich wich nicht von seiner Seite und bemühte mich, ihm zu Diensten zu sein.

»Sei nicht so fahrig!« sagte er zu mir. »Stärke deine Nerven! Das Schwimmen kommt dann von selbst. So was gibt's ja nicht, daß das Wasser dich nicht trägt! Warum sollte es dich nicht tragen?«

Als er sah, welche Mühe ich mir gab, machte er für mich als einzigen von allen seinen Schülern eine Ausnahme und lud mich in seine reinliche, mit Bastmatten ausgelegte, geräumige Dachstube ein, um mir seine Hunde, seinen Igel, seine Schildkröte und seine Tauben zu zeigen. Als Gegengabe für die Herrlichkeiten brachte ich ihm eine Tragödie mit, die ich am Abend zuvor geschrieben hatte.

»Ich hab mir schon gedacht, daß du schreibst«, sagte Nikititsch. »Du hast so einen Blick. Meist ganz abwesend.«

Er las mein Werk durch, zuckte mit der Schulter, strich sich mit der Hand über seine borstigen grauen Locken und wanderte in der Dachstube auf und ab.

»Ich glaube«, sagte er gedehnt, mit einer Pause nach jedem Wort, »in dir glimmt ein göttlicher Funke.«

Wir gingen hinunter auf die Straße. Nikititsch blieb stehen, stieß seinen Stock kräftig auf den Gehsteig und sah mich eindringlich an.

»Weißt du, was dir fehlt? Daß du noch jung bist, ist halb so schlimm, das vergeht mit den Jahren. Aber dir fehlt das Gefühl für die Natur.«

Er zeigte mit dem Stock auf einen Baum mit rötlichem Stamm und niedriger Krone.

»Was ist das für ein Baum?«

Ich wußte es nicht.

»Was wächst an diesem Strauch?«

Auch das wußte ich nicht.

Wir gingen zusammen durch die Anlagen des Alexander-Prospekts. Der Alte spießte seinen Stock in jeden Baum an unserem Weg, faßte mich bei der Schulter, wenn ein Vogel vorüberflog, und machte mich auf die verschiedenen Stimmen aufmerksam.

»Was singt da für ein Vogel?«

Ich konnte ihm auf keine Frage Antwort geben. Die Namen der Bäume und Vögel, ihre Unterteilung in Arten, wohin die Vögel flogen, wo die Sonne aufging, wann der meiste Tau fiel — das alles war mir unbekannt.

»Und du erdreistest dich zu schreiben? Ein Mensch, der nicht in der Natur lebt genau wie ein Stein oder ein Tier, der wird sein Leben lang keine zwei vernünftigen Zeilen schreiben! Deine Landschaften sind Beschreibungen von Dekorationen. Der Teufel soll mich holen — woran haben deine Eltern vierzehn Jahre lang gedacht?«

Woran sie gedacht hatten? An protestierte Wechsel, an die Villen Mischa Elmanns. Doch das sagte ich Nikititsch nicht, ich schwieg.

Zu Hause, beim Mittagessen, rührte ich die Speisen nicht an. Ich brachte nichts über die Lippen.

Gefühl für die Natur! dachte ich. Mein Gott, warum ist mir das nie in den Sinn gekommen? Wo finde ich jemanden, der mir beibringt, mich in den Vogelstimmen und den Namen der Bäume auszukennen? Was weiß ich von all dem? Ich konnte allenfalls Flieder erkennen, und das nur, wenn er blühte. Flieder und Akazien. An der DeRiba- und an der Griechischen Straße wuchsen Akazien . . .

Beim Essen erzählte mein Vater das Neueste von Jascha Heifez. Auf dem Weg zu Robin hatte er Mendelson getroffen, Jaschas Onkel. Von ihm hatte er erfahren, daß der

Junge achthundert Rubel für einen Auftritt bekam. Rechnet euch aus, wieviel das bei fünfzehn Konzerten im Monat macht!

Ich rechnete — es kamen zwölftausend im Monat heraus. Während ich noch multiplizierte und viertausend im Sinn behielt, sah ich zum Fenster hinaus. Über den kleinen zementierten Hof kam, auf einen Rohrstock gestützt, in leicht geblähtem Havelock und weichem Hut, unter dem die rostroten Locken hervorquollen, gemessenen Schrittes Herr Sagurski, mein Musiklehrer. Man kann nicht sagen, daß er seinen Besuch übereilt hätte. Schon seit mehr als drei Monaten verkam meine Geige einsam auf dem Sand bei der Mole.

Sagurski ging auf den Vordereingang zu. Ich stürzte zur Hintertür, doch man hatte sie am Abend zuvor wegen der Diebe vernagelt. Da schloß ich mich in der Toilette ein. Eine halbe Stunde später versammelte sich vor meiner Tür die ganze Familie. Die Frauen weinten. Bobka drückte ihre volle Schulter an die Tür und heulte laut los. Mein Vater schwieg. Dann sprach er, so leise und akzentuiert, wie ich es bis dahin noch nie von ihm gehört hatte.

»Ich bin Offizier«, sagte er. »Ich habe Besitz. Ich gehe zur Jagd. Die Bauern zahlen mir Pacht. Mein Sohn steht bei den Kadetten. Ich brauch mich nicht um ihn zu sorgen.«

Er verstummte. Die Frauen schnieften. Dann donnerte ein furchtbarer Schlag an die Tür. Mein Vater hatte Anlauf genommen und sich mit dem ganzen Körper dagegengeworfen.

»Ich bin Offizier!« brüllte er. »Ich gehe zur Jagd! . . . Ich erschlage ihn! Schluß!«

Der Haken sprang auf. Es war noch ein Riegel da, doch ihn hielt nur noch ein Nagel. Die Frauen warfen sich zu Boden und umklammerten die Beine meines Vaters. Wie von Sinnen riß er sich los. Auf den Lärm hin eilte die Alte herbei, meines Vaters Mutter.

»Kind«, sagte sie auf jiddisch. »Unser Leid ist groß genug. Es hat kein Ende. Nur Blut ist in unserem Hause noch nicht geflossen. Ich möchte kein Blut sehen in unserm Haus.«

Mein Vater stöhnte auf. Ich vernahm seine sich entfernenden Schritte. Der Riegel hing am letzten Nagel.

Bis in die Nacht saß ich in meiner Festung. Als sich alle hingelegt hatten, führte mich Tante Bobka zur Großmutter. Es war ein weiter Weg. Erstarrtes Mondlicht lag auf Sträuchern, die ich nicht kannte, auf Bäumen, deren Namen ich nicht wußte. Ein unsichtbarer Vogel ließ einen Pfiff hören und verstummte, vielleicht war er eingeschlafen. Was war das für ein Vogel? Wie hieß er? Fällt Tau am Abend? Wo liegt das Sternbild des Großen Bären? In welcher Himmelsrichtung geht die Sonne auf?

Wir gingen die Poststraße entlang. Bobka hielt mich fest an der Hand, damit ich nicht davonlief. Sie hatte recht. Ich dachte an Flucht.

Übersetzt von Hartmut Herboth

Di Grasso

Ich war vierzehn Jahre alt und gehörte zum verwegenen Korps der Theaterkartenspekulanten. Mein Chef war ein Gauner mit schmal gezogenem Auge und einem gewaltigen Seidenschnurrbart. Er hieß Kolja Schwarz. Ich geriet an ihn in dem unglückseligen Jahr, als in Odessa die italienische Oper Pleite machte. Beeinflußt von den Zeitungskritikern, hatte der Impresario darauf verzichtet, Anselmi und Tito Ruffo für Gastspiele zu engagieren; er wollte sich auf ein gutes Ensemble beschränken. Dafür wurde er bestraft, er machte Pleite und mit ihm auch wir. Als Ausgleich versprach man uns Schaljapin, doch der verlangte dreitausend für den Auftritt. An seiner Statt kam der sizilianische Tragöde di Grasso mit seiner Truppe. Auf Leiterwagen, bis oben hin beladen mit Kindern, Katzen und Käfigen, in denen italienische Vögel umherhüpften, fuhr sie beim Hotel vor.

Als Kolja Schwarz die Horde sah, sagte er: »Kinder, das ist keine Ware für uns!«

Der Tragöde begab sich nach seiner Ankunft mit einer Tasche auf den Markt. Am Abend erschien er mit einer anderen Tasche im Theater. Zur ersten Vorstellung kamen knapp fünfzig Besucher. Wir boten die Eintrittskarten zum halben Preis an, doch niemand wollte sie haben.

An diesem Abend wurde ein sizilianisches Volksdrama gespielt. Die Fabel war so alltäglich wie der Wechsel von Tag und Nacht. Die Tochter eines reichen Bauern verlobt sich mit dem Hirten. Sie bleibt ihm treu, bis eines Tages ein junger Geck mit Samtweste aus der Stadt angefahren kommt. Im Gespräch mit dem Gast kichert oder verstummt das Mädchen unangebracht. Der Hirt, der das Gespräch mit anhört, verdreht den Hals wie ein aufgeschreckter Vogel. Während des ersten Aktes drückt er sich fortgesetzt an Wänden herum, tritt ab mit flatternden Hosenbeinen und tritt auf mit mißtrauisch spähendem Blick.

»Verlorene Liebesmüh«, sagt Kolja Schwarz in der Pause. »Das ist Ware für Krementschug.«

Die Pause diente zur Überbrückung der Zeit, in der das Mädchen zum Treubruch reif werden sollte. Wir erkannten sie im zweiten Akt nur mit Mühe wieder — unduldsam und zerfahren, kann sie es kaum erwarten, dem Hirten den Verlobungsring zurückzugeben. Da führt der Hirt sie vor eine armselig buntbemalte Statue der heiligen Jungfrau.

»Signora«, sagt er mit seiner sonoren Stimme und wendet sich ab. »Die heilige Jungfrau will, daß Ihr mich anhört. Dem Giovanni aus der Stadt wird die heilige Jungfrau soviel Frauen geben, wie er nur will; ich aber brauche niemanden als Euch, Signora. Die Jungfrau Maria, unsere reine Schutzpatronin, wird Euch dasselbe sagen, wenn Ihr sie fragt, Signora.«

Das Mädchen steht mit dem Rücken zu der bemalten Holzfigur. Während sie den Hirten anhört, klopft sie ungeduldig mit dem Fuß auf den Boden. Es gibt — wehe uns! —

keine Frau auf dieser Welt, die in den Augenblicken, in denen sich ihr Schicksal entscheidet, klaren Kopf behielte. Jede bleibt allein in diesen Augenblicken, allein, ohne die Jungfrau Maria, und holt sich bei ihr keinen Rat.

Im dritten Akt ereilt den Giovanni aus der Stadt sein Geschick. Er sitzt beim Dorfbader, läßt sich rasieren und streckt seine kräftigen Männerbeine behaglich auf die Vorbühne. Seine Weste glänzt unter der Sonne Siziliens. Das Bühnenbild zeigt einen ländlichen Jahrmarkt. In einer fernen Ecke sieht man den Hirten. Schweigend steht er inmitten der unbekümmerten Menge. Sein Kopf ist gesenkt; langsam hebt er ihn. Unter seinem glühenden, schweren Blick wird der Giovanni unruhig und rutscht in seinem Sessel hin und her. Schließlich stößt er den Bader weg, springt auf und bittet mit überschnappender Stimme den Polizisten, alle verdächtigen Gestalten vom Platz zu entfernen. Der Hirt — di Grasso spielte ihn — überlegt eine Weile, dann erhebt er sich lächelnd in die Luft, fliegt quer über die Bühne des Städtischen Theaters, läßt sich auf des Giovannis Schultern nieder, beißt ihm die Gurgel durch und saugt knurrend, mit rollenden Augen, das Blut aus der Wunde. Der Giovanni bricht zusammen, und der Vorhang senkt sich, unheimlich in seiner Lautlosigkeit, über den Gemordeten wie über den Mörder. Ohne der Dinge zu harren, die da kommen sollten, stürzten wir in die Theatergasse zur Kasse, die erst anderentags geöffnet wurde. Allen voran rannte Kolja Schwarz. Am nächsten Morgen verkündeten die »Odessaer Nachrichten« den wenigen, die im Theater gewesen waren, sie hätten den erstaunlichsten Schauspieler des Jahrhunderts gesehen.

Während dieser Tournee spielte di Grasso mit seinem Ensemble »König Lear«, »Othello« und Turgenjews »Gnadenbrot«; dabei bewies er uns mit jedem Wort, mit jeder Geste, daß in der Ekstase einer edlen Leidenschaft mehr Gerechtigkeit und Hoffnung liegt als in den freudlosen Regeln der Welt.

Für diese Vorstellungen wurde der fünffache Preis gezahlt.

Die Käufer jagten den Theaterkartenspekulanten bis in die Kneipe nach, wo letztere mit hochrotem Kopf krakeelten und harmlose Lästerreden führten.

Ein staubigroter Gluthauch hatte sich auf die Theatergasse gelegt. Kleinhändler in Filzpantoffeln bauten auf der Straße grüne Weinflaschen und Fäßchen mit Oliven auf. Vor ihren Läden blubberte in Töpfen schäumendes Wasser mit Makkaroni; der aufsteigende Dampf zerflatterte im fernen Himmel. Alte Weiber in Männerstiefeln boten Muscheln und Souvernirs feil und verfolgten kreischend unschlüssige Käufer. Reiche Juden mit zweiteilig gekämmten Bärten fuhren beim Hotel Nord vor und klopften leise an die Zimmertüren der schwarzhaarigen, schnurrbärtigen molligen Aktricen aus di Grassos Truppe. Alle waren glücklich in der Theatergasse, nur einer nicht, und der war ich. Auf mich kam in diesen Tagen eine Katastrophe zu. Jede Minute konnte mein Vater seine Uhr vermissen, die ich mir ohne Erlaubnis genommen und bei Kolja Schwarz versetzt hatte. Kolja war ein Mensch, der morgens anstatt Tee bessarabischen Wein trank; er hatte sich inzwischen an die goldene Uhr gewöhnt und konnte sich nicht entschließen, sie mir wiederzugeben, obwohl er sein Geld zurückbekommen hatte. So war sein Charakter. Und der meines Vaters war in keiner Weise anders. Zwischen beiden eingekeilt, sah ich das fremde Glück um mich kreisen. Mir blieb kein anderer Weg als die Flucht nach Konstantinopel. Alles war schon mit dem zweiten Mechaniker des Dampfers »Duke of Kent« abgesprochen, doch bevor ich in See stach, wollte ich von di Grasso Abschied nehmen. Er spielte zum letztenmal den Hirten, der sich mit Hilfe einer geheimnisvollen Kraft von der Erde löste. Ins Theater kam die italienische Kolonie, angeführt von ihrem kahlköpfigen, stattlichen Konsul, kamen Griechen, klein und geduckt, kamen bärtige Externe, die fanatisch auf einen unsichtbaren Punkt starrten, und kam der langarmige Utotschkin. Selbst Kolja Schwarz hatte seine Gattin mitgebracht, eine Frau in einer violetten Fransenstola, der reine Dragoner und lang wie die Steppe, mit einem zerdrückten, schläfrigen Gesichtchen obendrauf. Das Gesicht war naß von Tränen, als der Vorhang fiel.

»Du Ganef«, sagte sie zu Kolja, als sie das Theater verließen, »jetzt hast du mal gesehen, was Liebe ist!«

Schweren Schrittes ging Madame Schwarz die Langeroner Straße hinunter; aus ihren Fischaugen tropften Tränen, und die Fransenstola auf ihren mächtigen Schultern bebte. Während sie mit ihren Männerfüßen dahinschlurfte und den Kopf energisch hin und her warf, zählte sie mit dröhnender, weit über die Straße schallender Stimme die Frauen auf, die gut mit ihren Männern lebten.

»Herzchen werden sie von ihren Männern genannt, Goldchen, Kindchen . . .«

Kolja ging schicksalsergeben neben seiner Frau her und blies still in seinen Seidenschnurrbart. In mich hineinschluchzend, lief ich ihnen wie immer nach. Als Madame Schwarz einen Augenblick verstummte, hörte sie mein Schluchzen und drehte sich um.

»Du Ganef!« sagte sie, die Fischaugen weit aufgerissen, zu ihrem Mann. »Du sollst keine gute Stunde mehr von mir erleben, wenn du dem Jungen nicht die Uhr gibst!«

Kolja erstarrte; er öffnete den Mund, besann sich aber, kniff mich, daß es weh tat, und steckte mir von der Seite die Uhr zu.

»Was hab ich denn von dir?« klagte Madame Schwarz untröstlich mit verhallender rauher, weinerlicher Stimme. »Heute was Viehisches, morgen was Viehisches. Ich frage dich, du Ganef, wie lange kann eine Frau warten?«

Sie gingen bis zur Ecke und bogen in die Puschkinstraße ein. Ich blieb allein zurück, die Uhr fest in der Hand. Und plötzlich sah ich mit einer Klarheit wie noch nie die aufstrebenden Säulen des Dumagebäudes, das beleuchtete Laub auf dem Boulevard, den Bronzekopf Puschkins mit dem schwachen Widerschein des Mondlichts darauf, sah zum erstenmal alles so, wie es in Wirklichkeit war — still und unaussprechlich schön.

Übersetzt von Hartmut Herboth

ZUR »GESCHICHTE MEINES TAUBENSCHLAGES«

Mein erstes Honorar

Den Frühling in Tiflis zu verleben, zwanzig Jahre alt zu sein und nicht geliebt zu werden ist ein Drama. Dieses Drama ist mir widerfahren. Ich war Korrektor in der Druckerei des kaukasischen Militärbezirks. Vor meinem Mansardenfenster gurgelte die Kura vorbei. Die Sonne, noch hinter den Bergen, entzündete morgens ihre trüben Strahlenbündel. Die Mansarde hatte ich einem jungvermählten Georgier abgemietet. Mein Hausherr betrieb einen Fleischhandel auf dem orientalischen Basar. Hinter der Wand gebärdeten sich der liebestolle Händler und seine Frau wie große Fische, die man in eine Büchse gesperrt hat. Blindwütig trommelten diese Fische mit den Schwänzen an den Verschlag. Sie erschütterten unser sonnenversengtes, sonnengeschwärztes Domizil unterm Dach, rissen es von den Balken und trugen es fort in die Unendlichkeit — in wilder, trotziger Leidenschaft, mit verbissenen Zähnen. Morgens ging die jungvermählte Miliet hinunter nach Lawasch. Sie hielt sich dabei am Geländer, um nicht zu fallen, so schwach war sie. Suchte mit dem schmalen Fuß die Stufe und lächelte vage und befangen wie eine Genesende. Die Hand vor die kleine Brust gedrückt, nickte sie allen zu, die ihr unterwegs begegneten — dem vor Alter grünspanigen Aisoren, der Petroleum austrug, den verschrumpelten alten Megären, die mit ihren Docken Lammwolle hausieren kamen. Nachts wich das Rumoren und Wispern meiner

Nachbarn einem Schweigen, so durchdringend wie das Pfeifen einer Kugel.

Zwanzig Jahre alt zu sein, in Tiflis zu leben und nachts die Stürme eines fremden Schweigens zu vernehmen ist ein Drama. Ich rettete mich davor, indem ich mich kopfüber aus dem Haus flüchtete hinunter zur Kura, dort ereilten mich die Dampfbadschwaden des Tifliser Frühlings. Sie fielen über mich her und zehrten mich aus. Mit ausgedorrter Kehle schlenderte ich den zerbuckelten Damm hinauf. Die benebelnde Frühjahrsschwüle trieb mich wieder zurück in die Dachkammer, in diesen Wald von mondübergossenem, geschwärztem Stangenholz. Was blieb mir übrig, als die Liebe zu suchen. Und ich fand sie natürlich. War's mein Glück oder Pech, meine Auserwählte erwies sich als eine Prostituierte. Sie hieß Vera. Jeden Abend pirschte ich ihr auf dem Golowinski-Prospekt nach, ohne daß ich sie anzusprechen wagte. Geld für sie besaß ich nicht, und die Worte, diese ewig gleichbleibenden, abgeschmackten und aufwühlenden Worte der Liebe, kannte ich auch nicht. Von jung auf hatte ich mich mit ganzem Wesen dem Verfassen von Novellen, Stücken, Tausenden von Geschichten verschworen. Sie lagen auf meinem Herzen wie die Kröte auf dem Stein. Von teuflischem Stolz besessen, wollte ich sie nicht vorschnell niederschreiben. Mich deuchte es verlorene Liebesmüh, schlechter zu dichten als Lew Tolstoi. Meinen Geschichten sollte es bestimmt sein, zu überdauern. Kecke Ideen, verzehrende Leidenschaften lohnten die aufgewandte Mühe nur, wenn man sie in ein schönes Kostüm steckte. Wie aber dieses Kostüm nähen?

Jemand, der von einem Gedanken umstrickt, von seinem Schlangenblick gebannt ist, wird schwerlich im Schaum prasselnder, platter Liebesworte zerfließen. Ihm ist es peinlich, vor Jammer zu weinen, ihm fehlt es an Geist, vor Glück zu lachen. Als schwärmerische Natur beherrschte ich nicht die dumme Kunst des Glücks.

Deswegen kam ich nicht umhin, zehn Rubel aus meinen mageren Einkünften an Vera zu geben.

Entschlossen postierte ich mich eines Abends vor die Tür des Gasthofs »Sympathie«. Salopp flanierten vor mir Fürsten in weichen, blauledernen Tscherkessenstiefeln hin und her. Mit silbernen Zahnstochern polkten sie zwischen ihren Zähnen und taxierten die grellgeschminkten Frauen, Georgier-Mädchen mit großen Füßen und schmalen Hüften. Türkisblaue Töne durchwoben die Dämmerung. Entlang den Straßen stöhnten ausschlagende Akazien mit tiefer, brüchiger Stimme. Eine Menge weißberockter Beamter wälzte sich den Prospekt herauf. Ihr entgegen flossen vom Kasbek herab balsamische Ströme.

Vera kam spät, als es schon dunkel wurde. Großgewachsen, mit blassem Gesicht segelte sie vor der Menge der Lackaffen her wie die Madonna am Bug eines Fischerbootes. Dann war sie auf der Höhe meiner Gasthofstür. Ich gab mir einen Ruck, stürzte vorwärts.

»Wohin eilt die schöne Frau?«

Ihr breiter, rosiger Rücken bewegte sich vor mir. Sie wandte sich um.

»Was säuseln Sie da?«

Sie runzelte die Brauen, ihre Augen lachten.

»Wo Sie hin möchten, frag ich.«

Die Worte barsten mir im Mund wie ausgedorrte Holzkloben. Vera wechselte den Schritt und ging neben mir her.

»Ein Zehner, wenn's recht ist?«

Ich erklärte mich so rasch einverstanden, daß ihr Argwohn erwachte.

»Hast du überhaupt zehn Rubel?«

Wir traten in ein Haustor, ich reichte ihr meinen Beutel hin. Sie zählte darin einundzwanzig Rubel zusammen, ihre grauen Augen verengten sich, die Lippen zuckten. Die goldenen Münzen sortierte sie zu den goldenen, die silbernen zu den silbernen.

»Der Zehner für mich«, sagte Vera und gab mir den Beutel zurück, »fünf Rubel verbummeln wir, die andern bleiben dir zum Leben. Wann kriegst du Lohn?«

»In vier Tagen«, antwortete ich. Wir traten aus dem

Haustor, Vera hakte sich bei mir unter und schmiegte sich mit der Schulter an. Wir gingen die auskühlende Straße hinauf, auf dem Pflaster breitete sich ein Teppich von welkem Gemüse.

»Nach Borshom müßte man bei der Hitze!«

Ein Band hielt Veras Haare. Darin sprühten und funkelten Blitze im Laternenlicht.

»Mach doch hin.«

Ich sagte »mach hin«, gebrauchte diesen Ausdruck Gott weiß warum.

»Und die Pinke?« antwortete Vera, gähnte und vergaß mich. Sie vergaß mich, weil ihr Tag zu Ende war und sie an mir leicht verdiente. Sie wußte, daß ich sie nicht der Polizei anzeigen oder ihr nachts Geld und Ohrringe stehlen würde.

Wir gelangten zum Fuß des St.-David-Berges. Dort, in der Garküche, bestellte ich für uns Lulja-Kebab. Noch bevor das Essen kam, wechselte Vera zu einer Gruppe alter Perser an den Tisch, die von Geschäften schwatzten. Auf ihre hohen Stöcke gestützt und mit den Olivenköpfen nickend, redeten sie auf den Wirt ein, es sei jetzt die rechte Zeit für ihn, sein Unternehmen zu erweitern. Vera nahm sogleich das Wort, stellte sich auf die Seite der Alten und empfahl, die Garküche auf den Michailow-Prospekt zu verlegen. Der Wirt, vor lauter Dickleibigkeit und Vorsicht verblendet, schnaufte nur. Ich aß mein Lulja-Kebab alleine. Veras entblößte Arme fuhren aus der Ärmelseide hervor, mit den Fäusten trommelte sie auf den Tisch, ihre Ohrringe flogen nur so daher zwischen langen, ausgedörrten Rücken, orangegelben Bärten und gefärbten Fingernägeln. Ihr Lulja-Kebab war kalt, als sie an den Tisch zurückkehrte. Ihr Gesicht brannte vor Eifer.

»Den kriegst du nicht vom Fleck, den Esel ... Eine orientalische Küche auf dem Michailow-Prospekt, weißt du, da ließe sich doch was aufstellen!«

In einem fort kamen Bekannte von Vera am Tisch vorbei — Fürsten in Tscherkessenröcken, ältere Offiziere, Händler in Seidenjacken und schmerbäuchige Alte mit gebräunten

Gesichtern und grünlichen Pickeln auf den Wangen. Erst gegen Mitternacht langten wir im Hotel an, indes fand sich auch dort zu tun für Vera. Ein hutzliges Weiblein wollte zum Sohn verreisen nach Armawir. Vera ließ mich sitzen, eilte hinaus zu der Abreisenden, stemmte sich mit den Knien auf deren Koffer, umschnürte Kissen, wickelte Piroggen in fettiges Papier. Währenddessen unternahm das breitschultrige Weiblein mit ihrem Schleierhütchen auf dem Kopf und der zerschlissenen Tasche unterm Arm einen Abschiedsgang durch die Zimmer. In Gummigaloschen schlurrte sie durch den Korridor, über sämtliche Runzeln schluchzend und strahlend zugleich. Mindestens eine Stunde ging über diesen Abschied hin. Ich wartete auf Veras muffigem Zimmer: dreibeinige Stühle, Lehmofen, feucht durchfleckte Ecken.

Ich war so lange gepeinigt und kreuz und quer durch die Stadt geschleift worden, daß mir selbst meine Liebe ein Feind, ein miasmatischer Feind deuchte.

Im Korridor schlorrte das fremde Leben vorbei und entlud sich wieder und wieder in urplötzlichem Aufkichern. In einem Fläschchen voll milchiger Flüssigkeit starben Fliegen. Jede starb auf ihre Art; die eine schwer, unter heftigen Todeszuckungen, die andere kaum merklich zitternd. Sodann lag da ein Buch auf der fadenscheinigen Tischdecke, ein Roman aus dem Bojarenleben Golowins. Ich schlug es aufs Geratewohl auf. Die Buchstaben liefen reihenweis hin und verwischten sich. Vor mir im Fensterquadrat lag die gepflasterte Auffahrt, das schiefe türkische Gäßchen. Vera trat ein. »Ich habe Fedossja Mawrikijewna hinuntergebracht«, sagte sie. »Weißt du, sie ist wie eine Mutter zu uns. Die Alte fährt allein, ohne Begleitung.«

Sie setzte sich aufs Bett, spreizte die Knie auf. Ihre Blicke irrten fort in die reinen Bereiche der Fürsorge und Freundschaft. Dann sah sie mich an, der ich in der doppelreihigen Jacke dasaß. Sie verschränkte die Hände und rekelte sich.

»Du hast lange gewartet! Laß man, jetzt sind wir dran!«

Indessen wollte mir nicht eingehen, wozu Vera solche

Geschäftigkeit an den Tag legte. Ihre Hantierungen erinnerten an die eines Arztes vor der Operation. Sie zündete den Petroleumkocher an, stellte einen Topf Wasser drauf. Legte ein sauberes Handtuch über die Bettwand, hängte einen Klistierkrug ans Kopfende, von dem ein weißer Schlauch an der Wand herabbaumelte. Als das Wasser erwärmt war, goß es Vera in den Krug, warf einen roten Kristall hinein und zog das Kleid über den Kopf. Vor mir stand eine große Frau mit abfallenden Schultern und knittrigem Leib. Die geschwollenen Brustwarzen starrten blind zur Seite.

»Bis das Wasser soweit ist«, sagte meine Geliebte, »komm mal her, mein Jungchen.«

Ich rührte mich nicht vom Fleck. Ich war starr vor Verzweiflung. Warum nur hatte ich meine Einsamkeit mit dieser Höhle jammervoller Armut vertauscht, mit den sterbenden Fliegen und dreibeinigen Möbeln.

O Götter meiner Jugend! Wie wenig glich dieser ganze Murks hier der Liebe meiner Wirtsleute hinter der Wand, ihrem Juchzen, wieder und wieder, noch und noch.

Vera faßte unter ihre Brüste und bewegte sie.

»Was sitzt du so trist da, läßt den Kopf hängen? Komm doch mal her.«

Ich rührte mich nicht vom Fleck. Vera hob das Hemd bis zum Bauch und setzte sich erneut aufs Bett.

»Oder tut dir's Geld jetzt leid?«

»Mein Geld tut mir nicht leid . . .«

Ich sagte es mit brüchiger Stimme.

»Warum nicht? Bist du ein Dieb?«

»Nein, kein Dieb.«

»Bist du ein Spanner?«

»Ich bin ein Junge.«

»Daß du keine Kuh bist, seh ich«, murrte Vera, und die Lider fielen ihr zu. Sie streckte sich aus, zog mich an sich und tastete an meinem Körper entlang.

»Junge«, rief ich, »begreifst du nicht, Junge bei den Armeniern.«

O Götter meiner Jugend! Von zwanzig Jahren meines Lebens waren fünf damit hingegangen, daß ich mir Geschichten, Tausende von Geschichten, ausdachte, die mir das Hirn leer saugten. Sie lagen auf meinem Herzen wie die Kröte auf dem Stein. Von der Kraft meiner Einsamkeit gestoßen, fiel eine davon zu Boden. Es schien mir an der Wiege gesungen, daß die Tifliser Prostituierte meine erste Leserin werden sollte. Mich überlief es eiskalt, als mir dieser Schwindel so unversehens entfuhr, dennoch erzählte ich ihr die Geschichte des Armenierjungen. Hätte ich weniger fleißig meinem Handwerk nachgebrütet, so hätte ich die banale Geschichte vom verstoßenen Sproß eines reichen Beamten, von einem Despotenvater und einer Märtyrerin von Mutter heruntergestottert. So dumm war ich nicht. Eine guterfundene Geschichte braucht ja nicht dem tatsächlichen Leben zu gleichen; das Leben versucht nach Kräften, der guterfundenen Geschichte zu gleichen. Deshalb und weil es meine Zuhörerin so haben wollte, wurde ich in Aljoschki, einem Flecken im Chersonschen, geboren. Vater sei Zeichner in einem Büro für Flußschiffahrt gewesen, habe sich den ganzen Tag mit seinen Zeichnungen herumgeschunden, um uns, den Kindern, eine Schulbildung angedeihen zu lassen, doch wir seien der Mutter, einem Schlekkermaul und losem Geschöpf, nachgeraten. Mit zehn Jahren hätte ich dem Vater Geld gemaust und sei, ein halbes Kind noch, nach Baku ausgerissen, zu Mutters Verwandten. Bei ihnen hätte ich den Armenier Stepan Iwanowitsch kennengelernt, mich mit ihm angefreundet, und wir hätten vier Jahre zusammengelebt.

»Wie alt warst du da?«

»Fünfzehn!«

Vera spitzte darauf, von den Schändlichkeiten des Armeniers zu hören, wie der mich verdorben hätte. Da sagte ich:

»Wir haben vier Jahre zusammengelebt. Stepan Iwanowitsch war so vertrauensvoll und großzügig, wie ich sonst niemand kenne, gewissenhaft und edel. Sämtlichen Freunden glaubte er aufs Wort. In diesen vier Jahren hätte ich ein

Handwerk lernen sollen, ich machte keinen Finger krumm. Ich hatte anderes im Kopf, das Billard. Stepan Iwanowitsch haben dann die Freunde ruiniert. Er hatte ihnen bronzene Wechsel ausgegeben, die Freunde haben sie zur Beitreibung präsentiert.«

Bronzene Wechsel! Weiß der Himmel, wie ich daraufkam. Jedenfalls hatte ich das Richtige getroffen. Als Vera von den bronzenen Wechseln hörte, glaubte sie alles. Sie hüllte sich in den Schal, der Schal wogte um ihre Schultern.

Mit Stepan Iwanowitsch sei es bergab gegangen. Man habe ihn auf die Straße gesetzt, seine Möbel versteigert. Er sei Handelsreisender geworden, und ich hätte ihn, den Bettler, verlassen und sei zu einem reichen Alten, einem Kirchenältesten, gegangen.

Den Kirchenältesten borgte ich mir bei einem Dichter aus, es war der Einfall eines trägen Herzens, das sich um die Hervorbringung eines leibhaftigen Menschen nicht mühen mochte.

Kirchenältester sagte ich, und Veras Augen winkten mir ade, sagten mir die Gefolgschaft auf. Da, um die Sache zu korrigieren, pflanzte ich dem Alten das Asthma in die fahle Brust, Asthmaanfälle, das heisere Röcheln der Atemnot. Nachts sei der Alte herumgesprungen und habe stöhnend in die Bakuer Petroleumnacht hineingeschnauft. Er sei bald verstorben. Das Asthma habe ihn umgebracht. Seine Verwandten hätten mich rausgeworfen.

Und nun stände ich in Tiflis mit zwanzig Rubeln in der Tasche da, eben jenen, die Vera in der Toreinfahrt nachgezählt hatte. Das Gasthaus, wo ich abgestiegen, verheiße mir zwar reiche Gäste, habe mir aber bisher bloß Krämer mit Schmerbäuchen zugeführt. Diese Leute würden ihr Land lieben, ihre Gesänge, ihren Schnaps und auf fremden Seelen und fremden Frauen herumtreten, wie ein ländlicher Dieb in Nachbars Garten herumtritt.

Von den Krämern fabelte ich, was ich vom Hörensagen so über sie wußte. Selbstmitleid zerriß mir das Herz. Mein Untergang schien unabwendbar. Vor Jammer und Hingerissenheit fieberte ich. Bäche von eisigem Schweiß rannen mir übers Gesicht — Schlangen, die sich durch sonnenerwärmtes Gras wanden. Ich schwieg, weinte, wandte mich ab. Die Geschichte war zu Ende. Der Kocher war längst erloschen, das Wasser erkaltet. Der Gummischlauch hing von der Wand. Die Frau ging lautlos zum Fenster. Von mir fort bewegte sich ihr Rücken, hell schimmernd und traurig. Im Fenster, auf den Bergterrassen, loderte das Mondlicht.

»Was sie nicht alles machen«, murmelte Vera, ohne sich umzusehen, »mein Gott, was sie nicht alles machen.«

Sie hob die entblößten Arme und öffnete den Fensterflügel. Draußen summte das abkühlende Gestein. Vom Fahrdamm roch es herauf nach Wasser und Staub. Vera schüttelte den Kopf.

»Also ein Hürchen . . . Unsre Schwester, ein Luder . . .«

Ich neigte den Kopf.

»Eure Schwester, ein Luder . . .«

Vera wandte sich wieder mir zu. Der Hemdfummel hing ihr schief am Leibe.

»Was sie nicht alles machen«, sagte sie nun lauter. »Mein Gott, was sie nicht alles machen . . . Und Frauen kennst du nicht?«

Ich drückte die eisigen Lippen auf ihre Hand.

»Nein . . . Woher sollte ich, wer will's schon mit mir?«

Mein Kopf zitterte gegen ihre Brust, die frei zu mir herabhing. Die herausgeschwollenen Brustwarzen stießen mir ins Gesicht. Sie hatten die feuchten Lider geöffnet und stießen wie Kälber. Vera schaute auf mich nieder.

»Schwesterchen«, flüsterte sie und ließ sich zu mir herab auf den Fußboden, »mein Schwesterchen, mein Flittchen.«

Und nun sagen Sie mir bitte, sagen Sie mir, haben Sie schon mal einem Dorfzimmermann zugeschaut, der für einen Zunftgenossen eine Hütte aufschlägt? Wie munter, kräftig und beseligt fliegen die Späne, wenn er das Holz behaut. In jener Nacht hat mir eine dreißigjährige Frau ihre Kunst beigebracht. Ich habe in jener Nacht Geheimnisse erfahren, die Sie nie erfahren, ich habe Liebe kennengelernt, die Sie nie kennenlernen, ich habe Worte einer Frau an eine Frau gehört. Ich habe sie vergessen. Unsereins behält so was nicht.

Wir schliefen ein im Morgengrauen. Uns weckte die Glut unserer Körper, eine schwer im Bett lastende Glut. Wir wachten auf und lachten übereinander. An diesem Tag ging ich nicht zur Druckerei. Wir tranken Tee auf dem Maidan, dem Basar der Altstadt. Ein stiller Türke schenkte uns aus handtuchumwickeltem Samowar Tee ein, ziegelrot, dampfend wie frisch vergossenes Blut. An den Teegläsern loderte rauchiges Sonnenfeuer auf. Gellendes Eselsgeschrei mengte sich mit dem Gehämmer der Kesselschmiede. Vor ihren Buden hatten sie auf verschossenen Teppichen kupferne Krüge aufgebaut. Hunde wühlten mit den Schnauzen an Lederschläuchen. Karawanenstaub flog über Tiflis hoch, die Stadt der Rosen und des Hammeltalgs. Der Staub verhüllte die Himbeerglut der Sonne. Der Türke goß uns Tee auf und schob Kugeln nach auf seinem Rechenbrett. Die Welt war wunderbar, um es uns schön zu machen. Wie der Schweiß so an mir herabperlte, stellte ich das Glas mit dem Boden nach oben hin, zahlte bei dem Türken und schob Vera zwei goldene Fünfer zu. Ihr dralles Bein lag über dem meinen. Sie schob mir das Geld zurück und nahm das Bein herunter.

»Willst du's nicht mehr mit mir, Schwesterchen?«

Doch, ich wollte. Wir verabredeten uns für den Abend, und ich steckte die zwei Goldenen zurück in den Beutel — mein erstes Honorar.

Seither sind viele Jahre vergangen. So manchen Betrag habe ich unterdessen eingestrichen von Redakteuren, gelehrten Leuten, Juden, die mit Büchern handeln. Für Siege, die Niederlagen waren, für Niederlagen, die Siege wurden, für das Leben und für das Sterben zahlten sie mir ein kleines Salär, viel weniger als damals meine erste Leserin in jungen Jahren. Ich hege keinen Groll drum. Hege ihn deswegen nicht, weil ich weiß: Ich sterbe nicht eher, bis daß ich den Händen der Liebe noch einen Goldenen entwunden habe, meinen letzten.

Übersetzt von Harry Burck

Guy de Maupassant

Im Winter des Jahres 16 sah ich mich nach Petersburg verschlagen mit einem falschen Paß und völlig mittellos. Obdach fand ich bei dem Lehrer für russische Literaturgeschichte, Alexej Kasanzew. Er wohnte in Peski, in einer übelriechenden, durchfrorenen gelben Straße. Einen Nebenverdienst zu seinem kargen Gehalt verschafften ihm Übersetzungen aus dem Spanischen; damals wurde Blasco Ibáñez gerade berühmt.

Kasanzew hatte Spanien nie gesehen, doch er liebte dieses Land leidenschaftlich und kannte alle seine Schlösser, Flüsse und großen Gärten. An Kasanzew lehnten sich außer mir noch viele andere Menschen, die es aus den geregelten Bahnen geschleudert hatte. Wir hungerten uns durch. Nur selten druckten die Boulevardblätter in Petitschrift unsere Aufzeichnungen über Tagesgeschehnisse. Morgens trieb ich mich in Leichenschauhäusern und Polizeirevieren herum.

Der glücklichste von uns war immerhin Kasanzew. Er hatte eine Heimat — Spanien.

Im November wurde mir die Stelle eines Kontoristen im Obuchow-Werk angeboten, ein nicht zu verachtender Posten, der von der Militärpflicht befreite.

Ich verzichtete darauf, Kontorist zu werden.

Schon damals — zwanzig Jahre alt — sagte ich mir: Lieber Hunger, Gefängnis, Landstreicherei, als täglich zehn Stunden im Kontor sitzen. Sonderlich kühn war dieses Gelöbnis nicht, aber ich habe es nicht gebrochen und werde es auch nicht brechen. Der Großväter Weisheit nistete in meinem Kopf: Wir sind geboren, uns an Arbeit, Kampf und Liebe zu erfreuen; dafür sind wir geboren und für nichts anderes.

Während Kasanzew sich meine Tiraden anhörte, wühlte er in dem kurzen gelben Flaum auf seinem Kopf. Das Entsetzen in seinem Blick mischte sich mit Begeisterung.

Gegen Weihnachten sollte uns das Glück gnädig sein. Der Rechtsanwalt Benderski, Besitzer des Alcyone-Verlages, plante eine Neuausgabe der Werke Maupassants. Der Übersetzung hatte sich die Frau des Rechtsanwalts angenommen — Raissa. Doch das herrschaftliche Vorhaben gedieh nicht recht.

Kasanzew, der aus dem Spanischen übersetzte, wurde gefragt, ob er jemand wüßte, der Raissa Michailowna helfen könnte. Er schlug mich vor.

Angetan mit einem fremden Jackett, begab ich mich tags darauf zu den Benderskis. Sie wohnten an der Moika Ecke Newski-Prospekt in einem Haus aus finnischem Granit mit rosa Säulen, Zinnen und steinernen Wappen. Bankiers von zweifelhafter Herkunft, zum christlichen Glauben bekehrt und durch Lieferungen reich geworden, hatten vor dem Krieg in Petersburg viele solche geschmacklosen, pseudomajestätischen Paläste erbaut.

Die Treppe war mit einem roten Läufer belegt. Auf den Absätzen standen hochgebäumte Plüschbären.

Die Benderskis wohnten in der zweiten Etage. Ein hochbusiges Zimmermädchen mit Häubchen öffnete mir die Tür. Sie führte mich in den Salon, dessen Ausstattung in altslawischem Stil gehalten war. An den Wänden hingen blaue Bilder von Röhrich, prähistorische Steine und Ungeheuer darstellend. In den Ecken standen auf Postamenten altertümliche Ikonen. Das hochbusige Zimmermädchen bewegte sich gemessen. Sie war gut gewachsen, kurzsichtig, eingebildet. In ihren weitgeöffneten grauen Augen lag steingewordene Lasterhaftigkeit. Das Mädchen bewegte sich langsam. Na, dachte ich mir, im Bett ist die bestimmt flinker und geschmeidiger. Der Brokatvorhang vor der Tür erzitterte, und in den Salon trat, große Brüste vor sich hertragend, eine schwarzhaarige Frau mit rötlich bewimperten Augen. Es bedurfte nicht viel, um in Frau Benderskaja eine jener bestrickenden Jüdinnen zu erkennen, die aus Kiew und Poltawa, den satten, mit Kastanien und Akazien bepflanzten Steppenstädten, zu uns gekommen waren. Das Geld ihrer geschäftstüchtigen Ehemänner setzten diese Frauen um in rosige Fettpölsterchen am Bauch, im Nacken und an den runden Schultern. Ihr verschlafenes, zärtliches Lächeln brachte die Garnisonsoffiziere um den Verstand.

»Maupassant ist die einzige Leidenschaft meines Lebens«, sagte Raissa zu mir.

Bemüht, das Wiegen ihrer breiten Hüften zu unterdrücken, ging sie hinaus und kehrte mit der Übersetzung der »Miss Harriet« zurück. In ihrer Übertragung war nichts geblieben von Maupassants Satzmelodie, die frei dahinströmt, mit dem langen Atem der Leidenschaft. Frau Benderskaja hatte pedantisch genau übersetzt, langweilig und weitschweifig — so, wie früher die Juden russisch geschrieben hatten.

Ich nahm das Manuskript mit, und zu Hause, in Kasanzews Mansarde, umringt von Schlafenden, hackte ich die ganze Nacht Schneisen durch die fremde Übersetzung. Diese Arbeit ist keineswegs so unerfreulich, wie es den Anschein hat. Wenn ein Satz geboren wird, ist er schön und häßlich zugleich. Das Geheimnis beruht in der kaum spürbaren Umstellung. Der Hebel muß gut in der Hand liegen und warm werden. Umstellen muß man ihn in einem Zug, nicht in mehreren.

Am nächsten Morgen brachte ich das verbesserte Manuskript hin. Raissa hatte nicht gelogen, als sie von ihrer Leidenschaft zu Maupassant sprach. Sie saß unbeweglich beim Lesen, mit verkrallten Fingern, dann flossen ihre Atlasarme hinab zur Erde, ihre Stirn wurde bleich, der Spitzenbesatz zwischen den eingeengten Brüsten stand ab und bebte.

»Wie haben Sie das gemacht?«

Da erzählte ich ihr vom Stil, von der Armee der Wörter, einer Armee, in der alle Waffengattungen in Bewegung sind. Kein Eisen vermag mit so glühender Kälte ins menschliche Herz zu dringen wie ein zur rechten Zeit gesetzter Punkt. Sie hörte mir zu, den Kopf gesenkt, die geschminkten Lippen ein wenig geöffnet. Ein schwarzer Strahl glänzte in ihrem lackierten Haar, das glatt zurückgekämmt und von einem Scheitel geteilt war. Die strumpfumflorten Beine mit den sanft gerundeten kräftigen Waden standen leicht gespreizt auf dem Teppich.

Das Stubenmädchen brachte auf einem Tablett das Frühstück; der Blick ihrer steingewordenen Lasteraugen mied uns.

Gläsern legte sich die Petersburger Sonne auf den verblichenen, unebenen Teppich. Neunundzwanzig Bände Maupassant standen in einem kleinen Regal über dem Tisch. Die Sonnenfinger tanzten kosend über die Saffianrücken der Bücher, dieser hehren Gruft des Menschenherzens.

Man reichte uns Kaffee in blauen Täßchen, und wir machten uns an die Übertragung der »Idylle«. Jeder kennt die Erzählung von dem hungrigen jungen Zimmermann, der einer dicken Amme die Milch absaugt, die ihr Schmerzen verursacht. Dies spielt sich in einem Zug ab, der von Nizza nach Marseille fährt, an einem glutheißen Mittag im Lande der Rosen, in der Heimat der Rosen, da, wo die Blumenpflanzungen sich zum Meeresgestade hinabsenken . . .

Ich verließ die Benderskis mit fünfundzwanzig Rubel Vorschuß. Unsere Kommune in Peski war an diesem Abend so betrunken wie eine Herde schnapsseliger Gänse. Wir schöpften den körnigen Kaviar löffelweise und verschlangen dazu rauhe Mengen Leberwurst. Angeheitert begann ich Tolstoi zu schmähen.

»Angst hat er bekommen, euer Graf, feig ist er geworden . . . Seine Religion ist Furcht . . . Als ihn die Angst packte vor der Kälte, vor dem Alter, da hat sich der Graf aus dem Glauben ein warmes Unterhemd genäht.«

»Und weiter?« fragte mich, den Vogelkopf wiegend, Kasanzew.

Wir sanken neben unseren Betten in Schlaf. Ich träumte von Katja, der vierzigjährigen Wäscherin, die unter uns wohnte. Morgens pflegten wir uns von ihr heißes Wasser zu holen. Nicht mal ihr Gesicht kannte ich genau, aber im Traum stellte ich mit ihr weiß Gott was an. Wir versengten einander mit Küssen. Ich konnte mich nicht enthalten, am nächsten Morgen um heißes Wasser zu ihr zu gehen.

Mich empfing eine welke Frau in einem kreuzweis über die Brust gespannten Schal, mit auseinanderfallenden aschgrauen Löckchen und zerlaugten Händen.

Fortan frühstückte ich jeden Morgen bei den Benderskis.

In unserer Mansarde gab es ein neues Öfchen, Heringe, Schokolade. Raissa führte mich zweimal auf die Inseln. Ich konnte es mir nicht versagen, ihr von meiner Kindheit zu erzählen. Zu meinem eigenen Erstaunen klang das recht düster. Unter dem Mützchen aus Maulwurfsfell hervor blickten mich glänzende, erschrockene Augen an. Der rötliche Pelzsaum ihrer Wimpern zuckte kläglich.

Ich lernte Raissas Mann kennen, einen gelbgesichtigen Juden mit Kahlkopf und kräftigem, platten Körper, der schräg emporstrebte. Es hieß von ihm, er stehe Rasputin nahe. Die Profite, die seine Kriegslieferungen ihm eingetragen, machten ihn zu einer Art Besessenen. Seine Augen flackerten, das Gewebe der Wirklichkeit war für ihn zerrissen. Raissa genierte sich, wenn sie ihren Mann neuen Menschen vorstellte. Infolge meiner Jugend bemerkte ich es eine Woche zu spät.

Nach Neujahr kamen aus Kiew zwei Schwestern Raissas zu Besuch. Ich wollte ihr das Manuskript der Novelle »Ein Geständnis« bringen, traf sie jedoch nicht an und ging am Abend nochmals hin. Im Eßzimmer wurde gespeist. Heraus drang silberhelles Stutenwiehern und das Poltern ungemein zufriedener Männerstimmen. In reichen Häusern, die keine Tradition haben, speist man lärmend. Es war jüdischer Lärm — rollend und mit singenden Endungen. Raissa kam zu mir heraus in einer Ballrobe, die den Rücken frei ließ. Ihre Füße, die in schwankenden Lackschühchen staken, traten unsicher auf.

»Ich bin betrunken, mein Täubchen.« Sie streckte mir die Arme entgegen, die mit Platinspangen und Smaragdsternen geschmückt waren.

Ihr Körper wiegte sich wie der Leib einer Schlange, die sich nach Musik emporreckt. Sie schüttelte den ondulierten Kopf, ihre Ringe klirrten; plötzlich ließ sie sich in einen

Sessel mit altrussischem Schnitzwerk fallen. Auf ihrem gepuderten Rücken sah ich rote Kratzer.

Jenseits der Wand explodierte noch einmal Frauenlachen. Aus dem Eßzimmer kamen die Schwestern, schnurrbärtig, ebenso hochgewachsen und vollbrüstig wie Raissa. Ihre Brüste waren vorgereckt, ihre schwarzen Haare flatterten. Beide waren mit ihren eigenen Benderskis verheiratet. Das Zimmer füllte sich mit unverständlicher Frauenfröhlichkeit, der Fröhlichkeit reifer Frauen. Die Ehemänner hüllten die Schwestern in Sealmäntel und Orenburger Schals, zwängten sie in schwarze Überschuhe; unter dem weißen Visier der Tücher schauten nur die rosig-glühenden Wangen, die marmornen Nasen und die Augen mit ihrem semitischen, kurzsichtigen Glanz hervor. Lärmend fuhren sie ab ins Theater, wo man die »Judith« mit Schaljapin gab.

»Lassen Sie uns arbeiten«, wisperte Raissa und streckte mir ihre Arme entgegen. »Wir haben eine ganze Woche versäumt.«

Aus dem Eßzimmer brachte sie eine Flasche nebst zwei Gläsern. Ihre Brüste lagen frei in dem Seidensack des Kleides, die Brustwarzen traten hervor, die Seide spannte darüber.

»Wohlgehüteter«, sagte Raissa, indes sie den Wein einschenkte, »Muskateller, Jahrgang 83. Mein Mann bringt mich um, wenn er's erfährt.«

Ich hatte noch nie mit Muskateller, Jahrgang 83, zu tun gehabt und fand nichts dabei, hintereinander drei Gläser zu leeren. Sie führten mich sofort in Gassen, wo orangerote Flammen loderten und Musik erklang.

»Ich bin betrunken, mein Täubchen. Was machen wir heute?«

»Heute machen wir ›L'aveu‹.«

»Also ›Ein Geständnis‹. Die Sonne ist die Heldin dieser Novelle, le soleil de France ... Geschmolzene Sonnentröpfchen, die auf die rotblonde Céleste niedergefallen sind, haben sich in Sommersprossen verwandelt. Die Sonne mit ihren senkrechten Strahlen, der Wein und der Cidre haben das Gesicht des Kutschers Polyte poliert. Zweimal in der Woche fährt Céleste in die Stadt, um Rahm, Eier und Hühner zu verkaufen. Sie bezahlt Polyte zehn Sous Fahrgeld für sich und vier für ihren Korb. Und bei jeder Fahrt zwinkert Polyte der rotblonden Céleste zu und erkundigt sich: ›Wann werden wir uns miteinander vergnügen, ma belle?‹ — ›Was bedeutet das, Monsieur Polyte?‹ Auf seinem Bock hochhüpfend, erläutert der Kutscher: ›Sich vergnügen, das bedeutet, sich vergnügen, hol mich der Teufel. Ein Bursche mit einem Mädchen — da braucht's keine Musik!‹

›Ich mag solche Scherze nicht, Monsieur Polyte‹, antwortet Céleste und zieht die Röcke über den rotbestrumpften strammen Waden von dem Burschen weg.

Aber dieser Teufel von Polyte lacht und räuspert sich nur — ›eines Tages werden wir uns miteinander vergnügen, ma belle‹ —, und über sein Gesicht, das die ziegelrote Farbe von Blut und Wein hat, rollen Lachtränen.«

Ich trank ein weiteres Glas von dem wohlgehüteten Muskateller. Raissa stieß mit mir an.

Das Zimmermädchen mit den steingewordenen Augen schritt durch das Zimmer und verschwand.

»Ce diable de Polyte ... In zwei Jahren hat ihm Céleste achtundvierzig Francs bezahlt. Das sind nur zwei Francs weniger als fünfzig. Am Ende des zweiten Jahres, als sie allein in der Postkutsche sind und Polyte, der vor der Abfahrt Cidre getrunken, nach seiner Gewohnheit fragt: ›Wollen wir uns nicht heute miteinander vergnügen, Mademoiselle Céleste?‹ — da antwortet sie mit niedergeschlagenen Augen: ›Ich stehe Ihnen zu Diensten, Monsieur Polyte.‹«

Raissa fiel lachend auf den Tisch. Ce diable de Polyte ...

»Vor die Postkutsche ist eine weiße Mähre gespannt. Die weiße Mähre mit ihren altersblauen Lippen geht im Schritt. Frankreichs fröhliche Sonne umspielt den Wagen, den ein verblichenes Verdeck vor der Umwelt abschirmt. Ein Bursche mit einem Mädchen — da braucht's keine Musik ...«

Raissa reichte mir ein Glas. Es war das fünfte.

»Mon vieux, auf Maupassant.«

»Wollen wir uns nicht heute miteinander vergnügen, ma belle?«

Ich beugte mich zu Raissa hinüber und küßte sie auf die Lippen, die schwellend erbebten.

»Sie machen mir Vergnügen«, murmelte Raissa durch die Zähne und wich zurück.

Sie preßte sich an die Wand, breitete die nackten Arme aus. Auf ihren Armen und Schultern erglühten Flecke. Von allen gekreuzigten Gottheiten war sie die verführerischste.

»Wollen Sie sich bitte setzen, Monsieur Polyte.«

Sie wies auf einen abgeschrägten blauen Sessel slawischen Stils. Seine Lehne bestand aus holzgeschnitzten, malerisch ineinander verschlungenen Schnörkeln. Stolpernd taumelte ich dorthin.

Die Nacht unterminierte meine hungrige Jugend mit einer Flasche Muskateller, Jahrgang 83, und neunundzwanzig Büchern, neunundzwanzig Sprengbüchsen, geladen mit Genie, Mitleid, Leidenschaft. Ich sprang auf, warf den Sessel um, streifte das Regal. Neunundzwanzig Bände fielen auf den Teppich herab, ihre Seiten blätterten auseinander, stellten sich auf . . ., und die weiße Mähre meines Schicksals ging im Schritt.

»Sie machen mir Vergnügen«, stöhnte Raissa.

Ich verließ das granitne Haus an der Moika in der zwölften Stunde, bevor die Schwestern und Raissas Mann aus dem Theater zurückkehrten. Ich war nüchtern und konnte den Pflasterstrich entlanggehen; doch viel schöner war es zu schwanken, und so torkelte ich von einer Seite zur anderen und sang dabei in einer Sprache, die ich mir eben erst ausgedacht hatte. Durch die Tunnel der Straßen, die von Lichterketten gesäumt waren, zogen Nebelschwaden. Ungeheuer brüllten hinter den brodelnden Mauern. Der Fahrdamm hieb die Füße ab, die darüber hinwegschritten.

Zu Hause schlief Kasanzew. Er schlief im Sitzen, die mageren Beine in Filzstiefeln ausgestreckt. Der kanariengelbe Flaum auf seinem Kopf stand gesträubt. Er war neben dem Öfchen eingeschlummert, über eine »Don-Quichote«-Ausgabe aus dem Jahre 1624 gebeugt. Das Titelblatt dieses Buches enthielt eine Widmung für den Herzog de Broglie. Leise, um Kasanzew nicht zu wecken, legte ich mich hin, zog die Lampe näher heran und vertiefte mich in das Buch von Edouard Maynial »Leben und Werk Maupassants«.

Kasanzews Lippen bewegten sich, sein Kopf sank zur Seite.

Und ich erfuhr in dieser Nacht von Edouard Maynial, daß Maupassant im Jahre 1850 als Sohn eines Adligen und der Laura de Poittevin, einer Kusine Flauberts, in der Normandie geboren wurde. Als er fünfundzwanzig Jahre alt war, machten sich erstmals Folgen einer ererbten Syphilis bei ihm bemerkbar. Sein Frohsinn und seine Schaffenskraft setzten sich gegen die Krankheit zur Wehr. Anfangs litt er unter Kopfschmerzen und hypochondrischen Anwandlungen. Später stand das Gespenst der Erblindung vor ihm. Sein Sehvermögen ließ nach. In ihm steigerten sich Verfolgungswahn, Menschenscheu und Streitsucht. Er kämpfte verbissen dagegen an, durchzog mit einer Jacht das Mittelmeer, floh nach Tunis, Marokko, Zentralafrika — und schrieb unablässig. Berühmt geworden, schnitt er sich, vierzigjährig, die Kehle durch, verblutete beinahe, blieb aber am Leben. Man sperrte ihn in eine Anstalt. Dort kroch er auf allen vieren. Die letzte Eintragung in seiner Leidensgeschichte lautet:

»Monsieur de Maupassant va s'animaliser« (Herr Maupassant verwandelt sich in ein Tier). Er starb im Alter von zweiundvierzig Jahren. Seine Mutter überlebte ihn.

Ich las das Buch bis zum Ende und verließ das Bett. Der Nebel stand vor dem Fenster und verhüllte das All. Mein Herz krampfte sich zusammen. Mich streifte eine Vorahnung der Wahrheit.

Übersetzt von Thomas Reschke

Linie und Farbe

Alexander Fjodorowitsch Kerenski sah ich zum erstenmal am 20. Dezember 1916 im Speisesaal des Sanatoriums Olila. Der Rechtsanwalt Sazareny aus Turkestan hatte mich ihm vorgestellt. Von Sazareny wußte ich, daß er sich mit vierzig Jahren beschneiden ließ. Der Großfürst Pjotr Nikolajewitsch, ein Geisteskranker, der in Ungnade gefallen und nach Taschkent verbannt worden war, schätzte Sazarenys Freundschaft. Dieser Großfürst lief splitternackt durch die Straßen Taschkents, ehelichte eine Kosakin, stellte Kerzen vor einem Voltaireporträt auf wie vor einem Christusbild und bemühte sich um die Entwässerung der grenzenlosen Amudarja-Ebene. Sazareny war sein Freund.

Also — Olila. Zehn Kilometer von uns glänzte der blaue Granitfels von Helsingfors. O Helsingfors, du Liebe meines Herzens! O Himmel, der du über der Esplanade dahinströmst und davonschwirrst wie ein Vogel!

Also — Olila. Nördliche Blumen welken in Vasen. Hirschgeweihe spreizen sich an düsteren Plafonds. Im Speisesaal duftet's nach Kiefern, nach der kühlen Brust der Gräfin Tyszkiewicz und der seidenen Unterwäsche der königlich englischen Offiziere.

An der Tafel sitzt neben Kerenski ein höflicher, getaufter Jude aus dem Polizeidepartement. Rechts von ihm der Norweger Nikkelsen, Eigner eines Walfangschiffes. Links die Gräfin Tyszkiewicz, schön wie Marie Antoinette.

Kerenski aß drei Portionen Dessert und ging mit mir in den Wald. An uns vorbei glitt auf Skiern Fräulein Kirsti.

»Wer war das?« fragte Alexander Fjodorowitsch.

»Das war Nikkelsens Tochter, Fräulein Kirsti«, sagte ich. »Wie hübsch sie ist!«

Dann sahen wir den Schlitten des alten Johannes.

»Wer war das?« fragte Alexander Fjodorowitsch.

»Das war der alte Johannes«, sagte ich, »er bringt Kognak und Obst aus Helsingfors. Kennen Sie den Kutscher Johannes nicht?«

»Ich kenne alle hier«, antwortete Kerenski, »aber ich sehe niemand.«

»Sind Sie kurzsichtig, Alexander Fjodorowitsch?«

»Ja, ich bin kurzsichtig.«

»Sie brauchen eine Brille, Alexander Fjodorowitsch.«

»Niemals.«

Da sagte ich mit jugendlichem Feuer:

»Bedenken Sie doch, Sie sind ja nicht nur blind, Sie sind beinahe tot. Die Linie, die göttliche Begrenzung, die Beherrscherin der Welt, sie ist Ihnen für immer entglitten. Wir beide, wir gehen durch einen Zaubergarten, den unbeschreibbaren finnischen Wald. Bis zu unserer letzten Stunde werden wir nichts Schöneres erleben. Die vereisten und rosigen Ränder des Wasserfalls dort drüben am Fluß können Sie nicht sehen. Die Trauerweide, die sich über den Wasserfall neigt — Sie sehen ihr japanisches Schnitzwerk nicht. Die roten Stämme der Kiefern sind mit Schnee bestäubt. Der Schnee glitzert körnig, zuerst, hart am Stamm, als leblose Linie und an der Oberfläche wellig wie eine Linie Leonardos, gekrönt vom Widerschein der lodernden Wolken. Und Fräulein Kirstis Seidenstrumpf, die Linie ihres schon reifen Beines? Kaufen Sie sich eine Brille, Alexander Fjodorowitsch, ich beschwöre Sie!«

»Kindskopf«, antwortete er, »Sie verschwenden Ihre Zeit. Die fünfzig Kopeken, die eine Brille kostet, sind genau die fünfzig Kopeken, die ich sparen werde. Ich brauche Ihre Linie nicht, sie ist so banal wie die Wirklichkeit. Sie leben nicht besser als ein Trigonometrielehrer, ich aber bin von Wundern umgeben, sogar an der Kljasma. Was brauche ich die Sommersprossen in Fräulein Kirstis Gesicht, wenn ich in diesem Mädchen, das ich kaum erkenne, all das ahne, was ich ahnen will? Was brauche ich die Wolken an diesem finnischen Himmel, wenn ich einen wogenden Ozean über meinem Haupt erblicke? Wozu brauche ich die Linie, wenn ich die Farbe habe? Die ganze Welt ist für mich ein gigantisches Theater, in dem ich der einzige Zuschauer ohne Fernglas bin. Das Orchester spielt die Ouvertüre zum dritten Akt, die Bühne ist mir fern wie im Traum, mir schwillt das Herz vor Entzücken, ich sehe den Purpursamt an Julia und die violette Seide an Romeo und nicht einen einzigen falschen Bart ... und Sie wollen mich mit einer Brille zu fünfzig Kopeken blind machen.«

Abends fuhr ich in die Stadt. O Helsingfors, du Zuflucht meines Traums!

Alexander Fjodorowitsch sah ich ein halbes Jahr später wieder, im Juni des Jahres 17, als er Oberbefehlshaber der russischen Armeen und Herr unsres Schicksals war.

An diesem Tag war die Troizki-Brücke hochgezogen. Die Putilow-Arbeiter marschierten gegen das Arsenal. Straßenbahnwagen lagen umgestürzt auf den Straßen wie krepierte Gäule.

Im Volkshaus wurde ein Meeting einberufen. Alexander Fjodorowitsch hielt eine Rede über Mütterchen und Gattin Rußland. Die Menge erstickte ihn mit den Schafpelzen ihrer Leidenschaften. Was sah er in den gesträubten Schafpelzen, er, der einzige Zuschauer ohne Fernglas? Ich weiß es nicht. Aber nach ihm betrat Trotzki die Tribüne, zog die Lippen schief und sagte mit einer Stimme, die keinerlei Hoffnung ließ:

»Genossen und Brüder ...«

Übersetzt von Thomas Reschke

Der Weg

Im November 17 verließ ich die in Auflösung begriffene Front. Daheim packte mir die Mutter Wäsche und Zwieback zusammen. Nach Kiew gelangte ich am Vorabend des Tages, an dem Murawjow mit der Beschießung der Stadt begann. Mein Reiseziel war Petersburg. Zwölf Tage und Nächte hockten wir im Keller des Gasthofes von Chaim Zirjulnik in der Bessarabischen Straße. Die Ausreisegenehmigung bekam ich vom Kommandanten des sowjetischen Kiew.

Nichts auf der Welt wirkte trostloser als der Kiewer Bahnhof. Seit Jahren verschandelten Behelfsbaracken den Zugang zur Stadt. Auf den feuchten Brettern knisterten Läuse. Bunt durcheinander wimmelten Deserteure, Hamsterer und Zigeuner. Alte Galizierinnen pißten im Stehen auf den Bahnsteig. Wolken durchfurchten den regenschwer finsteren, niedrigen Himmel.

Drei Tage vergingen, bis der erste Zug abfuhr. Zuerst hielt er nach jeder Werst, dann kam er in Fahrt, die Räder stampften eifrig und stimmten ein kräftiges Lied an. Uns Reisende im Güterwagen machte das glücklich. Im Jahre 18 beglückte einen schnelle Fahrt. Nachts ging ein Ruck durch den Zug, und er blieb stehen. Die Wagentür rollte zur Seite; uns in die Augen schlug grüner Schneeglanz. Ein Stationstelegrafist im Pelzmantel mit umgeschnalltem Koppel und weichen kaukasischen Stiefeln kletterte rein. Er tippte mit dem Zeigefinger in die geöffnete Hand. »Die Papiere — hierhin!«

Nächst der Tür lag, auf Bündeln zusammengerollt, ein stilles altes Mütterchen. Sie fuhr nach Ljuban zu ihrem Sohn, einem Eisenbahner. Neben mir schliefen im Sitzen der Lehrer Jehuda Weinberg und seine Frau. Er hatte vor kurzem geheiratet und brachte sein junges Weib nach Petersburg. Unterwegs hatten sie leise miteinander geplaudert — es ging ihnen um die komplexe Unterrichtsmethode —, bis sie schließlich eingeschlafen waren. Noch im Schlaf hielten sie sich fest bei den Händen.

Der Telegrafist studierte ihr von Lunatscharski unterschriebenes Mandat, holte unter dem Mantel eine Pistole mit enger, verdreckter Mündung hervor und schoß dem Lehrer ins Gesicht.

Der zarte Hals der Frau schwoll an. Sie sprach kein Wort. Der Zug stand in der Steppe. Glitzerndes Polarlicht spielte auf den welligen Schneefeldern, aus den Wagen wurden die Juden auf den Bahndamm geworfen. In unregelmäßigen Abständen schallten Schüsse wie Rufe. Ein Kerl mit aufgestülpter Ohrenmütze führte mich hinter einen vereisten

Holzstoß und durchsuchte mich. Auf uns herab schien zwischen Wolkenfetzen der Mond. Die violette Wand des Waldes dampfte. Über meinen Körper glitten klobige, steifgefrorene Finger. Der Telegrafist schrie vom Zug her: »Jude oder Russe?«

»Russe«, knurrte der Kerl, der an mir herumfingerte. »Könnte glatt ein Rabbiner sein.«

Er kam mit seinem zerknitterten, besorgten Gesicht dicht an mich heran, riß mir aus den Unterhosen vier goldene Zehnrubelstücke, die mir meine Mutter für die Reise eingenäht hatte, zog mir Stiefel und Mantel aus, drehte mich um, schlug mir mit der Handkante ins Genick und sagte auf jiddisch: »Lauf, Chaim!«

Ich machte mit bloßen Füßen ein paar Schritte im Schnee. Auf meinem Rücken brannte eine Zielscheibe, ihr Mittelpunkt durchdrang meine Rippen. Doch der Kerl schoß nicht. Zwischen den Kiefernsäulen unter dem Höhlendach des Waldes tanzte ein Feuerschein mit blutroter Rauchkrone. Ich lief zum Waldhüterhäuschen. Rauch von getrocknetem Mist stieg daraus auf. Der Waldhüter ächzte, als er mich in seine Hütte eintreten sah. Die Beine umwickelt mit Fetzen von Pelz- und Soldatenmänteln, saß er in einem plüschgepolsterten Bambussesselchen und zerrieb Tabak auf den Knien. Rauchumwölkt ächzte er eine Weile, erhob sich alsdann und verbeugte sich vor mir bis zur Erde: »Geh weiter, Väterchen! Geh, guter Bürger!«

Er führte mich auf einen Pfad und gab mir Lappen für meine Füße. Am späten Morgen erreichte ich eine kleine Ortschaft. In dem Spital gab es keinen Arzt, der mir meine erfrorenen Füße hätte amputieren können.

Das Spital unterstand einem Feldscher. Jeden Morgen kam er auf einem gedrungenen schwarzen Hengst angesprengt, band den Gaul fest und betrat blitzenden Auges und energiegeladen den Krankensaal.

»Friedrich Engels lehrt euresgleichen«, sagte er, über mein Bett gebeugt, und seine Pupillen glänzten wie Kohlen, »es dürfe keine Nationen geben, und wir sagen im Gegenteil, die Nation muß bestehenbleiben.« Er riß Binden von meinen Füßen, richtete sich auf und zischte durch die Zähne: »Wohin? Wohin treibt es euch? Weshalb ist sie ständig unterwegs, eure Nation? Weshalb schafft sie Unruhe und quält sich selbst?«

Der Sowjet ließ die Kranken, die mit dem Feldscher nicht auskamen, nachts auf einem Fuhrwerk abtransportieren, zusammen mit alten Jüdinnen in Perücken, Müttern der örtlichen Kommissare.

Meine Füße heilten. Mühselig, unter Entbehrungen erreichte ich Shlobin, Orscha, Witebsk.

Von Nowo-Sokolniki bis Loknja reiste ich unter dem Rohr einer Haubitze. Die Kanone stand auf einem offenen Eisenbahnwagen. Fedjucha, mein zufälliger Reisegefährte, der den großen Weg der Deserteure hinter sich hatte, war ein amüsanter Gesellschafter voller Witz und Fröhlichkeit. Wir schliefen unter dem aufragenden kurzen Kanonenrohr und wärmten einander in unserer Zelttuchbehausung, die mit Heu ausgelegt war wie die Höhle eines Tieres. Hinter Loknja verschwand Fedjucha und mit ihm mein Köfferchen, das ich vom Ortssowjet samt zwei Garnituren Soldatenwäsche, Zwieback und etwas Geld bekommen hatte. Zwei Tage — bis Petersburg — hungerte ich mich durch. Auf dem Bahnhof Zarskoje Selo hatte ich eine letzte Schießerei zu bestehen. Ein Sicherungstrupp schoß in die Luft, als er den einfahrenden Zug in Empfang nahm. Man führte ein paar Schieber auf den Bahnsteig und riß ihnen die Kleider vom Leibe. Auf dem Asphalt lagen neben nüchternen Menschen sternhagelvolle. Gegen neun Uhr abends spie mich der Bahnhof aus seiner kriegerischen Kasematte auf den Sagorodny-Prospekt. Das Thermometer neben der verrammelten Apotheke auf der anderen Straßenseite zeigte vierundzwanzig Grad unter Null. Im Tunnel der Gorochowaja heulte der Wind; über dem Kanal erlosch die Gasbeleuchtung. Reglos erstarrt war das basaltene Venedig. Ich ging in die Gorochowaja hinein wie auf ein Eisfeld mit hochragenden Felsen.

In Nummer 2, dem Gebäude der ehemaligen Stadtverwaltung, hatte die Tscheka ihren Sitz. Im Vestibül standen zwei Maschinengewehre, stählerne Wachhunde mit erhobenen Schnauzen. Ich zeigte dem Kommandanten Briefe von Wanja Kalugin, der im Schuiski-Regiment mein Unteroffizier gewesen und später Untersuchungsrichter bei der Tscheka geworden war. In diesen Briefen forderte er mich an.

»Geh ins Anitschkow-Palais«, sagte der Kommandant. »Dort ist er jetzt.«

»Ich schaff es nicht«, erwiderte ich lächelnd.

Milchstraßengleich floß der Newski in die Ferne. Wie Werstpfähle bedeckten ihn Pferdekadaver. Die hochgereckten Beine der Tiere stützten den tief herabgesunkenen Himmel. Rein glänzte das Innere ihrer klaffenden Bäuche. Ein alter Mann, der aussah wie ein Gardesoldat, zog einen mit Schnitzwerk verzierten Kinderschlitten an mir vorüber. Angestrengt stemmte er die lederbewehrten Füße gegen das Eis. Auf dem Kopf trug er ein Tirolerhütchen; sein in den Schal gesteckter Bart war mit einer Schnur zusammengebunden.

»Ich schaffe es nicht«, sagte ich zu dem Alten.

Er blieb stehen. Sein zerfurchtes Löwengesicht zeigte gelassene Ruhe. Er dachte nur an sich und zog den Schlitten weiter.

So erübrigt es sich, Petersburg zu erobern! dachte ich und durchforschte mein Gedächtnis nach dem Namen des Mannes, der noch am Ende seines Weges von den Hufen arabischer Hengste zerstampft wurde. Es war Juda Halevi.

Zwei Chinesen in steifen Hüten standen, Brotlaibe unterm Arm, an der Ecke zur Sadowaja. Prostituierten, die sich ihnen näherten, zeigten sie das Brot und markierten darauf mit steifgefrorenem Fingernagel Teile. Doch die Frauen zogen in stummer Prozession an ihnen vorüber.

An der Anitschkow-Brücke setzte ich mich auf den Sockel der Pferde von Klodt.

Mein Ellenbogen legte sich unter meinen Kopf, und ich streckte mich auf der polierten Steinplatte aus, doch der

Granit versengte mich, wie ein elektrischer Schlag durchzuckte es meinen Körper, trieb mich hoch und vorwärts zum Palais.

Die Tür in dem preiselbeerfarbenen Seitenflügel stand offen. Blaues Gaslicht beleuchtete einen im Sessel schlummernden Lakaien. In dem leichenfahlen, runzligen Gesicht hing die Lippe herab, die lichtumflossene glatte Livreejacke verdeckte ein Paar mit Goldstickerei verzierte Beinkleider. Den Weg zum Kommandanten wies ein ungelenk mit Tinte gemalter Pfeil. Ich stieg die Treppe hinauf und ging durch leere niedrige Räume. An Wänden und Decken wiegten sich im Reigen schwarze, düstere Frauengestalten. Gitterwerk überzog die Fenster, an den Rahmen hingen abgeschlagene Griffe. Am Ende der Zimmerflucht saß in der Korona seiner strohblonden Bauernhaare Kalugin, beleuchtet wie auf einer Bühne. Vor ihm auf dem Tisch türmten sich Kinderspielsachen, bunte Läppchen und zerrissene Bilderbücher.

»Da bist du ja«, sagte er. »Sehr schön. Wir brauchen dich hier.«

Ich schob mit dem Arm die Spielsachen zur Seite, legte mich auf die glänzende Tischplatte und — erwachte, nach Augenblicken oder nach Stunden, auf einem niedrigen Liegesofa. Über mir spiegelten die Strahlen des Kronleuchters wie ein gläserner Wasserfall. Meine mir vom Leib geschnittenen Lumpen lagen in einer Lache auf dem Fußboden.

»Komm, baden!« sagte der über meinem Sofa stehende Kalugin, hob mich auf und trug mich zu einer Wanne. Es war eine altertümliche Wanne mit niedrigen Seitenwänden. Aus den Hähnen lief kein Wasser. Kalugin begoß mich mit einem Eimer. Auf paillefarbenen Atlaspuffs und geflochtenen Stühlen ohne Rückenlehne lagen Kleider: ein Hausrock mit Verschlußspangen, Hemd und Strümpfe aus doppelt gezwirnter Seide. In den Unterhosen versank ich bis zum Scheitel, und die Ärmel des monströsen Hausrocks klemmte ich mir mühelos zwischen die Beine.

»Treibst wohl deinen Spott mit ihm, mit Alexander Alexandrowitsch«, sagte Kalugin, während er mir die Ärmel aufkrempelte. »Der Knabe war seine neun Pud schwer.«

Notdürftig banden wir den Hausrock des Imperators Alexander III. an mir fest und kehrten in das Zimmer zurück, aus dem wir gekommen waren. Es war die Bibliothek Maria Fjodorownas, ein wohlduftendes kastenähnliches Gemach mit himbeerfarben gestreiften, vergoldeten Schränken längs der Wände.

Ich erzählte Kalugin, wer von den alten Kameraden im Schuiski-Regiment gefallen, wer zum Kommissar gewählt und wer an den Kuban gegangen war. Wir tranken Tee; an den Rändern der Kristallgläser glitzerten Sterne. Wir verzehrten sie zusammen mit schwarzer Pferdewurst, die noch halb roh war. Von der Welt trennten uns undurchdringliche, leichte Seidengardinen; eine in die Zimmerdecke eingelassene Sonne verströmte diffuses Licht, und die Röhren der Dampfheizung verbreiteten drückende Hitze.

»Fort mit Schaden!« sagte Kalugin, als wir die Pferdewurst bewältigt hatten. Er ging hinaus und kehrte mit zwei Kästchen zurück, Präsenten des Sultans Abdul Hamid an den russischen Zaren. Das eine war eine Zinkschachtel, das andere eine mit Banderolen und Papiermedaillen beklebte Zigarrenkiste. »A Sa Majesté, l'Empereur de toutes les Russies«, war in den Deckel der Zinkschachtel eingraviert, »von seinem wohlaffektionierten Cousin«.

In der Bibliothek nistete noch der Duft, der vor einem Vierteljahrhundert Maria Fjodorowna umgeben hatte. Die zwanzig Zentimeter langen und fingerstarken Mundstückzigaretten waren in rosa Papier eingewickelt; ich weiß nicht, ob je ein Mensch auf der Welt außer dem Herrscher aller Reußen solche Zigaretten geraucht hat. Trotzdem wählte ich eine Zigarre. Kalugin sah mir lächelnd zu.

»Fort mit Schaden!« sagte er. »Um so mehr, da niemand sie gezählt hat. Alexander III. soll ein leidenschaftlicher Raucher gewesen sein, haben mir die Lakaien gesagt. Den Tabak hat er geliebt, den Kwaß und den Champagner. Aber auf seinem Tisch stehen billige Aschenbecher aus Ton, und seine Hosen sind geflickt.«

In der Tat, der Hausrock, in dem ich steckte, war voller Fettflecke, abgewetzt und oftmals ausgebessert.

Den Rest der Nacht verbrachten wir damit, die Spielsachen Nikolais II., seine Trommeln und Schiffe zu sortieren. Wir fanden auch Taufhemden und Schulhefte mit Klekssereien, Fotografien der Großfürsten, die als Kinder gestorben waren, Haarlocken von ihnen, Tagebücher der dänischen Prinzessin Dagmar und Briefe ihrer Schwester, der englischen Königin, die Parfümduft und Verwesung atmeten und in unseren Händen zerfielen. Auf den Titelblättern von Evangelienbänden und Lamartine-Ausgaben verabschiedeten sich Freundinnen und adlige Fräulein — Töchter von Bürgermeistern und Staatsräten — in schrägen, abgezirkelten Zeilen von der Prinzessin, die nach Rußland ging. Ihre Mutter, die aus dem Landadel stammende Königin Luise, war um das Fortkommen ihrer Kinder wohlbesorgt gewesen; eine Tochter hatte sie mit Eduard VII., Kaiser von Indien und König von England, verheiratet, die andere mit einem Romanow, und ihr Sohn Georg war König von Griechenland geworden. Prinzessin Dagmar nahm in Rußland den Namen Maria an. Weit reichten die Kanäle Kopenhagens, weit fuhren die schokoladenbraunen Schiffe König Christians. Als die kleine Frau die letzten Herrscher gebar, tobte sie, wild wie eine Füchsin, im Gehege der Preobrashenski-Grenadiere, doch ihr Mutterblut floß auf einen unerbittlichen, rachgierigen Granitboden . . .

Bis zum Morgengrauen vermochten wir uns nicht von dieser schaurig düsteren Chronik loszureißen. Abdul Hamids Zigarre war aufgeraucht. Am Morgen führte mich Kalugin zur Tscheka in die Gorochowaja Nummer 2. Er sprach mit Urizki. Ich stand hinter einer weich herabfallenden Portiere. Einzelne Worte drangen an mein Ohr.

»Er ist einer von uns«, sagte Kalugin. »Zwar hat sein Vater einen kleinen Laden und treibt Handel, aber er ist seinen eigenen Weg gegangen. Kennt Fremdsprachen . . .«

Der Kommissar für innere Angelegenheiten der Kommunen des Nordgebiets kam wiegenden Ganges aus dem Arbeitszimmer. Seine vor Müdigkeit entzündeten geschwollenen Lider drohten die Kneifergläser zu sprengen.

Er machte mich zum Übersetzer in der Auslandsabteilung. Ich wurde soldatisch eingekleidet und bekam Essensmarken. In der mir zugewiesenen Ecke im Saal des ehemaligen Petersburger Stadthauses machte ich mich an die Übersetzung der Aussagen von Diplomaten, Kriegshetzern und Spionen.

Kein Tag war vergangen, und ich hatte alles — Kleidung, Essen, Arbeit und Genossen, treu in Freundschaft und im Tod, Genossen, wie es sie nirgends auf der Welt gibt außer in unserem Lande.

So fing vor dreizehn Jahren für mich ein herrliches Leben an voll Sinn und Fröhlichkeit.

Übersetzt von Hartmut Herboth

»Dreifaltigkeitsblume«

Sergej Wassiljewitsch Malyschew, der spätere Vorsitzende des Messekomitees von Nishni Nowgorod, stellte im Sommer des Jahres 1918 die erste Lebensmittelexpedition in unserem Lande zusammen. Lenins Billigung in der Tasche, belud er ein paar Züge mit bäuerlichen Bedarfsartikeln und geleitete sie ins Wolgagebiet, um Getreide einzutauschen.

An dieser Expedition nahm ich als Kontorist teil. Als Wirkungsstätte wählten wir den Kreis Nowo-Nikolajewsk im Gouvernement Samara. Nach wissenschaftlichen Berechnungen mußte dieser Kreis bei richtiger Wirtschaftsführung das ganze Moskauer Gebiet ernähren können.

Unweit von Saratow, an der Wolgastation Usek, wurden die Waren in einen Lastkahn umgeladen. Der Laderaum verwandelte sich in ein improvisiertes Warenhaus. Zwischen den geschwungenen Rippen unseres schwimmenden Speichers nagelten wir Bilder von Lenin und Marx an, umkränzten sie mit Ähren und füllten die Regale mit Kattun, Sensen, Nägeln und Leder, auch Harmonikas und Balalaikas fehlten nicht.

Hier in Usek gab man uns einen Schlepper, die »Iwan Tupizyn«, so genannt nach ihrem früheren Besitzer, einem Wolgakaufmann. Auf diesem Dampfer quartierte sich der »Stab« ein — Malyschew mit seinen Helfern und den Kassierern. Die Wache und die Verkäufer ließen sich im Lastkahn zwischen den Warenregalen nieder.

Die Umladung dauerte eine Woche. An einem Julimorgen zog uns die »Tupizyn«, dicke Rauchschwaden ausstoßend, wolgaaufwärts Baronsk zu. Diese Stadt wurde von den Deutschen Katharinenstadt genannt. Sie ist jetzt die Metropole des Gebiets der Wolgadeutschen, eines schönen Landstrichs, der von aufrechten, wortkargen Menschen bewohnt ist.

Die an Baronsk grenzende Steppe ist mit schwerem goldenem Weizen bedeckt, wie er sonst nur noch in Kanada wächst. Riesige Sonnenblumen gibt es hier und fette Schwarzerde. Von Petersburg, dem blankgeleckten im strahlenden Granit, kamen wir in das urrussische und dadurch noch ungewöhnlichere Kalifornien. Hier kostete ein Pfund Brot sechzig Kopeken und nicht zehn Rubel wie im Norden. Wir stürzten uns auf das Weißbrot mit einer Gier, die sich heute nicht wiedergeben läßt; scharf wie Hundegebisse gruben sich unsere Zähne in das watteweiche Brot. Die ersten zwei Wochen nach unserer Ankunft peinigte uns der Rausch einer wonnigen Magenverstimmung. Das Blut, das durch unsere Adern strömte, hatte — so schien es mir — den Geschmack und die Farbe von Himbeerkonfitüre.

Malyschew hatte richtig kalkuliert, der Handel kam in Schwung. Aus allen Richtungen der Steppe flossen Wagenströme zum Wolgaufer. Auf den Rücken satter Pferde spiegelte die Sonne. Sonnenhell schimmerten auch die weizenbestandenen Höhen. Tausende von dunklen Punkten, rollten Wagen wolgaabwärts. Neben den Pferden schritten Hünen in Wollhemden, Nachfahren holländischer Bauern, die unter Katharina die Wolgagegend besiedelt hatten. Ihre Gesichter waren so geblieben wie in Saardam und Haarlem. Unter dem patriarchalischen Moos ihrer Brauen glänzten in einem Netz ledriger Runzeln verblichene Türkistropfen. Der Rauch ihrer Pfeifen zerging in den hellblauen Blitzen, die über die Steppe zuckten. Gemächlich kamen die Kolonisten über die Laufplanke an Bord des Lastkahns; ihre Holzschuhe schlugen glockengleich Töne von Festigkeit und Frieden. Die Ware wurde ausgesucht von alten Frauen in gestärkten Hauben und braunen Umhängen. Die Einkäufe wurden zu den Fuhrwerken getragen. Einheimische Maler hatten die Fahrzeuge reichlich mit Feldblumen und rosigen Rinderschnauzen geschmückt. Die Außenwände der Wagen waren mit gewöhnlichem Blau gestrichen. Darin leuchteten, vom Sonnenlicht berührt, wächserne Äpfel und Pflaumen.

Aus entlegeneren Gegenden kam man mit Kamelen. Die Tiere legten sich ans Ufer, den Horizont mit ihren Höckern zackend. Unser Handel endete gegen Abend. Der Laden wurde geschlossen; die Wache, lauter Invaliden, und die Verkäufer zogen sich aus und sprangen über Bord in die abendlich flammende Wolga. In der fernen Steppe zogen rote Wellen über das Getreide, am Himmel barsten die Wände des Abendrots. Das Baden der Mitarbeiter der Lebensmittelexpedition im Gouvernement Samara (so hießen wir in offiziellen Papieren) bot ein ungewöhnliches Schauspiel. Die Krüppel entfesselten im Wasser rosa Schlammfontänen. Manche der Wächter hatten nur ein Bein, anderen fehlte ein Arm oder ein Auge. Zum Schwimmen klammerten sie sich zu zweien aneinander. Zwei Mann hatten zusammen zwei Beine, mit den Stümpfen schlugen sie das Wasser, Schlammstrudel umwirbelten ihre Leiber. Juchzend und prustend krochen die Krüppel ans Ufer; vom Spiel begeistert, schüttelten sie ihre Stümpfe gegen den dahineilenden Himmel, bewarfen sich mit Sand und walkten einander die verstümmelten Glieder. Nach dem Baden gingen wir zum Abendessen in Karl Biedermaiers Schenke. Diese Abendmahlzeiten waren die Krönung unserer Tage. Zwei junge Mädchen mit braunen Armen, Anna und Auguste, trugen Buletten auf, pflastersteingroße Knusperlinge, die in Strömen siedender Butter schwammen und unter Haufen von Bratkartoffeln vergraben waren. Um diesen dörflichen Essensbergen mehr Geschmack zu geben, waren sie mit Zwiebeln und Knoblauch angereichert. Wir bekamen Gläser mit sauren Gurken hingestellt. Durch die runden Fensterchen, die dicht unter der Decke in die Wand geschnitten waren, sank vom Basarplatz her der Abenddunst. Die Gurken dampften in dem rötlichen Dunst und dufteten wie die Meeresküste. Wir spülten das Fleisch mit Apfelwein hinunter. Wir alle, Bewohner von Peski und Ochta, von Vorstädten, die in gelbvereisten Harn eingefroren waren, wir fühlten uns jeden Abend von neuem als Eroberer. Die kleinen Fenster in den jahrhundertealten schwarzen Wänden erinnerten an Bullaugen. Durch sie hindurch schimmerte ein Hof von göttlicher Sauberkeit, ein deutscher Hof mit Rosensträuchern und Glyzinien und mit dem violetten Abgrund eines offenen Pferdestalls. Die alten Frauen mit den Umhängen saßen auf den Türschwellen und strickten Gulliverstrümpfe. Von den Weideplätzen kamen die Herden zurück. Anna und Auguste setzten sich auf Bänkchen zu den Kühen. In der Dämmerung glänzten die Kuhaugen in allen Regenbogenfarben. Es war, als gäbe es keinen Krieg auf der Welt. Dabei verlief die Front der Uralkosaken zwanzig Werst von Baronsk. Karl Biedermaier ahnte nicht, daß der Bürgerkrieg auf sein Haus zurollte.

Nachts kehrte ich mit Selezki, der ebenso Kontorist war wie ich, auf den Lastkahn zurück. Unterwegs stimmte er ein Lied an. Aus Spitzbogenfenstern schauten Köpfe mit Nachtmützen. Das Mondlicht floß über die roten Kanäle der Dachziegel. Dumpfes Hundegebell erhob sich über dem russischen Saardam. Versteinert lauschten die Annas und

Augustes Selezkis Lied. Sein Baß trug uns in die Steppe, zu der gotischen Einfriedung der Getreidespeicher. Mondstege zitterten auf dem Fluß, die Dunkelheit war leicht, wich zurück zum Ufersand, im zerrissenen Fangnetz krümmten sich leuchtende Würmer.

Selezkis Stimme war von unnatürlicher Kraft. Der riesige Bursche gehörte zu jener Sorte von Provinz-Schaljapins, von denen zu unserm Glück viele über Rußland verstreut sind. Auch sein Gesicht ähnelte dem Schaljapins und erinnerte teils an einen schottischen Kutscher, teils an einen Würdenträger Katharinas. Anders als sein göttliches Urbild, war er ein bißchen einfältig, aber seine Stimme, wenn sie grenzenlos, tödlich anschwoll, füllte die Seele mit der Wonne des Vergehens und zigeunerhaften Vergessens. Sträflingslieder zog er italienischen Arien vor. Von ihm hörte ich zum erstenmal Gretschaninows »Tod«. Drohend, unerbittlich, leidenschaftlich klang es nachts übers dunkle Wasser:

> Er vergisset mich nicht, er wird kommen, mich streicheln,
> kosen, auf ewig umfangen,
> den schweren Brautkranz aufs Haar mir drücken . . .

In dem vergänglichen Gefäß, das da Mensch heißt, fließt das Lied wie das Wasser der Ewigkeit. Alles wäscht es weg, alles gebiert es neu.

Die Front verlief in zwanzig Werst Entfernung. Die Uralkosaken hatten sich mit dem tschechischen Bataillon des Majors Voženilik vereinigt und versuchten, die zersplitterten Einheiten der Roten aus Nikolajewsk hinauszustoßen. Von Norden, von Samara her, rückten die Truppen des Komutsch heran, des Komitees der Mitglieder der Konstituierenden Versammlung. Unsere verstreuten und schlecht ausgebildeten Einheiten wurden am linken Ufer umgruppiert. Soeben hatte Murawjow Verrat begangen. Zum sowjetischen Oberkommandierenden war Vicetis ernannt worden.

Die Waffen für die Front wurden aus Saratow herangeschafft. Einmal, ab und zu auch zweimal wöchentlich, machte der weißrosa Dampfer »Dreifaltigkeitsblume« an der Baronsker Anlegestelle fest. Er brachte Gewehre und Munition. Auf dem Deck des Dampfers türmten sich Kisten mit einem nach Schablone aufgemalten Totenkopf und der Aufschrift »Lebensgefahr«.

Kommandant des Dampfers war Korosteljow, ein ausgemergelter Mann mit flachsblonder Haarmähne. Korosteljow war ein unruhiger Geist, eine chaotische Seele, ein Vagabund. Er hatte auf Segelschiffen das Weiße Meer befahren, war zu Fuß durch ganz Rußland gewandert, hatte im Gefängnis gesessen und im Kloster ein Noviziat absolviert.

Wenn wir von Biedermaier zurückkamen und die Lichter der »Dreifaltigkeitsblume« an der Anlegestelle erblickten, gingen wir jedesmal zu ihm an Bord. Eines Nachts, wir waren gerade auf gleicher Höhe mit den Getreidespeichern, mit der magischen Grenzlinie aus blauen und braunen Vorhängeschlössern, erblickten wir hoch in der Luft ein loderndes Topplicht. Selezki und ich waren auf dem Heimweg und befanden uns in jenem weichen und verzückten Zustand, den so ein ungewöhnliches Land, die Jugend, die Nacht, die zerfließenden Feuerringe auf dem Fluß wohl wecken können.

Unhörbar strömte die Wolga dahin. Auf der »Dreifaltigkeitsblume« brannten keine Lichter, finster und tot lag der Schiffsrumpf, nur das Topplicht loderte hoch droben. Blakend tanzte die Flamme überm Mast. Selezki sang, bleich, mit erhobenem Gesicht. Er trat ans Wasser und verstummte. Wir erstiegen die unbewachte Brücke. An Deck türmten sich Kisten und Räder von Geschützen. Ich stieß die Tür der Kapitänskajüte auf. Auf dem überschwemmten Tisch brannte eine Blechfunzel ohne Zylinder. Das Blech um den Docht schmolz. Die Fenster waren mit Schalbrettern vernagelt. Von einigen Blechkannen unterm Tisch kam ätzender Geruch nach selbstgebranntem Schnaps. Korosteljow, mit einem Leinenhemd bekleidet, saß am Boden inmitten grünlicher Lachen von Erbrochenem. Seine Mönchshaare umrahmten klebrig starr sein Gesicht. Unverwandt blickte er von unten her seinen Kommissar an, den Letten Larsons. Dieser hatte ein vergilbtes Blatt der »Prawda« vor sich und las es im Licht der schmelzenden Petroleumflamme.

»So einer bist du also«, sagte Korosteljow vom Fußboden her. »Mach weiter, red nur . . . Quäl uns, wenn du willst.«

»Wozu soll ich reden«, erwiderte Larsons, wandte sich ab und versteckte sich hinter seiner »Prawda«. »Ich hör lieber dir zu.«

Auf dem Plüschsofa saß mit baumelnden Beinen ein rothaariger Kerl.

»Lissej«, sagte Korosteljow zu ihm, »Wodka!«

»Der ist alle«, antwortete Lissej, »und wir kriegen auch nirgends mehr welchen.«

Larsons legte die Zeitung weg und lachte plötzlich los, als schlüge er einen Trommelwirbel.

»Der russische Mensch muß seinen Wodka haben.« Der Lette sprach mit Akzent. »Dem russischen Menschen ist die Seele bißchen weit geworden, aber er kriegt nirgends was zu trinken . . . Was nützt da der Fluß Wolga?«

Korosteljows magerer Kinderhals reckte sich, seine Beine in den Leinenhosen lagen breit gespreizt auf dem Fußboden. Klägliche Fassungslosigkeit spiegelte sich in seinen Augen, die plötzlich aufglommen.

»Quäle uns«, sagte er kaum hörbar und reckte den Hals. »Quäle uns, Karl.«

Lissej faltete die dicklichen Hände und blickte von der Seite auf den Letten.

»Sieh einer an, die Wolga macht er mies . . . Nein, Genosse, die Wolga darfst du nicht miesmachen, nicht schmähen . . . Weißt du nicht, wie es in unserm Lied heißt: ›Mütterchen Wolga, majestätischer Strom . . .‹«

Selezki und ich standen noch immer an der Tür. Ich dachte daran, mich zurückzuziehen.

»Das kapier ich nun überhaupt nicht«, wandte sich Larsons an uns und setzte damit offenbar einen alten Streit fort. »Vielleicht könnt ihr mir das erklären, Genossen, wieso

Eisenbeton schlechter sein soll als Birken und Espen und ein Luftschiff schlechter als ein Kalugaer Misthaufen?«

Lissej drehte den Kopf im Wattekragen. Seine Beine reichten nicht bis zum Boden. Mit dicklichen Fingern flocht er vorm Bauch ein unsichtbares Netz.

»Was weißt du schon von Kaluga, Freund«, sagte er beschwichtigend, »in Kaluga, das sag ich dir, da wohnt ein großartiges Volk, ein prachtvolles Volk wohnt da, wenn du's wissen willst.«

»Wodka!« sagte Korosteljow vom Fußboden.

Larsons warf wieder seinen Ferkelkopf in den Nacken und lachte schrill.

»Wir sto Gramm, ihr sto Gramm«, murmelte der Lette und griff nach der Zeitung. »Vielleicht ja, vielleicht nein.«

Jäh perlte ihm Schweiß auf der Stirn, und im wirren Gestrüpp seiner farblosen Haare schwammen ölige Lichtflecke.

»Vielleicht ja, vielleicht nein«, prustete er wieder, »wir sto Gramm, ihr sto Gramm . . .«

Korosteljow tastete mit den Fingern um sich. Kriechend setzte er sich in Bewegung, seine Arme griffen aus und zogen das Gerippe im Leinenhemd hinter sich her.

»Wag es nicht, Rußland zu quälen, Karl«, flüsterte er, kroch zu dem Letten, schlug ihm das geballte Fäustchen ins Gesicht und hämmerte kreischend auf ihn los.

Der Lette blickte uns über die herabgerutschte Brille hinweg erbost an.

Dann wickelte er Korosteljows seidene Mähne um die Finger und schmetterte ihm das Gesicht auf den Fußboden, hob es wieder hoch und ließ es nochmals niederkrachen.

»Da hast du«, sagte er keuchend und stieß den knochigen Körper von sich, »kannst noch mehr haben!«

Korosteljow stemmte die Hände auf den Fußboden und erhob sich auf alle viere wie ein Hund. Blut troff ihm aus der Nase, seine Augen schielten. Er rollte sie hin und her, warf sich herum und kroch heulend unter den Tisch.

»Rußland«, stieß er unterm Tisch hervor und flennte wie ein Weib, »Rußland . . .«

Die Schaufeln seiner bloßen Füße sprangen hervor und wurden wieder eingezogen. Nur ein Wort — pfeifend und keuchend — war in seinem Gewinsel zu unterscheiden.

»Rußland«, heulte er, streckte die Arme aus und hämmerte den Kopf gegen den Boden.

Der rothaarige Lissej saß auf dem Plüschsofa.

»Seit Mittag geht das schon«, sagte er zur mir und Selezki, »dauernd zanken sie sich um Rußland, bejammern Rußland ...«

»Wodka!« sagte Korosteljow unterm Tisch mit fester Stimme. Er kam hervorgekrochen und stellte sich auf die Beine. Die Haare, blutnaß, fielen ihm ins Gesicht.

»Wo ist Wodka, Lissej?«

»Wodka, Freund, ist in Wosnessenskoje, vierzig Werst von hier, vierzig Werst, egal ob zu Wasser oder zu Lande. Dort ist heut Kirchweih, da müssen sie Fusel haben. Die Deutschen hier haben keinen, da kannst du nichts machen ...«

Korosteljow drehte sich um und stelzte auf seinen Storchbeinen davon.

»Wir sind Kalugasche!« schrie Larsons unvermittelt.

»Er kann Kaluga nicht leiden«, seufzte Lissej, »mach was dagegen ... Ich bin dort gewesen, in Kaluga, ein stattliches Volk wohnt da, großartig ...«

Hinter der Wand wurde ein Kommando geschrien, man hörte das Geräusch der Ankerkette, der Anker wurde eingeholt. Lissej zog die Brauen hoch.

»Wir fahrn doch nicht etwa nach Wosnessenskoje?«

Larsons lachte mit zurückgelegtem Kopf. Ich lief aus der Kajüte. Korosteljow stand barfuß auf der Kommandobrücke. Der kupferne Abglanz des Mondes lag auf seinem zerhauenen Gesicht. Die Laufplanke fiel ans Ufer. Die Matrosen wickelten die Taue auf.

»Dmitri Alexejewitsch«, schrie Selezki herauf, »laß uns von Bord, was haben wir damit zu tun?«

Die Maschinen dröhnten los und verfielen in unregelmäßiges Geratter. Das Schaufelrad wühlte das Wasser auf. Ein angefaultes Brett der Anlegebrücke bog sich durch und knackte weich. Die »Dreifaltigkeitsblume« wandte den Bug der Flußmitte zu.

»Los geht's«, sagte Lissej, der ebenfalls an Deck gekommen war. »Wir fahren nach Wosnessenskoje wegen Schnaps.«

Mit sausendem Rad drehte die »Dreifaltigkeitsblume« auf. Das ölige Stoßen, Rauschen, Sausen, Wehen im Maschinenraum schwoll an. Schnurgerade flogen wir durch die Dunkelheit, rammten Bojen, Signaltürme und rote Lichter. Aufschäumend flog das Wasser unter den Rädern zurück wie eine vergoldete Vogelschwinge. Der Mond wühlte sich in die schwarzen Wasserstrudel hinein. »Die Fahrrinne der Wolga ist gewunden«, dieser Satz aus dem Lehrbuch fiel mir ein, »und der Strom wimmelt von Untiefen.« Korosteljow trat auf der Kommandobrücke von einem Fuß auf den andern. Die Haut über seinen Backenknochen spannte mit bläulichem Schimmer.

»Volle Fahrt!« sagte er ins Sprachrohr.

»Zu Befehl, volle Fahrt!« antwortete dumpf eine unsichtbare Stimme.

»Dreh noch mehr auf!«

Schweigen.

Dann: »Der Kessel platzt!«

Das Topplicht löste sich vom Mast und wurde durch die strudelnden Wellen nachgeschleppt. Der Dampfer schlingerte, eine Explosion durchbebte den Rumpf. Schnurgerade flogen wir durch die Dunkelheit. Am Ufer stieg eine Leuchtkugel hoch, ein dreizölliges Feldgeschütz feuerte auf uns. Die Granate pfiff durch die Masten. Der kleine Smutje, der einen Samowar übers Deck schleppte, hob den Kopf. Der Samowar entglitt seinen Händen, kullerte die Treppe hinunter, zerbarst, und glänzende Wasserströme ergossen sich über die schmutzigen Stufen. Der kleine Smutje fletschte die Zähne, sank auf die Treppe nieder und schlief ein. Aus seinem Mund schlug fürchterlicher Schnapsgeruch. Drunten zwischen den geschmierten Zylindern johlten die Heizer, nackt bis zum Gürtel, fuchtelten mit den Armen, fielen zu

Boden. Im Perlmuttglanz der Pleuelstangen spiegelten sich verzerrt ihre Gesichter. Die Mannschaft der »Dreifaltigkeitsblume« war betrunken. Nur der Steuermann hielt das Ruder eisern fest. Er drehte sich um und sah mich.

»He, Jud«, sagte er zu mir, »was wird mit den Kindern?«

»Mit welchen Kindern?«

»Die Kinder gehen nicht zur Schule«, sagte der Steuermann und drehte sein Ruder, »sie werden Diebe.«

Er näherte mir sein bleigraues Gesicht und knirschte mit den Zähnen. Seine Kiefer krachten wie Mühlsteine. Mir schien, seine Zähne müßten zu Staub zermahlen sein.

»Zerfleischen werd ich dich.«

Ich wich zurück. Lissej kam übers Deck.

»Was soll werden, Lissej?«

»Er muß uns hinbringen«, sagte der Rothaarige und hockte sich auf eine Bank.

In Wosnessenskoje setzten wir ihn an Land. Von Kirchweih keine Spur, es gab weder Lichter noch Karussells. Das sanft geneigte Ufer war dunkel, vom niedrigen Himmel zugedeckt. Lissej verschwand in der Finsternis. Über eine Stunde blieb er weg, dann tauchte er unmittelbar am Wasser wieder auf, mit Blechkannen beladen. Ein blatternarbiges Weib war bei ihm, stämmig wie ein Gaul. Eine viel zu kleine Kinderbluse umspannte ihre Brust. Ein Zwerg mit spitzer Mütze und kleinen Stiefeln stand auch da und sah mit aufgerissenem Mund zu, wie wir die Ladung an Bord nahmen.

»Pflaumenschnaps«, sagte Lissej und stellte die Kannen auf den Tisch. »Richtiger Pflaumenschnaps.«

Wieder begann die rasende Fahrt unseres Geisterschiffes. Als der Morgen graute, langten wir in Baronsk an. Unübersehbar weit dehnte sich der Fluß. Das Wasser flutete vom Ufer zurück und hinterließ atlasblaue Schatten. Ein rosiger Lichtstrahl traf den Nebel, der über den struppigen Büschen hing. Die fensterlosen, getünchten Wände der Speicher und ihre hohen, dünnen Dachspitzen drehten sich langsam und glitten auf uns zu. Wir näherten uns Baronsk unter dröhnendem Gesang. Selezki hatte sich die Kehle mit einer Flasche Pflaumenschnaps geputzt und schmetterte, was das Zeug hielt. Das Flohlied von Mussorgski gab er zum besten und das Gelächter des Mephistopheles und die Arie des verrückten Müllers: »Ich bin kein Müller, ich bin ein Rabe . . .«

Der barfüßige Korosteljow lag übers Geländer der Kommandobrücke gebeugt. Sein Kopf pendelte mit geschlossenen Lidern, das zerschundene Gesicht blickte gen Himmel, ein verschwommenes kindliches Lächeln spielte darauf. Er fuhr erst hoch, als wir die Fahrt verlangsamten.

»Aljoscha«, sagte er ins Sprachrohr, »volle Fahrt!«

So kam es, daß wir mit voller Fahrt gegen die Anlegebrücke wuchteten. Das Brett, das wir bei der Abfahrt angeknackst hatten, flog auseinander. Die Maschine wurde gerade noch rechtzeitig gestoppt.

»Hat er uns also doch wieder hergebracht«, sagte Lissej, der neben mir stand, »und du hattest Angst, Freund.«

Am Ufer standen in einer Reihe Tschapajews MG-Wagen. Bunte Lichtstreifen dunkelten und erkalteten am Strand, von dem das Wasser eben zurückgeflutet war. Neben der Anlegebrücke lagen Granatkisten, bei früheren Fahrten abgeladen. Auf einer der Kisten saß mit Papacha und ungegürteter Bluse Makejew, Kommandeur einer Hundertschaft bei Tschapajew. Korosteljow ging mit ausgebreiteten Armen auf ihn zu.

»Hab schon wieder Dummheiten gemacht, Kostja«, sagte er mit seinem kindlichen Lächeln, »der Sprit war alle.«

Makejew saß seitlich auf der Kiste, die Zotteln seiner Papacha hingen auf seine haarlosen fahlen Brauenbögen. Die Mauser mit dem Holzgriff lag auf seinen Knien. Er schoß, ohne sich umzudrehen, und fehlte.

»Du, du, was machst du«, lallte Korosteljow strahlend, »da bist du ja ärgerlich geworden . . .« Noch mehr breitete er seine dürren Arme aus. »Du, du, was machst du . . .«

Makejew sprang auf, fuhr herum und schoß die Mauser leer. Die Schüsse knallten rasch hintereinander. Korosteljow wollte noch etwas sagen, doch er kam nicht mehr dazu, sank seufzend in die Knie. Dann glitt er gegen die Felgen der Wagenräder, sein Gesicht war zerfetzt, milchige Schädeltrümmer klebten an den Felgen. Makejew zerrte vorgebeugt die letzte steckengebliebene Patrone aus dem Magazin.

»Schluß mit dem Spaß«, sagte er und ließ den Blick über die Rotarmisten gleiten und über unser Häuflein an der Laufplanke.

Lissej kauerte sich nieder, schüttelte sich und versuchte, den baumlangen Korosteljow mit einer Pferdedecke zu verhüllen. Auf dem Dampfer fielen vereinzelte Schüsse, übers Deck trappelnd, verhaftete man die Mannschaft. Die Hände vorm blatternarbigen Gesicht, starrte die Frau mit verkniffenen leeren Augen von Bord ans Ufer.

»Dir werd ich's zeigen«, sagte ihr Makejew, »dich werd ich lehren, Schnaps zu brennen.«

Die Matrosen wurden einzeln von Bord geführt. Hinter den Speichern trafen sie auf die Deutschen, die aus ihren Häusern strömten. Karl Biedermaier stand inmitten seiner Landsleute. Der Krieg hatte seine Schwelle erreicht.

An diesem Tag gab es viel Arbeit. Das große Dorf Friedental kam Waren holen. Kamele lagen in langer Reihe am Wasser. Im fernen, farblosen Blech des Horizonts drehten sich Windmühlen.

Bis mittags schütteten wir Korn aus Friedental in unsern Lastkahn. Abends wurde ich zu Malyschew bestellt. Er wusch sich auf dem Deck der »Tupizyn«. Ein Invalide mit hochgestecktem Ärmel goß ihm aus einem Krug Wasser auf die Hände. Malyschew ächzte und prustete, während das Wasser über seine Wangen lief. Als er sich abtrocknete, sagte er zu seinem Gehilfen und setzte damit offenbar ein vorher begonnenes Gespräch fort:

»Ist schon richtig ... Du kannst zehnmal ein guter Mensch sein und viele Fußmärsche gemacht und das Weiße Meer befahren haben und ein tollkühner Kerl sein, aber, bitte schön, Schnaps brennen darfst du nicht.«

Ich folgte Malyschew in seine Kajüte. Hier legte ich die Listen um mich herum und schrieb nach Diktat ein Telegramm an Iljitsch.

»Moskau. Kreml. An Lenin.«

In dem Telegramm teilten wir mit, wir hätten die ersten beiden Züge mit je zwanzigtausend Pud Weizen an das Proletariat von Petersburg und Moskau abgeschickt.

Übersetzt von Thomas Reschke

WELIKAJA KRINIZA

Gapa Gushwa

In der Butterwoche des Jahres 1930 wurden in Welikaja Kriniza sechs Hochzeiten gefeiert. Dabei wurde so viel Unfug getrieben wie schon lange nicht mehr. Uralte Bräuche lebten wieder auf. Der eine Brautwerber, der schon stark betrunken war, wollte die Braut ausprobieren, eine Sitte, die in Welikaja Kriniza seit zwanzig Jahren nicht mehr befolgt worden war. Es gelang ihm, ihr den Gürtel zu lösen und sie auf die Erde zu werfen. Die Braut lachte sich halbtot und schüttelte den Alten am Bart. Er bedrängte sie mit der Brust, gickste und stampfte mit den Stiefeln. Übrigens hatte er nichts zu befürchten. Von den sechs Brauttüchern, die über den Hütten gehißt wurden, waren nur zwei von Jungfernblut befleckt, an den andern Bräuten waren die mitternächtlichen Spinnversammlungen nicht spurlos vorübergegangen. Das eine Brauttuch erbeutete ein Rotarmist, der auf Urlaub da war, das andre wollte sich Gapa Gushwa holen. Auf die Köpfe der Männer eindreschend, schwang sie sich aufs Dach und klomm die Stange hinauf. Die bog sich und schwankte unterm Gewicht ihres Körpers. Gapa riß den roten Lappen ab und rutschte die Stange herunter. Auf einer Ausbuchtung des Daches standen ein Tisch und ein Hocker, auf dem Tisch lockten eine Halbliterflasche und in Stücke geschnittenes, kaltes Fleisch. Gapa setzte die Flasche an den Mund und kippte sie hoch, mit der freien Hand schwenkte sie das Brauttuch. Unten lärmte und tanzte die Menge. Der Hocker rutschte unter

Gapa weg und zerbrach krachend. Die Beresaner Hirten, die Ochsen nach Kiew getrieben hatten, glotzten auf die Frau, die dort oben, geradezu unterm Himmel, Wodka soff.

»Das ist kein Weib«, sagten ihnen die Brautwerber, »ein Teufel ist sie, unsre Witwe.«

Gapa schleuderte Brot, Dachreiser und Teller vom Dach. Nachdem sie den Wodka ausgetrunken hatte, ließ sie die Flasche am Schornsteinsockel zerklirren. Die unten versammelten Bauern antworteten ihr mit Gejohle. Die Witwe sprang auf die Erde, band die am Zaun dösende Stute mit dem zottigen Bauch los und galoppierte davon, um Schnaps zu holen. Als sie zurückkehrte, war sie mit Flaschen behängt wie ein Tscherkesse mit Patronen. Die Stute warf keuchend das Maul hoch, ihr trächtiger Bauch wogte, in den Augen zitterte Pferdewahnsinn.

Auf den Hochzeiten wurde mit Tüchlein getanzt, man senkte die Augen und stampfte auf der Stelle. Nur Gapa wirbelte nach städtischer Art auf dem Hof herum. Sie tanzte mit ihrem Geliebten Grischka Sawtschenko. Sie hielten sich wie zum Ringkampf umfaßt, zerrten sich an den Schultern in hartnäckiger Wut, stürzten wie umgeworfen zu Boden und trommelten mit den Stiefeln.

Der dritte Tag der Hochzeiten von Welikaja Kriniza war im Gange. Die Kerle beschmierten sich mit Ruß, kehrten die Schafpelze nach außen und liefen, gegen eiserne Ofentüren schlagend, durchs Dorf. Auf der Straße brannten Feuer. Die Leute hatten sich Hörner angemalt und sprangen durch die Flammen. Pferde wurden vor Waschbottiche gespannt; die knallten gegen die Straßenbuckel und sausten durchs Feuer. Vom Schlaf gefällt, sanken die Bauern zu Boden. Die Frauen warfen zertrümmertes Geschirr auf die Hinterhöfe. Die Neuvermählten wuschen sich die Füße und bestiegen die hohen Betten, nur Gapa tanzte allein in der leeren Scheune weiter. Sie drehte sich, das Haar offen, einen teerbeschmierten Knüppel in der Hand, den sie gegen die Wände knallen ließ. Ihre Schläge erschütterten das Gebäude und hinterließen klebrige, schwarze Wunden.

»Wir alle sind sterblich«, flüsterte Gapa und schwang den Knüppel.

Stroh und Bretter fielen auf die Frau, die Wände stürzten ein. Sie tanzte mit fliegendem Haar, inmitten von Ruinen, im Staub und Gepolter der zerbröckelnden Geflechte, unter stiebendem Mulm und brechenden Brettern. Zwischen den Trümmern drehten sich, den Takt klopfend, ihre rotstulpigen Stiefelchen.

Die Nacht senkte sich hernieder. In den aufgetauten Gruben waren die Feuer erloschen. Die Scheune lag wie ein struppiger Haufen auf der kleinen Anhöhe. Drüben, jenseits der Straße, in der Dorfrada, begann ein zerzaustes Flämmchen zu blaken. Gapa warf den Knüppel von sich und lief über die Straße.

»Iwaschko«, schrie sie und stürmte in die Dorfrada, »komm mit uns feiern, unser Leben versaufen!«

Iwaschko war der Kreisbevollmächtigte für die Kollektivierung. Zwei Monate waren vergangen, seit sein Gespräch mit Welikaja Kriniza begonnen hatte. Die Arme auf dem Tisch, saß er vor einem Stoß zerdrückter, eingerissener Papiere. Seine Haut runzelte sich an den Schläfen, seine Augen hingen in den Höhlen wie bei einer kranken Katze. Darüber starrten kahle, rosa Brauenbögen.

»Verachte mir unsre Bauernschaft nicht!« schrie Gapa und stampfte mit dem Fuß auf.

»Ich verachte sie nicht«, sagte Iwaschko betrübt, »bloß ist es nicht taktvoll für mich, mit euch zu feiern.«

Stampfend und die Arme ausbreitend, tänzelte Gapa vor ihm vorbei.

»Komm mit uns den Hochzeitskuchen teilen«, sagte das Weib, »wir werden alle die Deinen sein, Vertreter, aber erst morgen, nicht heute.«

Iwaschko schüttelte den Kopf.

»Es ist nicht taktvoll für mich, mit euch den Hochzeitskuchen zu teilen«, sagte er, »seid ihr etwa Menschen? Ihr kläfft ja sogar die Köter an; acht Kilo hab ich abgenommen bei euch . . .«

Er kaute auf seinen Lippen und schloß die Lider. Seine Hände streckten sich aus, tasteten nach der leinenen Aktentasche auf dem Tisch. Er stand auf, taumelte mit der Brust vorwärts und ging, die Beine nachschleppend, wie im Schlaf zur Tür.

»Dieser Bürger ist das reinste Gold«, sagte der Sekretär Chartschenko hinter ihm her. »Ein großes Gewissen trägt er in sich, bloß Welikaja Kriniza ist zu grob mit ihm umgesprungen.«

Über seinen Gesichtspusteln und der Knopfnase war ein aschblondes Schöpfchen hochgekämmt. Die Beine auf der Bank, las er die Zeitung.

»Die Leute werden noch machen, bis der Richter von Woronkow kommt«, sagte Chartschenko und blätterte die Zeitung um. »Wenn er da ist, werden sie sich an so manches erinnern.«

Gapa holte ein Beutelchen mit Sonnenblumenkernen unterm Rock hervor.

»Warum denkst du an deinen Posten, Sekretär?« sagte das Weib. »Warum fürchtest du dich vorm Tode? Wann hat es das je gegeben, daß ein Bauer sich gegen den Tod sträubte?«

Draußen, rund um den Glockenturm, kochte der schwarze, geschwollene Himmel, die nassen Katen krümmten sich und rutschten weg. Darüber brachen mühsam die Sterne durch, der Wind kroch dicht übern Boden hin.

Im Flur ihrer Kate vernahm Gapa das gleichmäßige Murmeln einer fremden heiseren Stimme. Eine Wallfahrerin, die zur Nacht hier eingekehrt war, saß mit untergeschlagenen Beinen auf dem Ofen. Die himbeerroten Strahlenfäden des Ewigen Lämpchens durchwoben den Winkel. In der aufgeräumten Kate hing Stille; von den Wänden und den Fensterbrettern kam ein Geruch von Sprit und Äpfeln. Gapas dicklippige Töchter glotzten hinauf zu dem Bettelweib. Die Mädchen hatten dichtes, kurzes Pferdehaar, ihre Lippen waren wulstig, ihre niedrige Stirn glänzte bleich und fettig.

»Spinn los, Oma Rachiwna«, sagte Gapa und lehnte sich an die Wand, »ich hab's gern, wenn einer spinnt.«

Oben unter der Zimmerdecke flocht sich die Rachiwna dünne Zöpfchen und legte sie reihenweise um den kleinen Kopf. Am Ofenrand standen nebeneinander ihre frischgewaschenen verunstalteten Füße.

»Drei Patriarchen zählt man auf der Welt«, sagte die Alte und neigte das knittrige Gesicht, »den Moskauer Patriarchen hat unsre Staatsmacht eingekerkert, der Jerusalemer Patriarch lebt bei den Türken, und der Patriarch von Antiochia regiert die ganze Christenheit . . . Vierzig griechische Popen hat er in die Ukraine gesandt, damit sie der Kirchen fluchen, in denen die Glocken von der Macht abgenommen wurden. In Cholodny Jar waren sie schon, in Ostrogradskoje hat das Volk sie gesehen, und zum Vergebungssonntag werden sie bei euch in Welikaja Kriniza sein.«

Die Rachiwna schloß die Augen und schwieg. Das Licht des Ewigen Lämpchens stand in den Schrunden ihrer Füße.

»Der Richter von Woronkow«, fuhr die Alte, sich besinnend, fort, »der hat in vierundzwanzig Stunden ganz Woronkow zu einem Kolchos gemacht. Neun Hospodare hat er in den Kerker geworfen. Am Morgen war ihnen bestimmt, nach Sachalin zu gehen. Ja, mein Töchterchen, allerorts leben Menschen, allerorts preist man das Christentum . . . Jene neun Hospodare verbrachten die Nacht im Kerker. Wie die Wache kommt, sie zu holen, und die Kerkertür aufmacht, es war schon heller Morgen, da baumeln die neun Hospodare an ihren Gürteln am Deckenbalken.«

Lange wirtschaftete die Rachiwna droben herum, bis sie Ruhe fand. Während sie ihre Lumpen ordnete, flüsterte sie mit ihrem Gott, wie man mit einem alten Mann flüstert, der neben einem auf dem Ofen liegt, dann kam plötzlich ihr flacher Schlafatem. Der Mann einer anderen, Grischka Sawtschenko, schlief drunten auf der Bank. Zusammengekrümmt, gleichsam zerquetscht, lag er ganz am Rand, den Rücken herausgewölbt, auf dem sich die Weste bauschte, und den Kopf tief in die Kissen vergraben.

»Männerliebe.« Gapa schüttelte ihn und stieß ihn hinüber. »Ich kenn sie gut, die Männerliebe . . . Das Maul aufreißen, das können sie, aber dann rennen sie weg von der Frau und huren rum ... Bist hier nicht bei dir zu Hause, bei deiner Odarka!«

Die halbe Nacht wälzten sie sich auf der Bank, im Dunkel, mit zusammengepreßten Lippen, die Arme ins Dunkel gereckt. Gapas Zopf flog über das Kissen. Im Morgengrauen sank Grischka zurück und schlief stöhnend, mit gefletschten Zähnen ein. Gapa konnte die braunen Schultern ihrer Töchter sehen, die niedrigen Stirnen, die dicken Lippen, die dunklen Brüste.

Diese Kamele, dachte sie, wie konnte ich so was zur Welt bringen.

Im Fensterrahmen aus Eichenholz geriet die Dunkelheit in Bewegung. Das Frühlicht hatte in den Wolken einen violetten Streifen aufgerissen. Gapa ging auf den Hof. Der Wind ließ sie erschauern wie eisiges Flußwasser. Sie spannte an, hob Säcke mit Weizen auf den Bauernschlitten, denn während der Feiertage war bei allen das Mehl ausgegangen. Im Nebeldunst des jungen Tages zog sich die Straße hin.

In der Mühle war sie erst am nächsten Abend fertig. Den ganzen Tag hatte es geschneit. Unweit vom Dorf kam der kurzbeinige Trofim Juschko mit durchnäßter Ohrenmütze aus der steil rieselnden Wand hervor Gapa entgegen. Seine Schultern, von einem Schneeozean bedeckt, hatten sich verbreitert und gesenkt.

»Na, jetzt sind wir dran«, murmelte er, trat an den Schlitten heran und hob das schwarze, knochige Gesicht.

»Was ist denn?« Gapa zog die Zügel straff.

»In der Nacht ist die ganze Obrigkeit eingetrudelt«, sagte Trofim. »Die Oma bei dir haben sie eingebuchtet ... Der Vorsitzende vom Kreisexekutivkomitee ist da, der Sekretär vom Kreisparteikomitee ... Den Iwaschko haben sie gefeuert, auf seinem Posten sitzt jetzt der Richter von Woronkow.«

Trofims Schnurrbart sträubte sich wie bei einem Walroß, Schnee bewegte sich darin. Gapa trieb das Pferd an, zog aber nochmals die Zügel straff.

»Weswegen denn die Oma, Trofim?«

Juschko blieb stehen und trompetete von weitem durch das wirbelnde Gestöber: »Agitiert soll sie haben — für den Weltuntergang . . .«

Er hinkte davon, und sein breiter Rücken ward alsbald vom Himmel verwischt, vom Himmel, der mit der Erde verschwamm.

Als Gapa ihre Kate erreicht hatte, klopfte sie mit der Peitsche ans Fenster. Ihre Töchter standen steif am Tisch, angetan mit Schals und Schuhen wie zu einem Vergnügen der Dorfjugend.

»Mutter«, sagte die ältere, indes sie die Säcke ablud, »als Sie weg waren, kam Odarka und hat Grischka nach Hause geholt.«

Die Töchter deckten den Tisch und stellten den Samowar auf. Nach dem Abendbrot ging Gapa in die Dorfrada*. Hier saßen auf Bänken längs der Wände schweigend die Alten des Dorfes Welikaja Kriniza. Das Fenster, bei früheren Händeln zerschlagen, war mit einer Sperrholzplatte zugenagelt, der Lampenzylinder war sauber geputzt, an der zerschrammten Wand hing ein Plakat »Bitte nicht rauchen«. Der Richter von Woronkow saß mit hochgezogenen Schultern am Tisch und las. Er las das Buch mit den Protokollen der Dorfrada von Welikaja Kriniza; der Kragen seines Wintermantels war hochgeklappt. Neben ihm am Tisch schrieb der Sekretär Chartschenko eine Anklageschrift gegen sein Dorf. Auf liniierten Bogen vermerkte er alle Verbrechen, alle Rückstände und Strafen, alle Wunden, offene und verborgene. Osmolowski, der Richter von Woronkow, hatte es nach seiner Ankunft im Dorf abgelehnt, Zusammenkünfte oder eine allgemeine Bürgerversammlung einzuberufen, wie es die Bevollmächtigten vor ihm gemacht hatten, er hielt auch keine Rede und ordnete nur an, eine Liste der säumigen Schuldner, ehemaliger Kaufleute, sowie Verzeichnisse ihrer Vermögenswerte, ihrer Saaten und ihres Grundbesitzes anzulegen.

* (ukrainisch) Bezeichnung für Dorfsowjet

Welikaja Kriniza schwieg, auf den Bänken hockend. Durch die Stille klang das Kratzen und Kreischen von Chartschenkos Feder. Bewegung kam auf und erstarb wieder, als Gapa die Dorfrada betrat. Der Dorfälteste Jewdokim Nasarenko belebte sich, als er sie sah.

»Sie ist unser allererstes Aktiv, Genosse Richter.« Jewdokim lachte und rieb sich die Hände. »Unsre Witwe, alle Halbwüchsigen hat sie uns verdorben.«

Gapa stand blinzelnd an der Tür. Eine Grimasse umzuckte Osmolowskis Lippen, seine schmale Nase krauste sich. Er neigte den Kopf und sagte: »Guten Tag.«

»Sie hat sich als erste in den Kolchos eingeschrieben«, sprudelte Jewdokim hervor, um die Wolke zu zerstreuen. »Dann wurde sie von guten Leuten aufgestachelt, und sie ist wieder ausgetreten.«

Gapa rührte sich nicht. Ihr Gesicht war ziegelrot.

»Die guten Leute sagen nämlich«, versetzte sie mit ihrer tiefen, klangvollen Stimme, »sie sagen, im Kolchos muß das ganze Volk unter einer Decke schlafen.« Die Augen in ihrem unbewegten Gesicht lachten. »Und ich bin dagegen, herdenweise zu schlafen, zu zweit — das ist uns lieb, und Schnaps, verdammt noch mal, den mögen wir auch.«

Die Bauern brachen in Gelächter aus, das sofort wieder verstummte. Gapa blinzelte. Der Richter hob die entzündeten Augen und nickte ihr zu. Er krümmte sich noch mehr zusammen, legte den Kopf in die schmalen, rötlichen Hände und vertiefte sich wieder in das Buch der Protokolle von Welikaja Kriniza. Gapa drehte sich um, ihr wohlgebauter Rücken funkelte vor den Zurückbleibenden.

Auf dem Hof saß auf nassen Brettern, die Knie gespreizt, der alte Abraham mit den Wucherungen im Gesicht. Die zottigen gelben Haare fielen ihm auf die Schultern.

»Was machst du hier, Großvater?« fragte Gapa.

»Ich gräme mich«, sagte der Alte.

Ihre Töchter zu Hause hatten sich schon hingelegt. Spät in der Nacht hing schräg gegenüber in der kleinen Kate des Komsomolzen Nestor Tjagai ein Licht wie eine Quecksilberzunge — Osmolowski war in das ihm zugewiesene Quartier gekommen. Ein Bauernpelz war über die Bank gebreitet, und ein Abendbrot wartete auf den Richter — eine Schale dicke Milch, ein Brotkanten und eine Zwiebel. Er nahm die Brille ab und drückte die Hände auf seine kranken Augen, der Richter, den sie im Kreis »zweihundertsechzehn Prozent« nannten. Diese Zahl hatte er bei der Getreidebeschaffung im aufsässigen Dorf Wororkow erreicht. Osmolowskis Prozente waren umwoben von Geheimnissen, Liedern und Volksaberglauben.

Er verzehrte Brot und Zwiebel und entfaltete vor sich auf dem Tisch die »Prawda«, die Instruktionen des Kreisparteikomitees und die Ergebnisberichte des Volkskommissariats für Landwirtschaft über die Kollektivierung. Es war schon sehr spät, gegen zwei Uhr morgens, als die Tür sich öffnete und das Weib mit kreuzweis gewickeltem Schal die Schwelle überschritt.

»Richter«, sagte Gapa, »was wird mit den Flittchen?«

Osmolowski hob das lichtgesprenkelte Gesicht.

»Die sterben aus.«

»Werden sie leben können oder nicht?«

»Sie werden leben können«, sagte der Richter, »bloß anders, besser.«

Die Frau starrte mit leeren Augen in einen Winkel. Sie berührte die Halskette auf ihrer Brust.

»Haben Sie Dank für das gute Wort.«

Die Kette klirrte. Gapa ging hinaus und schloß hinter sich die Tür.

Die tobende, schneidende Nacht warf sich auf sie mit dem Gestrüpp der Wolken und mit buckligen, schwarzglänzenden Eisschollen. Heller werdend, jagten tiefhängende Wolken dahin. Schweigen breitete sich über Welikaja Kriniza, über die flache, grabesartige Eiswüste der Dorfnacht.

Übersetzt von Thomas Reschke

Kolywuschka

Zu viert kamen sie auf Iwan Kolywuschkas Hof, Iwaschko vom Kreisexekutivkomitee, der Radavorsitzende Jewdokim Nasarenko, der Vorsitzende des eben gegründeten Kolchos, Shitnjak, und Adrian Moronez. Letzterer marschierte daher wie ein Kirchturm, der sich in Bewegung gesetzt hat. Iwaschko, die zerflederte Stoffmappe unterm Arm, wieselte zwischen den Stallungen hindurch und war mit einem Satz zur Kate hinein. Am dunklen Spinnrocken, am Fenster, spannen Iwans Weib und seine beiden Töchter. Mit ihren Kopftüchern, den hochgeschlossenen Kleidern und den sauberen, kleinen Füßen wirkten sie wie Nönnchen. An den Wänden, zwischen Handtüchern und billigen Spiegeln, hingen Fotos von Fähnrichen, Schulmeisterinnen und Sommerfrischlern aus der Stadt. Iwan kam nach den Besuchern herein und nahm die Mütze vom Kopf.

»Wieviel Steuern zahlst du?« fragte Iwaschko fahrig.

Vorsitzender Jewdokim hatte unterdessen die Hände in die Taschen geschoben und sah zu, wie das Spinnrad flog.

Iwaschko erfuhr, daß Kolywuschka zweihundertsechzehn Rubel zahlte, und fauchte:

»Für mehr hast du nicht geschafft?«

»Offenbar nicht, hörst doch.«

Shitnjaks trockene Lippen zuckten, der Vorsitzende Jewdokim starrte weiter auf die Spindel. Da gab Kolywuschka, der an der Tür stand, der Frau einen Wink mit den Augen, und die holte hinter den Ikonen die Abrechnung hervor und reichte sie Iwaschko.

»Saatfonds?« stieß er abgehackt hervor, scharrte mit dem Fuß vor Ungeduld, stemmte ihn auf die Dielen.

Jewdokim hob die Augen, umflog mit einem Blick die Kate.

»Bei diesem Vater Staat«, sagte Jewdokim, »wird alles hergegeben, Genosse Komiteeler . . . Bei diesem Vater Staat kommt so was gar nicht vor, daß nichts hergegeben wird.«

Die getünchten Wände wölbten sich über den Besuchern zu einer niedrigen, warmen Kuppel. Die Blumen im

Lampenglas, das einfache Mobiliar, die gewienerten Bänke, alles sprach von peinlicher Reinlichkeit. Iwaschko rührte sich auf seinem Platz und stürzte mappeschwenkend zur Tür.

»Genosse Komiteeler!« Kolywuschka riß es vor. »Krieg ich nun Bescheid, oder?«

»Du kriegst deinen Wisch schon!« schrie Iwaschko und rannte weiter mit schlenkernden Armen.

Ihm folgte Adrian Moronez, der unheimliche Koloß. Am Tor stakste der lustige Gemeindediener Tymysch vorbei, Iwaschko hinterdrein. Langbeinig patschte er durch den Dreck der Dorfstraße.

»Was ist los, Tymysch?«

Iwan winkte ihm und faßte ihn am Ärmel. Der Gemeindediener, die lustige Bohnenstange, beugte sich zu ihm und öffnete den Rachen mit der Himbeerzunge und den Perlenzähnen.

»Dein Haus kommt in die Konfize.«

»Und ich?«

»Ab nach Sibirien.« Mit seinen Storchbeinen stürzte Tymysch hinter den Dorfoberen her.

Auf Iwans Hof stand eingeschirrt das Pferd. Die rote Leine war über die Säcke Weizen geworfen. Mitten auf dem Hof, an einer gebeugten Linde, ragte der Hauklotz, darin stak die Axt. Iwan faßte zur Mütze, zog sie in die Stirn und setzte sich. Das Pferd zuckelte mit dem Schlitten heran, bleckte die Zunge und rollte sie. Die Stute war trächtig, der Bauch blähte sich prall. Verspielt schnappte sie dem Herrn nach der wattierten Schulter und zauste sie. Iwan blickte zu Boden. Um den Hauklotz flimmerte der zertrampelte Schnee. Sich vorkrümmend, wuchtete er die Axt heraus, hielt sie wägend vor sich hin und hieb sie dem Pferd vor die Stirn. Das eine Ohr rutschte weg, das andere schnappte hoch und legte sich an. Aufstöhnend sauste die Stute los. Der Schlitten kippte, in breiten Schleifen rann der Weizen über den Schnee, das Pferd bäumte sich auf und warf den Kopf hoch. Vor der Scheune geriet es in die Zinken der Egge. Über die Augen fiel ihm ein fließender Blutschleier. Es wieherte kläglich. In ihm rumorte das Fohlen, die Ader schwoll an seinem Bauch.

»Verzeih«, sagte Iwan und streckte ihm die Hand hin, »verzeih mir, meine Gute.«

Die Hand hielt er offen hin. Die Ohren hingen dem Pferd herab, seine Augen schielten, rundum flimmerten blutige Kreise, Hals und Maul bildeten eine grade Linie. Die Oberlippe fletschte verzweifelt hoch. Das Hintergeschirr spannte sich, das Pferd riß an der wackelnden Egge. Da schwenkte Iwan die Hand mit dem Beil hinterm Rücken hervor. Der Hieb saß genau zwischen den Augen. Nochmals wand sich das Fohlen in dem hingefällten Tier. Iwan machte eine Runde im Hof, trat zur Scheune, schob die Kornschwinge unter freien Himmel. Er holte weit aus, er ließ sich Zeit beim Demolieren der Maschine, knallte die Axt in das feine Geflecht von Rädern und Trommeln. Im hochgeschlossenen Kleid trat die Frau auf die Treppe.

»Mutter«, hörte Iwan von weit her die Stimme, »Mutter, er schlägt alles kaputt!«

Die Tür ging auf, aus dem Haus kam am Krückstock ein altes Weiblein in leinenen Unterhosen herausgehumpelt. Gelbe Haare umsträhnten ihre Backenhöhlen, das Hemd umschlotterte ihren plattbrüstigen Körper wie ein Totenkittel. In rauhwollenen Socken trat die Alte hinab in den Schnee.

»Heda!« sagte sie und nahm dem Sohn die Axt weg. »Denkst du an Vater dabei, an die Brüder, die wie Sklaven schufteten?«

Im Hof fanden sich Nachbarn ein. Die Bauern standen im Halbkreis da und schauten zur Seite. Einem fremden Weib versagten die Nerven, es plärrte los.

»Halt's Maul!« sagte ihr Mann.

Iwan stand an die Wand gelehnt da, atmete schnaufend, hörbar im Hof rundum. Er schien schwer zu arbeiten, wie er so die Luft einpumpte und ausstieß.

Kolywuschkas Onkel Terenti hantierte am Tor, versuchte es zuzurammeln.

»Ich bin ein Mensch«, sagte Iwan auf einmal zu den Umstehenden. »Ich bin ein Mensch, ein Bauer. Habt ihr noch keinen Menschen gesehen?«

Stoßend und rempelnd scheuchte Terenti die Fremden hinaus. Das Tor quietschte und knallte zu. Abends flog es wieder auf. Ein schwerer Schlitten sauste hervor, vollgepackt bis oben hin. Die Weiber hockten auf den Bündeln wie erstarrte Vögel. Am Strick, festgebunden am Schlittenhorn, lief die Kuh mit. Es ging zum Dorf hinaus, und die Fuhre verlor sich in der trostlosen Schneewüste. Der Wind wühlte am Boden und stöhnte in dieser Wüste, wälzte blaue Wogen vor sich her.

Blechern stand darüber der Himmel. Am Himmel webten funkelnd diamantene Netze.

Vor sich hin starrend, ging Kolywuschka den Weg zur Dorfrada. Dort tagte der neue Kolchos »Auferstehung«. Am Tisch hatte sich der bucklige Shitnjak hingepflanzt.

»Die Veränderung unseres Lebens, worin besteht sie, die Veränderung?« Die Hände des Buckligen fummelten am Körper herum und fuhren dann wieder über den Tisch. »Bauern, wir gehn jetzt über auf die Linie Milch und Gemüse, das is von kolossaler Bedeutung. Was die Alten und Väter waren, die haben die Schätze mit Pantinen getrampelt, heutzutag holen wir sie ruckzuck raus. Ist's denn keine Schande, nicht glattweg Irrwitz, daß man sich bloß so zirka sechzig Werst weg von unsrer Zentrale nich eins wird mit Vater Staat auf wissenschaftliche Art? Wir haben mit zuen Augen gelebt, Bauern, sind vor uns selber ausgebüchst ... Was heißt sechzig Werst, wer wüßte das nicht? Unter unsrer Macht heißt das eine Stunde Zeit, doch auch diese kleine Stunde is eine menschliche Barschaft, is kostbar.«

Da ging die Tür auf, Kolywuschka in knappsitzendem Pelzrock und hoher Mütze trat zur Wand durch. Iwaschkos Finger flatterten und wühlten sich in die Papiere.

»Denen man das Stimmrecht entzogen hat«, sagte er und starrte dabei nieder auf die Papiere, »die möchten sich aus unsrer Versammlung bitte verfügen.«

Draußen, hinter den eingedreckten Scheiben, flutete die Abendröte in smaragdenen Strömen. Im Dämmer der Dorfkate, im brütenden Machorkaqualm, glommen die Zigaretten. Iwan nahm die Mütze ab, der schwarze Haarschopf fiel auseinander. Er trat zum Tisch, um den das Präsidium saß, der Kätner Iwga Mowtschan, der Vorsitzende Jewdokim und der Schweiger Adrian Moronez.

»Bauern!« Kolywuschka hielt ihnen ein Bund Schlüssel hin und legte es auf den Tisch. »Ich verschwinde von hier, Bauern.« Das Eisen fiel klirrend auf die schwärzlichen Tischbretter. Aus dem Finstern fuhr Adrians verzerrtes Gesicht hervor.

»Wo willst du hin, Iwan?«

»Die Menschen wollen mich nicht, vielleicht will mich die Erde.« Iwan schlich raus auf Zehenspitzen, mit hängendem Kopf.

»Dieser Kerl!« heulte Iwaschko auf, als die Tür hinter Kolywuschka zu war. »Glatte Provokation ... Der will sich bloß Knallbüchsen verschaffen, nichts als Knallbüchsen will er sich beschaffen.«

Iwaschko trommelte mit der Faust auf den Tisch, über seine Lippen sprudelten Worte von Panik, man müßte Ruhe bewahren, sagte er. Erneut lehnte sich Adrian zurück in seinen dunklen Winkel.

»Nö«, sagte er aus dem Dunkeln, »Knallbüchsen sicher nicht, Genosse.«

»Ich hab einen Vorschlag!« schrie Iwaschko.

Sein Vorschlag ging dahin, vor Kolywuschkas Kate eine Wache zu postieren. Als Wache wählte man Tymysch, den Gemeindediener. Grimassenschneidend schleppte er einen Wiener Stuhl hinaus auf die Vortreppe, lümmelte sich hin und stellte Schrotbüchse und Knüppel zu seinen Füßen bereit. Von der Höhe der Treppe, diesem Dorfthron, aus schäkerte er mit den Mädels, pfiff, grölte und trommelte dazu mit der Schrotbüchse. Die Nacht hing violett, lastend wie ein farbiger Bergfels. Dazwischen liefen die Adern erstarrter Bäche, ein Stern tauchte in einen Schacht schwarzer Wolken.

Zum Morgen meldete Tymysch, daß es Vorkommnisse nicht gäbe. Iwaschko schlief beim alten Abraham, dem mit den Wucherungen im Gesicht. Abends trottete Abraham zum Brunnen.

»Was gibt's, Alter?«

»Für den Samowar«, sagte der Alte.

Man ging spät schlafen. Über den Katen wölkte Rauch, die Türen waren abgesperrt.

»Der hat sich dünnegemacht«, sagte Iwaschko auf der Versammlung des Kolchos, »dem heulen wir nich nach ... Was meint ihr, Bauern?«

Shitnjak, die zitternden spitzen Ellbogen weit übern Tisch hin, schrieb die Kennmale der vergesellschafteten Pferde ins Buch. Sein Buckel warf einen zuckenden Schatten.

»Wir können jetzt den Hals nicht voll genug kriegen«, plapperte Shitnjak beim Schreiben. »Wir können jetzt alles auf der Welt gebrauchen. Wassersprenger bräuchten wir, Messereggen auf Sprungfedern, Traktors, Pumpen ... Wir sind unersättlich, Bauern ... Unsre ganze Macht is unersättlich.«

Die Pferde, welche Shitnjak verzeichnete, waren Brandschimmel und Schecken. Die einen hießen »Junge« und die andern »Jungfer«. Shitnjak ließ die Eigentümer bei den Namen gegenzeichnen.

Gelärme und fernes, dumpfes Gestampfe störten ihn auf. Das Getöse näherte sich und schepperte durch Welikaja Stariza. Über die ausgefahrene Straße wälzte sich ein Menschenhaufen heran. Krüppel humpelten vornweg. Unsichtbar wehte die Kreuzfahne über der Menge. Vor der Dorfrada angelangt, verhielt sie den Schritt und formierte sich zu einem schneestiebenden Kreis. Wie ein Pope, der seine Messe zelebriert, stand darin Kolywuschka, das Hemd hing ihm unter der Weste hervor, der Kopf war weiß. Die Nacht hatte seinen Zigeunerschopf übersilbert, keine Spur mehr von schwarzem Haar. Schneeflocken, schwache Vögel, windgetragen, trieben unterm lau gewordenen Himmel.

Ein Alter trat vor auf strauchelnden Füßen, starrte hingerissen nach Kolywuschkas weißen Haaren.

»Sag, Iwan«, sprach der Alte mit erhobenen Händen, »sag den Leuten, was dir auf der Seele brennt.«

»Wo jagt ihr mich hin, Bauern«, murmelte Kolywuschka umherschauend, »wo soll ich hin ... Ich bin unter euch geboren, Bauern.«

Ein Murren durchflog die Reihen. Moronez kämpfte sich durch die Menge nach vorn.

»Soll er doch bleiben« — das Stöhnen blieb in seinem mächtigen Körper stecken, bloß die tiefe Stimme zitterte —, »soll er doch bleiben ... Wem frißt er denn was weg?«

»Mir!« sagte Shitnjak und wieherte los. Machte einen Kratzfuß, trat an Kolywuschka heran und zwinkerte ihm zu.

»Heut nacht hab ich beim Weib gelegen«, sagte der Bucklige. »Wie wir dann aufstehn, hat das Weib Fladen gebakken, wir haben uns vollgefressen wie die Schweine und furzten.«

Der Bucklige verstummte, sein Gewieher riß ab, aus seinem Gesicht wich das Blut.

»Du willst uns hier an die Wand drücken«, sagte er leise, »du willst uns tyrannisieren, uns mit deinem weißen Kopf quälen, bloß lassen wir uns nich quälen, Iwan. Wir haben's satt, uns quälen zu lassen heutzutag.«

Der Bucklige rückte gegen ihn vor auf seinen dünnen, verkrüppelten Beinen. Etwas pfiff in ihm wie ein Vogel.

»Dich muß man beseitigen«, stieß er hervor in einer plötzlichen Eingebung. »Ich hol die Pistole, dich leg ich um.«

Sein Gesicht hatte sich aufgehellt; verzückt packte er Kolywuschkas Hand und stürzte davon ins Haus nach Tymyschs Flinte. Kolywuschka wankte und lief los. Der Silberstreif des Kopfes verschwand in der weitläufigen Flucht der Katen. Seine Füße strauchelten, dann wurde der Schritt fester. Er schlug den Weg ein nach Xenjewka.

Von da an wurde er nicht mehr gesehn in Welikaja Stariza.

Übersetzt von Harry Burck

VERSTREUTE ERZÄHLUNGEN

Erdöl

»... Neues gibt's, wie immer, viel ... Schabsowitsch hat fürs Kracken eine Prämie gekriegt, läuft rum, von Kopf bis Fuß ausländisch, der Chef ist avanciert. Als die Beförderung publik wurde, fiel's allen wie Schuppen von den Augen: Sieh mal an, wie der junge Mann gewachsen ist! Ich hab mich dieserhalb von ihm zurückgezogen. Er ist, seit er ›gewachsen‹, dahintergekommen, daß er die Wahrheit kennt, die uns gewöhnlichen Sterblichen verborgen ist, und tut so hundertprozentig, so orthodox (orthobox, sagt Chartschenko), daß es einen richtig anödet ... Vorgestern trafen wir uns, und er fragte, warum ich nicht gratuliere. Ich antwortete: Wem solle man gratulieren, ihm oder der Sowjetmacht? Er begriff, wich aus, sagte: ›Rufen Sie mal an!‹ ... Die Gattin bekam gleich Wind davon. Gestern rief sie an: ›Klawdjuscha, wir haben jetzt Sonderversorgung. Wenn du Wäsche brauchst ...‹ Ich hab geantwortet, ich hoffe, bis zur Weltrevolution mit den eigenen Karten durchzukommen ...

Jetzt zu mir. Weißt du, ich bin jetzt Geschäftsführer im Erdölsyndikat. Geplant war es lange, ich hatte immer abgelehnt. Meine Argumente: ich tauge nicht für Büroarbeit, außerdem will ich an die Industrie-Akademie. Die Frage wurde viermal im Parteikomitee behandelt, schließlich mußte ich einwilligen, und ich bereue es nicht. Man hat von hier aus einen klaren Überblick übers Ganze, einiges habe ich schon geschafft, hab eine Expedition nach unserm

Teil von Sachalin ausgerüstet, die Schürfarbeiten erweitert, beschäftige mich viel mit dem Erdölinstitut. Sinaida arbeitet bei mir, sie ist gesund, wird bald entbinden, Peripetien gab's noch und noch. Daß sie schwanger ist, hat sie ihrem Max Alexandrowitsch (ich nenne ihn Max und Moritz) ziemlich spät mitgeteilt, als sie schon im vierten Monat war. Er mimte Begeisterung, drückte ihr einen eiskalten Kuß auf die Stirn und ließ sie wissen, daß er vor einer großen wissenschaftlichen Entdeckung stehe, mit seinen Gedanken der Wirklichkeit entrückt sei, daß man sich fürs Familienleben nichts Ungeeigneteres vorstellen könne als ihn, Max Alexandrowitsch Scholomowitsch, daß er aber selbstverständlich bereit sei, alles aufzugeben, und so weiter und so fort. Sinaida, eine Frau des zwanzigsten Jahrhunderts, heulte los, zeigte aber Charakter. Nachts schlief sie nicht, bekam keine Luft, reckte den Hals. In aller Frühe lief sie, ungekämmt, in ihrem alten Rock — ein schrecklicher Anblick —, ins Projektinstitut, redete auf Max und Moritz ein, bat ihn, das Gestrige zu vergessen, das Kind werde sie sich wegmachen lassen, aber der Menschheit werde sie das nie verzeihen. Das alles spielte sich im Gedränge auf dem Gang im Institut ab. Max und Moritz wurde abwechselnd rot und blaß und stammelte: ›Wir müssen uns telefonisch verständigen, uns treffen . . .‹

Sinaida hörte ihn nicht bis zu Ende an, kam zu mir gerannt und erklärte:

›Ich komme morgen nicht zur Arbeit!‹

Da ging ich aber hoch, sah keine Veranlassung, delikat zu sein, und las ihr ordentlich die Leviten . . . Man bedenke — eine Jungfer in den Dreißigern, alles andere als schön, ein richtiger Mann vergreift sich nicht an so was, und endlich beißt ein Max und Moritz an (den überdies nicht sie, sondern die fremde Rasse, der aristokratische Stammbaum lockte), sie empfängt von ihm ein Angebinde — halt's fest und zieh es auf! Bekanntlich geraten jüdische Mischlinge gut — siehe das Exemplar von Anja —, und wann soll sie denn gebären, wenn nicht jetzt, wo ihre Bauchmuskeln noch elastisch sind und sie das Kind selber nähren kann? Auf alles bekam ich nur die Antwort: ›Ich ertrag's nicht, daß mein Kind keinen Vater haben soll.‹ Das neunzehnte Jahrhundert marschiert also noch, Papa General tritt aus dem Gemach, stößt seinen Fluch aus, das Heiligenbild in der Hand (oder ohne Heiligenbild — ich weiß nicht, wie man's dazumal gehalten hat mit dem Verfluchen), und die Mägde schaffen den Balg in ein Heim oder ins Dorf zur Amme . . .

›Unsinn, Sinaida‹, sagte ich ihr, ›andere Zeiten, andere Lieder. Wir kommen auch ohne Max und Moritz aus.‹

Ich hatte noch nicht ausgeredet, als man mich zur Versammlung rief. Es ging damals hoch her um Viktor Andrejewitsch Klossowski. Wir hatten einen ZK-Beschluß bekommen, wonach in Abänderung der alten Fünfjahrplanvariante die Erdölförderung 1932 auf 40 Millionen Tonnen gebracht werden sollte. Die Unterlagen sollten die Planer ausarbeiten, das heißt Viktor Andrejewitsch. Er schloß sich ein, ließ mich nach einiger Zeit rufen und zeigte mir einen Brief. Adressiert war er an das Präsidium des Obersten Volkswirtschaftsrates. Inhalt: Ich lehne die Verantwortung für die Planabteilung ab. Meiner Meinung nach ist die Zahl von vierzig Millionen Tonnen aus der Luft gegriffen. Über ein Drittel soll in nicht erforschten Gebieten gefördert werden — das heißt das Fell eines Bären teilen, den man noch nicht erlegt, ja noch nicht mal aufgespürt hat . . . Weiter machen wir nach dem neuen Plan einen Sprung von den drei Krack-Anlagen, die heute in Betrieb sind, auf hundertzwanzig im letzten Jahr des Planjahrfünfts. Und das trotz Metallmangels und der Tatsache, daß wir die äußerst schwierige Produktion von Krack-Anlagen noch nicht gemeistert haben . . . Der Brief schloß: Wie alle Sterblichen bevorzuge ich hohe Tempi, aber mein Pflichtbewußtsein . . . und so weiter und so fort. Als ich den Brief gelesen hatte, fragte er: ›Soll ich ihn abschicken oder nicht?‹

›Viktor Andrejewitsch‹, sage ich, ›ich akzeptiere weder Ihre Argumente noch Ihre Konzeption als Ganzes, aber ich fühle mich nicht berechtigt, Ihnen den Rat zu geben, Ihren Standpunkt zu verheimlichen.‹

Der Brief ging ab. Im Volkswirtschaftsrat — ein Proteststurm. Eine Versammlung wurde anberaumt. Vom Rat kam Bagrinowski. Man hängte eine Unionskarte an die Wand mit neuen Ölquellen, mit Rohrleitungen für Rohöl und Destillate; Bagrinowski sagte dazu: ›Ein Land mit neuem Blutkreislauf.‹

Auf der Versammlung verlangten junge Ingenieure vom Typ der ›Allesfresser‹, Viktor Andrejewitsch auf die Knie zu zwingen. Ich bat ums Wort, sprach fünfundvierzig Minuten. ›Wir zweifeln nicht an den Kenntnissen und dem guten Willen Professor Klossowskis, ja, wir verehren ihn, aber wir verwerfen den Fetischismus mit Zahlen, deren Gefangener er ist‹ — das war ungefähr der Gedanke, den ich verfocht. ›Wir verwerfen die Multiplikationstabelle als Maxime staatsmännischer Weisheit. Hätte man auf Grund nackter Zahlen sagen können, daß wir in puncto Erdölförderung den Fünfjahrplan in zweieinhalb Jahren erfüllen würden? Hätte man auf Grund nackter Zahlen sagen können, daß wir ab 1931 die Ausfuhr auf das Neunfache bringen und an die zweite Stelle hinter den Vereinigten Staaten aufrücken würden?‹

Nach mir sprach Muradjan, er kritisierte die Trasse der Ölleitung Kaspi–Moskau. Viktor Andrejewitsch machte sich schweigend Notizen. Seine Wangen hatten sich greisenhaft gerötet. Er tat mir leid, ich stand auf und ging in mein Zimmer. Dort saß noch immer Sinaida, die Finger ineinandergekrallt.

›Wirst du nun das Kind kriegen oder nicht?‹ frage ich.

Sie sieht mich an mit leerem Blick, der Kopf wackelt, sie spricht und ihre Stimme ist klanglos.

›Ich bin verwachsen mit meinem Kummer, Klawdjuscha‹, sagt sie mir, ›so verwachsen, als hätte man mir einen Buckel angeklebt. Und wie schnell man alles vergißt, ich weiß gar nicht mehr, wie man lebt, ohne unglücklich zu sein.‹

Das sagt sie, ihre Nase ist rot und noch länger geworden,

die bäurischen Backenknochen (Adlige haben mitunter solche Backenknochen) stehen vor. Max und Moritz, denke ich, würde nicht allzusehr entflammen, wenn er dich so sähe. Ich schimpfe los, jage sie in die Küche, Kartoffeln schälen. Lach nicht, wenn Du kommst, mußt Du das auch. Die Termine für die Projektierung des Orsker Werkes sind derart, daß das Konstruktionsbüro und die Zeichner Tag und Nacht sitzen, zum Mittagessen macht ihnen Wassjona Kartoffeln mit Hering oder Rührei, und wieder tutet's . . . Sie geht also in die Küche. Gleich darauf höre ich einen Schrei. Ich lauf hin — meine Sinaida liegt am Boden, verdreht die Augen, der Puls hat ausgesetzt. Wir haben uns ganz schön mit ihr abgequält: Viktor Andrejewitsch, Wassjona und ich. Haben auch einen Arzt geholt. Nachts kam sie wieder zu sich, sie griff nach meiner Hand — Du kennst Sina, wie zärtlich sie ist . . . Ich sah, in diesen Stunden hatte sich alles in ihr geläutert. Den Augenblick mußte man nutzen.

›Sinuscha‹, sag ich, ›wir rufen Rosa Michailowna an‹ (die ist noch immer unsere rechte Hand in derlei Dingen), ›daß du dir's überlegt hast, daß du nicht kommst . . . Soll ich?‹

Sie nickte. Viktor Andrejewitsch saß neben ihr auf dem Diwan, fühlte ihr fortwährend den Puls. Im Weggehen hörte ich noch, wie er sagte: ›Ich bin fünfundsechzig Jahre alt, Sinuscha, mein Schatten legt sich immer schwächer auf die Erde. Ich bin Wissenschaftler, ein betagter Mann, und da hat Gott ('s geht mal nicht ohne!) es so gefügt, daß die letzten fünf Jahre meines Lebens mit diesem — na, Sie wissen schon — diesem Fünfjahrplan zusammenfallen. Nun kann ich bis zum Tode nicht mehr ausruhen, nicht mehr an mich denken . . . Und würde nicht abends meine Tochter kommen und mir auf die Schulter klopfen, würden meine Söhne mir nicht schreiben, ich wäre traurig, unsagbar traurig . . . Bringen Sie das Kind zur Welt, Sinuscha. Klawdija Pawlowna und ich übernehmen die Patenschaft.‹

Der Alte brummelt, ich rufe Rosa Michailowna an, sage: ›Rosa Michailowna, Herzchen, Sina Muraschowa wollte doch morgen kommen, aber sie hat sich's anders überlegt ...‹ Forsch schallt es zurück: ›Prima, daß sie sich besonnen hat, wundervoll.‹

Unsere rechte Hand ist immer noch die alte: rosa Seidenblüschen, englischer Rock, Löckchen, Dusche, Gymnastik, Galane.

Wir brachten Sinaida zu mir nach Hause, ich hab sie schön warm gebettet und Tee aufgebrüht. Wir schliefen zusammen — weinten ein bißchen, erinnerten uns an Dinge, die man besser ruhen läßt, besprachen alles, während unsre Tränen ineinanderflossen, und schliefen schließlich ein. Mein ›Teufel‹ saß still und arbeitete, er übersetzte ein technisches Buch aus dem Deutschen. Du würdest ihn nicht wiedererkennen, Dascha. Er ist ganz zahm, ganz klein und still geworden. Mich quält das. Tagsüber krümmt er den Rücken in der Staatlichen Plankommission, und abends hockt er an Übersetzungen.

›Sinaida wird ihrs austragen‹, sag ich ihm. ›Wie soll der Junge heißen?‹ (An ein Mädchen denkt keiner!) Wir haben uns für Iwan entschieden. Die Juris und Leonids hat man schon über. Bestimmt wird das ein Luderchen werden, ein Frechdachs mit scharfen Zähnen, genug für sechzig Menschen. Für Treibstoff haben wir gesorgt, er wird die Dämchen nach Jalta oder Batumi spazierenfahren, nicht so, wie's uns ging — um die Ecke, in die Sperlingsberge ... Auf Wiedersehen, Dascha. Mein ›Teufel‹ wird extra schreiben. Was gibt's bei Dir?

Klawdija.

... Ich schreibe Dir im Büro, über meinem Kopf poltert's, von der Decke bröckelt Stuck. Unser Haus ist, wie man festgestellt hat, noch stabil, auf die vier alten Etagen stocken wir vier neue auf. Ganz Moskau ist aufgewühlt, von Gräben zerfurcht, überall Rohre, Ziegel, die Straßenbahnlinien gehen durcheinander, aus dem Ausland eingeführte Maschinen schwenken ihre Rüssel, stampfen, dröhnen, überall Teergeruch, Rauch steigt auf, wie über einer Brandstätte ... Gestern traf ich auf dem Warwara-Platz einen Burschen —

breites Gesicht, kahlrasierter, rosig glänzender Schädel, Tolstoibluse ohne Gürtel, an den nackten Füßen Sandalen. Wir sprangen zusammen von einem Erdwall zum andern, von Hügel zu Hügel, arbeiteten uns heraus und blieben wieder stecken.

›So ist's, Fräulein, wenn eine Schlacht geschlagen wird‹, sagt er zu mir. ›Heute haben wir eine regelrechte Front in Moskau, einen regelrechten Krieg.‹

Das gutmütige Gesicht lächelt kindlich. So seh ich ihn noch vor mir.«

Übersetzt von Maria Riwkin

Die Rue Dante

Von fünf bis sieben wurde unser Hôtel Danton vom Liebesstöhnen in die Luft gehoben. In den Hotelzimmern waren Meister am Werk. Ich war mit der Überzeugung nach Frankreich gekommen, daß dieses Volk entnervt sei, und wunderte mich nicht wenig über solche Rührigkeit. Bei uns werden die Frauen nicht bis zu derartiger Siedeglut erhitzt, längst nicht. Mein Zimmernachbar, Jean Bienal, sagte einmal zu mir:

»Mon vieux, in unserer tausendjährigen Geschichte haben wir die Frau, das Diner und das Buch geschaffen. Das wird uns niemand bestreiten.«

Jean Bienal, seines Zeichens Gebrauchtwagenhändler, hat mehr zu meinem Wissen über Frankreich beigetragen als alle Bücher, die ich gelesen, und alle Städte, die ich gesehen habe. Er fragte mich bei unserer ersten Bekanntschaft, welches Restaurant, welches Café und welches Bordell ich zu besuchen pflege. Meine Antwort entsetzte ihn.

»On va refaire votre vie.«

Und so gingen wir daran, mein Leben umzukrempeln. Das Mittagessen nahmen wir fortan in der Garküche ein, wo die Vieh- und Weinhändler speisten, gegenüber von den Halles aux vins.

Dorfjungfern in Pantoffeln verabfolgten uns Hummer in roter Sauce, Hasenbraten mit Knoblauch und Trüffeln gefüllt, und einen Wein, den man sonst nirgendwo bekam. Bienal bestellte, und ich bezahlte, doch ich zahlte genausoviel wie die Franzosen. Es war nicht billig, aber die Preise waren reell. Einen ebensolchen Preis zahlte ich in dem Bordell, das einige Senatoren neben der Gare St. Lazare betrieben. Es kostete Bienal größere Mühe, mich den Damen dieses Etablissements vorzustellen, als wenn ich einer Kammersitzung hätte beiwohnen wollen, in der das Kabinett gestürzt wird. Wir beschlossen den Abend in einem Café an der Porte Maillol, in dem sich Manager von Boxkämpfen und Rennfahrer zu treffen pflegten. Mein Mentor gehörte zu jener Hälfte der Nation, die mit Autos handelte; die andere Hälfte tauschte sie. Er war Mittelsmann für Renault und tätigte seine Geschäfte vor allem mit rumänischen Schiebern, den übelsten aller Geschäftemacher. In seiner Freizeit unterwies mich Bienal in der Kunst des Erwerbs von gebrauchten Wagen. Dazu mußte man nach seinen Worten zum Saisonschluß an die Riviera fahren, wenn die Engländer abreisten und in den Garagen die Wagen stehenließen, die sie zwei, drei Monate lang benutzt hatten. Bienal selbst fuhr einen zerschrammten Renault; er lenkte ihn, wie ein Samojede seine Schlittenhunde lenkt. Sonntags fuhren wir mit dem hoppelnden Vehikel die hundertzwanzig Kilometer nach Rouen, um Ente zu essen, die dort in ihrem eigenen Blut gebraten wird. Mit uns fuhr Germaine, Handschuhverkäuferin in einem Laden an der Rue Royale. Bienal und sie hatten mittwochs und sonntags ihren Tag. Sie kam immer um fünf. Einen Augenblick später ertönte in ihrem Zimmer Gurren, das Aufschlagen fallender Leiber, ein Schreckensruf, und dann begann die zärtliche Agonie der Frau: »Oh, Jean . . .«

Ich rechnete im Stillen mit: Nun ist Germaine eingetreten, hat die Tür hinter sich zugemacht, sie haben sich geküßt, das Mädchen hat Hut und Handschuhe auf den Tisch gelegt, zu mehr durfte nach meiner Berechnung die Zeit nicht gereicht haben. Nicht dazu jedenfalls, sich auszuziehen. Sie sprachen kein Wort, sie sprangen in den Laken umher wie die Hasen. Hatten sie sich ausgestöhnt, dann lachten sie sich halbtot und schwatzten über ihren Privatkram. Ich wußte von ihnen alles, was ein Zimmernachbar hinter einer Bretterwand wissen kann. Germaine hatte Unstimmigkeiten mit Monsieur Henriche, ihrem Prinzipal. Ihre Eltern wohnten in Tours, und sie besuchte sie bisweilen. Eines Samstags hatte sie sich eine Pelzboa gekauft, an einem anderen Samstag hatte sie in der Grande Opéra »La Bohème« gehört. Monsieur Henriche ließ seine Verkäuferinnen enganliegende Tailormades tragen. Monsieur Henriche hatte Germaine anglisiert, sie war nun der Typus sachliche Frau, flachbrüstig, betriebsam, das ondulierte Haar knallig rot gefärbt, doch ihre wohlgeformten Fesseln, ihr tiefes, stoßweises Lachen, der aufmerksame Blick ihrer glänzenden Augen und das Stöhnen der Agonie — oh, Jean! —, das alles blieb Bienal vorbehalten.

Im Qualm und Gold des Pariser Abends bewegte sich Germaines schlanker, kräftiger Körper vor uns; beim Lachen warf sie den Kopf zurück und drückte ihre flinken rosigen Finger an die Brust. In diesen Stunden ward mir warm ums Herz. Es gibt kein schlimmeres Alleinsein als das Alleinsein in Paris.

Für uns, die wir von weither gekommen sind, ist diese Stadt eine Art Exil, und mir kam in den Sinn, daß unsereiner eine Germaine mehr braucht als Bienal. Mit diesem Gedanken fuhr ich nach Marseille.

Nachdem ich dort einen Monat verbracht hatte, kehrte ich nach Paris zurück. Ich wartete auf den Mittwoch, um Germaines Stimme zu hören.

Der Mittwoch verging, doch niemand unterbrach die Stille jenseits der Wand. Bienal hatte seinen Tag gewechselt. Die Frauenstimme erklang am Donnerstag, wie immer um fünf. Bienal ließ seinem Gast Zeit, Hut und Handschuhe abzulegen. Germaine hatte nicht nur den Tag gewechselt, sondern auch die Stimme. Das war nicht mehr das vergehende, flehentliche »Oh, Jean . . .«, dem Schweigen folgte, das unheimliche Schweigen fremden Glücks. Statt dessen hörte ich ordinäre, heisere Brunst und kehlige Schreie. Die neue Germaine knirschte mit den Zähnen, ließ sich krachend auf den Diwan fallen und stellte in den Pausen mit sattem langgezogenem Baß Betrachtungen an. Sie erzählte nichts von Monsieur Henriche und machte sich, nachdem sie bis sieben Uhr geröhrt, zum Gehen fertig. Neugierig öffnete ich einen Spalt breit die Tür und erblickte eine Mulattin; sie kam den Korridor entlang, mit hochstehender, storrer Mähne und großen, vorgereckten Hängebrüsten. In ausgetretenen flachen Schuhen schlurfte sie an mir vorbei. Ich klopfte bei Bienal. Er lag auf dem Bett, ohne Jacke, zerknittert, graugesichtig, verwaschene Socken an den Füßen.

»Mon vieux, haben Sie Germaine den Laufpaß gegeben?«

»Cette femme est folle«*, antwortete er und schüttelte sich. »Daß es auf der Welt Winter und Sommer, Anfang und Ende gibt, daß nach jedem Winter der Sommer kommt und umgekehrt — das alles geht Mademoiselle Germaine nichts an, das alles gilt nicht für sie. Sie buckelt dir eine Last auf und verlangt, daß du sie schleppst. Wohin? Das weiß niemand außer Mademoiselle Germaine.«

Bienal setzte sich im Bett auf, die Hosen an seinen dünnen Beinen waren zerknautscht, durch die schweißverklebten Haarsträhnen schimmerte die bleiche Kopfhaut, das Schnurrbartdreieck zuckte. Ein Macon zu vier Franc das Liter brachte meinen Freund wieder auf die Beine. Nach dem Dessert gab er achselzuckend seinen Gedanken Antwort: »Es gibt auf der Welt nicht nur die ewige Liebe, es gibt auch noch Rumänen, Wechsel, Konkurse und Autos mit gebrochenem Rahmen. Oh, j'en ai plein le dos.«**

Bei einem Kognak im Café de Paris besserte sich seine Laune. Wir saßen auf der Terrasse unter der breitgestreif-

---

* (franz.) Diese Frau ist verrückt

** (franz.) Oh, ich habe davon mehr als genug

ten, weißen Markise. Das Trottoir entlang strömte die Menge im Schein der elektrischen Sterne. Uns gegenüber bremste ein Wagen, langgestreckt wie eine Granate. Ihm entstiegen ein Engländer und eine Frau im Zobelcape. In einer warmen Wolke von Parfüm und Pelz schwebte sie an uns vorüber, unwahrscheinlich lang, mit schimmerndem, kleinem Porzellankopf. Bienal gab es einen Ruck nach vorn, als er sie sah, er setzte das Bein in der verschlissenen Hose vor und zwinkerte ihr zu, wie man den Mädchen in der Rue de la Gaîté zuzwinkert. Die Frau lächelte mit einem Winkel ihres karminroten Mundes, neigte kaum merklich den rosaverschleierten Kopf, dann war sie, den Schlangenleib wiegend und windend, verschwunden. Hinter ihr her schritt knarrend und steif der Engländer.

»Ah, canaille!« sagte Bienal, ihnen nachblickend. »Vor zwei Jahren schaffte man's bei ihr noch mit einem Aperitif.«

Ziemlich spät trennten wir uns. Ich hatte mir vorgenommen, am Samstag Germaine zu besuchen, sie ins Theater einzuladen, mit ihr, wenn sie Lust hatte, nach Chartres zu fahren, aber ich sah sie — zusammen mit ihrem ehemaligen Freund Bienal — schon vor Samstag wieder. Am folgenden Abend nämlich besetzten Polizisten die Eingänge des Hôtel Danton, in unserem Vestibül blähten sich ihre blauen Pelerinen. Ich wurde durchgelassen, nachdem ich mich als Logiergast der Madame Truffault, unserer Wirtin, ausgewiesen hatte. Vor meiner Zimmertür standen Polizisten. Die Tür von Bienals Zimmer war offen. Er lag auf dem Boden in einer Blutlache, mit halbgeschlossenen trüben Augen. Die Trauer des jähen Todes erkaltete auf ihm. Er war erstochen worden, mein Freund Bienal, und das gründlich. Germaine, im Tailormade und mit einem Hütchen, das an den Seiten flachgedrückt war, saß am Tisch. Als sie mich sah, neigte sie grüßend den Kopf, und die Feder auf dem Hütchen neigte sich mit . . .

All das war um sechs Uhr abends geschehen, in der Stunde der Liebe; in jedem Zimmer weilte eine Frau. Bevor sie gingen, standen sie halbbekleidet da, mit Strümpfen bis an die Hüften wie Pagen, legten eilig Rouge auf und umrandeten die Lippen mit dunklem Stift. Die Männer hatten sich mit baumelnden Schnürsenkeln im Korridor vor ihren offenen Zimmertüren aufgestellt. Im Zimmer des runzligen Italieners, eines Radrennfahrers, weinte ein barfüßiges junges Ding ins Kissen. Ich stieg die Treppen hinunter, um Madame Truffault davon zu unterrichten. Die Mutter des Mädchens verkaufte Zeitungen auf dem Boulevard Saint-Michel. Das kleine Kontor war schon voll alter Weiber aus unserer Straße, der Rue Dante: Grünkramfrauen und Concierges, Kastanien- und Pommes-frites-Händlerinnen — Berge kropfigen, krummgezogenen Fleisches, barthaarig, schwer atmend, glotzäugig und mit hochhochroten Flecken.

»Voilà qui n'est pas gai«, sagte ich. »Quel malheur!«*

»C'est l'amour, monsieur. Elle l'aimait.«**

Unter der Spitzenbluse hervor quollen die lila Brüste der Madame Truffault, ihre Elefantenbeine standen gespreizt mitten im Zimmer, ihre Augen funkelten.

»L'amore«, echote Signora Rocca, die in der Rue Dante ein Restaurant betrieb. »Dio castiga quelli, chi non conoscono l'amore.«***

Nun raunten sie wie auf Kommando los, die alten Weiber, die sich aneinandergedrängt hatten. Pockenröte brannte auf ihren Wangen, die Augen traten fast aus den Höhlen.

»L'amour«, wiederholte, auf mich eindringend, Madame Truffault, »c'est une grosse affaire, l'amour.«†

Draußen tönte ein Signalhorn. Geübte Hände beförderten den Toten nach unten zum Krankenwagen. Er war eine Nummer geworden, mein Freund Bienal, hatte seinen Namen in der Brandung von Paris verloren. Signora Rocca trat ans Fenster und betrachtete den Leichnam. Sie war in Umständen, ihr Bauch wölbte sich gewaltig vor, über ihren mächtigen Hüften spannte sich die Seide, über ihr gedun-

---

* (franz.) Das ist aber gar nicht heiter. Welch ein Unglück

** (franz.) Das ist die Liebe, mein Herr. Sie hat ihn geliebt

*** (ital.) Gott straft diejenigen, die die Liebe nicht kennen

† (franz.) Die Liebe, sie ist etwas Großartiges, die Liebe

senes gelbes Gesicht, über ihre weichen gelben Haare glitt die Sonne.

»Dio«, sprach Signora Rocca, »tu non perdoni quelli, che non amano.«*

Auf das zerscheuerte Netz des Quartier Latin sank Finsternis nieder, an seinen Vorsprüngen teilte sich die kribbelnde Menge, heißer Knoblauchatem entquoll den Höfen. Die Dunkelheit legte sich auf das Haus der Madame Truffault, auf die gotische Fassade mit den beiden Fenstern, die Reste der Türmchen und Schnörkel, den steinernen Efeu.

Hier hatte vor anderthalb Jahrhunderten Danton gewohnt. Von seinem Fenster aus hatte er die Conciergerie gesehen, die Brücken, die sich leicht über die Seine schwangen, die Reihen der blinden Häuschen, die sich an den Fluß schmiegten, und der gleiche Atem war zu ihm aufgestiegen. Vom Wind gerüttelt, knarrten die rostigen Dachsparren und die Schilder der Herbergen.

Übersetzt von Thomas Reschke

Das Gericht

Madame Blanchard, einundsechzig Jahre alt, hatte in einem Café am Boulevard des Italiens den ehemaligen Oberstleutnant Iwan Nedatschin kennengelernt. Sie verliebten sich ineinander. In ihrer Liebe war mehr Sinnlichkeit als Vernunft. Nach drei Monaten verschwand der Oberstleutnant nebst den Wertpapieren und den Juwelen, die Madame Blanchard ihm anvertraut hatte, damit er sie bei einem Juwelier in der Rue de la Paix schätzen lasse.

»Accès de folie passagère«**, diagnostizierte der Arzt den Zustand, in den Madame Blanchard verfiel. Zum Leben zurückgekehrt, gestand die alte Dame ihrer Schwägerin den Fehltritt. Die Schwägerin erstattete Anzeige bei der Polizei.

---

* (ital.) Gott, du verzeihst denen nicht, die nicht lieben

** (franz.) ein Anfall vorübergehender Geistesgestörtheit

Nedatschin wurde in einem Weinkeller am Montparnasse verhaftet, in dem Moskauer Zigeuner sangen. Im Gefängnis wurde er gelb und schwoll an. Er kam vor die 14. Kammer des Strafgerichts. Zuerst wurde ein Automobildelikt verhandelt, dann stand der sechzehnjährige Raymond Lepic vor Gericht. Er hatte aus Eifersucht seine Geliebte erschossen. Nach dem Jungen war der Oberstleutnant an der Reihe. Die Gendarmen führten ihn herein, wie einst der Bär in die Zirkusarena geführt wurde. Im Saal wechselten Franzosen in Konfektionsjacketts lautstark Worte, und sorgsam geschminkte Frauen fächelten ihre verweinten Gesichter. Vor ihnen saß auf dem Podium unter dem Marmorwappen der Republik ein rotbäckiger Mann mit gallischem Schnurrbart, in Robe und Barett.

»Eh bien, Nedatchine«, sagte er, als er den Angeklagten erblickte, »eh bien, mon ami*«. Und über den zusammenzuckenden Oberstleutnant ergoß sich schnarrend ein Redestrom.

»Sie stammen aus dem Adelsgeschlecht derer von Nedatchine, lieber Freund«, sagte der Vorsitzende tönend. »Ihr Name steht in den heraldischen Büchern der Provinz Tambow. Als Offizier der zaristischen Armee emigrierten Sie zusammen mit Wrangel und traten in den Dienst der Polizei in Zagreb. Differenzen in der Frage der Grenzen zwischen Staatseigentum und Privateigentum«, fuhr der Vorsitzende mit klangvoller Stimme fort, während er die Spitze seines Lackschuhs unter der Robe abwechselnd vor- und zurückschnellen ließ, »zwangen Sie, mon ami, dem gastlichen Königreich der Jugoslawen den Rücken zu kehren und Ihren Blick nach Paris zu wenden. In Paris«, die Augen des Vorsitzenden glitten über ein vor ihm liegendes Schriftstück, »in Paris, mein Freund, erwies sich das Examen eines Taxichauffeurs als eine uneinnehmbare Festung für Sie, und so widmeten Sie den Vorrat Ihrer unverbrauchten Kräfte der hier nicht anwesenden Madame Blanchard.«

Die fremde Sprache rieselte über Nedatschin hin wie ein Sommerregen. Hilflos, ungeschlacht, mit hängenden Armen,

* (franz.) Also, mein Freund

überragte er die Menge wie ein tristes Ungetüm aus einer anderen Welt.

»Voyons«*, sagte der Vorsitzende plötzlich. »Ich sehe dort die Schwägerin der verehrten Madame Blanchard.«

Den Kopf geneigt, lief eine fette Frau ohne Hals — sie sah aus wie ein Fisch im Gehrock — wabbelnd zum Zeugenstand. Keuchend hob sie ihre kurzen Ärmchen zum Himmel und zählte die Wertpapiere auf, um die Madame Blanchard bestohlen worden war.

»Ich danke Ihnen, Madame«, unterbrach sie der Vorsitzende. Er nickte einem links vom Richtertisch sitzenden hageren Mann mit markantem, eingefallenem Gesicht zu. Der Staatsanwalt erhob sich, murmelte ein paar Worte durch die Zähne, setzte sich wieder und verschränkte die in runden Manschetten steckenden Arme. Nach ihm sprach der Verteidiger, ein naturalisierter Jude aus Kiew. In beleidigtem Ton, als stritte er mit jemandem, schrie er etwas vom Golgatha des russischen Offizierskorps. Die genuschelten französischen Vokabeln kullerten wie zerbröckelt in seinem Mund umher und klangen gegen Ende des Plädoyers wie jiddisch. Einige Augenblicke lang betrachtete ihn der Vorsitzende schweigend und ausdruckslos, dann beugte er sich ruckartig nach rechts zu einem vertrockneten Greis in Robe und Barett und schließlich auch nach links, wo ein zweiter ebensolcher Greis saß.

»Zehn Jahre, mein Freund«, sagte er hierauf sanft. Er nickte Nedatschin zu und fing eine neue Prozeßakte auf, die ihm der Sekretär zuwarf.

Nedatschin stand militärisch straff vor dem Richtertisch und rührte sich nicht. Seine farblosen Äuglein blinzelten, auf der niedrigen Stirn stand Schweiß.

»T'a encaissé dix ans«, sagte der Gendarm hinter ihm. »C'est fini, mon vieux.«** Und schob, mit den Fäusten leicht nachhelfend, den Verurteilten zum Ausgang.

Übersetzt von Hartmut Herboth

---

* (franz.) Schau an

** (franz.) Hast zehn Jahre gekriegt. Nun ist alles vorbei, mein Alter

Sulak

Im Jahre 22 wurde im Kreis Winniza die Gulai-Bande zerschlagen. Ihrem Stabschef Adrian Sulak, einem Dorfschullehrer, gelang es, über die Grenze nach Galizien zu entkommen, und bald danach meldeten die Zeitungen seinen Tod. Sechs Jahre nach dieser Meldung erfuhren wir, daß Sulak am Leben war und sich in der Ukraine verborgen hielt. Tschernyschew und ich bekamen den Auftrag, ihn zu suchen. Mit Vollmachten als Zootechniker ausgestattet, fuhren wir nach Chostschewatoje, in Sulaks Heimatort. Der Vorsitzende der Dorfrada, ein demobilisierter Rotarmist, war ein gutmütiger, einfältiger Bursche.

»Hier erben Sie nicht mal 'n Krug Milch«, sagte er zu uns. »In Chostschewatoje frißt man die Leute lebendig auf.«

Als wir uns nach einem Nachtquartier erkundigten, lenkte Tschernyschew das Gespräch auf Sulaks Haus.

»Das ginge«, sagte der Vorsitzende. »Die Witfrau hat eine Kammer.«

Er führte uns in ein mit Blech gedecktes Haus am Dorfrand. In der Stube saß vor einem Berg Leinen eine Zwergin in einer weißen Bluse, die sie über dem Rock trug. Zwei Jungen in Waisenhausjacken hatten die geschorenen Köpfe über ein Buch geneigt und lasen. In einer Wiege schlief ein Säugling mit aufgedunsenem, flachsblondem Kopf. Über allem lag kalte, klösterliche Sauberkeit.

»Charitina Terentjewna«, sagte der Vorsitzende mit unsicherer Stimme, »ich möcht bei dir gute Menschen einquartieren.«

Die Frau zeigte uns die Kammer und kehrte zu ihrem Leinen zurück.

»Diese Witfrau schlägt nichts ab«, sagte der Vorsitzende, als wir draußen waren. »Ihre Lage is nu mal so.«

Er äugte umher und erzählte uns, daß Sulak einst bei den Gelbblauen gedient habe und von ihnen zum römischen Papst übergegangen sei.

»Der Ehemann ist beim römischen Papst«, sagte Tschernyschew, »und die Frau bringt jedes Jahr ein Kind zur Welt.«

»Je, wie das nu mal so is«, antwortete der Vorsitzende, sah auf der Straße ein Hufeisen liegen und hob es auf. »Daß die Witfrau so kurz geraten is, will nichts heißen, dafür hat sie Milch für fünfe. Andre Frauen holen sich noch welche von ihr.«

Zu Hause briet der Vorsitzende Spiegeleier mit Speck und stellte Wodka auf den Tisch. Als er betrunken war, kroch er auf den Ofenanbau. Von dort hörten wir Geflüster und Kinderweinen.

»Hannotschka, bei Gott«, brummte der Hausherr, »bei Gott, morgen geh ich zur Lehrerin.«

»Was schwatzt ihr da und laßt einen nicht schlafen«, schimpfte Tschernyschew, der neben mir lag.

Mit struppigem Kopf guckte der Vorsitzende vom Ofen herüber, sein Hemdkragen stand offen, die nackten Beine hingen herunter.

»Die Lehrerin hat in der Schule Karnickel zur Zucht verteilt«, sagte er schuldbewußt. »Eine Zippe kriegten wir, aber den Bock nicht. Die Zippe blieb ein Weilchen da, dann kam der Frühling, wie das nu mal so is, und sie lief in den Wald. Hannotschka«, rief er plötzlich, zu dem Mädchen gewandt, »morgen geh ich zur Lehrerin, ich bring dir 'n Pärchen, wir bauen einen Stall!«

Vater und Tochter unterhielten sich noch lange auf dem Ofen, er rief immer wieder »Hannotschka« — dann schlief er ein. Neben mir wälzte sich Tschernyschew auf dem Heu.

»Gehen wir«, sagte er.

Wir erhoben uns. Vom klaren, wolkenlosen Himmel schien der Mond. Das Frühlingseis überspannte die Pfützen. In Sulaks verunkrautetem Gemüsegarten standen kahle Maisstengel, lag Schrott. An den Gemüsegarten stieß der Pferdestall, von dort kam ein Rascheln, durch die Bretterritzen schimmerte Licht. Tschernyschew schlich zur Tür, stemmte sich dagegen, das Schloß gab nach. Wir gingen hinein und sahen mitten im Stall eine offene Grube, drin saß auf dem Boden ein Mann. Die Zwergin in der weißen Bluse stand am Grubenrand mit einer Schüssel Borstsch in den Händen.

»Guten Abend, Adrian«, sagte Tschernyschew. »Willst wohl gerade Abendbrot essen?«

Die Zwergin ließ die Schüssel fallen, stürzte sich auf mich und biß mich in die Hand. Ihre Zähne bissen sich fest, sie zitterte und stöhnte. Aus der Grube kam ein Schuß.

»Adrian«, sagte Tschernyschew und sprang zur Seite, »wir brauchen dich lebend.«

Sulak hantierte unten am Gewehrschloß, der Verschluß knackte.

»Da spricht man nun mit dir wie mit einem Menschen«, sagte Tschernyschew und schoß. Sulak lehnte sich an die glatt abgestochene, gelbe Wand, betastete sie, Blut schoß ihm aus Mund und Ohren, und er kippte um.

Tschernyschew blieb als Wache zurück. Ich holte den Vorsitzenden. In der gleichen Nacht brachten wir den Toten fort. Die Jungen liefen neben Tschernyschew auf dem trüb glänzenden, nassen Weg. Die Füße des Toten in eisenbeschlagenen polnischen Schuhen ragten aus dem Wagenkasten. Zu Häupten ihres Mannes saß unbeweglich die Zwergin. Im fahl gewordenen Mondschein wirkte ihr Gesicht mit den verkrampften Backenknochen metallisch. Auf ihren kleinen Knien schlief der Säugling.

Übersetzt von Larissa Robiné

DOSSIER

Konstantin Paustowskij
Babel in Odessa (1921–1923)*

In einer Nummer des »Morjak« [einer Zeitung in Odessa] erschien eine Erzählung unter dem Titel »Der König«. Sie war gezeichnet: »J. Babel.«

In der Erzählung wurde geschildert, wie das Haupt der Odessaer Banditen, Benzion (alias Benja) Krik, seine verwelkte Schwester Dwoira unter die Haube bringt — sie wird gewaltsam mit einem schwachen, weinerlichen Dieb verheiratet. Der Dieb nimmt Dwoira einzig und allein aus unüberwindlicher Angst vor Benja.

Es handelte sich um eine der ersten von Babels sogenannten »Moldawanka«-Erzählungen.

Moldawanka hieß in Odessa der Stadtteil um den Güterbahnhof herum, ein Stadtteil, in dem zweitausend Diebe und Räuber lebten.

Um das Leben in Moldawanka besser kennenzulernen, entschloß sich Babel, für eine Weile dorthin zu ziehen, zum alten Juden Zires, der seine Tage unter dem zänkischen Joch Tante Chawas, seiner Frau, hinbrachte.

Bald nachdem sich Babel bei diesem sanften, an einen Liliputaner erinnernden Alten eingemietet hatte, vollzogen sich stürmische Ereignisse. Ihretwegen sah sich Babel genötigt, aus Zires' Wohnung, in der es nach gebratenen Zwiebeln und Naphtalin roch, Hals über Kopf zu fliehen. [. . .]

Mir war noch nie ein Mensch begegnet, der einem Schriftsteller äußerlich so wenig ähnelte wie Babel. Gedrungen und des ererbten Odessaer Asthmas wegen fast ohne Hals, mit Entennase und faltiger Stirn, mit kleinen, ölig glänzenden Augen, rief er zunächst kein

* Konstantin Paustowskij, *Die Zeit der großen Erwartungen.* Aus dem Russischen von Georg Schwarz, München: Nymphenburger Verlagshandlung 1963, S.143–146, 151–155, 168–175.

Interesse hervor. Man konnte ihn für einen Handlungsreisenden oder für einen Makler halten. Aber natürlich nur, solange er nicht sprach.

Gleich bei den ersten Worten war alles wie verwandelt. Im feinen Klingen seiner Stimme schwang eine hartnäckige Ironie mit.

Viele Menschen vermochten Babel nicht in die bohrenden Augen zu sehen. Babel war seiner Natur nach ein Entlarver. Er trieb die Leute gerne in die Enge und galt aus diesem Grunde in Odessa als schwieriger und gefährlicher Mann.

Babel erschien in der Redaktion des »Morjak« mit einem Band Kipling-Erzählungen in der Hand. Er legte, während er sich mit Shenka Iwanow, dem Redakteur, unterhielt, das Buch auf den Tisch, blickte jedoch die ganze Zeit ungeduldig, ja irgendwie lüstern zu ihm hinüber. Er drehte sich auf dem Stuhl hin und her, stand auf und setzte sich aufs neue. Offensichtlich war er nervös. Er wollte lesen und nicht gezwungen sein, eine höfliche Unterhaltung zu führen. Er lenkte das Gespräch rasch auf Kipling und meinte, man müsse die gleiche eiserne Prosa schreiben wie er und sich mit größter Klarheit vorstellen, was aus der Feder fließen soll. Eine Erzählung habe genau zu sein wie eine militärische Meldung oder ein Bankscheck. Sie müsse mit der gleichen festen und geraden Handschrift geschrieben sein, mit der man einen Befehl abfaßt oder einen Scheck ausfüllt. Eine solche Handschrift habe, nebenbei bemerkt, Kipling gehabt. Das Gespräch über Kipling beendete Babel mit einer überraschenden Betrachtung. Während er sie aussprach, setzte er die Brille ab, und sein Gesicht nahm sofort einen hilflosen und gutmütigen Ausdruck an.

»Bei uns in Odessa«, sagte er mit einem spöttischen Blinzeln, »wird es wohl keine Kiplings geben. Wir neigen zum friedlichen Lebensgenuß. Dafür aber werden wir unsere Maupassants haben, weil es bei uns das Meer, viel Sonne und schöne Frauen, viel Nahrung für Überlegungen gibt. Die Maupassants garantiere ich Ihnen.«

Gleich anschließend erzählte er von seinem Besuch in Maupassants letzter Pariser Wohnung, erzählte von sonnendurchwärmten Lampenschirmen aus rosa Spitze, die an Dessous von teuren Kurtisanen erinnerten, erzählte von Brillantine- und Kaffeegeruch, erzählte von den Zimmern, in denen sich, bedrückt durch ihre Weiträumigkeit, der kranke Schriftsteller herumquälte — Jahre hindurch erzog er sich dazu, die Idee streng abzugrenzen, sie möglichst kurz darzulegen.

Mit Genuß kam Babel, während er das erzählte, auf die Pariser Topographie zu sprechen. Er hatte eine gute französische Aussprache.

Aus einigen seiner Fragen und Bemerkungen wurde mir klar, daß er ein Mann von unerhörter Hartnäckigkeit und Zähigkeit war, ein

Mann, der alles sehen wollte, keinerlei Kenntnisse mißachtete, äußerlich zur Skepsis, ja zum Zynismus neigte, in Wirklichkeit aber an die naive und gute menschliche Seele glaubte. Nicht ohne Grund wiederholte Babel gerne das Bibelwort: »Die Kraft ist gierig, und nur der Kummer besänftigt die Herzen.«

Ich sah aus meinem Fenster, wie Babel das Redaktionsgebäude verließ und mit gekrümmtem Rücken auf der Schattenseite des Primorskij-Boulevards davonging. Er bewegte sich nur langsam, denn er hatte, kaum daß er draußen war, den Kipling-Band aufgeschlagen und las im Gehen. Von Zeit zu Zeit blieb er stehen, damit Vorüberkommende an ihm vorbei konnten, aber er hob kein einziges Mal den Kopf, um sie, wenn auch nur flüchtig, anzusehen. Die Vorüberkommenden umgingen ihn und sahen sich befremdet nach ihm um, aber niemand sagte auch nur ein Wort zu ihm. Bald danach verschwand er im Schatten der Platanen, deren samtiges Laub in der strömenden Schwarzmeerluft zitterte. [. . .]

Babel hatte sich im Zentrum von Moldawanka bei Zires und dessen finsterer, wenig beweglicher Frau, Tante Chawa, eingemietet. Er wollte einige Erzählungen über das Leben dieser Odessaer Vorstadt und ihre anrüchige Atmosphäre schreiben. Babel fühlte sich von den eigenwilligen, unbedingt talentierten Banditennaturen in der Art des bereits legendär gewordenen Mischa Japontschik (alias Benja Krik) angezogen. Er wollte Moldawanka möglichst genau studieren, und die düstere Wohnung des alten Zires schien ihm genau der richtige Ort dafür.

Sie stand wie ein Fels im Meer inmitten tobender, geräuschvoller Spelunken und trügerisch biederer Wohnungen, voller gehäkelter Deckchen und siebenarmiger silberner Leuchter auf den Kommoden; in diesen Wohnungen verbargen sich unter dem elterlichen Dach die Einbrecher.

Zires Wohnung war nach allen Seiten durch die Nachbarschaft verwegener, gut bewaffneter junger Männer geschützt.

Babel weihte Zires in den Zweck seines Moldawankastudiums ein. Das machte keineswegs einen angenehmen Eindruck auf den Alten. Im Gegenteil, er regte sich auf.

»Ai, Monsieur Babel!« sagte Zires und schüttelte den Kopf. »Sie sind doch der Sohn eines so weitbekannten Vaters! Und Ihre Mutter war eine solche Schönheit! Man sagt, der Neffe von Brodskij persönlich hat sich um ihre Hand bemüht. So daß Sie wissen müßten — Moldawanka ist nichts für Sie, ganz einerlei, was für ein Schriftsteller Sie sein mögen! Schlagen Sie sich Moldawanka aus dem Kopf! Ich werde Ihnen was sagen: Sie holen hier für keine Kopeke Erfolg heraus, wohl aber können Sie sich dafür eine Tasche voll Unannehmlichkeiten einhandeln.« [. . .]

Die Nächte in Moldawanka schlichen nur langsam dahin. Das trübe Licht einer fernen Laterne fiel auf die abgeschabte Tapete. Sie roch nach Essigessenz. Von Zeit zu Zeit hörte man auf der Straße rasche, geschäftige Schritte, dann einen dünnen Pfiff, manchmal sogar einen nahen Schuß und ein hysterisches Frauenlachen. Es drang durch die Ziegelmauern. Man hätte glauben können, das schluchzende Lachen sei tief in sie eingemauert. Besonders unbehaglich war es in Regennächten. Dünn klirrte in einer eisernen Rinne das Regenwasser. Das Bett knarrte bei der geringsten Bewegung, und hinter der Tapete schien die ganze Nacht irgendein Tier unentwegt auf morschem, fauligem Holz herumzukauen. Am liebsten wäre Babel aufgestanden und nach Hause, in die Jekaterininskaja-Straße gegangen. Dort, im dritten Stock des Hauses, war es hinter den dicken Wänden still, dunkel und ungefährlich, und auf dem Tische lag das dutzendmal verbesserte und umgeschriebene Manuskript der letzten Erzählung.

Wenn Babel an den Tisch trat, streichelte er sein Manuskript vorsichtig, als wäre es ein schlecht gebändigtes Tier. Oft stand er nachts auf und überlas beim Schein einer Funzel, die ein dicker, hochkant gestellter Band des Konversationslexikons abschirmte, drei oder vier Seiten. Jedesmal fand er einige überflüssige Worte und warf sie voll Schadenfreude hinaus. »Die Klarheit und Kraft der Sprache«, pflegte er zu sagen, »besteht gar nicht darin, daß man zu einem Satz nichts mehr hinzufügen kann, sondern darin, daß man aus ihm nichts wegstreichen kann.«

Wer Babel bei der Arbeit sah, besonders nachts (und man bekam ihn in diesem Zustand kaum zu sehen: sobald er schrieb, versteckte er sich vor den Menschen), der war von dem besonderen Ausdruck von Güte und Leid in seinem traurigen Gesicht betroffen.

In diesen kargen Nächten von Moldawanka hätte Babel viel darum gegeben, schleunigst wieder bei seinen Manuskripten zu sein. Aber er fühlte sich in der Literatur als Kundschafter und Soldat und glaubte um ihretwillen alles ertragen zu müssen: die Einsamkeit, den Petroleumgeruch der erlöschenden Funzel, der schwere Asthmaanfälle bei ihm hervorrief, die Schreie von Frauen, die nicht mehr weinen konnten, hinter den Häuserwänden. Nein, zurückkehren durfte er nicht.

In einer dieser Nächte blitzte es plötzlich bei ihm auf: Zires war wahrscheinlich ein gewöhnlicher Zuträger! Zires lebte davon. Er bekam dafür seinen »Karbatsch« — seine Prozente, und Babel war für den Alten tatsächlich ein unbequemer Mieter. Er konnte die verwegenen, zugleich aber vorsichtigen Kunden des alten Zuträgers verscheuchen. Wer hätte auch Lust gehabt, sich wegen der Habgier dieses Zires »hereinreiten« zu lassen, den einige hunderttausend Rubel verleiteten, mitten im Herzen von Moldawanka einen Einfaltspinsel aufzunehmen. Darüber hinaus aber entpuppte sich dieser Dummkopf auch noch als Schriftsteller und war somit doppelt gefährlich, gefährlicher jedenfalls als ein gewöhnlicher Zuhälter oder ein Falschspieler aus irgendeiner Kneipe. Endlich verstand Babel auch Zires' Anspielungen auf die Tasche voll Unannehmlichkeiten, und er beschloß, in einigen Tagen auszuziehen. Aber einige Tage brauchte er noch, um aus dem alten Zuträger herauszuholen, was er an Interessantem zu erzählen hatte. Und Babel kannte seine Stärke — die Leute bis ans Ende auszuhorchen, sie unbarmherzig auszunehmen oder, wie man sich in Odessa ausdrückte, ihnen »mit Hilfe Gottes die Seele aus dem Leib zu ziehen«. Doch diesmal hatte Babel kein Glück. Ihm kam nämlich einer der Banditen zuvor, wenn ich nicht irre, Senka Wislouchij, der das »Herausziehen der Seele« nicht im übertragenen, sondern im allergewöhnlichsten Sinne des Wortes besorgte.

Eines Tages, als Babel in die Stadt gegangen war, wurde Zires in seiner Wohnung mit einem Finnendolch erstochen. Babel traf, aus der Stadt zurückgekehrt, bereits die Miliz in der Wohnung an, in seinem Zimmer den Leiter der Kriminalabteilung. Er saß am Tisch und schrieb ein Protokoll. Es war ein höflicher junger Mann in Reithosen aus blauem Wollköper. Auch er träumte davon, Schriftsteller zu werden, und behandelte Babel darum mit großer Achtung.

»Ich bitte Sie«, sagte er zu Babel, »Ihre Sachen zu nehmen und unverzüglich dieses Haus zu verlassen. Ich kann mich anderenfalls für Ihre Sicherheit nicht verbürgen, nicht einmal für die nächsten vierundzwanzig Stunden. Sie müssen verstehen: Moldawanka!«

Und Babel floh unter dem heiseren Jammergeschrei der Tante Chawa — ihn schauderte. Sie stieß Verwünschungen gegen Senka und alle jene aus, von denen sie meinte, daß sie in Zires' Ermordung verwickelt waren. Diese Verwünschungen klangen gräßlich. Der höfliche Leiter der Kriminalabteilung gab Babel sogar den Rat: »Versuchen Sie, diese irren Schreie zu überhören. Am Morgen war sie noch bei Verstand und machte ihre Aussage. Aber jetzt ist sie wahnsinnig. Gleich wird ein Wagen von der Irrenanstalt in der Slobodka-Romanowka hier sein, um sie abzuholen.« [. . .]

»Sie und andere Schriftsteller«, sagte Babel, obwohl ich damals noch kein Schriftsteller war, »verstehen es, wie Sie sich ausdrückten, das Leben in den Tau der Phantasie zu hüllen. Beiläufig gesagt, welch zuckersüße Wendung! Aber was soll ein Mensch anfangen, der keine Phantasie besitzt? Zum Beispiel ich.«

Er hielt inne. Von unten herauf drang ein schläfriger, langsamer Seufzer des Meeres.

»Weiß der Teufel, wie Sie darauf kommen!« entrüstete ich mich.

Babel schien meine Worte überhört zu haben. Er warf mit Steinchen und schwieg lange.

»Ich habe keine Phantasie«, wiederholte er eigensinnig. »Ich sage das in vollem Ernst. Ich kann nichts erfinden. Ich muß alles wissen, bis in die letzte Verästelung hinein, sonst kann ich nicht schreiben. Auf meinem Schild ist die Devise ›Echtheit‹ eingegraben! Deshalb schreibe ich auch so langsam und so wenig. Ich habe es sehr schwer. Jede Erzählung läßt mich um Jahre altern. Was, zum Teufel, soll mir mozartsches Wesen, Heiterkeit und unbeschwerter Flug der Phantasie! Ich habe irgendwo geschrieben, daß sich das Asthma, dieses unerklärliche Gebrechen, das meinen schwachen Körper schon seit der Kindheit quält, rasch altern läßt. Das alles ist Schwindel! Wenn ich schreibe, dann mühe ich mich noch über der kleinsten Erzählung wie ein Erdarbeiter ab, wie einer, der den Mount Everest abträgt — bis auf den Grund. Wenn ich mit einer Arbeit beginne, glaube ich immer, daß sie über meine Kräfte geht. Es kommt vor, daß ich vor Müdigkeit weine. Mir schmerzen bei dieser Arbeit sämtliche Blutgefäße. Mein Herz krampft sich zusammen, wenn irgendein Satz nicht gelingen will. Und wie oft gelingen sie nicht, diese verdammten Sätze!«

»Aber Ihre Prosa wirkt doch wie aus einem Guß«, sagte ich. »Wie erreichen Sie das?«

»Nur durch den Stil«, entgegnete Babel und lachte wie ein alter Mann — er ahmte offensichtlich den Schauspieler Moskwin nach. »Hehehe, junger Mann! Wir machen es mit dem Stil, jawohl doch! Ich bin bereit, eine Erzählung über das Wäschewaschen zu schreiben, und sie wird — möglicherweise — wie die Prosa Julius Cäsars klingen. Es kommt auf die Sprache an, auf den Stil. Ich glaube, das weiß ich einigermaßen zu machen. Sie werden verstehen, daß das noch nicht das Wesentliche der Kunst ist, sondern weiter nichts als ein guter, vielleicht sogar kostbarer Baustoff! ›Geben Sie mir ein paar Ideen‹, wie ein Odessaer Journalist zu sagen pflegte, ›und ich mache Ihnen ein Meisterwerk daraus!‹ Kommen Sie, ich zeige Ihnen, wie das bei mir gemacht wird! Ich bin ein Geizkragen, ein Knauser, aber Ihnen will ich es immerhin zeigen.«

Im Landhaus war es bereits ganz dunkel. Das Rauschen des Meeres hinter dem Garten ebbte zur Nacht ab. Kühle Luft strömte von draußen ein und verdrängte die wermutgesättigte Schwüle der Steppe. Babel zündete eine kleine Lampe an. Seine Augen röteten sich hinter den Brillengläsern (mit den Augen quälte er sich schon ewig). Er zog ein dickes, mit Maschine geschriebenes Manuskript hervor. Es hatte mindestens zweihundert Seiten.

»Wissen Sie, was das ist?«

Ich war verblüfft. Hatte Babel endlich eine große Erzählung geschrieben und das Geheimnis uns allen gegenüber gewahrt? Ich konnte es nicht glauben. Wir alle kannten die telegrammartige Kürze seiner Erzählungen — sie waren komprimiert bis zum äußersten. Wir wußten, daß er eine Erzählung, die länger als zehn Seiten war, als aufgeschwemmt und wäßrig ansah. Sollte dieses Manuskript wirklich zweihundert Seiten verdichteter Babelscher Prosa enthalten? Das war unmöglich!

Ich sah mir die erste Seite an, las den Titel »Ljubka Kasak« und wunderte mich noch mehr.

»Gestatten Sie mal«, sagte ich. »Ich habe gehört, ›Ljubka Kasak‹ sei eine kleine Erzählung. Noch ungedruckt. Haben Sie aus dieser Erzählung vielleicht einen Roman gemacht?«

Babel legte die Hand auf das Manuskript und sah mich mit lachenden Augen an. In seinen Augenwinkeln sammelten sich kleine Fältchen.

»Nein«, gab er zur Antwort und errötete vor Verlegenheit. »Es ist die ›Ljubka Kasak‹. Eine Erzählung. Sie hat nicht mehr als fünfzehn Seiten Umfang. Hier sind jedoch alle zweiundzwanzig Varianten der Erzählung beisammen, die letzte mit eingeschlossen. Alles in allem umfaßt dieses Manuskript zweihundert Seiten.«

»Zweiundzwanzig Varianten!« murmelte ich verständnislos.

»Hören Sie!« sagte Babel, nun bereits ärgerlich. »Die Literatur ist kein Firlefanz! Jawohl! Zweiundzwanzig Varianten ein und derselben Erzählung! Entsetzlich, nicht wahr? Sie meinen vielleicht, das ist Luxus? Ich für mein Teil bin noch nicht sicher, ob die zweiundzwanzigste Variante druckreif ist. Ich glaube, sie läßt sich noch knapper fassen. Eben dieses Eliminieren, mein Bester, führt zu der selbständigen Kraft der Sprache und des Stils. Der Sprache und des Stils!« wiederholte er. »Ich nehme eine Bagatelle — eine Anekdote, irgendein Marktgeschwätz — und mache eine Sache daraus, von der ich mich selber nicht losreißen kann. Sie funkelt. Sie ist rund wie ein Kieselstein aus dem Meer. Sie besteht durch den Zusammenhalt der einzelnen Teilchen. Und die Kraft dieses Zusammenhalts ist so groß, daß nicht einmal der Blitz sie vernichten kann. Man wird sie lesen, diese Erzählung. Und man wird sie im Gedächtnis behalten. Man wird über sie lachen, aber keineswegs darum, weil sie lustig ist, sondern darum, weil man jedesmal lachen möchte, wenn einem Menschen etwas gelingt. Ich wage von Gelingen zu sprechen, weil außer uns beiden niemand anwesend ist. Solange ich lebe, dürfen Sie niemandem dieses Gespräch mitteilen. Geben Sie mir Ihr Wort darauf! Es ist natürlich nicht mein Verdienst, wenn von mir, dem Sohn eines kleinen Maklers, unerfindlich auf welche Weise, der Dämon oder der Engel der Kunst Besitz ergriffen hat, nennen Sie es, wie Sie wollen! Und ich unterwerfe mich ihm — wie ein Knecht, wie ein lastentragendes Maultier. Ich habe ihm meine Seele verkauft und muß auf die bestmögliche Weise schreiben. Das ist mein Glück oder mein Kreuz. Ich glaube — doch wohl mein Kreuz. Aber nehmen Sie es mir ab — und im gleichen Augenblick wird alles Blut aus meinen Adern und aus meinem Herzen weichen; ich werde wertlos sein wie ein zerkauter Zigarettenstummel. Diese Arbeit macht mich zum Menschen — ich bin kein bloßer Odessaer Straßenphilosoph.«

Er hielt inne. Dann fuhr er mit neuer Bitterkeit fort: »Ich habe keine Phantasie. Ich bin nur begierig, sie zu besitzen. Wissen Sie noch, bei Blok: ›Ich sehe vor mir das verwunschne Ufer / Und den verwunschnen Horizont‹. Blok hat dieses Ufer erreicht, ich werde es nie schaffen. Ich sehe dieses Ufer in unerreichbarer Ferne. Ich habe einen zu nüchternen Verstand. Aber ich bin schon dankbar, daß mir das Schicksal die Sehnsucht nach dieser verwunschenen Ferne ins Herz gepflanzt hat. Ich arbeite mit letzter Kraft, ich tue alles, was ich kann, denn ich möchte beim Festmahl der Götter zugegen sein und fürchte, von dort verjagt zu werden.«

Hinter den gewölbten Gläsern seiner Brille blitzte eine Träne auf. Er setzte die Brille ab und fuhr sich mit dem Ärmel seines grauen, gestopften Jacketts über die Augen.

»Ich habe mir meine Nationalität nicht ausgesucht«, sagte er überraschend, mit stockender Stimme. »Ich bin Hebräer, Jude. Manchmal scheint mir, ich kann alles verstehen. Nur eins werde ich nie begreifen — die Ursache jener finsteren Niedertracht, die man so harmlos Antisemitismus nennt.«

Er schwieg. Auch ich schwieg und wartete, daß er sich beruhige, daß seine Hände aufhörten zu zittern.

»Ich habe als Kind einen Judenpogrom erlebt. Ich bin am Leben geblieben, aber meiner Taube haben sie den Hals umgedreht. Warum? . . . Wenn nur Jewgenija Borissowna nicht hereinkommt«, sagte er mit halblauter Stimme. »Sperren Sie doch die Tür vorsichtig mit dem Haken zu! Meine Frau fürchtet sich vor solchen Gesprächen und kann danach bis in den Morgen hinein weinen. Sie glaubt, ich sei ein sehr einsamer Mensch. Aber vielleicht bin ich es tatsächlich.«

Was sollte ich darauf antworten? Ich schwieg.

»Nun ja«, sagte Babel und beugte sich kurzsichtig über das Manuskript. »Ich arbeite wie ein Maultier. Aber ich beklage mich nicht. Ich habe mir diese Hundearbeit selbst ausgesucht. Ich bin wie ein Galeerensträfling, der für sein ganzes Leben ans Ruder geschmiedet ist und dieses Ruder liebgewonnen hat. Mit allen seinen kleinen Einzelheiten, mit jeder fadendünnen Faser im Holz, das seine Hände glattgeschliffen haben. Durch jahrelange Berührung mit der menschlichen Haut nimmt selbst das gröbste Holz einen edlen Farbton an und wird wie Elfenbein. So ist es auch mit unseren Worten, mit unserer Sprache. Man muß seine warme Hand an sie legen, und sie verwandelt sich in eine lebendige Kostbarkeit.

Aber sprechen wir der Reihe nach von allem. Wenn ich eine Erzählung zum erstenmal niederschreibe, dann sieht mein Manuskript scheußlich, einfach widerlich aus. Es stellt ein Sammelsurium von einigen mehr oder minder gelungenen Bruchstücken und äußerst langweiligen Verbindungen dar, sogenannten ›Brücken‹, einer Art schmutziger Schnüre. Sie können die erste Variante der ›Ljubka Kasak‹ durchlesen, und Sie werden sich davon überzeugen, daß es ein ohnmächtiges, zahnloses Gestammel ist, eine ungeschickte Anhäufung von Wörtern. Aber hier fängt die Arbeit ja erst an. Hier ist ihr Ausgangspunkt. Ich prüfe Satz um Satz, und nicht nur einmal, sondern mehrmals. Vor allem werfe ich aus jedem Satz alle überflüssigen Wörter hinaus. Das erfordert ein scharfes Auge, denn die Sprache weiß ihren Kehricht, die Wiederholungen, Synonyma oder einfach sinnlose Wendungen, geschickt zu verbergen und scheint in einem fort darauf aus zu sein, uns zu überlisten. Wenn diese Arbeit beendet ist, schreibe ich das Manuskript mit der Schreibmaschine ab (der Text tritt so besser hervor). Dann lasse ich das Manuskript zwei oder drei Tage liegen — vorausgesetzt, daß meine Geduld dazu ausreicht —, und prüfe es aufs neue, Satz für Satz, Wort für Wort. Und ich finde dabei bestimmt noch eine ganze Menge übersehener Melde oder sonstigen Unkrauts. So arbeite ich, indem ich den Text jeden Tag aufs neue abschreibe, bis ich in meinem Manuskript selbst bei der unerbittlichsten Krittelei nicht das geringste Körnchen Staub mehr entdecken kann. Aber das ist noch keineswegs alles. Warten Sie ab! Wenn der Kehricht ausgefegt ist, prüfe ich die Bilder, Vergleiche, Metaphern auf ihre Frische und Genauigkeit. Finde ich keinen passenden Vergleich, dann lasse ich ihn am besten ganz fort. Mag das Substantiv aus sich selbst, durch seine Einfachheit leben! Ein Vergleich muß genau sein wie ein Rechenschieber und natürlich wie der Geruch des Dills. Ja, was ich vergessen habe zu sagen — ich teile den Text, bevor ich den Wortkehricht hinauswerfe, in leichte, einfache Sätze auf. Möglichst viele Punkte! Ich würde diese Regel in eine Regierungsverordnung für Schriftsteller aufnehmen. Jeder Satz — ein Gedanke, ein Bild, nicht mehr. Haben Sie keine Angst vor Punkten! Meine Sätze sind vielleicht allzu kurz. Das kommt zum Teil daher, daß ich an chronischem Asthma leide. Ich kann nicht langatmig sprechen. Dazu reicht mein Atem nicht aus. Je mehr lange Sätze, desto ärger die Atemnot.

Ich bin bemüht, so gut wie alle Partizipien und Gerundien aus dem Manuskript auszumerzen, und lasse nur die notwendigsten stehen. Partizipien machen die Sprache eckig und schwerfällig und zerstören die Sprachmelodie. Sie knirschen, als rollten Panzer auf ihren Raupen über eine Steinsperre. Drei Partizipien in einem Satz sind Meuchelmord an der Sprache. Ich meine alle diese »darreichend«, »erwerbend«, »sich konzentrierend« und so weiter und so fort. Das Gerundium wirkt — verglichen mit dem Partizip — immerhin noch flüssiger. Manchmal verleiht es der Sprache sogar eine gewisse Beschwingtheit. Mißbraucht man es jedoch, so wirkt die Sprache knochenlos, miauend. Ich bin der Ansicht, daß ein Hauptwort nicht mehr als ein Eigenschaftswort verlangt, aber ein wirklich gut gewähltes. Zwei Eigenschaftswörter zu einem Hauptwort kann sich nur ein Genie leisten.

Es ist zwar nicht nötig, daß alle Absätze und die gesamte Interpunktion einem toten Katechismus folgen, aber sie müssen stimmen, damit der Text den Leser so stark wie möglich beeindruckt. Etwas besonders Großartiges ist der Absatz. Er gestattet, ruhig den Rhythmus zu wechseln, und läßt wie ein aufflammender Blitz ein uns wohlbekanntes Schauspiel oft in einem völlig überraschenden Licht erscheinen. Es gibt gute Schriftsteller, die Absätze und Interpunktionszeichen verteilen, wie sich's trifft. Infolgedessen liegt trotz der hohen Qualität ihrer Prosa ein trüber Hauch von Hast und Nachlässigkeit auf ihr. Eine solche Prosa findet sich bei Andrej Sobol, ja selbst bei Kuprin.

In der Prosa muß die Linie fest und rein sein wie auf einer Gravüre.

Sie waren über die zweiundzwanzig Varianten der ›Ljubka Kasak‹ erschrocken. All diese Varianten sind — Unkrautjäten, Herausbringen der klaren Linie der Erzählung. Und schließlich zeigt sich dann, daß zwischen der ersten und der letzten Variante ein ebensolcher Unterschied besteht wie zwischen einem schmutzigen Stück Packpapier und Botticellis ›Primavera‹.«

»In der Tat — eine Hundearbeit«, sagte ich. »Man muß es sich zwanzigmal überlegen, ehe man sich entschließt, Schriftsteller zu werden.«

»Die Hauptsache aber ist«, entgegnete Babel, »daß man bei dieser Hundearbeit den Text nicht abwürgt, nicht lähmt. Sonst war die ganze Arbeit umsonst, und man erhält — weiß der Teufel was. Hier muß man seiltanzen können. Ja, so ist das ...« setzte er hinzu und hielt inne. »Man sollte uns allen einen Schwur abnehmen. Den Schwur, daß keiner von uns sein Werk je verrät.«

Semjon Michailowitsch Budjonny
Offener Brief an Maxim Gorki (1928)*

Sehr verehrter Alexej Maximowitsch,

Die zentralen Zeitungen »Prawda« und »Iswestija« vom 30. September dieses Jahres veröffentlichen Auszüge aus Ihrer Broschüre »Den Arbeiter-, Bauern- und Militärkorrespondenten: Wie ich schreiben lernte«. Darin heißt es hinsichtlich der Haupttendenzen unserer Literatur, »Romantik« und »Realismus«: »Gogol schrieb die ›Geschichte des großen Krakeels zwischen Iwan Iwanowitsch und Iwan Nikiforowitsch‹, die ›Gutsbesitzer aus alter Zeit‹, ›Die toten Seelen‹; er schrieb aber auch den ›Taras Bulba‹. In den ersten drei Werken schildert er Menschen mit ›toten Seelen‹, und das ist beängstigend wahr; es gab sie und gibt sie heute noch; Gogol gestaltete sie als ›Realist‹.

Dagegen stellt er im Roman ›Taras Bulba‹ die Saporoger als gottesfürchtige Ritter und Recken dar, die den Feind auf die Lanze spießen, obwohl so ein Schaft die fünf Pud nicht übersteht und wegbricht. Diese Saporoger Kosaken hat es nie gegeben, Gogols Roman erzählt eine schöne Unwahrheit. Hier, wie in allen Geschichten aus dem Zyklus ›Panjko Fuchsrot‹ und in vielen anderen Erzählungen ist Gogol Romantiker. Wahrscheinlich deshalb, weil er es satt hatte, das ›drückend arme Leben‹ der ›toten Seelen‹ zu beobachten.

Genosse Budjonny hat Babels ›Reiterarmee‹ gerügt, wie mir scheint ohne Grund. Genosse Budjonny liebt es, nicht nur seine Soldaten, sondern auch seine Pferde recht herauszuschmücken. Babel hat seine Soldaten auch geschmückt, aber eben nicht äußerlich, und hat es meiner Ansicht nach besser und wahrer getan als Gogol mit den Saporogern.

Der Mensch ist in vielem immer noch ein Tier, und was seine Bildung anlangt, nicht erwachsen. Da ist es von großem Nutzen, ihn schöner zu machen . . .«

Obwohl es nicht so einfach ist, in literarischen Fragen gegen Sie zu polemisieren, möchte ich Ihnen, Alexej Maximowitsch, da hier wieder die »Reiterarmee« auftaucht, bei all meiner Hochachtung

---

* Babels Erzählungen über seine Zeit als Pressekorrespondent bei Budjonnys 1. Reiterarmee während des russischen Bürgerkriegs wurden 1923 zunächst einzeln veröffentlicht und erschienen 1926 erstmals in Buchform unter dem Titel *Die Reiterarmee*. Budjonny hatte sich schon 1924 kritisch dazu geäußert. Sein *Offener Brief an Maxim Gorki* erschien zuerst am 26. Oktober 1928 in der *Prawda* und in der *Krasnaja Gazeta*. Hier zitiert nach: Isaak Babel, *Die Reiterarmee. Mit Dokumenten und Aufsätzen im Anhang*. Aus dem Russischen von Fritz Mierau, Leipzig: Reclam 1975, S. 232–235.

doch widersprechen und erklären, warum ich Babels »Reiterarmee« rügte, und zwar, wie ich meine, keinesfalls »ohne Grund«.

Zunächst einmal muß ich, um die Quellen für Babels »Reiterarmee« zu verdeutlichen, darauf hinweisen, daß Babel nie wirklich aktiver Soldat der Reiterarmee gewesen sein kann. Ich weiß nur, daß er mit einem Grüppchen irgendwo im Hinterland herumstreunte, das zu unserem Unglück die Kampfkraft der Ersten Reiterarmee immer sehr gelähmt hat, das heißt, Babel befand sich auf den »Hinterhöfen« der Reiterarmee.

Darf Babel also dem, was er da schreibt, den vielversprechenden Titel »Reiterarmee« geben?

Weiberklatsch erzählt Babel über die Reiterarmee, wühlt in Weiberkram und berichtet mit weibischem Entsetzen, wie ein hungriger Rotarmist sich irgendwo ein Huhn und einen Brotlaib nahm. Denkt sich Histörchen aus, schüttet seinen Schmutz über unsere besten Kommandeure — Kommunisten —, phantasiert und lügt.

Die Fabel seiner Skizzen, die reichlich angefüllt sind mit den Eindrücken ihres erotomanischen Verfassers, führt vom Fieberwahn eines verrückten Juden über die Beschreibung einer Kirchenplünderung, die Niedermetzelung der eigenen Infanterie durch die Kavallerie, die Porträtierung eines syphilitischen Rotarmisten und endet damit, daß der Autor seine Neugier stillt, indem er schildert, wie eine jüdische Frau die Vergewaltigung durch ein Dutzend Machnobanditen übersteht. Der Verfasser betrachtet das Leben wie ein offenes Feld, auf dem sich im sonnigen Mai Stuten und Hengste vergnügen, und die Aktionen der Reiterarmee sieht er durch das Prisma der Erotik.

Ich kann mit vollem Recht behaupten, daß Babel außer Frauenbrüsten, nackten Schenkeln, die er bei Pani Eliza und im tiefen Wald, bei Tag und Nacht in verschiedenen Kombinationen beobachtete, nichts entdeckte, was die Reiterarmee wirklich geleistet hat. Und das ist auch völlig verständlich. Konnte Babel denn von seinem Standort her — dem tiefen Hinterland — die Schauplätze überblicken, auf denen sich viele Male die Sache der Arbeiter und Bauern entschied? Natürlich nicht. Ich meine, Babel könnte in voller Übereinstimmung mit dem Genre und dem Stil seiner Milieuschilderungen die Skizzen eher (und richtiger) »Auf den Hinterhöfen der Reiterarmee« nennen.

Jetzt frage ich: Wahrt der Autor auch nur die elementarste Gewissenhaftigkeit gegenüber der historischen Perspektive, die für jeden Realisten verbindlich ist, um so mehr, als der Autor von Menschen und Ereignissen zu sprechen wagt, die jedem Roten Kavalleristen noch deutlich in Erinnerung sind? Wie sich zeigt, Alexej Maximowitsch, ist sie nicht annähernd gewahrt.

Ich glaube, Alexej Maximowitsch, Sie werden mit mir einer Meinung sein, wenn ich sage, daß es zur Beschreibung eines heroischen, in der Geschichte der Menschheit einmaligen Kampfes der Klassen vor allem erforderlich ist, das Wesen und den Klasseninhalt dieses Kampfes zu begreifen, das heißt, Dialektiker, marxistischer Künstler zu sein, wenn auch vielleicht noch nicht in vollem Maß und Bewußtsein. Doch nichts davon bei Babel. Daher mußte sein Versuch, Milieu, Leben und Tradition der Ersten Reiterarmee zu beschreiben, in der Karikatur, im Pasquill münden, und sein Roman strotzen von kleinbürgerlich-spießiger Weltanschauung und Psychologie.

Natürlich sind die heroischen Soldaten der Ersten Reiterarmee gewöhnliche, einfache und oft wenig gebildete Leute. Daher ist dieses Geschreibsel in einer Zeit, in der uns die Geschichte vor entscheidende Kämpfe zwischen Arbeit und Kapital stellt, nicht nur entbehrlich, sondern äußerst schädlich. Deshalb rügte ich Babels »Reiterarmee«, und übrigens nicht nur ich, sondern die gesamte revolutionäre Masse, mit deren Kräften wir vor Ihren Augen den Sozialismus aufbauen.

Kann man nach all dem sagen, Babel habe die Soldaten der Ersten Reiterarmee schöner und wahrer geschmückt als Gogol seine Saporoger? Sie können, Alexej Maximowitsch, als ein feinfühliger und empfindsamer Künstler unmöglich übersehen haben, daß Gogol, auch wenn er die »schöne Unwahrheit« über die Saporoger schrieb, als großer Künstler den pasquillanten Ton vermied; Babel aber, der »Realist«, hat die Soldaten der Ersten Reiterarmee so von innen geschmückt, daß ich bis auf den heutigen Tag Briefe bekomme, die auf das entschiedenste gegen diese unverhüllte, grobe, ich würde sagen, ungeheuerliche Babelsche Verleumdung der Reiterarmee protestieren.

Wir haben Babels Werk längst als Schmähschrift verurteilt, und ich wäre nicht darauf zurückgekommen, wenn Sie ihn nicht im Zusammenhang mit Ihren Ratschlägen für junge Autoren erwähnt hätten.

Ich glaube, daß man den Heroismus unserer Tage nicht wie Babel beschreiben darf.

Hochachtungsvoll
S. Budjonny

Ervin Sinko
Moskauer Tagebuch (1936) *

Moskau, den 25. Januar 1936

Babel erzählte uns, daß er einer wohlhabenden Odessaer jüdischen Bürgerfamilie entstammt, die Talmudschule besucht hat und sich später in St. Petersburg vor der Polizei verborgen halten mußte, weil sich Juden in der Hauptstadt nicht niederlassen durften. Damals zeigte er Gorki seine erste Erzählung; sie handelte davon, wie er als Kind einen Pogrom erlebt hatte. Er hatte sich auf diesen Besuch lange vorbereitet, schob ihn aber immer wieder hinaus. Jedesmal, wenn er sich auf den Weg zu Gorki machen wollte oder schon unterwegs war, entdeckte er an seiner Erzählung neue Mängel. Er schrieb die Novelle ungezählte Male um und feilte und schliff an ihr, bis er dann schließlich doch Gorki aufsuchte. (Er ist bis heute bei dieser Arbeitsmethode geblieben.) [. . .]

Wir sprachen zum Beispiel über die Kollektivierung, und Babel erzählte, daß er damals viele ukrainische Dörfer aufsuchte, die er von früher her kannte. Obwohl ihm die Dörfer noch gut in Erinnerung waren, empfand er die Menschen, die er sah, die Häuser, die an ihrem alten Platz geblieben waren, ja sogar die Landschaft als eine furchterregende Halluzination. Er wußte selber nicht, warum. Einmal schreckte ihn nachts gerade dieses bedrückende Schweigen, diese unwahrscheinliche Stille aus dem Schlaf. In diesem Augenblick erkannte er, daß er schon seit Tagen von Dorf zu Dorf zog und nirgendwo das Bellen eines Hundes hörte, daß er durch Dörfer ging, in denen es nicht nur keine Kühe und Schweine und kein Geflügel gab, sondern in denen auch nicht ein Hund, ja kein einziges lebendes Tier zurückgeblieben war. Plötzlich hörte er, daß nicht einmal ein Bellen zu hören war. [. . .]

Moskau, den 9. Februar 1936

Das sowjetische Witzblatt »Krokodil« sowie die »Literaturnaja Gaseta« fragen unentwegt: »Wo bleibt Babel?« — »Was ist mit Babel?« »Warum hat Babel so lange nichts mehr produziert?« Man stellt Babel wegen seines Schweigens mal hänselnd, mal scheltend zur Rede. Da wir eine gemeinsame Telefonnummer haben, bin ich Tag für Tag — gewollt oder ungewollt — Zeuge, wie verschiedene Redaktionen — die ich nur bitten könnte, sich mit mir abzugeben, die ich aber umsonst darum bitten würde — Babel suchen, sprechen möchten und regelrecht verfolgen. Babel spielt

* Ervin Sinko, *Roman eines Romans. Moskauer Tagebuch*. Deutsch von Edmund Trugly jun., Köln: Verlag Wissenschaft und Politik 1962, S. 296 f., 313 f.

indessen mit ihnen Versteck: er läßt sich verleugnen oder verspricht Manuskripte, um die betreffende Redaktion dann doch um Aufschub zu bitten, erfindet Ausreden und Hindernisse, macht Witze und kommt schließlich wieder mit Versprechungen. Aber er versucht vergeblich, seine Verfolger abzuschütteln. Diese Redaktionen, Verlage und Institutionen, die ihn Tag für Tag um Manuskripte anbetteln, beweisen ihm gerade mit ihrer Standhaftigkeit, daß er gebraucht wird, daß er benötigt wird, daß er, gerade er es ist, dessen Person, Arbeit und Existenz hier als gesellschaftliche Werte angesehen werden. Er hat hier einen Platz, einen Platz, den er ausfüllt, der ohne ihn verwaist wäre. [. . .]

In der Stimmung, in die mich der Bericht der »Prawda« über das Leningrader Plenum versetzt hatte, bekannte ich Babel, daß ich den Eindruck hätte, er wisse gar nicht, was für ein glücklicher Mensch er sei — er, der sich darüber beklage, daß man ihm keine Ruhe lasse, daß man ihn fast zerreiße. Dieses Bekenntnis entschlüpfte mir gestern während unseres üblichen nächtlichen Picknicks in der Küche. [. . .]

Er verstehe mich sehr wohl, entgegnete er, nicht aber ich ihn. Ich irrte sehr, wenn ich annähme, ein richtiges Bild der Lage zu haben, in der er sich befände: ich beurteilte seine Arbeitsmöglichkeiten völlig falsch. Man rufe ihn andauernd an. Man bitte und bedränge ihn auch in der Öffentlichkeit. Man stelle ihn zur Rede, weshalb er nicht arbeite — als arbeitete er wirklich nicht.

»Was mache ich denn von früh bis abends und abends bis früh anderes als arbeiten? Ich liebe Pferde, ich gehe oft zu den Pferden, gewiß, ich schaue mir Pferderennen an und verbringe viel Zeit damit, aber das ist auch alles. Außer den Pferden liebe ich nur die Arbeit — und Paris, wo es so gut war zu leben. Jetzt sind mir nur die Pferde und die Arbeit geblieben. Stellen Sie sich vor, einem Musiker wird gesagt: Wir rechnen mit dir, wir warten auf dein Werk, gerade auf dein Werk. Man könnte den betreffenden Musiker, dem diese Worte gesagt werden, beneiden — aber nur so lange, als man vergißt, daß das musikalische Ideal jener, die dem Musiker zureden, ihn um neue Werke bitten oder zur Komposition neuer Werke überreden wollen — etwa Dunajevski heißt. Solange ich nicht publiziere, wirft man mir lediglich Faulheit vor. Wenn ich jedoch publiziere, so wird sich plötzlich ein wahrer Katarakt schwerwiegender und gefährlicher Anklagen über mein kahles Haupt ergießen. Ich fühle mich wie ein schönes Mädchen auf dem Ball, das jeder zum Tanz holen möchte. Ließe ich mich aber erweichen, würde sich das ganze Ballpublikum, würden sich auch die Freier wie ein Mann gegen mich wenden. Sobald ich zu tanzen begänne, würde es sich herausstellen, daß man mich nur so lange für schön hielt, als ich abseits stand. Auf diesem Ball so tanzen wie ich — das ist doch eine herausfordernde Ungehörigkeit, ja ein wildes und gefährliches Beispiel!«

Er legt den leicht gekrümmten Zeigefinger an seine dicken Lippen, neigt sich zu mir herüber und sagt mit der Stimme eines gehetzten Menschen:

»Unter denen, die mich in Wort und Schrift zum Tanz auffordern, gibt es viele, die es nur tun, weil sie wissen, daß, sobald ich auf den ersten Walzer eingehe . . .« Er hebt die Hand und lacht laut und bitter, macht eine Geste, als winke er zum Abschied, und beendet den Satz mit den Worten: *»Addio mare!«*

In diesem Augenblick wurde mir klar: dieser Mann hatte Angst.

ISAAK BABEL

Autobiographie*

1894 [am 13. Juli] bin ich in Odessa auf der Moldawanka als Sohn eines jüdischen Händlers geboren. Der Vater ließ mich bis zu meinem sechzehnten Jahr Hebräisch, die Bibel und den Talmud studieren. Das Leben zu Hause war schwer. Vom Morgen bis in die Nacht mußte ich mich mit vielen Wissenschaften befassen. Erholen konnte ich mich erst in der Schule. Sie hieß: Kaiser Nikolai I. Handelsschule zu Odessa. Dort lernten die Söhne ausländischer Kaufleute, die Kinder jüdischer Makler, angesehene Polen, Altgläubige und viele wesentlich ältere Billardspieler. In den Pausen gingen wir weg, an den Hafen zum Fechten oder in die griechischen Cafés Billard spielen oder auf die Moldawanka, um in einem der Keller billigen bessarabischen Wein zu trinken. Unvergeßlich ist mir die Schule auch wegen Monsieur Vadon, unserem Französischlehrer. Er war Bretone und, wie alle Franzosen, literarisch begabt. Er lehrte mich seine Sprache, ich las mit ihm die französischen Klassiker, fand Freunde in der französischen Kolonie von Odessa und begann mit fünfzehn Jahren, Erzählungen in französischer Sprache zu schreiben. Zwei Jahre schrieb ich, dann gab ich es auf; meine Paysans und Reflexionen blieben farblos, nur Dialoge glückten.

Nach der Schule verschlug es mich nach Kiew und 1915 nach Petersburg. In Petersburg ging es mir ziemlich schlecht, ich hatte keine Aufenthaltsgenehmigung, mußte mich vor der Polizei in acht nehmen und quartierte mich zunächst bei einem zerlumpten, versoffenen Kellner in einer Kellerkneipe auf der Puschkinstraße ein. Damals, 1915, begann ich, meine Werke auf den Redaktionen feilzubieten, aber man jagte mich überall davon, alle Redakteure (der verstorbene Ismailow, Posse und die anderen) rieten mir, in irgendeinem Laden als Lehrling anzufangen, aber ich hörte nicht auf sie und geriet Ende 1916 an Gorki. Dieser Begegnung habe ich alles zu verdanken und kann seitdem an Alexej Maximowitsch nur mit Liebe und Verehrung denken. Er druckte meine ersten Erzählungen

* Zit. nach: Isaak Babel, *Die Reiterarmee. Mit Dokumenten und Aufsätzen in Anhang,* hrgs. v. Fritz Mierau, Leipzig: Reclam 1975, S.163f.

im Novemberheft 1916 seiner Zeitschrift »Letopis« (wegen dieser Erzählungen mußte ich mich nach Paragraph 1001 vor Gericht verantworten), von ihm habe ich außerordentlich Wichtiges gelernt, und später, als sich herausstellte, daß die zwei, drei leidlichen Jugendarbeiten nur zufällig geglückt waren und daß es bei mir nichts würde mit der Literatur und daß ich erstaunlich schlecht schrieb — da schickte mich Alexej Maximowitsch unter die Menschen.

Und für sieben Jahre — von 1917 bis 1924 — ging ich unter die Leute. Ich war Soldat an der rumänischen Front, arbeitete bei der Tscheka, im Volkskommissariat für Bildungswesen, in den Nahrungsmittelexpeditionen des Jahres 1918, in der Nordarmee gegen Judenitsch, in der 1. Reiterarmee, im Gouvernementskomitee Odessa, war Expedient in der 7. Sowjetdruckerei Odessa, Reporter in Petersburg und Tiflis und so weiter. Und erst 1923 hatte ich gelernt, meine Gedanken klar und nicht zu umständlich auszudrücken. Da fing ich wieder an zu schreiben.

Den Anfang meiner literarischen Tätigkeit datiere ich daher auf den Beginn des Jahres 1924, als in Heft 4 der Zeitschrift »Lef« meine Erzählungen »Salz«, »Ein Brief«, »Dolguschows Tod«, »Der König« und andere erschienen.

Sergijew Possa, November 1924.

Weitere Lebensdaten

In Sergijew (heute Sagorsk) wohnte Babel seit 1923.

1925 *Erste Erfolge als Drehbuchautor.*

1926 *Drehbücher zu den Filmen »Benja Krik« (Premiere 1927), »Sternschnuppen«, »Jüdisches Glück«. Arbeit an dem Schauspiel »Sonnenuntergang«. »Die Reiterarmee«, Babels bekanntestes Werk, erscheint erstmals in Buchform.*

1927 *August bis Oktober 1928 Reise nach Frankreich. Im Oktober 1927 Uraufführung des Schauspiels »Sonnenuntergang« in Baku. In den Jahren 1926 bis 1928 ist Babel auf dem Höhepunkt seiner Popularität.*

1929–1931 *Zahlreiche Reisen in der Ukraine, im Wolgagebiet und im Nordkaukasus. Im Juni 1930 übersiedelt Babel nach Molodjonowo bei Moskau.*

1931 *Die »Geschichten aus Odessa« erscheinen erstmals in Buchform.*

1932 *Babel erhält eine Wohnung in Moskau. Im September: Reise nach Frankreich, bis August 1933.*

1933 *April/Mai: Besuch bei Gorki in Sorrent. Oktober/Dezember: Aufenthalt in Kabardinien.*

1934 *Arbeit an einem Dokumentarfilm über das Donez-Becken und an dem verlorengegangenen Roman »Kolja Topus«.*

1935 *Babels Drama »Maria« wird heftig kritisiert und von beiden Moskauer Theatern wieder abgesetzt, nachdem die Proben schon begonnen hatten. Von Ende Juni bis Mitte Juli Teilnahme am antifaschistischen Kongreß zur Verteidigung der Kultur in Paris.*

1936 *Dramaturg bei der Gesellschaft Mosfilm in Moskau. Arbeit mit Eisenstein an dem Film »Beshin-Wiese« in Jalta.*

1938 *Übersiedlung in die Schriftstellersiedlung Peredelkino bei Moskau.*

1939 *Vorbereitung der autobiographischen Novellensammlung »Geschichte meines Taubenschlages« für den Druck. 15. Mai: Verhaftung im Zuge der Stalinschen Säuberungen.*

1941 *Am 17. März kommt Babel unter ungeklärten Umständen in der Haft ums Leben.*

Eine amtliche Bescheinigung aus dem Jahre 1954 lautet

»Name: Isaak Emmanuilowitsch Babel

Geboren 13.7.1894

Gestorben: 17.3.1941

Sterbeort: – – –

Todesursache: – – –«

Eine zweite Bescheinigung, ausgestellt vom Militärkollegium des Obersten Gerichts der UdSSR vom 23.12.1954, lautet:

»Der Fall Babel, I.E., wurde vom Militärkollegium des Obersten Gerichts der UdSSR am 18.12.1954 revidiert. Das über Babel, I.E., verhängte Urteil des Militärkollegiums wurde aufgehoben auf Grund kürzlich bekannt gewordener Tatsachen wegen Fehlens eines kriminellen Tatbestandes.«

QUELLENVERZEICHNIS

FRÜHE ERZÄHLUNGEN

Der alte Schloime — *Ogni* (Die Feuer), 1913, Nr. 6.

Kindheit. Bei der Großmutter — Datiert: 12.11.1915, zuerst: *Literaturnoe nasledstvo* (Das literarische Erbe), Bd. 74, Moskau 1965.

Elia Isaakowitsch und Margarita Prokofjewna — *Letopis'* (Chronik), 1916, Nr. 11.

Mamma, Rimma und Alla — Ebd.

Schabbes nachamu — *Večernjaja zvezda* (Abendstern), 16.3.1918.

MEINE ZETTEL

Die öffentliche Bibliothek / Neun / Odessa / Inspiration / Das Fensterchen — Žurnal žurnalov (Journal der Journale), 1916, Nr. 48, 49, 51; 1917, Nr. 7, 16.

Doudou — *Svobodnye mysli* (Freies Denken), 13.3.1917.

TAGEBUCH

Erste Hilfe / Über Pferde / Frühgeburten / Die Gemetzelten / Palast der Mutterschaft / »Evakuiert« / Mosaik / Eine tolle Einrichtung / Von einem Georgier, einem Kerenski-Schein und einer Generalstochter / Die Blinden / Abend / Das Tier schweigt / Die Finnen / Der neue Alltag / Vorfall auf dem Newski / Seine Heiligkeit der Patriarch – *Novaja žizn'* (Neues Leben) 1918, Nr. 38, 43, 51, 54, 56, 66, 73, 76, 83, 94, 95, 112, 114, 118, 123, 128.

Auf dem Schloßplatz / Konzert in Katharinenstadt — *Žizn' iskusstva* (Das Leben der Kunst), 11. bzw. 13.11.1918.

PETERSBURGER TAGEBUCH

Ein Abend bei der Kaiserin — *Siluėty* (Silhouetten), 1922, Nr. 1.
Der Chinese — *Siluėty*, 1923, Nr. 6–7.

RADIERUNGEN

Bagrat-ogly und die Augen seines Ochsen / Das Märchen vom Weib — *Siluėty*, 1923, Nr. 12 bzw. Nr. 8–9.

Die Sünde Jesu — Datiert: 1922, zuerst: Almanach *Krug* (Der Kreis), Nr. 3, Moskau, Leningrad 1923.

AUS DEM TAGEBUCH

Das Ende des St. Hypatius — Datiert: 1925, zuerst: *Pravda* (Wahrheit), 3.8.1924.

Reingefallen, Kapitän! — Datiert: 1924, zuerst: *Krasnaja nov'* (Rotes Neuland), 1924, Nr. 39.

Die großen Brände — Der von Babel verfaßte Teil eines Kollektivromans von 25 sowjetischen Schriftstellern, der im ersten Halbjahr 1927 in der Wochenschrift *Ogonëk* (Das Feuerchen) in mehreren Folgen erschien.

DIE REITERARMEE

In Buchform erschien *Die Reiterarmee* zuerst 1926. »Argamak« erschien als Schlußstück seit der 7. bis 8 Auflage 1933. Im folgenden Angaben zu den Vorveröffentlichungen der einzelnen Geschichten:

Der Übergang über den Sbrutsch — Datiert: Nowograd-Wolynsk, Juli 1920, zuerst: *Pravda*, 3. 8. 1924.

Die Kirche in Nowograd — *Izvestija* (Nachrichten), Odessa, 18.2.1923.

Ein Brief — Datiert: Nowograd-Wolynsk, Juni 1920, zuerst: *Izvestija*, Odessa, 11.2.1923.

Der Chef der Kavalleriereserve — Datiert: Beljow, Juli 1920, zuerst: *Lef*, 1923, Nr. 4.

Pan Apolek — *Krasnaja nov'*, 1923, Nr. 7.

Die Sonne Italiens — Datiert: Nowograd, Juli 1920, zuerst: *Krasnaja nov'*, 1924, Nr. 3.

Gedalja — Datiert: Shitomir, Juni 1920, zuerst: *Krasnaja nov'*, 1924, Nr. 4.

Meine erste Gans — Datiert: Juli 1920, zuerst: *Lef*, 1924, Nr. 1.

Der Rabbi — *Krasnaja nov'*, 1924, Nr. 1.

Der Weg nach Brody — Datiert: Brody, August 1920, zuerst: Literaturbeilage von *Izvestija*, Odessa, 17.6.1923.

Die Lehre vom Maschinengewehrwagen — *Izvestija*, Odessa, 23.2.1923.

Dolguschows Tod — Datiert: Brody, August 1920, zuerst: *Izvestija*, Odessa, 1.5.1923.

Der Brigadekommandeur — Datiert: Brody, August 1920, zuerst: *Lef* 1923, Nr. 4.

Saschka Christus — *Krasnaja nov'*, 1924, Nr. 1.

Der Lebenslauf des Matwej Rodionytsch Pawlitschenko — *Skval* (Sturmwind), Odessa 1924, Nr. 8.

Der Friedhof von Kosin — *Izvestija*, Odessa, 23.2.1923.

Pristschepa — Datiert: Demidowka, Juli 1920, zuerst: Literaturbeilage von *Izvestija*, Odessa, 17.6. 1923.

Die Geschichte eines Pferdes — Datiert: Radsiwillow, Juli 1920, zuerst: *Krasnaja nov'*, 1924, Nr. 3.

Konkin — Datiert: Dubno, August 1920, zuerst: *Krasnaja nov'*, 1924, Nr. 3.

Berestetschko — Datiert: Berestetschko, August 1920, zuerst: *Krasnaja nov'*, 1924, Nr. 3.

Salz — Literaturbeilage von *Izvestija*, Odessa, 25.11.1923.

Ein Abend — Datiert: Kowel 1920, zuerst: *Krasnaja nov'*, 1925, Nr. 3.

Afonka Bida — *Krasnaja nov'*, 1924, Nr. 1.

Bei Sankt Valentin — Datiert: Berestetschko, August 1920, zuerst: *Krasnaja nov'*, 1924, Nr. 3.

Schwadronskommandeur Trunow — *Krasnaja nov'*, 1925, Nr. 2.

Zwei Iwans — *Russki sovremennik* (Russischer Zeitgenosse), 1924, Nr. 1.

Fortsetzung der Geschichte eines Pferdes — Datiert: Galizien, September 1920, zuerst: *Krasnaja nov'*, 1924, Nr. 3.

Die Witwe — Datiert: Galizien, August 1920, zuerst: Literaturbeilage von *Izvestija*, Odessa, 15. 7. 1923.

Zamość — Datiert: Sokal, September 1920, zuerst: *Krasnaja nov'*, 1924, Nr. 3.

Der Verrat — *Proletarij Al'manach*, Moskau 1926.

Tschesniki — *Krasnaja nov'*, 1924, Nr. 3.

Nach dem Kampf — Datiert: Galizien, September 1920, zuerst: *Prožektor* (Scheinwerfer), 1924, Nr. 20.

Das Lied — Datiert: Sokal, August 1920, zuerst: *Krasnaja nov'*, 1925, Nr. 3.

Der Sohn des Rabbi — *Krasnaja nov'*, 1924, Nr. 1.

Argamak — Datiert: 1924–1930, zuerst: *Novyj mir* (Neue Welt), 1932, Nr. 3.

Ihr Tag — *Krasnyj kavalerist* (Der rote Kavallerist), 19.9.1920.

Gristschuk — *Izvestija*, Odessa, 23.2.1923.

Bei unserem Väterchen Machno — *Krasnaja nov'*, 1924, Nr. 4.

Eine emsige Frau — *Pereval* (Der Gebirgspaß), 1928, Nr. 6.

Der Kuß — *Krasnaja nov'*, 1937, Nr. 7.

GESCHICHTEN AUS ODESSA

Die *Geschichten aus Odessa* erschienen in Buchform zuerst 1931. Im folgenden Angaben zu den Vorveröffentlichungen der einzelnen Erzählungen.

Der König — Datiert: 1923, zuerst: *Morjak* (Der Seemann), Odessa, 23.6.1921.

Wie es in Odessa gemacht wurde — Datiert: 1923, zuerst: Literaturbeilage von *Izvestija*, Odessa, 5.5. 1923.

Der Vater — Datiert: 1924, zuerst: *Krasnaja nov'*, 1924, Nr. 5.

Ljubka Kosak — Datiert: 1924, zuerst *Krasnaja nov'*, 1924, Nr. 5.

ZU DEN »GESCHICHTEN AUS ODESSA«

Sonnenuntergang — Geschrieben 1924/25, zuerst: *Literaturnaja Rossija* (Das literarische Rußland), 20.11.1964.

Das Ende des Armenhauses — Datiert: 1920–1929, zuerst: *30 dnej* (30 Tage) 1932, Nr. 1.

Karl-Jankel — *Zvezda* (Der Stern), 1931, Nr. 7.

Froim Gratsch — Die Geschichte wurde 1933 von Gorki zum Druck empfohlen, erschien aber erst in *Snamja* (Das Banner), Moskau, 1964, Nr. 8.

DIE GESCHICHTE MEINES TAUBENSCHLAGES

Die Geschichte meines Taubenschlages — Datiert: 1925, zuerst: *Krasnaja nov'*, 1925, Nr. 4.

Meine erste Liebe — Datiert: 1925, zuerst: Almanach *»Krasnaja nov'«*, I, Moskau 1925.

Im Keller — Datiert: 1930, zuerst: *Novyj mir*, 1931, Nr. 10.

Das Erwachen — Datiert: 1930, zuerst: *Molodaja gvardija* (Junge Garde), 1931, Nr. 17–18.

Di Grasso — *Ogonëk* (Das Feuerchen), 1937, Nr. 23.

Mein erstes Honorar — Datiert: 1922–1928, zuerst: *Isaac Babel, The Lonely Years 1925–1939. Unpublished stories and private correspondence*, hrsg. von Nathalie Babel, New York: Farrar, Straus 1964.

Guy de Maupassant — Entstanden 1920–1922, zuerst: *30 dnej*, 1932, Nr. 6.

Linie und Farbe — *Krasnaja nov'*, 1923, Nr. 7.

Der Weg — Datiert: 1920–1930, zuerst: *30 dnej*, 1932, Nr. 3.

»Dreifaltigkeitsblume« — *30 dnej*, 1932, Nr. 4.

WELIKAJA KRINIZA

Gapa Gushwa — *Novyj mir*, 1931, Nr. 10.

Kolywuschka — Datiert: Frühjahr 1930, zuerst: *Isaac Babel, The Lonley Years 1925–1939. Unpublished stories and private correspondence*, hrsg. von Nathalie Babel, New York: Farrar, Straus 1964.

VERSTREUTE ERZÄHLUNGEN

Erdöl — *Večernjaja Moskva* (Moskau am Abend), 14.2.1934.

Die Rue Dante — *30 dnej*, 1934, Nr. 3.

Das Gericht — *Ogonëk*, 1937, Nr. 23.

Sulak — *Molodoj kolchoznik* (Der junge Kolchosbauer), 1937, Nr. 6.

NEUERE SAMMELAUSGABEN

Izbrannoe (Ausgewählte Werke) mit einem Vorwort von Ilja Ehrenburg, Moskau 1957.

The Collected Stories. Herausgegeben und übersetzt von Walter Morison, mit einer Einleitung von Lionel Trilling, London 1957.

Budjonnys Reiterarmee und anderes. Das erzählende Werk. Übersetzt von Dmitrij Umanskij und Heddy Pross-Weerth, mit einem Nachwort von Walter Jens, Olten / Freiburg: Walter 1960.

Zwei Welten. Die Geschichten. Deutsch von Milo Dor und Reinhard Federmann, München: Desch 1960.

Sonnenuntergang. Geschichten und Dramen. Herausgegeben und übersetzt von Heddy Pross-Weerth, Olten/Freiburg: Walter 1962.

Die Reiterarmee und andere Erzählungen. Deutsch von Dmitri Umanski u. a. Mit einem Vorwort von Fritz Mierau. Berlin: Kultur und Fortschritt 1964.

The Lonely Years 1925–1939. Unpublished Stories and Private Correspondence. Übersetzt von Andrew R. MacAndrew, herausgegeben und mit einer Einleitung von N. Babel, New York: Farrar, Straus 1964.

Izbrannoe. Mit einem Vorwort von Ilja Ehrenburg, Autobiographie und Anmerkungen, Kemerowo 1966.

Izbrannoe. Mit einem Vorwort von L. Poljak und Kommentaren von E. Krasnostschekowa, Moskau 1966.

Die Reiterarmee. Mit Dokumenten und Aufsätzen im Anhang herausgegeben von Fritz Mierau, Leipzig: Reclam 1968.

Ein Abend bei der Kaiserin. Herausgegeben von Fritz Mierau, Berlin: Volk und Welt 1969.

You must know Everything. Übersetzt von Max Hayward, herausgegeben und mit Anmerkungen von Nathalie Babel, New York: Farrar, Straus 1969.

Werke. Herausgegeben von Fritz Mierau. Zwei Bände. Berlin: Volk und Welt 1973.

Le moulin chinois et autres scénarios. Übersetzt von Lily Denis, Paris: Gallimard 1984.

INHALTSVERZEICHNIS

Frühe Erzählungen

Meine Zettel

Tagebuch

Petersburger Tagebuch

Radierungen

Aus dem Tagebuch

Die Reiterarmee

Zur »Reiterarmee«

Geschichten aus Odessa

Zu den »Geschichten aus Odessa«

Die Geschichte meines Taubenschlages

Zur »Geschichte meines Taubenschlages«

Welikaja Kriniza

Verstreute Erzählungen

Dossier

ERSTE HILFE, die SÄMTLICHEN ERZÄHLUNGEN von Isaak Babel sind im August 1987 als zweiunddreißigster Band der ANDEREN BIBLIOTHEK bei der Greno Verlagsgesellschaft m. b. H. in Nördlingen erschienen.

Der Text der hier vollständig versammelten Erzählungen von Babel folgt in Wortlaut und Schreibung der zweibändigen Ausgabe: Isaak Babel, WERKE, die Fritz Mierau zuerst 1973 im Verlag Volk und Welt, Berlin, herausgegeben hat. Genaue Angaben über Entstehungszeit und Erstveröffentlichung der einzelnen Geschichten finden sich im Dossier zum vorliegenden Band.

Dieses Buch wurde in der Werkstatt von Franz Greno in Nördlingen aus der Korpus Walbaum Monotype gesetzt und auf einer Präsident Schnellpresse gedruckt. Das holzfreie mattgeglättete 80 g/qm Werkdruckpapier stammt aus der Papierfabrik Niefern. Den Einband besorgte die Buchbinderei G. Lachenmaier in Reutlingen.

1.–7. Tausend, August 1987. ISBN 3891902328. Printed in Germany.

Von jedem Band der ANDEREN BIBLIOTHEK gibt es eine Vorzugsausgabe mit den Nummern 1–999.